Gerhard Stumm
Beatrix Wirth

# Psychotherapie
## Schulen und Methoden

Eine Orientierungshilfe für Theorie und Praxis

Überarbeitete und erweiterte Auflage

Falter Verlag

ISBN 3-85439-085-8
© 1994 by Falter Verlagsgesellschaft m.b.H.
1011 Wien, Marc-Aurel-Straße 9
1. Auflage 1991
2. überarbeitete und erweiterte Auflage 1994
Alle Rechte vorbehalten
Satz: Falter Satz
Herstellung: Susanne Schwameis
Druck: MANZsche Buchdruckerei, 1050 Wien

# Vorwort zur Neuauflage

Unter dem Titel „Tür zum Ich – Psychotherapeutische Strömungen" haben wir 1981 zum ersten Mal eine Darstellung der verschiedenen psychotherapeutischen Schulen herausgegeben. 10 Jahre danach haben wir unter Einbeziehung namhafter Autoren und verbunden mit einem Verlagswechsel in einer ersten Auflage des vorliegenden Titels dieses Thema komplett neu bearbeitet, um der Entwicklung innerhalb der etablierten psychotherapeutischen Ansätze und dem Zuwachs an neueren Methoden Rechnung zu tragen. Die vorliegende Auflage wurde zum Anlaß genommen, weitere Ergänzungen und Verbesserungen vorzunehmen (siehe Seite 6).

Die Beiträge sind von Psychotherapeuten und Psychotherapeutinnen verfaßt, die jahrelange Praxis in der jeweiligen Richtung und hohe theoretische Kompetenz aufweisen. Wie auch aus den Angaben zu den Autoren und Autorinnen im Anhang ersichtlich wird, sind fast alle Psychotherapieausbildner.

Angesichts der Fülle an Verfahren und Methoden, die sich als psychotherapeutisch erachten, war es notwendig, eine Auswahl zu treffen bzw. Kriterien für die Aufnahme in dieses Buch zu definieren. Ein solches Kriterium stellt die westliche Denkweise dar – Methoden und Techniken aus asiatischen, afrikanischen und indianischen Kulturen sind hier nicht enthalten –, ein weiteres der Bezug zur österreichischen Szene der Psychotherapie. Erläuterungen zu den inhaltlichen Kriterien finden Sie in der Einleitung.

Wir haben danach getrachtet, die Vielfalt der in diesem Band aufgenommenen Ansätze gleichberechtigt zur Geltung kommen zu lassen. Gewichtungen waren insoferne unvermeidlich und beabsichtigt, als in den verschiedenen Ansätzen in unterschiedlich hoher Ausprägung theoretische Grundlagen und Differenzierungen entwickelt wurden. Weiters sollte auch der jeweiligen praktischen Bedeutung des Ansatzes, d.h. dem Umfang seiner Anwendung, entsprochen werden. Wir hoffen, daß sich unsere gesammelte Darstellung von verschiedensten Richtungen in der Psychotherapie für eine schulenvergleichende Betrachtung als brauchbare Orientierungs- und Arbeitshilfe eignet.

Mit 1. 1. 1991 ist in Österreich ein Psychotherapiegesetz in Kraft getreten. Es sieht für die Ausbildung zum Psychotherapeuten neben der eigentlichen Fachausbildung einen allgemeinen Teil, das psychotherapeutische Propädeutikum, vor. In diesem nimmt die Vermittlung der theoretischen Grundlagen, „insbesondere eine Einführung in die Problemgeschichte und Ent-

---

*Aus Gründen der besseren Lesbarkeit haben wir auf die ausdrückliche Nennung der weiblichen Form verzichtet.*

wicklung der psychotherapeutischen Schulen", einen wichtigen Platz ein. Auch in diesem Sinne kann dieses Buch dienlich sein.

Der interessierte Leser sei weiters auf eine ausführliche Darstellung der Ausbildungssituation im psychotherapeutischen Bereich[1], die speziell für Ausbildungsinteressenten einen Überblick und eine detaillierte Information bietet, sowie auf ein Handbuch[2] insbesondere für Konsumenten und weitervermittelnde Stellen verwiesen.

Im Vergleich zur 1. Auflage finden sich folgende Änderungen:

Das Einleitungskapitel wurde völlig überarbeitet und ausgeweitet, zum Teil wurden auch die Vorspanne zu den Kapiteln modifiziert.

Neu hinzugekommen sind Beiträge über Integrative Therapie (Hilarion Petzold), Daseinsanalyse (Helmuth Vetter & Hans-Dieter Förster), Dynamische Gruppenpsychotherapie (Raoul Schindler), Focusing (Lore Korbei & Johannes Wiltschko), Emotionale Reintegration (Peter Bolen), Psychosynthese (Harald Walach) sowie Somatics und Sensitive Gestalt-Massage (Heidi Kaslatter).

Bereits in der 1. Auflage beschrieben, doch nunmehr von anderen Autoren völlig neu gestaltet wurden: Katathymes Bilderleben, seit kurzem als Katathym Imaginative Psychotherapie bezeichnet, und Autogenes Training (Martina Hexel), Gruppenpsychoanalyse (August Ruhs & Josef Shaked), Verhaltenstherapie (Maria Maderthaner), Tanztherapie (Thomas Mayr) und Holotrope Therapie (Sylvester Walch).

Ferner wurde eine Reihe von Darstellungen überarbeitet.

Zu danken haben wir allen Autoren und Autorinnen, die an diesem Buch mitgearbeitet haben.

Eine Reihe von Beiträgen wurde von Kollegen und Kolleginnen durchgesehen und durch deren Anregungen bereichert. Ihnen allen, ohne sie an dieser Stelle namentlich hervorzuheben, sei gedankt.

Darüber hinaus gebührt unser spezieller Dank für ihre Mitarbeit bei der Endredaktion Sigrid Brandtner und Andrea Brandl-Nebehay. Mitgeholfen haben ferner Paul Gumhalter, Thaddäus Rothe, Walter Schwarzinger und Thomas Teichmann. Für die Durchsicht der Vorspanne zu den einzelnen Kapiteln danken wir Elisabeth Jandl-Jager, Gerhard Pawlowsky und Alfred Pritz. Wertvolle Hinweise verdanken wir Hilarion Petzold.

Schließlich danken wir Susanne Schwameis vom Falter Verlag für ihre umsichtige Betreuung und Franz Kraßnitzer für seine Mühe bei der Erstellung der Stammbaum-Grafik.

Wien, im Mai 1994                                    Gerhard Stumm
                                                      Beatrix Wirth

---

[1] Deimann, P., Jandl-Jager, E., Stumm, G. & Weber, G.: Psychotherapie, Beratung, Supervision. Ausbildungsmöglichkeiten in Österreich. Wien (Falter Verlag), in Vorbereitung.

[2] Stumm, G. & Brandl-Nebehay, A.: Handbuch für Psychotherapie und psychologische Beratung. Wien (Falter Verlag), neue Auflage in Planung.

# Inhalt

Einführung..............................................Gerhard Stumm & Beatrix Wirth  12

## I. PSYCHOTHERAPEUTISCHE VERFAHREN

### A. Paradigmen

#### 1. Tiefenpsychologische Ansätze  23
Psychoanalyse...........................................................*Alfred Pritz*  25
Selbstpsychologie....................................................*Erwin Bartosch*  38
Gruppenpsychoanalyse.............................*August Ruhs & Josef Shaked*  46
Psychoanalytische Sozialtherapie............................*Harald Picker*  60
Psychodramatische Gruppenanalyse..............................*August Ruhs*  62
Individualpsychologie.........................*Wilfried Datler & Gerhard Stumm*  66
Analytische Psychologie C.G. Jungs.....*Reinhard Skolek & Beatrix Wirth*  78
Transaktionsanalyse...............................................*Gerhard Springer*  90
Katathym Imaginative Psychotherapie ........................................
  (Katathymes Bilderleben)....................................*Martina Hexel*  101

#### 2. Verhaltenstherapeutische Ansätze  107
Klassische und Kognitive Verhaltenstherapie.........*Maria Maderthaner*  108

#### 3. Humanistische Ansätze  140
Personenzentrierte Psychotherapie....................*Robert Hutterer*  142
Gestalttherapie............................*Walter Schwarzinger & Gerhard Stumm*  156
Psychodrama........................................................*Gudrun Vater*  177

#### 4. Existentiell orientierte Ansätze  185
Existenzanalyse und Logotherapie.....................*Alfried Längle*  187
Daseinsanalyse .............................*Helmuth Vetter & Hans-Dieter Förster*  193

#### 5. Suggestive Verfahren und Methoden der Trancearbeit  197
Hypnose und Hypnosetherapie............................*Erik Bölcs*  198
Autogenes Training.....................................*Martina Hexel*  207
Neurolinguistisches Programmieren....................*Helmut Jelem*  213

#### 6. Systemische Ansätze  219
Systemische Therapie.........................................................
  .....................*Egbert Steiner, Joachim Hinsch & Andrea Brandl-Nebehay*  221

#### 7. Transpersonale Ansätze  231
Holotrope Therapie..............................................*Sylvester Walch*  233
Psychosynthese........................................................*Harald Walach*  238

**8. Integrative Verfahren** 240
Integrative Therapie ............................................*Hilarion Petzold* 242
Dynamische Gruppenpsychotherapie ...........................*Raoul Schindler* 252
Emotionale Reintegration ..........................................*Peter B. Bolen* 256

**B. Ansatzweisen**

**9. Körperorientierte Psychotherapie** 259
Charakteranalytische Vegetotherapie .......................................
  (Reichsche Körpertherapie) ...................................*Beatrix Wirth* 262
Bioenergetische Analyse ...........................................*Beatrix Wirth* 272
Biodynamische Psychotherapie ...............................*Gerhard Lang* 279
Radix ...................................................................*Thaddäus Rothe* 284
Core-Energetik .....................................................*Thaddäus Rothe* 288
Hakomi ................................................................*Thaddäus Rothe* 293
Primärtherapie .......................................................*Beatrix Wirth* 296
Funktionelle Entspannung ..............................*Gertraud Schmid-Berka* 300

**10. Bewegungsorientierte Ansätze** 304
Tanztherapie .........................................................*Thomas Mayr* 305
Konzentrative Bewegungstherapie ...........................*Markus Hochgerner* 310
Integrative Bewegungs- und Leibtherapie .....................*Auguste Reichel* 315

**11. Zielgruppenbezogene Ansätze** 319
Kinderpsychotherapie ..........................................*Gertrude Bogyi* 320
Sexualtherapie .....................................................*Karl F. Stifter* 327
Familientherapie ................................................................
  ........................*Egbert Steiner, Joachim Hinsch & Andrea Brandl-Nebehay* 333

**12. Kreativitätsbezogene Therapieformen** 341
Musiktherapie ........................................*Peter Gathmann & Alfred Schmölz* 342
Kunsttherapie/Gestaltungstherapie ...*Hubert Lobnig & Hilarion Petzold* 347

**II. ANGRENZENDE UND VERWANDTE VERFAHREN**

**1. Gruppenpädagogische Konzepte**
Gruppendynamik ....................................*Joachim Schwendenwein* 355
Themenzentrierte Interaktion (TZI) ..................................*Gerhard Stumm* 362

**2. Körperorientierte Methoden**
Rolfing .................................................................*Thaddäus Rothe* 368
Posturale Integration ..............................................*Maria Theurer* 370
Feldenkrais-Methode ..............................................*Thaddäus Rothe* 371
Somatics (Hanna Somatic Education) ...............................*Heidi Kaslatter* 374

Sensitive Gestalt Massage .................................................. *Heidi Kaslatter*  376
Rebirthing ....................................................................... *Wilfried Ehrmann*  378
Eutonie ................................................................................ *Thaddäus Rothe*  381
Progressive Muskelentspannung ...................................... *Ulrike Sammer*  382
Focusing ...................................... *Lore Korbei & Johannes Wiltschko*  384

AutorInnen ...........................................................................................  387

*Glücklich, die wissen, daß hinter allen*
*Sprachen das Unsägliche steht; daß, von*
*dort her, ins Wohlgefallen Größe zu uns*
*übergeht! Unabhängig von diesen Brücken,*
*die wir mit Verschiedenem baun: so daß wir*
*immer, aus jedem Entzücken, in ein heiter*
*Gemeinsames schaun.*

Rainer Maria Rilke

Gerhard Stumm & Beatrix Wirth

# Einführung

Für uns als Herausgeber einer Übersicht über psychotherapeutische Ansätze stellen sich zwei grundlegende Fragen:
1. Welche Ansätze sind überhaupt als psychotherapeutisch einzustufen?
2. In welche Gliederung läßt sich die Fülle an Verfahren und Methoden bringen?

Wir werden zunächst der Frage nachgehen, anhand welcher Kriterien das Prädikat „psychotherapeutisch" zu vergeben ist, und uns in dem darauffolgenden Abschnitt der Frage der „Ordnung" widmen.

## Kriterien und Elemente wissenschaftlicher Psychotherapie

Ein Leitmotiv von uns ist, daß Psychotherapie eine eigenständige wissenschaftliche Disziplin ist. Zwar schöpft sie auch aus Quellen anderer Disziplinen (z.B. Psychologie, Medizin, Philosophie, Kommunikationswissenschaft) und weist Bezüge und Überschneidungen mit diesen auf, doch hat sie unserer Überzeugung nach ein unverwechselbares fachliches und mittlerweile zumindest in Österreich auch berufspolitisches Profil.

Definitionen von Psychotherapie können so unterschiedlich ausfallen wie die Ansätze selbst. Die begriffliche Bestimmung von Psychotherapie aus dem österreichischen „Bundesgesetz über die Ausübung der Psychotherapie (Psychotherapiegesetz)" (BGBl. 361/1990) hat sich an gängigen Definitionen wie Strotzka (1978, 3) sowie Wolberg (1967, 3) orientiert und lautet folgendermaßen:

„(Psychotherapie ist) die nach einer allgemeinen und besonderen Ausbildung erlernte, umfassende, bewußte und geplante Behandlung von psychosozial oder auch psychosomatisch bedingten Verhaltensstörungen und Leidenszuständen mit wissenschaftlich-psychotherapeutischen Methoden in einer Interaktion zwischen einem oder mehreren Behandelten und einem oder mehreren Psychotherapeuten mit dem Ziel, bestehende Symptome zu mildern oder zu beseitigen, gestörte Verhaltensweisen und Einstellungen zu ändern und die Reifung, Entwicklung und Gesundheit des Behandelten zu fördern."

Im wesentlichen sind in dieser Definition fünf Elemente für das Begriffsverständnis von Psychotherapie kennzeichnend:
1.) Ausbildung
2.) Indikation
3.) wissenschaftliche Methode
4.) Beziehung
5.) Zielsetzung

In besonderem Maße zeichnet die Begriffsklärung aus, daß darin Psychotherapie einerseits den Rang eines Heilverfahrens hat, dabei durchaus auch von Personen in Anspruch genommen werden kann, die aus einem subjektiven Empfinden (Leidensdruck) heraus ohne objektive Diagnose- und Indikationsstellung sich in eine Psychotherapie begeben wollen. Psychotherapie als Maßnahme kann schließlich weit über eine kurative Zielsetzung hinausgehen, indem „gesunde" Personen sich mit selbsterfahrungs- und wachstumsorientierten Perspektiven aus einem präventiven Gedanken, aus emanzipatorischem Interesse oder auch aus Selbsterforschungsmotiven heraus zur Psychotherapie entschließen.

Bezüglich der Frage, welche Methoden denn nun als wissenschaftlich fundiert anzusehen sind, ist in dieser Formulierung keine Festlegung getroffen. Letztlich sind hier auch keine Richtlinien entworfen, welche theoretischen und praktischen Ansprüche an eine psychotherapeutische Schule zu stellen sind. Diese Diskussion ist dem fachwissenschaftlichen Diskurs überlassen. Folgerichtig wurde die Frage der Anerkennung von psychotherapeutischen Methoden in Österreich dem Bundesministerium für Gesundheit über Begutachtung durch den Psychotherapiebeirat überantwortet. Da aber (Ausbildungs-)Träger bestimmter psychotherapeutischer Schulen anerkannt werden, vermischen sich im Anerkennungsverfahren zwei Ebenen:

1. die Anerkennung eines Ansatzes als Schule und
2. die Anerkennung einer Institution als fachspezifische Ausbildungseinrichtung.

Der Psychotherapiebeirat hat bezüglich der Anerkennung von fachspezifischen Ausbildungseinrichtungen eine Kriterienliste erstellt, die zur Prüfung einer Schule herangezogen wird. In diesem Katalog wird zum ersten Punkt folgendes Anforderungsprofil verlangt:

• Definition wissenschaftlicher Psychotherapie
• Konsistenz von Theorie und Methodik
• Nachvollziehbarkeit der Schulentradition
• Eigenständigkeit der Methode
• Darstellung der theoretischen Grundlagen (eigenständige Theorieentwicklung, Persönlichkeitstheorie, Ätiologiemodell, Theorie der Anwendung)
• Transparenz/Nachvollziehbarkeit der Praxis (Spezifität der Methode, Dokumentation, Fallstudien, Anwendung bei verschiedenen Klientengruppen)
• Publikationen in der Fachliteratur (Standardwerke, Wirksamkeitsforschung, internationale Verbreitung).

Dieser Kriterienkatalog weist eine Ähnlichkeit mit den in der „Charta der Ausbildungsinstitutionen für Psychotherapie und der psychotherapeutischen Fachverbände in Zusammenarbeit mit dem Schweizer Psychotherapeutenverband (SPV/ASP)" (1991, 14) veröffentlichten Anforderungsmerkmalen auf:

*Metatheorie* (allgemeine Grundlegung/Hintergrund)
- Erkenntnistheorie (Wie erkenne ich die Welt?)
- Anthropologie (Was ist der Mensch? *Menschenbild*)
- Ethik (Was darf/was soll ich tun? *Wertvorstellungen*)
- Wissenschaftstheorie (Definition der Wissenschaftlichkeit, Forschungs-methodik etc.)
- Gesellschaftstheorie (Formen mitmenschlichen Zusammenlebens)
- Geschichte der Psychotherapie, wissenschaftliche und historische Grundlagen, ihre Entstehung und Herkunft

*Therapietheorie* (allgemeine und spezielle Theorie der Psychotherapie)
- Allgemeine Theorie (Begründung: Sinn, Möglichkeiten und Grenzen professioneller Psychotherapie)
- Spezielle Theorie (Theorie des psychotherapeutischen Prozesses, z.B. Tiefenpsychologie, Lernpsychologie, Verhaltenstheorie etc.)
- Persönlichkeitstheorie
- Entwicklungstheorie
- Gesundheits- und Krankheitsverständnis
    Neurosenlehre inkl. Psychosomatik
    Psychopathologie und Psychiatrie

*Praxistheorie*
- Interventionslehre
- Behandlungstechnik, Methodenlehre
- Praxisfelder:
    Exploration und Diagnose
    Indikation und Kontraindikation
    Prognose
    Berichte/Gutachten

Die Schweizer „Charta" wiederum lehnt sich an die von Petzold (1984) in seinem „tree of science" genannten Kategorien an:

*I. Metatheorie*
    Erkenntnistheorie
    Wissenschaftstheorie
    Kosmologie
    Anthropologie
    Gesellschaftstheorie
    Ethik

*II. Realexplikative Theorie*
    Allgemeine Theorie der Therapie
    Persönlichkeitstheorie
    Entwicklungstheorie
    Gesundheits- und Krankheitslehre
    Spezielle Theorie der Therapie

## III. Praxeologie

Prozeßtheorie
Interventionstheorie
Methoden, Techniken, Medien
Praxisfelder

Für die Beurteilung, ob ein Ansatz als wissenschaftlich begründeter psychotherapeutischer Ansatz anzusehen ist, müssen alle eben genannten Aspekte beachtet werden. In der folgenden Aufstellung setzen wir einzelne Elemente wissenschaftlicher Psychotherapie zueinander in Beziehung:

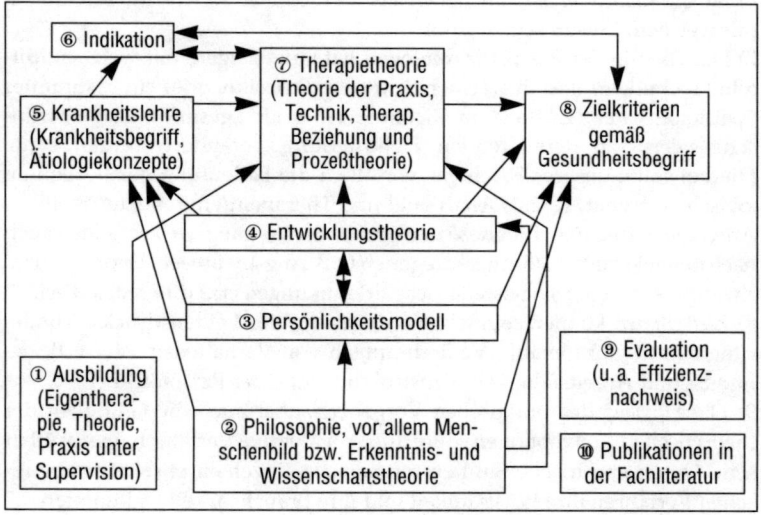

① Die grundlegende und spezifische *Ausbildung* stellt ein Fundament für die Ausübung einer psychotherapeutischen Methode dar. Im Rahmen der Psychotherapieausbildung müssen von Psychotherapeuten in Ausbildung eine gründliche Selbsterfahrung (Lehrtherapie, Lehranalyse), der Erwerb der noch zu beschreibenden theoretischen Grundlagen und die Durchführung von Psychotherapien unter begleitender Supervision eines Supervisors (Praxisbegleitung, Kontrollanalyse) geleistet werden.

② Die metatheoretischen Konzepte *(Anthropologie, Erkenntnis- und Wissenschaftstheorie)* sind gleichsam die weltanschauliche Ausgangsbasis. Auf ihnen bauen die theoretischen Grundlagen des jeweiligen Ansatzes auf:

③ *Persönlichkeitstheorie:* Damit sind allgemeine Aussagen über Struktur, Dimensionen und Instanzen sowie Funktionen der Gesamtpersönlichkeit gemeint.

④ *Theorien zur Entwicklung einer Person:* Dazu zählen Annahmen über typische Phasen im Leben eines Menschen (von der Geburt bis zum Tod) und über Faktoren, welche diese Gesetzmäßigkeiten der Entwicklung beeinflussen.

5) Zudem existieren in jedem Ansatz mehr oder weniger explizierte Vorstellungen zum *Krankheitsbegriff*, d.h. welche Phänomene als „krank/gestört/dysfunktional/abnorm" erachtet werden, und zum *Ätiologieverständnis*, d.h. welche Ursachen, Bedingungen und Umstände in der Auffassung der jeweiligen Schule zur Entstehung von Störungen beitragen und welche Faktoren ihren Verlauf beeinflussen.

6) Krankheitslehre, Zielkriterien und eigene Handlungsmöglichkeiten innerhalb der praktischen Anwendung eines Ansatzes tragen wesentlich zur Frage der *Indikation* bei, d.h. bei welchen Problemen welche Interventionen mit welchem Ziel zu setzen sind.

7) Die Theorie der *Praxis* (Praxeologie) hat aufzuzeigen, mit welchen Mitteln (Techniken) und in welchen Schritten (Prozeßtheorie) ein bestimmter „pathologischer" Zustand in Richtung eines als „gesund/normal/wünschenswert" zu definierenden Zielkriteriums verändert werden kann. Hierbei sollte unseres Erachtens vor allem die Bedeutung der Beziehung zwischen Patient/Klient/Analysand und Therapeut(en) reflektiert sein.

Ätiologie, Indikation, Prognose und praktische Vorgangsweisen sollten auch nach den relevanten Störungskategorien (z.B. Angstneurosen, Depressionen, Zwangsneurosen, psychosomatische Erkrankungen etc.) differenziert sein.

8) *Zielkriterien* können sein z.B. Verringerung des Leidensdrucks, Minderung einer Symptomatik, Veränderungen von Verhaltensmustern, Beziehungs- und Arbeitsfähigkeit, Umstrukturierung der Persönlichkeit.

9) Die *Effizienz* des praktischen Vorgehens, aber auch die Gültigkeit der theoretischen Konzeptionen sollte durch evaluative Verfahren überprüfbar sein. Durch empirische Studien müssen die einzelnen psychotherapeutischen Verfahren ihre Wirksamkeit und ihre Brauchbarkeit legitimieren.

10) Schließlich ist die Darlegung des jeweiligen Ideengebäudes und Handlungsrahmens wie auch der praktischen Durchführung der Methode in der *Fachliteratur* zu publizieren. Dies ermöglicht die theoretische Nachvollziehbarkeit, die bessere Lehr- und Lernbarkeit und die wissenschaftliche Auseinandersetzung.

Die bedeutenden psychotherapeutischen Schulen haben sowohl hinsichtlich ihrer grundlagentheoretischen Ausrichtung als auch ihrer praxisorientierten Konzeptionen eine eigene Begriffsbildung (Terminologie) entwickelt. Dies kann zum Teil als ein Zeichen von Eigenständigkeit und Originalität verstanden werden.

Die eben dargestellten Bausteine, insbesondere die theoretische Fundierung eines Ansatzes, sind auch für unser Buch wesentliche Leitlinien. Daß wir unter die psychotherapeutischen Ansätze Schulen und Methoden reihen, die in Österreich (noch) nicht anerkannt sind, hat mehrere Gründe: Erstens liegt dies an der oben erwähnten Vermischung der Anerkennungsebenen. Der Psychotherapiebeirat bewertet und begutachtet nicht nur eine Schule, sondern auch die Ausbildungseinrichtung, die die Schule repräsentiert. Den Ausbildungszusammenhang haben wir aber in diesem Theorieband außer acht gelassen, umso mehr als dazu ein eigener Band in Arbeit ist (vgl. Seite 6).

Zweitens haben Repräsentanten von Schulen, die theoretisch gut fundiert sind, noch nicht um Anerkennung angesucht.

Drittens haben wir den Aspekt der empirischen Evaluation weitgehend ausgeklammert. Dieser Zweig der Psychotherapieforschung weist noch erhebliche Mängel auf. Ergebnisse, wie sie von Grawe unter anderem im Forschungsgutachten für ein Psychotherapeutengesetz in Deutschland (Meyer et al. 1991) geltend gemacht werden, beruhen unseres Erachtens auf einem einseitigen Wissenschaftsverständnis. Im übrigen sprechen Grawe und Mitarbeiterinnen einer Reihe von Methoden, die in Österreich anerkannt sind, den Nachweis der Nützlichkeit ab. Dies gilt beispielsweise für die Individualpsychologie und für das Katathyme Bilderleben. Dieser Argumentation folgend, äußern sie sich entsprechend kritisch über die österreichische Gesetzesregelung, die die unterschiedliche Wirksamkeit verschiedener Therapieformen nicht berücksichtige (Grawe, Donati & Bernauer 1994, 692). Aber auch andere Verfahren, die im vorliegenden Buch dargestellt werden, wie z.B. Analytische Psychotherapie nach C.G. Jung, Transaktionsanalyse, Daseinsanalyse, Logotherapie, NLP, Bioenergetik, Primärtherapie und Psychosynthese sowie Tanz- und Kunsttherapie kommen bei Grawe sehr schlecht weg (Grawe, Donati & Bernauer 1994, 735).

Viertens ist unser Psychotherapiebegriff weiter gefaßt als jener des Psychotherapiebeirats. In diesem Sinne haben wir auch das transpersonale Paradigma sowie körper-, bewegungs- und kreativitätsorientierte Therapieformen einbezogen. Weiters haben wir auch Methoden aufgenommen, die im Sinne einer Spezialisierung in den Bereich der psychotherapeutischen Weiterbildung fallen (Kinderpsychotherapie, z.T. Gruppentherapie, z.T. Familientherapie).

Als psychotherapeutische Verfahren wurden von uns all jene erachtet, welche auf dem Hintergrund einer Theorie über psychische Gesundheit und Erkrankung bzw. Störung eine Zugangsweise zur Behebung bzw. Linderung derselben beschreiben. Dieser Zugang zeichnet sich dadurch aus, daß er lern- und wiederholbar ist. Erst vor diesem Hintergrund gewinnen Techniken und Methoden nach unserem Verständnis eine psychotherapeutische Qualität. Diese Bestimmungsmerkmale heben ein psychotherapeutisches Verfahren von anderen Methoden und Interventionsformen ab, auch wenn diese ebenfalls auf die psychische Befindlichkeit einwirken (z.B. Rolfing, Rebirthing, Progressive Relaxation).

Autogenes Training und Katathymes Bilderleben fallen deswegen in den Kreis psychotherapeutischer Verfahren, weil sie über entsprechende tiefenpsychologisch fundierte Weiterentwicklungen eine solche Basis gefunden haben. Kreativitätsbezogene, körper- und bewegungsorientierte Ansätze sind ebenfalls nur dann als psychotherapeutisch zu bewerten, wenn sie auf einem theoretischen Fundament im oben genannten Sinne zum Einsatz kommen.

Hier sei kritisch angemerkt, daß einige in Kapitel I behandelte Verfahren wie Holotrope Therapie und Psychosynthese sowie Funktionelle Entspannung, Hakomi und Emotionale Reintegration aus verschiedenen Gründen – auch aus unserer Sicht – in den Grenzbereich von Psychotherapie fallen, da die Eigenständigkeit und theoretische Fundierung bzw. Konsistenz, zum Teil die Brauchbarkeit für die therapeutische Praxis mangelhaft erscheinen (vgl. auch die Vorspanne zu jenen Kapiteln, in denen diese Ansätze beschrieben sind).

Wesentlich erscheint uns schließlich, ob die Therapeut-Klient-Beziehung beachtet und reflektiert wird – gleich ob die Beziehung als Übertragungsbeziehung oder als reale Beziehung zwischen der Person des Therapeuten und der Person des Klienten verstanden und genützt wird.

Einige Ansätze, welche die von uns genannten Kriterien für psychotherapeutische Verfahren nicht erfüllen, haben wir im Kapitel II ("Angrenzende und verwandte Verfahren") zusammengefaßt.

Gruppenpädagogische Verfahren wie die Gruppendynamik und die Themenzentrierte Interaktion verfügen zwar auch über eine Theorie menschlichen Verhaltens und Erlebens, und ihre Interventionen begründen sich auf einem theoretischen Fundament. Im Unterschied zu den oben beschriebenen Voraussetzungen, die ein psychotherapeutisches Verfahren erfüllen muß, sind diese beiden jedoch im Bereich der Prophylaxe bzw. Selbsterfahrung angesiedelt. Das heißt, ihre Anwendung dient vornehmlich der Erweiterung des Verhaltens- und Erlebensspektrums, also dem persönlichen Wachstum.

Unter den psychotherapieverwandten Verfahren findet sich eine Reihe von Methoden, welche über den Körper auf die Seele einwirken (Arbeit an der Körperstruktur, Atemarbeit, Entspannungsmethoden, "Gewahrwerden"), jedoch über keine eigene Persönlichkeitstheorie und über kein eigenes Modell zur Entstehung psychischer Erkrankung verfügen. Ihre Anwendung erfolgt also ergänzend entweder auf dem Hintergrund psychotherapeutischer Ansätze oder aber sie werden per se angewandt unter der Annahme, daß die körperlichen Veränderungen auch psychische Veränderungen nach sich ziehen. Eine differenzierte theoretische Fundierung für das Vorgehen fehlt größtenteils. Insbesondere fehlt eine systematische Reflexion der Beziehung Therapeut-Klient.

## Paradigmen in der Psychotherapie

Das Buch ist unterteilt in einen umfangreichen psychotherapiespezifischen Abschnitt (I.) und ein Kapitel (II.), in dem angrenzende und verwandte Verfahren beschrieben sind.

In unserer Gliederung der psychotherapeutischen Strömungen unterscheiden wir einerseits inhaltliche Paradigmen (Abschnitt I.A.) und Paradigmen, die sich von ihrer Ansatzweise (Körper, Bewegung, kreative Mittel, spezifische Zielgruppen) her ableiten (Abschnitt I.B.).

Gruppenansätze haben wir – mit zwei Ausnahmen – nicht getrennt behandelt. Die Anwendung in der Gruppe wird beim jeweiligen Grundansatz erörtert. Zwar stellt die „Gruppe" auch einen „Ansatzpunkt" dar, und dieses Setting macht Modifikationen der jeweiligen Standard- und Basismethode in Theorie und Praxis notwendig, doch aufgrund der engen Verflechtung mit dem Grundansatz haben wir die Modelle der Gruppentherapie, um den inhaltlichen Zusammenhang zu wahren, ebendort ausgeführt.

Inhaltliche Paradigmen können ihre Gemeinsamkeiten aus recht unterschiedlichen Gesichtspunkten beziehen. Zu denken ist an:

a) die philosophischen Grundlagen wie Menschen- und Weltbild (z.B. humanistisch, existenzphilosophisch, holistisch, mechanistisch, deterministisch, systemisch), erkenntnis- und wissenschaftstheoretische Position (z.B. phänomenologisch, naturwissenschaftlich, hermeneutisch, konstruktivistisch)

b) die fachtheoretische Grundausrichtung (z.B. Lerntheorien, Motivationstheorien, Verhaltenstheorien)

c) die Arbeits- und Wirkweise bzw. grundlegende Zielsetzung:

- konfliktorientiert-aufdeckend bzw. einsichtsorientiert: Dazu zählen die psychodynamisch-tiefenpsychologisch ausgerichteten Therapieformen mit ihrem biographisch-rekonstruktiven Schwerpunkt
- kathartisch-erlebnisorientiert: Psychodrama, Gestalttherapie, klientenzentrierte Psychotherapie, Körpertherapien
- rational: Verhaltenstherapie, Logotherapie, z.T. systemische Ansätze
- suggestiv: Hypnotherapie, Autogenes Training (Unterstufe), Neurolinguistisches Programmieren
- übend: Autogenes Training (Unterstufe), Verhaltenstherapie
- entspannend: Autogenes Training
- symptom-/problem-/verhaltensorientiert-zudeckend: Verhaltenstherapie und die suggestiven Wirkweisen, sozusagen als Gegenbewegung zu den psychodynamisch-aufdeckenden Richtungen
- imaginativ: Dieser Modus kommt im Falle der grundsätzlich tiefenpsychologisch orientierten „Katathym Imaginativen Psychotherapie" zur Anwendung
- stützend: Alle Verfahren bedienen sich je nach Bedarf (vor allem im Zusammenhang von Krisenintervention und Kurzzeitpsychotherapie) auch eines stützenden Vorgehens, indem z.B. Trost, Ermutigung und Unterstützung eine Rolle spielen.

Zusätzlich ließen sich weitere Klassifikationen nach dem Setting (Einzel, Gruppen, Paare, Familien bzw. Sitzen, Liegen, Stehen, Spielen, Tanzen) erstellen (vgl. dazu das Kapitel I.B. über die Ansatzweisen).

# Stammbaum der Psychotherapie und ihrer Schulen[1)]

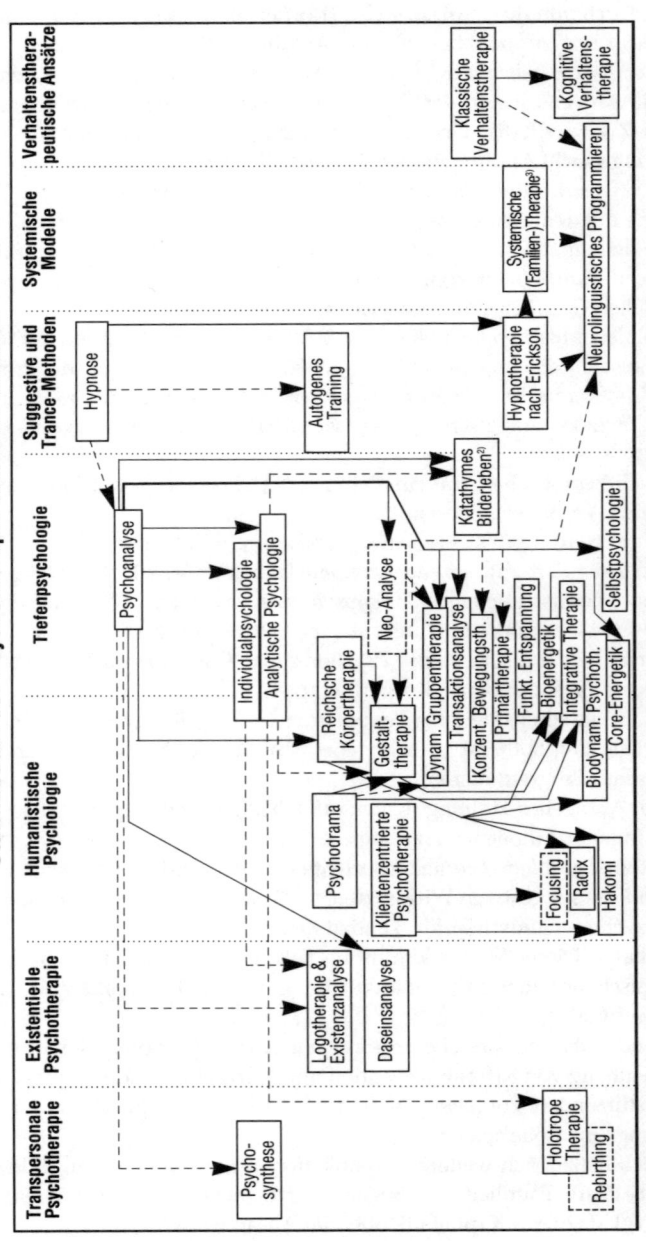

1900 1910 1920 1930 1940 1950 1960 1970 1980

[1)] Zielgruppenbezogene Methoden (Kinder-, Sexual- und Familientherapie) bzw. Kunst-, Musik- und Tanztherapie sind hier nicht eingeordnet, weil sie mit unterschiedlichem theoretischem Hintergrund (z. B. tiefenpsychologisch, humanistisch, verhaltensorientiert) angewendet werden, ebenso sind weitere integrative Verfahren nicht berücksichtigt. Angrenzende und nicht-institutionalisierte Ansätze sind schraffiert umrandet. Durchgehende bzw. strichlierte Verbindung = starker bzw. schwächerer Einfluß.
[2)] Katathymes Bilderleben = Katathym Imaginative Psychotherapie  [3)] Differenzierung siehe Seite 225 und Seite 335!

Im Überblick auf Seite 20 haben wir ausgehend von diesen philosophischen, fachtheoretischen und praktischen Aspekten inhaltliche Paradigmen gebildet und die einzelnen psychotherapeutischen Schulen diesen inhaltlichen Paradigmen und ihrem historischen Ursprung zugeordnet.

Das tiefenpsychologische Paradigma nimmt von seiner historischen Bedeutung, von seinem inhaltlichen Stellenwert und von seiner Verbreitung her den zentralen Platz ein. Links davon sind jene Paradigmen plaziert, die durch ihren expliziten philosophischen Anspruch (vor allem bezüglich ihres Menschenbildes) und durch ihre weniger rationale Ausrichtung charakterisiert sind. Rechts davon sind jene Grundorientierungen angesiedelt, die als technischer, als eher rational-kognitiv und verhaltensorientiert anzusehen sind.

Der Zeitpunkt, ab wann ein Ansatz eigenständig entwickelt war, ist nicht immer eindeutig. Wir sind hier zum Teil von der erstmaligen namentlichen Nennung des Ansatzes, zum Teil von jenem Zeitraum ausgegangen, zu dem die wesentlichen Grundsätze der Schule bereits entwickelt waren.

Die in der Aufstellung angeführten Paradigmen ergeben sich aus ihrem Schwerpunkt: aus expliziten philosophischen Wurzeln (humanistische, existentielle und transpersonale Ansätze), aus inhaltlichen Grundkonzeptionen (Tiefenpsychologie, Verhaltenstherapie, systemische Ansätze, integrative Ansätze) bzw. aus Arbeits- und Wirkweisen (suggestives Paradigma). Zwischen den philosophischen Grundsätzen, den fachlichen Theoriefundamenten und den Arbeits- und Wirkfaktoren bestehen teilweise enge Beziehungen.

Die in Abschnitt I.B. dargestellten Methoden, die sich von ihrem Ansatzpunkt bzw. von ihrer Ansatzweise her ableiten, lassen sich zum Teil auch inhaltlich (z.B. tiefenpsychologische oder humanistische Orientierung) einordnen, zum Teil stellen sie jedoch methodenübergreifende bzw. inhaltlich unspezifische und damit im einzelnen erst zuzuordnende Kategorien dar (z.B. Kinderpsychotherapie, Kreativitätstherapien).

Sowohl innerhalb der inhaltlichen Paradigmen (I.A.) als auch insbesondere zwischen inhaltlichen Paradigmen und Ansatzweisen gibt es zahlreiche Überschneidungen. So können unter die humanistischen bzw. tiefenpsychologischen Ansätze auch einige körperorientierte Methoden sowie bewegungsorientierte und kreativitätsbezogene Verfahren eingeordnet werden. Tiefenpsychologisches, existentielles und transpersonales Denken läßt sich jeweils mit fast allen anderen Paradigmen vereinbaren.

Selbst innerhalb einzelner Schulen gibt es zumeist verschiedene Strömungen, die erheblich voneinander abweichen. Beispiele dafür sind diverse Akzentsetzungen innerhalb der psychoanalytischen Tradition, aber auch Gestalttherapie, klientenzentrierter Ansatz und Transaktionsanalyse kennen beispielsweise jeweils mindestens vier nennenswerte „mainstreams" innerhalb derselben Schule (siehe auch die Beiträge zu diesen Ansätzen in diesem Buch).

Dieser Tendenz zur Divergenz stehen Trends zur Konvergenz gegenüber. So übernahmen fast alle Ansätze Konzepte aus Vorläufern. Einige versuchten ausdrücklich, bereits bestehende Konzepte in ein neues Mischungsverhältnis zu bringen und solcherart unter Hinzufügung eigener Theorienbildung zu einer neuen Qualität zu integrieren: Dies gilt insbesondere für jene Methoden, die wir zu den „Integrativen Ansätzen" gerechnet haben, aber auch z.B. für das Neurolinguistische Programmieren (siehe Kapitel 5 und 8, wobei wir nur jene integrativen Verfahren näher beschrieben haben, die in Österreich systematisch zur Anwendung gebracht werden). Allgemein scheint die Entwicklung der Psychotherapie eine geringere Betonung der methodenspezifischen Ausrichtung mit sich zu bringen. So konstatiert beispielsweise Strupp (1993) eine Zunahme von Eklektizismus und Methodenintegration sowie den wachsenden Einfluß der Psychotherapieforschung auf die psychotherapeutische Praxis, mit der Perspektive vermehrter Kurzpsychotherapie, der Bedeutung der therapeutischen Beziehung und des Wirkfaktors „Person des Psychotherapeuten" sowie problem- und klientenorientierten Vorgehens.

Jede Ordnung hat neben möglichen didaktischen Vorteilen den Nachteil, die Komplexität künstlich zu vereinfachen. Wir sind uns dieses Umstandes bewußt und weisen deshalb darauf hin, daß die getroffenen Unterteilungen nicht als „Schubladen" aufgefaßt werden sollen, sondern als Stütze und Kompaß, um im üppigen „Dschungel der Psychotherapieschulen" Fährten und Spuren zu sichern.

**Literatur**

BGBl. (1990): 361. Bundesgesetz vom 7. Juni 1990 über die Ausübung der Psychotherapie (Psychotherapiegesetz). Bundesgesetzblatt für die Republik Österreich

Grawe, K., Donati, R. & Bernauer, F. (1994): Psychotherapie im Wandel. Von der Konfession zur Profession. Göttingen, Bern

Meyer, A., Richter, R., Grawe, K., Graf v.d. Schulenberg, J. & Schulte, B. (1991): Forschungsgutachten zu Fragen eines Psychotherapeutengesetzes. Universitäts-Krankenhaus Hamburg-Eppendorf

Petzold, H. (1984): Vorüberlegungen und Konzepte einer integrativen Persönlichkeitstheorie. Integrative Therapie 1

SPV/ASP (1991): Charta der Ausbildungsinstitutionen für Psychotherapie und der psychotherapeutischen Fachverbände in Zusammenarbeit mit dem Schweizer Psychotherapeutenverband (SPV/ASP). Broschüre der Delegiertenkammer des Schweizer Psychotherapeutenverbandes SPV/ASP. Zürich, Basel

Strotzka, H. (Hg.) (1978): Psychotherapie: Grundlagen, Verfahren, Indikationen. 2. überarbeitete und erweiterte Auflage. Wien

Strupp, H.H. (1993): Psychotherapie: Zeitgenössische Strömungen. Psychotherapie Forum 1, 1–7

Wolberg, L. (1967): The Technique of Psychotherapy. New York

# I. PSYCHOTHERAPEUTISCHE VERFAHREN

## 1. Tiefenpsychologische Ansätze

*Der Begriff Tiefenpsychologie, der Eugen Bleuler zugeschrieben wird und von diesem zunächst als Synonym für Psychoanalyse gedacht war, diente später dazu, die Psychoanalyse von anderen analytischen Verfahren abzugrenzen und sie zugleich unter ein gemeinsames Dach zu stellen.*

*Unter diesem Überbegriff sind alle Ansätze gefaßt, die ausdrücklich von unbewußten Kräften bzw. von einem inneren Geschehen im Menschen ausgehen, das unbewußt abläuft. Unbewußte – zumeist lebensgeschichtlich bedingte – Konflikte konstellieren demnach die psychische Dynamik und entfalten pathogene Wirkung. Daher wird auch von konfliktorientierten und psychodynamischen Ansätzen gesprochen. Gemeint ist zumeist das individuell Unbewußte. C. G. Jung hat aber auch das kollektiv Unbewußte hinzugesetzt.*

*In den tiefenpsychologischen Ansätzen spielt das Konzept der Übertragung eine wichtige – für die psychoanalytischen Ansätze die zentrale – Rolle. Übertragung heißt hier, daß der Patient/Klient Gefühle, Phantasien, Empfindungen etc., die aus Erfahrungen mit früheren Bezugspersonen stammen, dem Psychotherapeuten gegenüber empfindet, d.h. auf ihn überträgt.*

*Neben der für jede Psychotherapieform unerläßlichen Ebene der emotionalen Erfahrung ist für die tiefenpsychologischen Ansätze das Moment der Einsicht von großer Bedeutung. Unbewußte Konflikte sollen bewußt gemacht werden, daher spricht man auch von aufdeckenden Methoden. Über die Reflexion sollen gemachte Erfahrungen integriert und vertieft werden. Die Symptombehandlung spielt dabei eine untergeordnete Rolle. Auch wenn Freuds ursprünglich mechanistisch-biologistische Terminologie dies nicht nahelegt, ist das Wissenschaftsverständnis der tiefenpsychologisch orientierten Ansätze ein verstehend-hermeneutisches.*

*Mit der Entstehung der Psychoanalyse, als erstem tiefenpsychologischen Verfahren, ist zugleich auch der Beginn der modernen Psychotherapie anzusetzen. Von ihr ausgehend haben sich verschiedene andere Schulen wie die Individualpsychologie, die Analytische Psychologie und das Katathyme Bilderleben gebildet. Die Transaktionsanalyse haben wir unter das tiefenpsychologische Paradigma gereiht, weil der Autor des Beitrags die tiefenpsychologisch orientierte Transaktionsanalyse vertritt. Daneben besteht auch ein humanistischer und ein verhaltensorientierter transaktionsanalytischer Zweig.*

*Auf der anderen Seite sind theoretische bzw. anwendungsbezogene Differenzierungen innerhalb der Psychoanalyse zu vermerken. Eine der vielen theoretischen Weiterentwicklungen der Psychoanalyse, die wir aufgegriffen haben, ist die Selbstpsychologie nach Heinz Kohut. Als weitere Strömungen, die sich von der klassischen Psychoanalyse abheben, seien die Neo-Analytischen Schulen (Schultz-Hencke, Sullivan, Horney, Fromm) und z.B. die Schule von Jacques Lacan ge-*

nannt. *Aufgrund ihrer geringen Anwendungsbreite in Österreich haben wir auf eine Darstellung dieser Schulen verzichtet. Anwendungsbezogene Differenzierungen des psychoanalytischen Ansatzes werden in Form der analytischen Gruppentherapie sowie der analytischen Sozialtherapie erörtert. Darüber hinaus wird auf eine Kombination der Psychoanalyse und des Psychodramas eingegangen. Tiefenpsychologische Überlegungen finden in fast allen Ansätzen Beachtung, z.B. in der Gestaltanalyse der Integrativen Gestalttherapie, in der Bioenergetischen Analyse sowie in der Oberstufe des Autogenen Trainings und in der Hypnose. Dies gilt auch für zielgruppenorientierte und kreative Ansätze, für die Tanztherapie und für einige körperorientierte Verfahren. Aufgrund ihrer sonstigen Schwerpunkte und ihrer spezifischen „Ansatzpunkte" haben wir die eben genannten Konzepte aber nicht ausdrücklich als tiefenpsychologisch im engeren Sinn eingestuft. Die Tendenz zu tiefenpsychologischen Denkweisen und analytischen Auffassungen ist innerhalb der Psychotherapie stark verankert. Die tiefenpsychologischen Verfahren finden eine breite und auch zahlenmäßig starke Anwendung.*

**Literatur**

Eicke, D. (Hg.) (1982): Tiefenpsychologie. 4 Bände. Weinheim, Basel (Lizenzausgabe in Einzelbänden aus der Enzyklopädie „Die Psychologie des 20. Jahrhunderts", Zürich 1976–1981)

Bd 1: Sigmund Freud – Leben und Werk

Bd 2: Neue Wege der Psychoanalyse/Psychoanalyse der Gesellschaft/Die psychoanalytische Bewegung

Bd 3: Die Nachfolger Freuds (mit Beiträgen über Freud, A., Hartmann, H., Klein, M., Balint, M., Erikson, E., Winnicott, D., Reich, W., Schultz-Hencke, H., Horney, K., Sullivan, H.S., Fromm, E.)

Bd 4: Individualpsychologie und Analytische Psychologie (und mit weiteren Beiträgen über Daseinsanalyse, Schicksalsanalyse, Gesprächspsychotherapie und Gestalttherapie)

Alfred Pritz

# Psychoanalyse

Die Psychoanalyse wird von manchen als „Königsdisziplin" der Psycho-therapien bezeichnet, und dies nicht ohne Grund: Sie ist die traditions-reichste und auch theoretisch wie praktisch ausformulierteste Psychothera-piemethode, deren wissenschaftlicher Anspruch als einer Theorie der menschlichen Natur für das Denken des 20. Jahrhunderts von hervorra-gender Bedeutung ist. Zugleich lieferte die Psychoanalyse aufgrund 90jähriger „Vorarbeit" die Grundlagen für einen eigenständigen Beruf des Psychotherapeuten.

## Sigmund Freud

Der Begriff der Psychoanalyse repräsentiert sich assoziativ in dem Namen Sigmund Freud in einem so hohen Ausmaß, daß es unvermeidlich scheint, diesen Seiten abrißhaft Lebensdaten dieses Mannes voranzustellen.

Als Freud 1856 im mährischen Freiburg geboren wurde, waren bestimmte Gesellschaftstheoretiker und Wissenschaftler wie Charles Darwin, Karl Marx, Hermann von Helmholtz und Jean Martin Charcot mit wesentlichen Erkenntnisschriften ihrer Theorien befaßt. Eines der hervorstechendsten Merkmale während der jugendlichen Entwicklung Freuds ist seine beson-dere Vorliebe für Literatur. In Ludwig Börnes Schriften begegnet er bereits dem Begriff des *freien Assoziierens*. An der Wiener Universität beginnt Freud mit siebzehn Jahren das Medizinstudium. Der dort vorherrschende Antisemitismus bildet in ihm eine gewisse oppositionelle Grundhaltung heraus. Am Ende seines Ausbildungsweges, der ihn über eine „Famulus"-Stelle beim Wiener Physiologen Ernst von Brügge sowie in Vorlesungen beim Gehirnanatomen Theodor Meynert führt, steht eine Assistenzstelle bei diesem. In diese Zeit fällt auch der Beginn einer engen Freundschaft mit dem Neurologen Josef Breuer.

Vom Herbst 1885 bis zum Frühjahr 1886 arbeitet er bei Charcot in Paris, anschließend bei Bernheim in Nancy. Dort kommt er mit dem Krankheits-bild der Hysterie sowie mit der Anwendung der Hypnose in Berührung. Charcot war es, der von einer Konzeption der Hysterie ausging, die erst-mals eine seelische Komponente dieser „Neurose" miteinbezieht.

Für den Biographen Ernest Jones wurde hier, fern vom rigid-akademischen Milieu Wiens, der wesentliche Schritt vom rein physiologischen zum psy-chologischen Denken Freuds vollzogen.

1896 wird der Begriff *Psychoanalyse* erstmals von Freud verwendet. Vorle-sungen über die ätiologische Rolle der Sexualität bei der Entstehung der Neurosen führen zu großer Aufregung. Ab dem Sommer 1897 unterzieht er sich einer kontinuierlichen Selbstanalyse: „Der Hauptpatient, der mich beschäftigt, bin ich selbst." Im selben Jahr entdeckt er den Ödipuskomplex. 1898 beginnt er mit der Niederschrift der Traumdeutung – die freie Assoziation gewinnt als das eigentliche therapeutische Werkzeug stetig an Bedeutung. 1939 stirbt Freud im Londoner Exil (vgl. Jones 1960).

## Von der Hypnose zur Psychoanalyse

Aus der gemeinsamen Hypnoseforschung mit Josef Breuer und der intensiven Auseinandersetzung mit dem Krankheitsbild der Hysterie filtert sich für Freud sowohl ein erkenntnispraktischer als auch ein erkenntnistheoretischer Aspekt für eine Modifikation der Neurosenbildung insgesamt heraus.

Breuer benützte die Hypnose, um seinen Patienten über ein Sich-Aussprechen in diesem Zustand die Möglichkeit zur Heilung der Symptome zu schaffen. Notwendig dabei ist, die Gedanken mit den dazugehörigen Affekten, Gefühlen und Stimmungen zu koppeln. Das Dissoziierte (Getrennte) wurde dann im Aussprechen wieder vereint.

Dieses Verfahren nannte Breuer die *Psychokathartische Methode* („seelische Reinigung"). Die Hypnose dient hier nicht zur Verhaltenssuggestion, sondern zur Ausforschung der affektiven Phantasie und der Herkunft der Symptome. Von diesen wurde angenommen, daß sie anstelle von unterdrückten und nicht zu Bewußtsein gelangten psychischen Vorgängen stehen, also eine *Konversion* (Umwandlung) der letzteren darstellen. Die therapeutische Wirksamkeit des Verfahrens wiederum erklärt sich aus der Annahme, daß es zu einer Abfuhr des bis dahin „eingeklemmten" Affektes, der an den unterdrückten seelischen Aktionen gehaftet hatte, komme (abreagieren). Aufgrund des mitunter nur kurzfristigen Heilungserfolges und der Unmöglichkeit, jeden Patienten in Hypnose versetzen zu können, ließ er von dieser Behandlungsmethode ab. Erfahrungen bei Bernheim stützten ihn in der Überzeugung, eine hysterische Amnesie auch ohne Hypnose aufheben zu können, und er gelangte über die Konzentrationstechnik mit teilweisem Stirndrücken als unterstützender Maßnahme zu einer „Behandlung", die auf möglichst alle manipulativen Interventionen seitens des Arztes verzichtete. Die Patienten wurden zur unzensurierten, freien Mitteilung dessen, was ihnen in den Sinn kam, angeregt. Die bewußte Kontrolle der Gedanken sollte zugunsten eines „freien Assoziierens" aufgegeben werden.

Der Wert der therapeutischen Technik ruht nun in der Beziehung der unbeabsichtigten Einfälle zum verdrängten psychischen Material. Dem psychoanalytischen Deutungsverfahren fällt die Aufgabe zu, das früher Unbewußte im Seelenleben dem Bewußtsein zugänglich zu machen. Objekte dieser Deutungsarbeit sind nicht allein die Einfälle des Kranken und seine Wach- bzw. Tagträume, sondern vor allem die *Träume* während des Schlafes (von Freud als „via regia zum Unbewußten" bezeichnet). Diese ermöglichen den direktesten Zugang zu einer Erkenntnis über das Unbewußte. Bedeutung kommt in diesem Zusammenhang auch den sogenannten *Fehlleistungen* – wie Vergessen, Versprechen, Verhören etc. – zu. In solchen *Symptomhandlungen* äußern sich verborgene, verdrängte Absichten und Gedanken, die jedoch entgegen der bewußt gesetzten Handlung zum Vorschein kommen.

Daran wird spürbar, daß durch Bewußtmachung und Durcharbeitung des Konfliktes, durch ein Erkennen der inneren Bedeutung seiner Entstehungsgeschichte, psychoanalytische Behandlung grundsätzlich mit Bewußtseinserweiterung verbunden sein muß, also nur durch sie zur Realisierung gelangen kann.

Verschiedentlich wird in der Literatur mit der Einführung der freien Assoziation von einer erfolgreichen behandlungstechnischen Neuerung, zugleich von einer Neudefinition des Arzt-Patienten-Verhältnisses gesprochen, indem Freud das neurotische Leiden des Patienten vom diskriminierenden Verdacht der Simulation freisprach und es als pathologische Signalisierung von verborgenen Sinnzusammenhängen ernst nahm. Einzig aus den Mitteilungen der Patienten versuchte er zu entschlüsseln und sprach diesen erstmals eine „Partnerrolle" zu (vgl. Eckermann 1981).

## Theoretische Grundbegriffe

Die behandlungstechnische Neuerung des freien Assoziierens als wesentlicher Bestandteil des psychoanalytischen Verfahrens ist als logische Fortführung eines gezielten Suchens nach Erinnerung anzusehen, dessen Ergebnislosigkeit sich aus dem Widerstand der Patienten begründet und eine Einsicht in bestimmte Motivzusammenhänge erschwert. Grundlage einer neurotischen Krankengeschichte ist für Freud die *Amnesie,* das heißt, Kausalzusammenhänge sind zerrissen, zeitliche Beziehungen verwirrt. Der Versuch eines Auffüllens dieser Gedächtnislücken durch Aufmerksamkeitsarbeit seitens des Patienten wird vorerst von diesem mit allen Mitteln der Kritik zurückgedrängt. Erst wenn Unbehagen für ihn unmittelbar spürbar wird, beginnt sich die Erinnerung einzustellen. Aus dieser Erfahrung schließt Freud, daß die Amnesien das Ergebnis eines Vorganges sind, den er als *Verdrängung* bezeichnet und für dessen Motiv er Unlustgefühle annimmt. Die psychischen Kräfte, die ursächlich an der Verdrängung beteiligt sind, erklären sich für ihn in dem Widerstand, der sich gegen eine Wiederherstellung eines Konfliktes sträubt. Bei diesen Erlebnissen, die zu einem Verdrängen führen, handelt es sich nach Freuds Erkenntnissen um schmerzliche, peinliche, gesellschaftlich unerlaubte, tabuisierte, oft sexuelle oder aggressive Inhalte, die in einem Konflikt mit den bewußten Einstellungen und Wertmaßstäben stehen. Verdrängte Erlebnisinhalte behalten, obwohl sie ihrem Träger unbekannt und von ihm unbeeinflußbar sind,

trotzdem ihre Dynamik bei. Verdrängen heißt somit nicht Beseitigen. Geschützt wird durch eine Verdrängung immer nur das bewußte Erleben.
Die Ausbildung der Psychoneurosen läßt sich grob auf folgende Struktur zurückführen: Innerer Konflikt – mißlungene Verdrängung – Wiederkehr des Verdrängten.

Die Entdeckung des Bestehens unbewußter Konflikte hat in der psychoanalytischen Theorie sowohl im Konzept des topographischen Modells als auch in der Lehre von den Abwehrmechanismen ihren Niederschlag gefunden.

Der Bereich des Erlebens gliedert sich nach Freud in einen bewußten, einen vorbewußten und einen unbewußten Anteil:

*Inhalte des Bewußtseins:* die jeweils aktuell fokussierten

*Inhalte des Vorbewußten:* zwar nicht aktuell erlebt jedoch durch Verschiebung der Aufmerksamkeit leicht zugänglich

*Inhalte des Unbewußten:* gar nicht oder nur sehr schwer verfügbar zu machen.

Die Lehre von den *Abwehrmechanismen* geht von den psychodynamisch-energetischen Formen aus, die das bewußte Erleben von ängstigenden Konflikten freizuhalten versuchen. Diese prägen sich in verschiedenen Differenzierungen aus und sind somit auch verschiedenen Neuroseformen zuzuordnen (A. Freud 1936).

*Verdrängen:* Das Ängstigende wird aus dem Bewußtsein ausgeschlossen – es scheint nicht zu existieren.

*Verschieben und Vermeiden:* Das Ängstigende wird einem anderen Objekt – Tier, Gegenstand, Ort – zugeschoben, welches gemieden werden kann.

*Reaktionsbildung:* Das Ängstigende wird durch Überbetonung gegenteiliger Impulse unbewußt gehalten.

*Isolieren und Intellektualisieren:* Das Ängstigende kann zwar theoretisch vorgestellt und gedacht werden, aber die zugehörigen Gefühle und Affekte werden nicht wahrgenommen (sind isoliert).

*Verleugnung:* Das Ängstigende wird aus der Wahrnehmung ausgeschlossen und oft durch unrealistische Überbetonung eigener darauf bezogener Fähigkeiten ersetzt.

*Projektion:* Das Ängstigende wird anderen – auch nicht persönlichen – Objekten der Außenwelt in realitätsverzerrender Weise unterstellt und dort bekämpft.

Damit ist das Inventar der Abwehrmechanismen jedoch noch nicht erschöpft, sondern nur die wesentlichsten sind benannt. Gemeinsam ist allen, daß es sich um unbewußt ablaufende Prozesse handelt.

Freud hat einen entscheidenden Beitrag für die Entwicklungspsychologie durch die Entdeckung der infantilen Sexualität und ihrer Phasenentwicklung geleistet. Entsprechend der frühkindlichen Erforschungen des eigenen Körpers und seiner Lustzonen unterscheidet er zwischen oraler, analer und phallischer Phase, die aufeinanderfolgen und entsprechend der jeweiligen Körperzone auch psychologische Korrelate ergeben, die sich in der Charakterbildung niederschlagen. So entsprechen Störungen in der oralen Phase spätere depressive Entwicklungen, anale Konstellationen sind mit Zwangsentwicklungen und genitale Konfliktkonstellationen mit Angstneurosen verknüpft. Die Übergänge sind fließend, selten lassen sich unmittelbare Kausalverknüpfungen nachweisen, da natürlich die kindliche Entwicklung nicht allein auf die Bewältigung des Triebschicksals ausgerichtet ist, sondern auch andere Entwicklungen, etwa die kognitive oder die soziale eine wichtige Rolle spielen. Aber Freud hat zum erstenmal in besonderer Deutlichkeit aufgezeigt, daß die frühkindliche Sexualität ein entscheidender Faktor für das spätere Erleben im Erwachsenenalter darstellt und für gewisse psychische Störungen prädispositionell ist.

Sah Freud zunächst den Sexualtrieb als „Lebensmotor", der alle Aktivitäten steuert und dominiert, so gelangt er in den späteren Jahren zu einem dualistischen Triebmodell, indem er Sexualtrieb und Todestrieb als antagonistische Kräfte annimmt. Seine Triebtheorie hat ihm viel Kritik eingebracht, nicht zuletzt deswegen, weil die meisten seiner Kritiker nicht verstanden haben, daß es sich hier um metapsychologische Annahmen handelt, deren Überprüfung direkt nicht möglich ist. Diese antagonistische Triebtheorie ist aber von heuristischem Wert, als sich mannigfaltige psychische Erfahrungen damit verstehen und erklären lassen. Viele Analytiker teilen allerdings das Konzept des Todestriebs nicht, da es ihnen zu spekulativ ist, für andere wiederum ist es die einzige Möglichkeit, Masochismus zu verstehen. Wilhelm Reich verstand die masochistische Selbstbeschädigung als Versuch, sich von unerträglichen körperlichen Spannungen zu befreien. Reichs Metapher war dabei die mit Flüssigkeit gefüllte Schweinsblase: Durch einen Stich entweicht aller Druck – genauso sucht der Masochist seine innere Hochspannung durch Schmerzen zu beseitigen. An diesem Punkt begannen sich die Wege der Psychoanalyse zu scheiden. Reich bezog bei seiner Arbeit zunehmen den Körper ein. Freud war, im Gegensatz zu vielen späteren Psychoanalytikern, nicht dogmatisch, sondern immer am Erfahrungswissen orientiert, seine Metapsychologie atmet aber natürlich den Geist seiner Zeit. Aber so wie Freud gerne Bilder aus der Hydraulik verwendete, um psychische Phänomene zu erklären, so verwenden heutige Psychotherapeuten häufig Bilder aus der Kybernetik und der Informatik.

Ein wichtiges Modell, das bis heute verwendet wird, ist das psychische Instanzenmodell von Es–Ich–Überich. Dem Es ordnet Freud die Triebtätigkeit zu, das Überich (ein Begriff, der sich auch in unserem Alltagssprachgebrauch festgesetzt hat) stellt das Gewissen dar, das Erlaubnisse und Verbote erläßt, und das Ich ist gewissermaßen das auf Kompromiß bedachte Ausführungsorgan. Es hängt nun vom Wechselspiel dieser psychischen Instanzen ab, ob der jeweiligen Person ein leidliches oder ein leidendes Schicksal gegeben ist. Das Ziel der Psychoanalyse als Therapie ist es, das Ich zu stärken und zu ermöglichen, vernünftig auf die jeweiligen „inneren" Ansprüche und Bedürfnisse zu reagieren und sie entsprechend zu organisieren.

In der Entdeckung des „Ödipuskomplexes" hat Freud einen zentralen Regelmechanismus der menschlichen Sozialisation beschrieben. Vereinfacht dargestellt ist der Ödipuskomplex das libidinöse Dreiecksverhältnis zwischen Vater, Mutter und Kind, bei dem – wiederum vereinfacht – der kleine Junge den Vater zu beseitigen wünscht, um die Mutter zu heiraten, das kleine Mädchen die Mutter beseitigen möchte, um den Vater zu heiraten. Die mystischen und archaischen Wurzeln des Ödipuskomplexes finden sich für Freud in der antiken Sage von König Ödipus, der – ohne es zu wissen – seinen Vater tötete und seine Mutter heiratete. Aus der Verbindung seiner Konzeptionen und dieser Sage leitet Freud dann die für ihn absolute Allgemeingültigkeit eines Ödipuskomplexes ab.

Allgemeiner formuliert kann der Ödipuskomplex als die organisierte Gesamtheit von Liebeswünschen und feindseligem Verhalten beschrieben werden, die das Kind seinen Eltern gegenüber empfindet. Aufgrund der für Freud gültigen Tatsache der „natürlichen Sexualität" des Menschen deckt sich für ihn ein noch vollständigerer Ödipuskomplex auf. Er ist als zweifacher zu verstehen, aufgeteilt in einen positiven und in einen negativen Komplex, abhängig eben von der ursprünglichen Bisexualität des Kindes. In seiner positiven Form stellt sich der Komplex dar, wie wir ihn aus der Ödipus-Sage kennen, in seiner negativen Form jedoch umgekehrt: Liebe für den gleichgeschlechtlichen Elternteil und eifersüchtiger Haß auf den gegengeschlechtlichen. Die psychoanalytische Anthropologie hält daran fest, daß die trianguläre Struktur des Ödipuskomplexes in den unterschiedlichen Kulturen wiederzufinden sei, also nicht nur an eine auf die Ehe gegründete Familie gebunden ist.

Für Freud ist der Ödipuskomplex ein allgemein-menschlicher Urkonflikt, der sich in den individuellen Einzelbiographien manifestiert. Zur Erhärtung seiner Theorie zieht er zeitweise auch die von Charles Darwin vertretene Theorie der Urhorde heran, in der der Urvater die Schar seiner Söhne mit Gewalt von den Frauen, die er für sich alleine beansprucht, fernhält. Dieser anthropologische Teil des Ödipuskomplexes gelangt in seiner Abhandlung „Totem und Tabu" (1913) zu einer intensiven Analyse.

## Die Entwicklung der Psychoanalyse nach Freud

Auch wenn Freud die Grundlagen der Psychoanalyse geliefert hat, so hat sich die Theorie der Psychoanalyse in vielen Aspekten weiterentwickelt, manche Hypothesen Freuds wurden auch revidiert.

Im Bereich der Theorie psychischer Störungsbilder wurde beispielsweise den narzißtischen Neurosen vermehrte Aufmerksamkeit geschenkt (Kohut 1979). Insbesonders den Störungsbildern um den Begriff der „Borderline-Persönlichkeit" herum gilt derzeit starkes Forschungsinteresse (Kernberg

1979). Aber auch klassische Störungsbilder der Übertragungsneurosen haben sich gewandelt. Anna Freud bemerkte 1971 im Rahmen des Internationalen Kongresses der Internationalen Psychoanalytischen Vereinigung in Wien, daß sexualpathologische Aspekte zunehmend von aggressionspathologischen Erscheinungsformen überlagert werden. Jede Zeit erzeugt auch ihre spezifischen Neurosen und findet auch ihre notwendigen Antworten darauf. So stellte sich die Thematik der Umweltzerstörung um die Jahrhundertwende sicherlich anders dar als heute (vgl. Pritz 1984).

Die Rolle der Ich-Entwicklung wurde ebenfalls weiter differenziert (vgl. Blanck & Blanck 1974) und spezifische, besonders die Ich-Funktionen betreffende Therapietechniken dazu entwickelt.

Auch das Behandlungsspektrum hat sich, die klassische Psychoanalyse überschreitend, auf viele Felder des Psychosozialen ausgedehnt und drückt der Theoriediskussion ihren Stempel auf. So finden sich heute viele psychosomatische Kliniken, die nach psychoanalytischen Grundsätzen arbeiten, Drogensüchtige, Alkoholiker, Familien und andere Gruppen haben Zugang zu psychoanalytischen Therapieformen. Nicht zuletzt hängt dies mit der Tatsache zusammen, daß Krankenkassen zunehmend bereit sind, Kosten für psychoanalytische Behandlungen zu übernehmen und damit auch breiteren Schichten der Bevölkerung die Erkenntnisse der Psychoanalyse zugute kommen zu lassen.

Ein Meilenstein in der Weiterentwicklung einer Theorie des psychoanalytischen Prozesses war die Entdeckung der Bedeutung der Gegenübertragung in den 50er Jahren. Wurden davor hauptsächlich der Analysand und seine Beziehungsmechanismen beschrieben, so rückte man zunehmend die Beziehung des Analysanden und des Analytikers in den Mittelpunkt der Diskussion. Vereinfacht gesagt wurde immer klarer, daß die Phantasien und Gedanken, die der Analytiker in der analytischen Situation hat, eine wichtige Informationsquelle für das Verstehen des Analysanden darstellen. Dieser provoziert gewissermaßen unbewußt die Einstellungen und Gedanken auch auf seiten des Analytikers (Heimann 1950). Die Psychoanalyse entwickelte sich von einer Einpersonenpsychologie hin zu einer Zwei- bzw. Mehrpersonenpsychologie. Diese Sichtweise findet auch Ausdruck in neuen Fragestellungen hinsichtlich Behandlungtechnik, zum Beispiel in der Traumdeutung (Thomä & Kächele 1985, 142).

## Die Indikation zur Psychoanalyse

Wie schon eingangs erwähnt, löste die freie Assoziation die Hypnosetechnik bei der Behandlung von hysterischen bzw. angstneurotischen Störungen ab. Ging es in der Anfangsphase der Psychoanalyse immer wieder um die Frage der Symptomheilung, tritt im Laufe der Zeit die Frage nach der Strukturveränderung in der Persönlichkeit in den Vordergrund (Reich 1933). Freud selbst trifft die Unterscheidung zwischen Übertragungsneurosen und narzißtischen Neurosen, wobei die ersteren einer psychoanalytischen Behandlung eher zugänglich sind. Worin liegt nun der Unterschied zwischen diesen beiden Neuroseformen? Der wesentlichste Unterschied liegt in der Fähigkeit des Analysanden, im Laufe der analytischen Kur die psychoanalytische Situation so zu verwenden, daß sich die verinnerlichte Familienstruktur in der Beziehung zum Analytiker wiederzubeleben beginnt. Dies ist, nosologisch gesprochen, meist bei Angstneurosen, Zwängen, bestimmten depressiven Störungen und allen derartigen Mischformen der Fall. Kaum einer analytischen Behandlung in der „klassischen" Form zugänglich sind Personen, die an psychotischen Störungen leiden (z.b. Schizophrenie, paranoid-wahnhafte Störungen, endogene Depressionen etc.). Hier bedarf es, wenn ein psychoanalytischer Zugang gesucht wird, einer modifizierten Behandlungstechnik und in der Regel auch einer Kooperation mit einem Psychiater.

Entscheidend für die Indikation zur Psychoanalyse ist aber nicht die diagnostische Zuordnung allein, vielmehr braucht es auf seiten des Analysanden eine Reihe weiterer Fähigkeiten, um wirklich von einer Psychoanalyse zu profitieren. So ist neben der erwähnten Neugier hinsichtlich der inneren Erlebniswelt auch die Fähigkeit notwendig, sich regelmäßig auf einen längeren Therapieprozeß einzulassen, der über mehrere Jahre gehen kann. Auch ist es notwendig, daß der Betreffende über die Eigenschaft verfügt, zwischen den Vorgängen in der Sitzung und außerhalb zu unterscheiden. Wesentlich ist schließlich auch, daß die Beziehung zwischen Analysand und Analytiker dergestalt ist, daß beide das Gefühl haben, einander zu verstehen, insbesonders der Analysand muß das Gefühl haben, wirklich verstanden zu werden. Dies erscheint wie eine Banalität, ist aber für den therapeutischen Prozeß unbedingt erforderlich und sollte ein wichtiges Kriterium für den Analysanden am Beginn einer Entscheidung für eine Analyse sein.

## Das psychoanalytische Junktim von Forschen und Heilen – die psychoanalytische Situation

Der Psychoanalytiker als professioneller Anwender psychoanalytischer Erkenntnisse in der Psychotherapie hat sich in den letzten 90 Jahren zu einem eigenständigen Berufszweig entwickelt. Die psychoanalytische Praxis ist dabei von spezifischen Bedingungen gekennzeichnet. Seit Sigmund Freud hat sich im wesentlichen das Prinzip der Vermietung von Stunden (derzeit sind es in der Regel 50 Minuten) erhalten, in denen der Psychoanalytiker eine Person empfängt. Dies geschieht bei sogenannten „großen" Psychoanalysen drei- bis fünfmal die Woche, der Erfahrung folgend, daß häufige Treffen den therapeutischen Prozeß wesentlich fördern können. Solche Psychoanalysen dauern meist mehrere Jahre; alle Analytiker haben aber auch therapeutische Settings mit einer geringeren Stundenfrequenz, die dem Anliegen und auch der Finanzkraft der jeweiligen Person entspre-

chen. Über das Verhältnis von niedrigfrequenter „analytischer Psychothe-
rapie" zu hochfrequenter „Psychoanalyse" gibt es besonders in den letzten
Jahren insbesonders unter der zunehmenden Bereitschaft von Krankenkassen, Psychotherapieleistungen zu erbringen, eine auch theoretisch lebhafte
Diskussion (Pritz 1990; Thomä & Kächele 1985), die sich vor allem auf die
Wirksamkeit der unterschiedlichen Behandlungsansätze richtet. Hier ist
noch nicht das letzte Wort gesprochen, da bedauerlicherweise sehr wenig
Geld in die psychoanalytische Forschung fließt, nicht zuletzt auch deswegen, weil es der Psychoanalyse bis heute nicht gelungen ist, sich einen Platz
an den Universitäten zu erobern. Von vielen Analytikern wird dies jedoch
auch begrüßt, weil sie meinen, daß der tiefenhermeneutische Ansatz der
psychoanalytischen Forschung im einseitig rationalen Diskurs der Universität ohnehin Schaden erleiden würde. Dieses Argument ist nicht von der
Hand zu weisen, denn im Junktim „Forschen-Heilen" wollte Freud ausdrücken, daß nur die psychoanalytische Situation selbst entsprechende Erkenntnisse über das Unbewußte der menschlichen Natur hervorzuholen
vermag. Im Prozeß der Wiederbelebung kindlicher traumatischer Erfahrung und ihrer Bedeutungserklärung für den Erwachsenen vollzieht sich in
der Beziehung zum Psychoanalytiker, die in diesem Sinne eine „korrigierende emotionale Erfahrung" (Alexander & French 1946) darstellt, der heilsame Vorgang einer nicht nur symptomlindernden, sondern auch strukturellen Veränderung. Häufig werden nicht alle gesteckten Ziele erreicht, oft
verändern sich die Zielvorstellungen auch im Laufe einer Analyse, es pro-
fitiert auch jeder unterschiedlich von der analytischen Situation – je nach
Lernfähigkeit, Motivation und Leidensdruck. Aber auch die Art der
Störung ist nicht unmaßgeblich für die Entwicklung eines analytischen
Prozesses. Eine günstige Voraussetzung für eine Psychoanalyse stellt die
Haltung auf seiten des Analysanden dar, nicht nur sein Leiden oder seine
Beschwerden loswerden zu wollen, sondern darüber hinaus wißbegierig
im Hinblick auf seine eigentliche Natur, seinen Charakter und verborgene
Seiten seines Seelenlebens zu sein. Diese Neugier kann sich auch im Laufe
einer Psychoanalyse entwickeln und ist ein guter Indikator für eine gedeih-
liche psychoanalytische Arbeit. Dieses Forschen-Wollen auf seiten des
Analysanden korrespondiert im Idealfall mit einer grundsätzlichen Neugier des Analytikers und auch einer gewissen Unerschrockenheit desselben, sich auch in Regionen des Seelischen vorzuwagen, die auch beim Analytiker Ängste und Hemmungen auslösen können, doch ist meist durch die
„Lehranalyse", der sich der Analytiker im Rahmen seiner Ausbildung un-
terzogen hat (dabei liegt er selbst als Patient jahrelang auf der Couch), ein
gewisser Schutz eingebaut, der es dem Analytiker ermöglicht, den Prozeß
so weit zu steuern, daß die Erfahrungen integriert werden können.
Die „Grundregel" der analytischen Arbeit ist einfach: Der Analysand wird
aufgefordert, auf der Couch liegend, möglichst ungezwungen über alles zu
sprechen, das ihm während der Sitzung in den Sinn kommt, er soll aber

auch über die Dinge sprechen, die er normalerweise verschweigt, weil er denkt, sie seien bedeutungslos, beleidigend oder würden ein schlechtes Licht auf ihn werfen. So einfach diese Regel ist, so schwer ist sie zu befolgen, besonders dann, wenn im Laufe der Zeit Dinge ins Bewußtsein dringen, die man lieber nicht wahrhaben will. In solchen Phasen kommt es dann vor, daß einem plötzlich gar nichts mehr einfällt, wir sprechen dann von einem Widerstand. Die Widerstände gegenüber dem psychoanalytischen Prozeß können mannigfaltig sein, ein anderes Indiz für den Widerstand ist das Zuspätkommen zur Behandlungsstunde, Vergessen zu bezahlen, Einschlafen während der Sitzung etc.

Die Psychoanalyse stellt ein mannigfaltiges Sprachspiel dar, in dem Sinniges, Unsinniges und Widersinniges zum Dialog zwischen Analytiker und Analysand wird, dies alles in der Hermetik der analytischen Situation, in der sich der Analysand sicher weiß, das alles, was er erzählt, vom Analytiker als Geheimnis behandelt wird. Dadurch stellt sich eine eigentümliche Vertrautheit her, die man als Außenstehender gar nicht erspürt, besonders wenn man daran denkt, daß eine der wichtigsten Haltungen des Analytikers die sogenannte Abstinenzregel darstellt. Damit ist gemeint, daß der Analytiker nichts oder sehr wenig seiner persönlichen Geschichte in den Diskurs einbringt, auch dann nicht, wenn er vom Analysanden inständig gebeten wird, doch endlich auch einmal etwas von sich persönlich zu erzählen. Diese Abstinenzregel hat einen guten Grund, sie ermöglicht nämlich dem Analysanden, den Analytiker entsprechend seiner Pathologie zu sehen und damit ein Diagnostikum zu liefern, welchen Kräften er einmal als Kind ausgesetzt war. So konfiguriert der Analytiker als einer, der sich wie eine nährende Mutter verhält, dann wieder als ein stützender Vater, aber auch als strenges Gewissen, das einen kritisiert, wenn man unbotmäßig ist. Manchmal wird er auch als Magier gesehen, der alles weiß, genau so häufig aber auch als einer, der nichts weiß und nicht in der Lage ist, das Leid zu lindern. Alle Zuschreibungen haben einen zunächst verdeckten Sinn, der im Durcharbeiten der analytischen Beziehung zur Deutung kommt. Deuten ist eines der wesentlichen Instrumente des Analytikers, doch darf man sich darunter generell keine „Heureka-Situation" vorstellen (auch wenn es manchmal vorkommt), sondern eher einen zähen Prozeß der vielen kleinen Puzzlestücke, die im Laufe der Zeit ein Gesamtbild ergeben, wobei beide am Zusammenbau dieses Bildes beteiligt sind. Freud hat diesen Prozeß auch mit dem eines Archäologen verglichen, man könnte auch an einen Teppich denken, der ausgehend von bestimmten Grundmustern in Variationen weitergewoben wird (Pritz 1984).

## Die Übertragungsneurose

Das Besondere der Psychoanalyse auch im Vergleich zu anderen Psychotherapieformen ist die Absicht des Analytikers, Bedingungen herzustellen, die zu einer Übertragungsneurose beim Analysanden führen. Was ist damit gemeint? Karl Kraus meinte einmal scherzhaft, die Psychoanalyse sei jene Krankheit, für deren Therapie sie sich hält. Darin liegt neben dem Spott über Methodengläubigkeit eine wesentliche Aussage über die psychoanalytische Behandlungstechnik verborgen: nämlich die Absicht, in der Analyse eine „experimentelle Neurose" zu erzeugen, um in der Folge diese durchzuarbeiten und zu einer realistischeren Sicht der Beziehungswelt zu kommen. Dazu dient vor allem die Abstinenz des Analytikers, die es dem Analysanden ermöglicht, seine Vorstellungen in diese merkwürdig einseitige Beziehung zu projizieren. Der Analytiker wird zu unterschiedlichen Figuren. Diese zu entschlüsseln und in ihrem Bedeutungszusammenhang zu verstehen ist in der Folge die Aufgabe des analytischen Diskurses. Dies klingt etwas abstrakt und wird erst im Erleben einer Übertragungsneurose wirklich deutlich, wenn das ganze Erleben für eine Zeitlang zum Mittelpunkt des Lebens wird, wenn alle Gefühle und Leidenschaften sich auf die Psychoanalyse beziehen, es oft in diesen Phasen zu einer Reduktion von anderen Beziehungen kommt, der psychologische Blick primär auf sich selbst gerichtet wird und erst im Laufe der Zeit eine Modifikation erfährt. Diese übertragungsneurotischen Phasen, die auch mit einer Symptomverstärkung oder Neubildung von Symptomen einhergehen können, sind nicht nur für den Analysanden eine oft anstrengende Erfahrung, sondern auch für die Angehörigen, die spüren, daß libidinöse Energie, die zuerst ihnen gegolten hat, abfließt. Dies kann zu erheblichen Mißstimmungen und Konflikten führen, zugleich aber auch eine Information darstellen, nach welchen (unter Umständen pathologischen) Kriterien Beziehungspersonen gewählt wurden und wie man mit ihnen und sie mit einem umzugehen pflegen. Die Konflikte, die im Symptom „kristallisiert" waren, werden in der Übertragungsneurose freigesetzt und so einer Bearbeitung zugeführt, das ins Unbewußte Abgewehrte dringt so ans Licht des Bewußtseins. Es wird deutlich, daß dieser Prozeß sehr anstrengend sein kann, doch ist die Entwicklung einer Übertragungsneurose auch eine Fähigkeit des Analysanden, eben in dieser besonderen Situation eine solche Inszenierung vorzunehmen. Es ist daher auch differentialdiagnostisch wichtig, am Beginn einer Analyse einzuschätzen, ob der Analysand in der Lage sein wird, eine solche notwendige Übertragungsneurose zu entwickeln.

## Zum psychoanalytischen Krankheitsbegriff

Wesentlich für die Psychoanalyse ist die Erweiterung des Krankheitsbegriffes um den unbewußt gewordenen Konflikt. Durch den dadurch zur Bedeutung gelangten lebensgeschichtlichen Aspekt ist die Psychoanalyse zu einem Krankheitsbegriff gekommen, der eine Ausweitung eines rein naturwissenschaftlichen Begriffes von Krankheit bedeutet. Gleichzeitig mit der Entdeckung der unbewußten Konflikte formt sich die Psychoanalyse von einer Behandlungsmethode zu einer Wissenschaft mit eigenen Modellvorstellungen, einem Konzept über die Entstehung menschlichen Verhaltens und Erlebens und dem Erkennen einer Dynamik von Beziehungen. Außer dieser – der Naturwissenschaft entfernten – Phase der Theoriebildung wird erkennbar, daß das psychoanalytische Konzept kein in sich geschlossenes System war. Immer wieder werden anhand von Beobachtungen Arbeitshypothesen aufgestellt, die bestätigt, verworfen oder erweitert werden. Somit wächst das psychoanalytische Konzept analog dem Erkenntnisprozeß. Es unterscheidet sich von den naturwissenschaftlichen Modellen dadurch, daß es keine quantifizierbaren Inhalte besitzt, die im System als Meßgröße ihren Stellenwert besitzen, sondern eben auf Inhalte zurückgreift, deren Bedeutung sich aus ihrer Interpretation von genetischen Sinnzusammenhängen ableitet.

Das Ausmaß an psychischer Gesundheit hängt demnach nicht nur von psychischen Quantitäten, die auf ein organisches Substrat rekurrieren müssen, ab, sondern auch von der Ausgestaltung der Ich-Funktionen. Einerseits bestimmen diese den Umgang mit traumatischen Erfahrungen, andererseits beeinflussen dynamische Elemente der Wechselwirkung von Subjekt und Erfahrungen im jeweiligen Soziotop die Produktion von Krankheit und Gesundheit, wobei es sich hier nicht um eine echte Dichotomie handelt (sondern um relativ oberflächliche Beschreibungen von Phänomenen), die auf der Ebene des Diskurses unbewußter Regungen aufgehoben wird. Damit bricht die Psychoanalyse mit dem medizinischen Krankheitsmodell und zeigt, daß zwischen Krankheit und Gesundheit eine Kontinuität existiert, die nicht wesensmäßig unterschiedlich ist, sondern eine jeweils kreative Leistung des Subjekts darstellt, die Kräfte des Überichs, des Es und des Ichs im Dienste des Lustprinzips (und seiner Verfeinerung im Realitätsprinzip) zu organisieren.

**Literatur**

Alexander, F. & French, T. (1946): Psychoanalytic Therapy. New York

Blanck, G. & Blanck, R. (1974): Ego Psychology. New York

Eckermann, W. (1981): Psychoanalyse. In: Stumm, G. & Wirth, B. (Hg.): Tür zum Ich – Psychotherapeutische Strömungen. Wien

Freud, A. (1936): Das Ich und die Abwehrmechanismen. Wien

Freud, S. (1913): Totem und Tabu. Wien

Heimann, P. (1950): On Countertransference. Int. J. of Psychoanalysis 31, 81–84

Jones, E. (1960): Das Leben und Werk von Sigmund Freud. Bern

Kernberg, O. F. (1979): Borderline-Störung und pathologischer Narzißmus. Frankfurt/M.

Kohut, H. (1979): Die Heilung des Selbst. Frankfurt/M.

Pritz, A. (Hg.) (1984): Das schmutzige Paradies. Psychoanalytische Aspekte der ökologischen Bewegung. Wien

Pritz, A. (1990): Kurzgruppenpsychotherapie. Berlin, Heidelberg, New York

Reich, W. (1933): Charakteranalyse. Wien

Thomä, H. & Kächele, H. (1985): Lehrbuch der psychoanalytischen Therapie. Bd 1: Grundlagen. Berlin, Heidelberg, New York

## Weiterführende Literatur

Brenner, C. (1967): Grundlagen der Psychoanalyse. Frankfurt
Cardinal, M. (1971): Schattenmund. Hamburg
Drigalski, D. v. (1980): Blumen auf Granit. Frankfurt
Eicke, D. (Hg.) (1977): Psychologie des 20. Jahrhunderts, Bd 2: Freud und die Folgen (1). Zürich
Freud, S. (1972): Gesammelte Werke. Frankfurt
Fromm, E. (1979): Freuds Psychoanalyse. Größe und Grenzen. Stuttgart
Laplanche, J. & Pontalis, J.B. (1972): Das Vokabular der Psychoanalyse. Frankfurt
Moser, T. (1974): Lehrjahre auf der Couch. Frankfurt
Rapaport, D. (1973): Struktur der Psychoanalyse. Stuttgart
Waelder, R. (1972): Die Grundlagen der Psychoanalyse. Frankfurt

## Zeitschriften

Forum der Psychoanalyse. Zeitschrift für klinische Theorie und Praxis. Springer-Verlag, Berlin, Heidelberg; erscheint 4mal im Jahr

Psyche. Zeitschrift für Psychoanalyse und ihre Anwendungen. Hg: Margarete Mitscherlich; Klett-Cotta, Stuttgart; erscheint monatlich

texte. Psychoanalyse, Ästhetik, Kulturkritik. Hg: Zeillinger, G., Ruhs, A., Ranefeld, J. & Hoffmann, W; Passagen-Verlag, Wien; erscheint 4mal im Jahr

Zeitschrift für psychosomatische Medizin und Psychoanalyse. Vandenhoeck & Ruprecht, Göttingen, Zürich; erscheint 4mal im Jahr

*Erwin Bartosch*

# Selbstpsychologie

Diese psychoanalytische Richtung stellt eine Weiterentwicklung der klassischen Psychoanalyse dar. Der Name „Selbstpsychologie" ist etwas unglücklich gewählt, weil er leicht assoziiert wird mit etwas wie „Beschäftigung mit sich selbst", als ginge es um die Betrachtung oder Behandlung des „Individuums für sich". Paradoxerweise ist gerade das Gegenteil der Fall.

Selbstpsychologie bedeutet, daß der Analytiker vor allem den Zustand des „Selbst" seines Analysanden im Blick hat. Dieses Selbst bildet sich als das Zentrum der Person in der frühesten Kindheit im fortwährenden Austausch mit der Mutter und damit in der Vorform des „Gegenüber". Damit wird ein „Programm" für das ganze Leben in der Person angelegt. So ist für die Selbstpsychologie ein Verständnis des Ödipuskomplexes eines Patienten erst dann erreicht, wenn die Vor-formung dieser späteren kindlichen Verstrickung aus der frühesten Mutter-Kind-Geschichte deutbar wird.

Der Begriff „Selbst" ist ein ganzheitlicher Begriff, der das innere Leben und Erleben des Menschen von Anfang an als ein „Leben in lebensnotwendigen und lebenserhaltenden Beziehungen" sieht (Kohut 1987).

Die Selbstpsychologie wurde von Heinz Kohut in den letzten Jahren seines Lebens als psychoanalytische Richtung eigener Art der klassischen Psychoanalyse gegenübergestellt.

Kohut war in der klassischen Psychoanalyse ausgebildet und war ihr viele Jahre verpflichtet. In den sechziger Jahren erarbeitete er ein Konzept des Narzißmus, das zum ersten Mal die Möglichkeit bot, frühe Persönlichkeits- und Charakterstörungen nicht nur zu verstehen, sondern auch therapeutisch – mit psychoanalytischer Technik – zu behandeln.

Die wesentliche Aussage damals (Kohut 1973) war:

Die narzißtischen Persönlichkeitsstörungen sind psychoanalytisch behandelbar, weil diese Menschen sehr wohl auf den Analytiker, oder zumindest auf die analytische Situation, übertragen. Die bis dahin gängige Meinung besagte, daß diese Menschen nicht übertragen, weil sie „zu narzißtisch" seien.

## Eine neue Vorstellung vom Narzißmus

Der grundlegende Unterschied im Verständnis des Narzißmus zwischen Freud und Kohut kann folgendermaßen skizziert werden:

Für Freud (vgl. 1914; 1920) wäre das Individuum (die Psyche) einem Kreis vergleichbar, ursprünglich und prinzipiell in sich geschlossen. Das Individuum streckt nun (wie das Pantoffeltierchen seine Pseudopodien) Arme aus, um „das Objekt" zu erreichen. Wird es in dieser Aktion empfindlich gestört, zieht es alle Arme wieder zurück und schließt sich nach außen ab. Dieser Zustand wird bei Freud als „sekundärer Narzißmus" bezeichnet, in Unterscheidung zum ursprünglichen, in sich geschlossenen Zustand, dem „primären Narzißmus".

Auch Kohut bezeichnet das Individuum am Beginn seines Lebens als narzißtisch. Er meint allerdings etwas anderes damit. Auch für ihn bedeutet Narzißmus, daß das Individuum wie ein Kreis vorstellbar wäre, allerdings sind in diesem Kreis nun zwei einander überschneidende Kreise eingeschlossen. Der umfassende Kreis würde das Erleben des Kindes darstellen, das sich als ganz und eins erlebt, sofern im Inneren die Überschneidung mit dem zweiten Kreis – dem Erleben und den Funktionen der Mutter – besteht.

## Die Konsequenzen für die Psychoanalyse

Dieser Unterschied hat weitreichende Konsequenzen für die Theorie und die Praxis der Psychoanalyse:

Der erste Ansatz, konsequent weitergeführt, muß dahin kommen, daß die Psychoanalyse keine Therapie ist. Wenn man nämlich sich selbst als Analytiker in der Position des „objektiven Beobachters" sieht, der ein prinzipiell nach außen hin abgeschlossenes ‚Objekt' betrachtet, erkennt man die Verwobenheit nicht, in der man sich mit dem Objekt längst und von Anfang an befindet, oder man betrachtet sie als Störfaktor der Beobachtung. Konsequenterweise sagen manche Vertreter der klassischen Analyse heute, daß es ihnen nicht um die Heilung, sondern um die „Wahrheit" geht, ob diese Wahrheit nun therapeutisch wirkt oder nicht.

Durch den Ansatz Kohuts ist von vornherein eine Verwobenheit mit dem inneren Erleben des Patienten gegeben, der sich der Analytiker – auch theoretisch – nicht entziehen kann.

Aus der Position des empathischen Teilnehmers ergibt sich eine ganz andere „innere Verantwortung" (dem gegenüber, was „die Aufgabe" ist) als aus der Position des objektiven Beobachters, der seine Beobachtung zu beschreiben hat. Dem letzteren muß es um „objektive" Wahrheit gehen.

Narzißmus ist also bei Freud ein Zustand der Abgeschlossenheit, beobachtet vom objektiven Beobachter.

Bei Kohut ist Narzißmus eine Beziehung, beschrieben vom empathischen Teilnehmer, der sich selbst im beobachteten Feld sieht.

Kohuts grundlegende Aussage lautete: Die narzißtischen Persönlichkeiten übertragen genauso wie die bisherigen Patienten, allerdings mit anderen Inhalten. Sie übertragen primär nicht die Gefühle und Phantasien der Ödipuskonstellation, die für diese Menschen oft wenig Bedeutung haben, sondern die bestimmte Art und Weise der Störung ihrer frühen Geschichte mit der Mutter. Damit sind zum größten Teil die vorsprachlichen Kommunikationsformen zwischen Mutter und Kind gemeint, die das Schicksal eines Menschen ein Leben lang prägen.

Es wäre ein Mißverständnis zu meinen, in der Selbstpsychologie gehe es „immer nur" um die frühe Beziehung zur Mutter. In einer selbstpsychologischen Analyse werden die Schicksale der Beziehungen durch alle Phasen von der „psychischen Oberfläche her" bearbeitet. Die Wurzeln dieser Schicksale werden allerdings letzten Endes in der frühesten Geschichte gesehen.

## Die narzißtischen Übertragungen

Was also ist konkreter der Inhalt der narzißtischen Übertragung? Die Tendenz, die dem Patienten unterstellt wird, ist der Versuch, die verlorengegangene narzißtische Integrität wiederherzustellen. Das klingt nach dem Bestreben des Menschen, ein verlorenes Paradies wieder zu erreichen. Es bedeutet auch genau das, nur beschreibt das Narzißmuskonzept differenzierter, worin dieses Paradies besteht. Es bedeutet nicht, daß dieses Paradies jemals bestanden hat, daß also in der individuellen Geschichte eines Menschen zuerst alles in Ordnung war oder etwa das Paradies mit dem Mutterleib gleichzusetzen wäre, das dann irgendwann einmal – sozusagen plötzlich (traumatisch) – verlorengegangen wäre. Ein solches Paradies hat es nie gegeben, Leben ist von Anfang an ein Leben mit Störungen, Konflikten und Schmerzen. Vor allem als abgetrennte Zeitspanne, die irgendwann einmal endete, hat es das Paradies nie gegeben.

Das Paradies hat es aber immer wieder neben den Schmerzen und Konflikten gegeben, dann nämlich, wenn es zwischen Mutter und Kind wirklich stimmte, wenn dem Kind eine Erfahrung möglich war, und sei es nur momenthaft, wie es wäre, wenn wirklich alles gut wäre.

Zur Ausbildung einer narzißtischen Persönlichkeitsstörung kommt es, wenn es der Mutter nicht gelingt, mit dem Kind zu einer Form der narzißtischen Beziehung zu gelangen, auf der die nächste Lebensphase aufbauen kann, d.h., daß die weitere Entwicklung nicht behindert wird, sondern ihr als Motor dienen kann.

Eine solche Störung kann darin bestehen, daß die Mutter aus eigenen symbiotischen Bedürfnissen die symbiotische Verbindung mit dem Kind nicht lösen kann, daß sie Nähe nicht ertragen kann, weil sie eigene unerfüllte Wünsche nach Verschmelzung und Einssein beiseite schieben muß, weil sie die Tochter nicht bewundern kann, wie die Tochter es im Augenblick bräuchte, weil sie selbst nur ihren Vater, manchmal noch ihren Mann bewundert, sich selbst aber entwertet, wie es ihre eigene Mutter ihr gegenüber getan hat, oder daß es überhaupt ein frühes, oft schon im Organischen begründetes Nichtzusammenstimmen zwischen Mutter und Kind gibt – um nur einige Grundmuster narzißtischer Problematik zu erwähnen.

An diesen Beispielen fällt gegenüber den Darstellungen der herkömmlichen Psychoanalyse auf, daß in der Geistigkeit der Selbstpsychologie die

Eltern nicht geschont werden. Den Eltern, der Mutter wird nicht „die Schuld gegeben", wie es manche Vertreter der klassischen Psychoanalyse behaupten. Die Frage nach der Schuld ist keine Frage der Selbstpsychologie. Sie fragt vielmehr nach der wirklichen Rolle, der Funktion der Eltern in ihrer Beziehung zum Kind und wie diese Beziehung das psychische Repertoire des Kindes und des späteren Erwachsenen geprägt hat. Diese wirkliche Rolle der Mutter z.b. erfährt der Analytiker am eigenen Leib, besonders in der Gegenübertragung in der Analyse. Die entsprechenden narzißtischen Konfigurationen, wie Kohut sie zuerst beschrieben hat, sind das Größenselbst und das Selbstobjekt.

## Zentrale Begriffe: Größenselbst und Selbstobjekt

Diese Gefühle, Erlebniszustände, Befindlichkeiten, die dem Kind gut begründet unterstellt werden können, vom Erwachsenen erlebbar sind, jedenfalls in Analysen nachweisbar sind und nur zum Teil oder gar nicht bewußt sind, tragen in vielen Fällen als zentrale Gefühle die Analyse. Ihre Annahme und ihre Bearbeitung entscheiden über den Ausgang der analytischen Arbeit.

Der Begriff „Größenselbst" bezeichnet einen inneren Zustand der Erhabenheit und Größe in der Einheit mit einem anderen. Das ist so, als würde der betreffende Mensch sagen: Ich bin groß, der Beste, ich bin über allem – weil ich mit dir verbunden bin.

Der zweite Teil des Satzes, die Verbindung mit dem anderen, insofern sie in Wirklichkeit eine Bedingung der Größe und Allmacht ist, bleibt im unbewußten Bereich.

Der andere Begriff, das „Selbstobjekt", bezeichnet eben kein Objekt, sondern den einen Teil der symbiotischen Einheit, dem die idealisierende Übertragung entspricht. Das zugehörige Gefühl, würde es in Worte gefaßt, könnte etwa lauten: Alles ist gut, weil ich mit dir eins bin oder: Ich bin, weil du bist oder: Ich – ist du und ich. Auch hier gibt es keine Bewußtheit dafür, daß der andere Teil für die Aufrechterhaltung des Lebensgleichgewichtes absolut notwendig ist, das Erleben ist ein Einserleben ohne Wissen um die Funktion des anderen Teiles. In diesen beiden Erlebnisformen besteht eigentlich das zuvor erwähnte „Paradies".

Der Versuch des Patienten, seine narzißtische Integrität, das Paradies, wieder herzustellen, und die Schicksale, die dieser Versuch immer wieder erleidet, bilden das eigentliche Thema – ausgesprochen oder unausgesprochen – der Analyse der narzißtischen Persönlichkeiten oder – und das ist viel bedeutsamer – der Analyse der narzißtischen Persönlichkeitsanteile der sogenannten Neurotiker oder der sogenannten Übertragungsneurosen.

## Die „optimale Frustration" und die Strukturbildung

Die eigentliche Therapie dieser Störungen erfolgt anhand der „optimalen Frustration".

Narzißtische Erlebensweisen und die daraus in die Realität der Analyse eingebrachten narzißtischen Ansprüche sind „von Natur aus" „maßlos", und der beste oder noch so einfühlende Analytiker kann ihnen, ebenso wie die „beste Mutter" nicht und jedenfalls nicht auf Dauer entsprechen. Irgendwann ist es dem Analytiker nicht mehr möglich, den Patienten auf seine, nur ihm eigene Weise zu verstehen, irgendwann ist auch der „größte" Analytiker ein „kleiner" Mensch, dessen Verstehensmöglichkeit Grenzen hat. Es sind diese natürlichen Grenzen, sofern vorher dem Patienten genügend Möglichkeit geboten wurde, sich in seinen Ansprüchen verstanden zu fühlen, die dann auch vom Patienten, freilich durch die vom Analytiker angebotenen Hilfen, akzeptiert werden können.

Über den Prozeß der Verinnerlichung der zuvor am Analytiker erlebten Funktionen des narzißtischen Objektes kann die eigentliche Heilung erfolgen.

## Vom Narzißmuskonzept zur Selbstpsychologie

In „Die Heilung des Selbst" (1977, dt. 1979) vollzieht Kohut den Schritt vom Narzißmuskonzept zur Selbstpsychologie.

Das „Selbst", der zentrale Begriff der Selbstpsychologie, soll ausdrücken, daß das Gefühl des Menschen von sich selbst, sei es nun bewußt oder unbewußt, wie und wo das ist, was „er selbst ist", aus den beschriebenen narzißtischen Übertragungen, die Kohut nun „Selbstobjekt-Übertragungen" nennt, entsteht.

Das „Selbst" meint den Kern der Person, wir verstehen es „als eine strukturierte Organisation solcher Erfahrungen", „die der Person einen Sinn von sich selbst verleihen" (Wolf et al. 1989, 7).

Diese Erfahrungen kommen in den beschriebenen frühen Kommunikationsformen, den narzißtischen Beziehungen (zwischen dem Kind und der Mutter), anders ausgedrückt: den Beziehungen zwischen dem Selbst und den Selbstobjekt-Funktionen des „Objektes" zustande.

In der psychoanalytischen Selbstpsychologie liegt das Hauptgewicht des Interesses auf dem Zustand des Selbst und damit auf der Geschichte der Selbstobjektbeziehungen. Das bedeutet, es wird betrachtet, wie die gegenwärtige, in der Übertragungssituation der Analyse erfahrbare Art und Weise, Beziehungen zu gestalten, aufgrund der frühen narzißtischen Beziehungen verstehbar zu machen ist.

Dabei ist dem selbstpsychologischen Analytiker klar, daß es keinen „Fortschritt vom Narzißmus zum Objekt" gibt, sondern daß die Selbstobjektbeziehungen den Menschen ein ganzes Leben lang tragen, freilich in verschiedenen Formen.

Im Zentrum der neuen Sichtweise steht das Kernselbst, das aufgrund seiner angeborenen Vitalität auf Entwicklung hin orientiert ist und sich gegen Desintegration und schädigende Einflüsse zur Wehr setzt. Wesentlich für die Arbeitsweise der psychoanalytischen Selbstpsychologie ist die möglichst präzise Nachzeichnung der wirklichen, d.h. jetzt (als Niederschlag des Erlebten) wirklichen, und vielleicht auch der real stattgefundenen Beziehung in ihrer Gesamtheit mit Selbst-stützenden und Selbstschädigenden Einflüssen der Kindheit.

Im analytischen Prozeß werden die Entwicklungsbedürfnisse des geschädigten Selbst reaktiviert, das bedeutet, daß die Entwicklung an den Punkten wieder aufgenommen wird, an denen sie in der Kindheit zum Stillstand kam. Dabei wird das Selbst als aus drei Hauptbestandteilen gebildet angesehen:

1. Der Pol der Strebungen
2. Der Pol der Ideale
3. Der intermediäre Bereich der Begabungen und Fertigkeiten.

Demgemäß können die Selbstobjektübertragungen beschrieben werden:

1. Der geschädigte Pol der Strebungen versucht bestätigende, billigende Reaktionen des Selbstobjektes hervorzurufen (Spiegelübertragung).
2. Der geschädigte Pol der Ideale sucht nach einem Selbstobjekt, das seine Idealisierungen annimmt (Idealisierende Übertragung).
3. Der geschädigte Zwischenbereich der Begabungen und Fertigkeiten sucht ein Selbstobjekt, das sich für die tröstende Erfahrung essentieller Ähnlichkeit zur Verfügung stellt (Zwillings- und Alter-ego-Übertragung).

Der Begriff „Selbstobjekt-Übertragungen" anstelle von „narzißtischen Übertragungen" soll aussagen, daß es 1. archaische und 2. reife Selbstobjekte gibt. Die einen brauchen wir zur Entwicklung im frühen Leben und später in Krisenzeiten; die anderen für das psychologische Überleben von der Geburt bis zum Tod.

In der Psychoanalyse ist die detaillierte Erforschung der Bedürfnisse des Menschen in den drei genannten Bereichen nötig. Das ist 1. das Bedürfnis, Spiegelung und Akzeptanz zu erfahren, 2. das Bedürfnis, Verschmelzung mit Größe, Stärke und Ruhe zu erfahren, und 3. das Bedürfnis, das Bestehen essentieller Gleichheit zu erfahren.

## Folgerungen für die Technik der psychoanalytischen Selbstpsychologie

Die Selbstpsychologie setzt gegenüber der klassischen Psychoanalyse neue Schwerpunkte. Die herkömmlichen Deutungsinhalte werden nicht überflüssig, sie werden auch verwendet, allerdings immer auf dem Hintergrund der neuen Blickweise, die den gegenwärtigen Zustand und die Geschichte des Aufbaus des Selbst im Mittelpunkt ihrer Aufmerksamkeit hat.

Der Unterschied tritt in der Art und Weise der Deutung eher zutage. Der selbstpsychologische Analytiker sieht seine Aufgabe darin, dem Patienten die Ausbildung der Selbstobjektübertragungen zu ermöglichen. Das gelingt ihm mit Hilfe der Empathie, als dem Modus der Wahrnehmung des Analytikers. Seine Art zu deuten hat deshalb eher den Charakter eines Angebotes, das dem Kommunikationsangebot des Patienten – und zwar gerade dem behinderten Anteil dieses Angebotes – entgegenkommt. Der klassische Analytiker wird meist eher konfrontierend deuten, was ja seiner Intention, sich als Beobachter klar abzugrenzen, entspricht.

Da die Entfaltung und die Bearbeitung der Selbstobjektübertragungen im Mittelpunkt der analytischen Aufmerksamkeit stehen, wird der Reproduktion von frühen Kommunikationsformen und ihrer Deutung in Form der Rekonstruktion von „Modellszenen" (Lichtenberg 1989; Lichtenberg et al. 1992) besonderes Gewicht gegeben. Um diese frühen Formen menschlicher Beziehungen in der Psychoanalyse erreichen zu können, meinten Ferenczi und Rank schon 1924, sie müßten „anstatt dem Erinnern dem Wiederholen die Hauptrolle in der analytischen Technik" zuteilen (Ferenczi & Rank 1924, 8). Es geht dabei um die nicht einfühlsamen Reaktionen der pflegenden Personen, d.h., daß dem Kind eine Antwort gegeben wurde, die der Entwicklung seines Selbst nicht diente, sondern sie in chronischer Weise schädigte.

Die Selbstpsychologie erhielt in den letzten Jahren wesentliche neue Impulse durch die Ergebnisse der empirischen Säuglingsforschung (Stern 1992; Dornes 1993). Die Grundannahmen der Selbstpsychologie sind mit diesen empirischen Daten weitgehend kompatibel und von größtem Nutzen für ihre Theorie und ihre Praxis. Das Bild, das die Säuglingsforschung (aufgrund experimenteller Untersuchung) vom Säugling zeichnet, ist das eines aktiven, von Anbeginn auf Entwicklung hin orientierten kleinen Wesens, das die „richtigen" Reaktionen und Einstellungen der Elternperson braucht und entsprechend nützt (Ornstein 1989, 45). So ist es dem selbstpsychologischen Analytiker möglich, die entwicklungsfördernden Reaktionen im Blick zu haben, wenn er den in ihrer Entwicklung behinderten Verhaltens- und Erlebensweisen seiner Patienten begegnet. Der Frage: Was braucht dieser Patient jetzt? folgt die Frage: Was hat ihm gefehlt? Dabei ist die Vorstellung vom Aufbau des Selbst, wie sie die Säuglingsforschung zur Verfügung stellt, Korrektiv und Leitlinie zugleich.

Im Blick auf das Ganze der Selbstpsychologie scheint das Revolutionäre in der Behauptung zu liegen: Es gibt keinen Übergang vom Narzißmus zur „Objektliebe". Es gibt nur archaische und reifere Selbstobjektbeziehungen. Der Mensch ist ohne Selbstobjekte, in welcher Form auch immer, nicht lebensfähig, er braucht sie – von der Geburt bis zum Tod.

Die Konsequenzen der Verarbeitung der Erkenntnisse der Selbstpsychologie und der Säuglingsforschung für die Psychoanalyse, aber auch in anderen Psychotherapieformen sind heute noch nicht absehbar.

**Literatur**

Dornes, M. (1993): Der kompetente Säugling. Die präverbale Entwicklung des Menschen. Frankfurt

Ferenczi, S. & Rank, O. (1924): Entwicklungsziele der Psychoanalyse. Leipzig, Wien, Zürich

Freud, S. (1914): Zur Einführung des Narzißmus. Wien (Ges. Werke Bd 10; Studienausg. Bd 3)

Freud, S. (1920): Jenseits des Lustprinzips. Leipzig, Wien, Zürich (Ges. Werke Bd 13; Studienausg. Bd 3)

Kohut, H. (1973): Narzißmus. Eine Theorie der Behandlung narzißtischer Persönlichkeitsstörungen. Frankfurt/M.

Kohut, H. (1979): Die Heilung des Selbst. Frankfurt/M.

Kohut, H. (1987): Wie heilt die Psychoanalyse. Frankfurt/M.

Lichtenberg, J. (1989): Modellszenen, Affekte und das Unbewußte. In: Wolf, E.S. et al.: Selbstpsychologie: Weiterentwicklungen nach Heinz Kohut. München, Wien

Lichtenberg, J., Lachmann, F. & Fossaghe, J. (1992): Self and Motivational Systems. Toward a Theory of Psychoanalytic Technique. Hillsdale, New Jersey

Ornstein, A. (1989): Klinische Darstellung. In: Wolf, E.S. et al.: Selbstpsychologie: Weiterentwicklungen nach Heinz Kohut. München, Wien

Stern, D. (1992): Die Lebenserfahrung des Säuglings. Stuttgart (Orig.: The Interpersonal World of the Infant. A View from Psychoanalysis and Developmental Psychology. New York 1985)

Wolf, E.S. (1989): Das Selbst in der Psychoanalyse: Grundsätzliche Aspekte. In: Wolf, E.S. et al.: Selbstpsychologie: Weiterentwicklungen nach Heinz Kohut. München, Wien

**Weiterführende Literatur**

Bartosch, E. (1991): Analoge Vorstellungen vom Heilungsprozeß in Homöopathie und Psychoanalyse? Documenta Homoeopathica 11. (Hg. v. M. Dorcsi & F. Swoboda). Wien, München, Bern

Bartosch, E. (1993): Die Verschränkung von Religion und Sadomasochismus aus der Sicht der Selbstpsychologie. Psychotherapie Forum 3, 147–157

Basch, M.F. (1992): Die Kunst der Psychotherapie. Neueste theoretische Zugänge zur psychotherapeutischen Praxis. München

Brazelton, T.B. & Cramer B.G. (1991): Die frühe Bindung. Die erste Beziehung zwischen dem Baby und seinen Eltern. Stuttgart

Goldberg, A. (1988): A Fresh Look at Psychoanalysis. The View from Self Psychology. Hillsdale, New Jersey

Kohut, H. (1977): Introspektion, Empathie und Psychoanalyse. Frankfurt

Köhler, L. (1992): Formen und Folgen früher Bindungserfahrungen. Forum der Psychoanalyse 8, 263–280

Lachmann, F. (1991): Three Self Psychologies or One? In: Goldberg, A. (Ed.): The Evolution in Self Psychology: Progress in Self Psychology, Vol. 7, 167–174. Hillsdale, New Jersey

Lichtenberg, J. (1991): Psychoanalyse und Säuglingsforschung. Berlin, Heidelberg

Parens, H. (1993): Neuformulierungen der psychoanalytischen Aggressionstheorie und Folgerungen für die klinische Situation. Forum der Psychoanalyse 9, 107–121

Schöttler, Ch. & Kutter, P. (Hg.) (1992): Sexualität und Aggression aus der Sicht der Selbstpsychologie. Frankfurt/M.

Stolorow, R., Brandchaft, B. & Atwood, G. (1987): Psychoanalytic Treatment: An Intersubjective Approach. Hillsdale, New Jersey

Stolorow, R. & Atwood, G. (1992): Contexts of Being: The Intersubjective Foundations of Psychological Life. Hillsdale, New Jersey

**Zeitschrift**

Psychoanalytic Inquiry. The Analytic Press, Hillsdale, New Jersey

*August Ruhs & Josef Shaked*

# Gruppenpsychoanalyse

Die analytische Gruppentherapie bzw Gruppenpsychoanalyse ruht mit ihren beiden Beinen der Theoriebildung und der therapeutischen Praxis auf dem Fundament der Psychoanalyse. Dies, wie sich noch zeigen wird, auch dort, wo sie auf eine sozialwissenschaftliche Disziplin rekurrieren möchte. Aufgrund dieser Verwandtschaftsbeziehung übernimmt die Gruppenanalyse auch das der Psychoanalyse inhärente Menschenbild und dessen Konzeption von Normalität und Pathologie.

Die Freudsche Entdeckung läuft auf die Inthronisation eines neuen Subjekts hinaus. Dem vernünftig denkenden Menschen mit seinem durch Descartes formulierten ontologischen Credo des „Cogito, ergo sum", jahrhundertelang das Begreifen der Welt bestimmend, setzt die Psychoanalyse in einer kopernikanischen Bewegung ein irrationales, dezentriertes, im wesentlichen begehrendes Objekt entgegen: desidero, ergo sum.

Im Triebhaften, Libidinösen und dessen psychischen Repräsentationen des Begehrens und Verlangens sieht Freud einen Seinsgrund und ein Lebensprinzip, denen er spätestens seit „Jenseits des Lustprinzips" (1924) ein Todesprinzip mit dem psychischen Korrelat der Aggressivität entgegenstellt. Dieses Postulat scheint zumindest dadurch begründet, daß das eine ohne das andere nicht denkbar ist, daß der Trieb grundsätzlich Tödliches in sich trägt, weil er auf seine Befriedigung und damit auf sein eigenes Auslöschen hinzielt, was uns außerhalb jener Diskussion stellt, ob es, wie Freud meint, einen Todestrieb gibt, ob Aggressivität aus Frustration libidinöser Impulse hervorgeht (Ich-Psychologie) oder ob es sich dabei um die korrelative Spannung jener grundsätzlichen menschlichen Entfremdung, wie sie Lacan (1975) im Spiegelstadium der Subjektgenese beschreibt, handelt. „Si vis vitam, para mortem/Wenn du das Leben aushalten willst, richte dich auf den Tod ein", schreibt Freud 1915. In diesem Sinne kann gesagt werden, daß die Psychoanalyse den Menschen zu seinem Begehren und zu seinem Tod, zu seiner Liebe und seinem Haß in Beziehung setzt.

Die zweite fundamentale Kategorie des psychoanalytischen Denkens betrifft die Dezentriertheit des Subjekts. Indem Freud idealistische Tendenzen der deutschen Philosophie des 19. Jahrhunderts aufgreift, wonach „nicht wir denken, sondern daß es in uns denkt" und daß dieses „Es" im Unbewußtsein liegt (Bastian 1868), kann er in der dem Erkenntnisgegenstand eigenen Empirie den Nachweis erbringen, daß auch das Triebgesche-

---

*Beim vorliegenden Beitrag handelt es sich um die modifizierte Fassung des Artikels „Konzepte der Gruppe in der psychoanalytischen Gruppentherapie". In: Petzold, H. & Frühmann, R. (Hg.): Modelle der Gruppe in Psychotherapie und psycho-sozialer Arbeit, Bd 1. Paderborn 1986* hen, wo es sich im Seelischen manifestiert, zum größten Teil dem Bewußtsein entzogen ist. Da aber die unbewußten Phantasien, jene Summe von imaginären und symbolischen Vorstellungen also, in denen sich konstruktives und destruktives Begehren entsprechend den frühesten Erfahrungen Ausdruck verschafft, auch Handlungsentwürfe darstellen, weiß der Mensch im allgemeinen nicht nur nicht, was er will, sondern auch nicht, was er tut.

Dies bedeutet freilich nicht, daß dieses Handeln als chaotisch oder sinnentleert zu gelten hat. Im Gegenteil. Sein Sinn enthüllt sich allerdings nur, wenn man das Aktuelle als Niederschlag des Historischen zu begreifen anerkennt. Dann erscheint es als verstehbare Kompromißbildung, die sich aus dem Zusammenprallen infantiler Triebansprüche – entlang den Entwicklungsstadien der libidinösen Organisationen im Subjekt – mit den Begrenzungslinien des Realen, mit den Versagungen und Hemmungen durch die primären Bezugspersonen und schließlich mit den Tabus und Normen der Gesellschaft ergibt. Die Konzepte von Übertragung und Abwehr, Fixierung und Regression decken diesen Sachverhalt und bedürfen keiner weiteren Ausführung. Allerdings lenken sie das Augenmerk auf die psychoanalytische Krankheitslehre, die Normalität und Pathologie in höchstem Ausmaß relativiert. Wenn Freud von „Normalvorbildern krankhafter Affektionen" spricht (1917), situiert er Gesundheit und Neurose (und Psychose und Psychosomatose und Perversionen) auf einem Kontinuum, das eine strenge Trennung nicht mehr zuläßt und die Qualität in einer Quasiquantität auflöst. Insofern ist der seelisch Kranke in Teilen seiner Persönlichkeit auf Entwicklungsstufen stehengeblieben oder zu ihnen zurückgekehrt, die der „Gesunde" je nach Abwehrvermögen mehr oder weniger unbeschädigt, jedenfalls nicht residuenlos, überwunden hat. Die Entfernung, die die Psychopathologie des Alltagslebens zur nicht alltäglichen Verrücktheit einnimmt, ist also jene, die die Fehlhandlung vom neurotischen Symptom, die Trauer von der Melancholie, den narzißtischen Rückzug im Schlaf vom psychotischen Autismus trennt.

Es soll nicht unerwähnt bleiben, daß in den letzten Jahrzehnten, vermutlich infolge einer Kontamination durch Psychiatrie und akademische Psychologie, sicherlich aber unter dem Einfluß der amerikanischen Ich-Psychologie, das psychoanalytische Krankheitsbild insofern eine gewisse Verabsolutierung erfahren hat, als durch die Einführung des Begriffes des Defizitären in die Diskussion über Ursache und Erscheinungsweisen schwererwiegender Störungen ein grundsätzlicher Mangel sich trennend zwischen den Gesunden und den Kranken schiebt, der das analytische Konfliktmodell in seiner allgemeinen Gültigkeit für die Persönlichkeitsentwicklung jenseits des Klinischen und Nichtklinischen, die darin nur gesellschaftliche Wertungen darstellen, aufzulockern versucht. Trotz der weiteren, sicherlich nicht geringfügigen Implikationen dieser Streitfrage wollen wir uns nun einem letzten, das Pathologiekonzept ebenfalls relativierenden Aspekt der für die

Psychoanalyse relevanten Anthropologie zuwenden, einem Aspekt, der uns gleichzeitig in den engeren Bereich unseres Themas hineinführt: Er betrifft die gesellschaftliche Bedingtheit des Individuums.

## Von der Psychoanalyse zur Gruppenanalyse

Die dialektische Verknüpfung von Subjekt und Kollektiv ist zu allen Zeiten von den Humanwissenschaften mehr oder weniger erkannt, mehr oder weniger anerkannt worden. Aristoteles hat das menschliche Individuum als „Zoon politicon" ausdrücklich in dieser Hinsicht definiert; die 6. Feuerbachthese, Grundthese der psychoanalytischen Auffassung Lorenzers (1974) und der Frankfurter Schule, formuliert den Sachverhalt in zeitgemäßerer Form: „Das menschliche Wesen ist kein dem einzelnen Individuum innewohnendes Abstractum. In seiner Wirklichkeit ist es das Ensemble der gesellschaftlichen Verhältnisse" (Marx 1958). Freuds Beitrag zu diesem Problem, das eigentlich sein ganzes Werk ausmacht, hebt sich in „Massenpsychologie und Ich-Analyse" (1921, 65) deutlicher heraus: „Die Individualpsychologie ist zwar auf den einzelnen Menschen eingestellt und verfolgt, auf welchen Wegen derselbe die Befriedigung seiner Triebregungen zu erreichen sucht, allein sie kommt dabei nur selten, unter bestimmten Ausnahmebestimmungen in die Lage, von den Beziehungen dieses einzelnen zu anderen Individuen abzusehen. Im Seelenleben des einzelnen kommt ganz regelmäßig der andere als Vorbild, als Objekt, als Helfer und als Gegner in Betracht, und die Individualpsychologie ist daher von Anfang an auch gleichzeitig Sozialpsychologie in diesem erweiterten, aber durchaus berechtigten Sinne."

Freud stellt also weniger eine Verbindung zwischen Individuum und Sozietät her, sondern hebt eher die Trennung zwischen den beiden auf, wodurch er auch auf das Postulat eines angeborenen Herdentriebes, wie ihn Trotter (1916) als „gregariousness" einführen will, sowie auf das Wirken eines autochthonen Gemeinschaftsgefühls verzichten kann. Letzteres sei überhaupt als Reaktionsbildung auf primäre Neid- und Rivalitätsgefühle zu verstehen.

Die Einheit von Subjekt und Gesellschaft, von Individuum und Gruppe ist vielmehr an einem Ort zu situieren, an dem der tatsächlich vorhandene Unterschied tatsächlich aufgehoben ist. In der Erkenntnis des „Ich ist ein anderer", wie es Mallarmé in einem Gedicht ausdrückt, artikuliert sich die radikale These einer grundsätzlichen und ursprünglichen Entfremdung des Subjektes in die Umwelt, die jenseits der Entfremdung durch Arbeit im marxistischen Sinne liegt. Die Grenze von Innen und Außen, die auch jene zwischen Individuum und Sozietät, zwischen Subjektivem und Objektivem, Leben und Verhalten etc. darstellt, ist somit nicht primär gegeben (was möglicherweise mit der verfrühten Geburt des Menschenkindes in Verbindung steht), sondern entsteht vielmehr im Verlauf der ontogenetischen Entwicklung durch die Konstituierung eines körperhaften Ichs, das aber erst durch Identifikation mit einer ihm äußeren Gestalt (im gestaltpsychologischen Sinn) in Form des eigenen Spiegelbildes und/oder der das Subjekt umgebenden Subjekte im wahrsten Sinne des Wortes gebildet wird. Lacan (1975) hat diesen komplexen Vorgang, Freuds Narzißmustheorie folgend, als Spiegelstadium eindrucksvoll herausgearbeitet; in simplifizierter Form ist er auch in „neueren" Narzißmuskonzeptionen, etwa bei Kohut (1979), beschrieben worden. In diesem Sinne ist auch Freuds Diktum, daß „die erste Beziehung eine Identifizierung" sei (1914), zu verstehen. Aber auch Triebhaftes hat zunächst einen entscheidenden Aspekt von Äußerlichkeit, was Freud (1926, 186 f.) in folgenden Sätzen streift: „Die Intrauterinexistenz des Menschen erscheint gegen die der meisten Tiere relativ verkürzt; er wird unfertiger als diese in die Welt geschickt ... dies biologische Moment stellt also die ersten Gefahrensituationen her, schafft das Bedürfnis, geliebt zu werden, das den Menschen nie mehr verlassen wird."

Der vielzitierten Satz Lacans, daß das Begehren des Menschen das Begehren des anderen sei, drückt genau diesen Sachverhalt aus. Zu begehren, begehrt zu werden, bedeutet aber auch, sich mit jenen Vorstellungen, Phantasien, Erwartungen, Wünschen und Rollenbildern zu identifizieren, die dem Subjekt, bevor es noch das Licht der Welt erblickt hat, Generationen hindurch vorausgehen. Auf dem Boden des Ideal-Ich, jener primärnarzißtischen Bildung, die den anderen körperhaft und bedürfnisbefriedigend in das Subjekt mit einschließt, entstehen im Laufe der Entwicklung durch Introjektion jener Außenansprüche, die symbolisch, d.h. sprachlich vermittelt werden, Ich-Ideal und Über-Ich als Instanzen, die zum größten Teil unbewußt den ebenfalls hauptsächlich bewußtseinsfernen Wunschapparat regulieren.

Freud hat also durchaus erkannt, wie eine Gesellschaft und ihre Kultur durch Vermittlung über die Mikrosozietät der Familiengruppe an der Produktion ihrer Individuen beteiligt ist. Er hat auch erkannt – vor allem in „Massenpsychologie und Ich-Analyse" (1921) –, wie der für unsere abendländische Gesellschaft typische progressive Individuationsvorgang, abgesehen von der Psychose eines einzelnen, unter bestimmten Bedingungen in einer radikalen Regressionsbewegung wieder zu einem Ursprungspunkt zurückkehren kann. Im Massenphänomen kommt es zu einer individualkollektiven Amorphisierung, indem das Ich-Ideal an jenem äußeren Ort in Form eines Führers oder einer Idee wieder Gestalt annimmt, an dem es vor dem Introjektionsprozeß situiert war.

Die Masse erscheint dann wie ein Ganzes, wie ein Individuum, in dem sich nach Reintrojektion des neuen Ich-Ideals die einzelnen „in ihrem Ich miteinander identifiziert haben" (ebda, 128). Trotzdem blieb es anderen Psychoanalytikern vorbehalten, das Phänomen der Masse, das Freud ähnlich wie Le Bon pessimistisch und als gesellschaftlichen Rückschritt im Sinn eines liberalen Weltbildes betrachtet, in einer derartigen Weise zu konzeptualisieren und zu verwenden, daß es, als Phänomen der Gruppe, ein Emanzipationsinstrument und ein Psychotherapieverfahren darstellen kann, das die Erlangung gerade jenes Personalisationsprozesses, den Freud in kollektiven Phänomenen verschwinden sieht, in Aussicht stellen kann. Bisweilen findet in dieser Hinsicht insofern eine Umkehrung statt, als das psychoanalytische Dispositiv in seiner sozialen „Künstlichkeit" von einem „tiefensoziologischen" Ansatz erklärt wird (während Freud die kollektiven Phänomene psychoanalytisch deutet), indem etwa Bion die Paarbeziehung der Psychoanalyse als Teil einer größeren Gruppensituation betrachtet und die dort sich entwickelnde Übertragungsbeziehung mit der Grundannahme der Paarbildungsgruppe verbindet (1974, 137 ff.). Oder aber, indem die Regressionstiefe der gruppenanalytischen Situation zur Behauptung Anlaß gibt, daß dieses Setting in therapeutischer Hinsicht der psychoanalytischen Standardtechnik überlegen sei, wie dies unter anderem Grinberg, Langer und Rodrigue (1960) behaupten.

Die historische Entwicklung der Gruppenpsychoanalyse wird in den meisten umfangreicheren Publikationen, vor allem, wenn eigene gruppenanalytische Konzepte vorgestellt werden, als Einleitungskapitel nachgezeichnet, sie wird auch in Heigl-Evers' Übersichtswerk „Konzepte der analytischen Gruppenpsychotherapie" (1978) gut dargestellt, so daß sich hier eine Wiederholung erübrigt.

Wir wollen allerdings auf drei Aspekte hinweisen, die uns bedeutungsvoll erscheinen:

Es fällt auf, daß die psychoanalytische Konzeption besonders dort, wo Individual- und Sozialpsychologie miteinander dialektisch verknüpft sind, nicht unmittelbar und konsequent zu einer praktischen therapeutischen Anwendung geführt hat, und zwar obwohl andere Psychotherapeuten wie Moreno die therapeutische Nutzbarmachung der Gruppensituation vorgeführt hatten. Der Einsatz der Gruppe als psychoanalytisches Behandlungsinstrument trägt daher den Charakter einer eher zufälligen Entdeckung, nachdem die Beschäftigung mit Gruppen durch nicht primär therapeutische Gründe motiviert war. „So wurden die beiden englischen Psychotherapeuten Foulkes und Bion während des 2. Weltkrieges als Armeepsychiater mit psychotherapiebedürftigen Patienten großer Anzahl konfrontiert; die amerikanischen Psychotherapeuten Wolf und Schwartz sahen sich vor das Problem der psychotherapiebedürftigen Patienten mit geringem Einkommen gestellt" (Heigl-Evers 1972, 25).

Damit kommt der Gruppensituation ein dem Übertragungsphänomen ähnlicher Status zu, dessen Wert als grundlegendes therapeutisches Agens der psychoanalytischen Kur lange Zeit verkannt worden war.

Zweitens fällt auf, daß die Geschichte der Gruppenpsychotherapie genau jene Entwicklung real vollzieht, die Freud in „Massenpsychologie und Ich-Analyse" (1921) für die Uranfänge des menschlichen Gesellschaftsprozesses postuliert. So wie nach dieser Spekulation aus der ursprünglichen Vaterhorde durch (symbolische?) Tötung des Vaters eine Brüdergemeinde mit konsekutiver Kulturproduktion entsteht, sind auch die ersten Ansätze einer Behandlung von Patienten in Gruppen, wie etwa durch Pratt (1906), noch deutlich autoritär und vater- bzw. führerzentriert, woraufhin sich in den 30er Jahren, vor allem seit Marsh (1933) eine Bruderschaftsstruktur durchsetzt, die in den ersten Selbsthilfegruppen ihre deutlichste Ausprägung erfährt. Eine historische Analyse dieses Sachverhaltes, insbesondere die Sichtbarmachung der Wechselbeziehungen dieser Therapieentwicklungen mit den damals herrschenden Gesellschaftstheorien, einschließlich jener Freuds, wäre sicherlich ein reizvolles Unterfangen.

Drittens ist festzustellen, daß in der gruppenanalytischen Diskussion von Anbeginn immer wieder dieselbe Frage auftaucht, die auch ihre Vertreter in mehrere Lager aufspaltet. Es geht dabei um die theoretischen Feststellungen mit praktischer Tragweite, die in lapidarer Form meist so ausgedrückt werden, daß die Gruppe als Ganzes oder eben nicht als Ganzes zu betrachten sei. Wir werden nach der nun folgenden Darstellung der Konzepte der wichtigsten gruppenanalytischen Schulen auf diesen Punkt zurückkommen und versuchen, ob durch die Verwendung des Begriffes der Struktur ein Beitrag zu dieser Streitfrage in der gruppenanalytischen Theoriebildung geleistet werden kann.

### Das Gruppenkonzept bei Wilfried Bion

Bion geht von der theoretischen Position Melanie Kleins aus. Diese postuliert bekanntlich in der Frühentwicklung des Kindes eine paranoid-schizoide Position, die von einer depressiven Position abgelöst wird. In der ersten Phase könne das Kind nur Teilobjekte erkennen, und erst in der Trennung aus der Symbiose in der depressiven Position sei es imstande, die Mutter als ganze Person wahrzunehmen. Die frühe Phase sei durch primitive Abwehrmechanismen, insbesondere Spaltung und projektive Identifikation charakterisiert.

Bions Konzept wird im Deutschen hauptsächlich durch das Werk „Erfahrungen in Gruppen und andere Schriften" (1974) dargelegt. Neben der „Arbeitsgruppe", welche die bewußten Ziele der Gruppe auf relativ hohem intellektuellem Niveau und ausgeprägter Kooperationsbereitschaft verfolgt, gibt es für Bion eine regressive Ebene des Gruppengeschehens, die den Anforderungen der Gruppenarbeit entgegenwirkt und von „Grundeinstellungen" geleitet wird, die emotionale Bestrebungen, die Gruppe am Leben zu erhalten, darstellen. Diese Grundeinstellungen sind:

1. Die Abhängigkeit: Die Gruppe erwartet vom Führer die Erfüllung ihrer passiven Erwartungen von Nahrung und Sicherheit.
2. Kampf und Flucht: Um ihren Bestand zu sichern, bekämpft die Gruppe einen inneren oder äußeren Feind oder geht einer Bedrohung aus dem Weg.

3. Paarbildung: Die Gruppe erhofft die Erfüllung ihres Fortbestandes durch die sexuelle Vereinigung zweier Mitglieder in der Phantasie, die die Geburt eines Führers sichern soll.

In der Grundeinstellungsgruppe gibt es keine Entwicklung und keine Veränderung. Der Therapeut als Leiter der Arbeitsgruppe soll die jeweilige Grundeinstellung und die auf ihn gerichteten projektiven Identifikationen interpretieren. Dabei soll die Gruppe immer in ihrer Ganzheit angesprochen und die Gruppenmitglieder als Teilobjekte behandelt werden.

Bion sieht mit Freud und anders als Foulkes (s.u.) die Gruppe nicht mehr als die Summe ihrer Teile. Im Individuum sieht er ebenfalls Gruppenphänomene manifestiert. Schließlich geht er so weit, die klassische analytische Zweiersituation als Paarbildungsgruppe zu betrachten, wobei er den sexuellen Charakter der Freudschen Theorie darauf zurückführt, daß in dieser Gruppenbildung eben hauptsächlich genital-erotische Phantasien wirksam seien. Bion sieht die von ihm beschriebenen Grundeinstellungen von Abhängigkeit und Kampf und Flucht deckungsgleich mit den von Freud beschriebenen Massen Kirche und Heer, fügt aber noch eine dritte Kollektivbildung, nämlich die der Aristokratie, welche auf Abstammung und Prokreation größten Wert legt, hinzu, um diese der Grundeinstellung der Paarbildung unterzuordnen.

Durch die Deutungsweise auf frühkindlicher Ebene und die Sichtweise der Gruppe ausschließlich als ein Ganzes fördert Bion die Regression der Gruppe auf die Ebene der Grundeinstellung.

## Foulkes' gruppenanalytische Psychotherapie

Seine Karriere begann S.H. Foulkes als klassischer Psychoanalytiker in Frankfurt; er wurde in seinem Gruppenkonzept von der Frankfurter Schule der Soziologie in den 30er Jahren beeinflußt. Wesentliche Impulse erhielt er auch von Norbert Elias' Werk „Über den Prozeß der Zivilisation", das er 1938 im „International Journal of Psychoanalysis" rezensierte. Von seinem Lehrer, dem Neurologen Kurt Goldstein, übernahm er das Konzept des Netzwerks. Mit dem Gruppendynamiker Kurt Lewin teilt er die Überzeugung, daß das soziale Feld eine eigenen Struktur und Dynamik besitzt. Anders als die klassische Psychoanalyse, für die Familie und Gesellschaft als Hintergrund des Individuums dienen, betrachtet Foulkes den einzelnen als Bestandteil seines Milieus, das nur in abstrakter Weise von ihm getrennt werden könne. Die Psychodynamik ist so für ihn nicht nur intrapsychisch, sondern auch transpersonal. Die Neurose betrachtet Foulkes als einen Bruch im Prozeß der sozialen Kommunikation, während die Therapie einen Prozeß der Transformation der autistischen, von der Kommunikation ausgeschlossenen Symptome in sozial mitteilbare Konflikte darstellt. Die Kleingruppe ist daher für Foulkes ein natürliches therapeutisches Milieu.

Die freie Kommunikation in der Gruppe entspricht der freien Assoziation in der klassischen Psychoanalyse. Alle aus der analytischen Situation bekannten psychischen Mechanismen treten auch in der Gruppe auf: Übertragung, Widerstand, Konflikte zwischen Trieb und Versagung. Die Gruppenmitglieder erleben das Geschehen und reagieren aufeinander nicht nur auf bewußter, sondern auch auf unbewußter Ebene. Das Verhalten eines Gruppenmitglieds setzt bei anderen psychische Prozesse in Gang, die mit dem Geschehen in der Gruppe, aber auch mit den individuellen Lebensgeschichten der Betroffenen in Einklang stehen. Diesen Vorgang nennt Foulkes „Resonanz". Die Resonanz bedingt nicht nur das Mitschwingen der Gruppe, sondern auch die Polarisierung, das Aufspalten einer komplexen Gruppensituation, wobei Gruppenmitglieder gegensätzliche Haltungen einnehmen können, z.b. repräsentiert ein Mitglied eine Triebregung, während ein anderes deren Abwehr verkörpert. Oder aber die Gruppe kann bestimmte Tendenzen auf ein Mitglied delegieren. Die Gruppenmitglieder stehen in einem „Interaktionsnetzwerk" zueinander in Beziehung, in dem jedes Mitglied das Netz seiner Primärgruppe zu etablieren versucht.

Die Deutungen des Analytikers beziehen sich im allgemeinen auf die Gesamtgruppe, können aber auch an einzelne gerichtet werden. Sie können Interaktionen innerhalb der Gruppe zum Gegenstand haben und eine Verbindung der Vergangenheit des Individuums oder der Gruppe herstellen. Schließlich können sie auch zum Leben des Individuums außerhalb des Gruppengeschehens in Beziehung gebracht werden.

## Gruppenanalyse nach Finger (1977)

Narzißtische Interaktionsmuster sind das Thema von Urte Finger. Sie geht aus von Lorenzers Kritik des psychoanalytischen Symbolbegriffes. Lorenzer sieht im Symbol die Repräsentanz einer Interaktion zwischen Subjekt und Objekt. Dabei bezieht er sich auf die Mutter-Kind-Dyade, in der das Kind die Triebregulation erlernt. Im Austausch ihrer Bedürfnisse einigen sich Mutter und Kind auf bestimmte Interaktionsformen, die für das kindliche Objekt strukturbildend sind. Die Sprache besteht aus symbolischen Interaktionsformen. Lorenzer unterscheidet zwischen einer „niederen" Ebene präsentativer Symbole auf vorsprachlichem Entwicklungsstadium, die dem Primärvorgang entspricht, und einer „höheren" Ebene diskursiver Symbole, die verbalisierbar und dem Sekundärvorgang zuzurechnen sind. Störungen der Interaktionen in der Mutter-Kind-Dyade werden zu inneren Konflikten, die an der Symbolbildung nicht teilhaben. Wenn Symbole als bewußte Repräsentanzen verdrängt werden, entstehen Klischees, d.h. Verkörperungen bestimmter Interaktionsformen, die durch Desymbolisierung ihre Bewußtseinsfähigkeit verloren haben. Klischees sind im Gegensatz zu Symbolen stereotyp, unterliegen dem Wiederholungszwang, ähnlich wie Symptome. Das Klischee fällt demnach aus der allgemeinen öffentlichen

Sprache heraus. Es wird daraus eine Art Privatsprache, die eine „Lebenslüge" des Neurotikers darstellt, weil sie der Beobachtung entzogen ist.

In der psychoanalytischen Situation kommt es unter Wirkung des Wiederholungszwangs zu einer Reproduktion der infantilen Szenen, welche die Bildung von Klischees hervorgerufen haben. Das geschieht auf der Ebene der aktuellen Situation, der Übertragungssituation und der infantilen Situation. Der therapeutische Prozeß besteht nach Lorenzer im Verstehen der Inszenierungen der infantilen Interaktionsmuster und in der Resymbolisierung, der Wiederherstellung des Symbolgefüges anhand der Beziehung zum Analytiker.

Urte Finger sieht in der Gruppe eine ganzheitliche Gestalt, in die spontan alle desymbolisierten Repräsentanzen der einzelnen in eine unbewußte kollektive Gruppenphantasie zusammenfließen. Das therapeutische Potential der Gruppe besteht im symbolischen Gruppengefüge, das die Integrationsfähigkeit der Gruppe darstellt. Diese zwei Ebenen, die unbewußte der kollektiven Gruppenphantasien und die bewußtseinsfähige des symbolischen Gruppengefüges, entsprechen Bions Differenzierung zwischen Grundeinstellungsgruppen und Arbeitsgruppen.

Der therapeutische Prozeß begünstigt die Entstehung eines beginnenden Gruppen-„Ich" und Gruppen-„Selbst" mit gruppenspezifischen Symbolbildungsprozessen, ähnlich der Entwicklung beim Kleinkind. Es kommt zur Vorherrschaft primärer Abwehrmechanismen und zu einem präsymbolischen Umgang mit inneren und äußeren Objekten auf der Ebene des Primärprozesses. Die Deutungen des Gruppenleiters richten sich, wie bei jedem analytischen Prozeß, an die vorhandenen Anteile reifer symbolischer Funktionen der Gruppe.

## Das Modell von Raoul Schindler (1957/58)

Schindler sieht in der Gruppe den Zusammenschluß von Individuen im Hinblick auf ein gemeinsames Ziel, nämlich auf die Bekämpfung eines Gegners. Die Eigendynamik der Gruppe bringt gewisse Rollen hervor, die miteinander in affektiver Beziehung stehen und eine Ranghierarchie in der Gruppe bilden (vgl. auch den Beitrag von Raoul Schindler über Dynamische Gruppenpsychotherapie im vorliegenden Buch). Schindler arbeitete hier verschiedene Rollen bzw. Positionen in der Gruppe aus, deren Zusammenspiel die „Soziodynamische Grundformel" ergibt: Der in Alpha-Position sich Befindliche repräsentiert die Gruppeninitiative gegenüber dem Gegner. Der Beta hingegen besitzt Sachkenntnis im Bereich der Gruppe und berät sie als Fachmann. Allerdings wird er zum Gegner des Alpha, wenn seine Distanz zu ihm zu groß wird. Jene, die in Gamma-Position stehen, identifizieren sich mit dem Alpha und bilden die anonyme Mehrheit der Gruppe. Der Omega schließlich identifiziert sich mit dem Gegner und wird von der Gruppe als dessen Vertreter bekämpft.

Die Gruppenposition übt laut Schindler einen Einfluß auf das Ich aus: So besteht eine Beziehung zwischen Alpha-Position und Ich-Stärkung, Beta-Position und Reaktionsbildungen, Gamma-Position und Ich-Schonung, Omega-Position und Ich-Schwächung.

Bei Anwendung dieses Modells auf die Gruppentherapie beziehen sich die Deutungen weniger auf Inhalte als auf die Gruppenpositionen. Der Therapeut ist bestrebt, die Positionen in der Gruppe durch Deutungen bewußt zu manipulieren. So ist das Herausmanövrieren eines oder mehrerer Individuen aus der Omega-Position eine wichtige therapeutische Maßnahme, da sie Ich-stärkend wirkt. Durch die Anregung zur Selbstdarstellung in der Gruppe kann ein Patient in die ihn stärkende Alpha-Position gebracht werden.

Es ergeben sich demnach vier Deutungsqualitäten mit deren spezifischen Wirkungen und Gefahren. Eine Deutung des Alphas gefährdet dessen Prestige und damit auch die Gruppe. Eine Beta-Analyse ähnelt wegen dessen unabhängiger Stellung in der Gruppe einem Zwiegespräch und hat eine zersplitternde Wirkung. Die Gamma-Analyse ist die eigentliche Analyse der Gruppe und indirekt (durch Identifikation) auch die des Alpha. Eine Deutung des Omega hingegen macht diesen zum Gegner der Gruppe.

Der Therapeut kann wie jedes Mitglied der Gruppe seine Position wechseln und dadurch das Gruppengeschehen beeinflussen. Es handelt sich also bei diesem Modell um ein Interaktionsmodell des Gruppengeschehens. Die intra-psychische Ebene wird nicht einbezogen, die Inhalte der Gruppenphantasien werden nicht direkt gedeutet.

## Walter Schindlers familienorientiertes Gruppenkonzept

Schindler nennt sein Konzept „Familienmuster in Gruppenformation und Therapie" (1980). Damit betont er, daß die Mitglieder im Gruppenprozeß die Primärgruppe der eigenen Familie wahrnehmen. Der Leiter als die Verkörperung der Autorität wird als Vaterfigur betrachtet, während die Gesamtgruppe als Mutter erlebt wird (ähnlich wie der Staat den Vater und die Gesellschaft die Mutter symbolisieren). Im multilateralen Übertragungsprozeß soll der Leiter auch die Rolle eines Vaters annehmen. Damit meint W. Schindler, daß er der Gruppe Hilfe, Information und sogar Anleitung gewähren soll. Die Gruppe wird unbewußt als eine beschützende oder verschlingende Mutter erlebt, sowohl onto- als auch phylogenetisch gesehen, ebenso in Beziehung zum ödipalen wie auch zum präödipalen Entwicklungsabschnitt.

Im Rahmen der komplexen Übertragung soll eine Analyse des Individuums mit seiner Lebensgeschichte in der Gruppe stattfinden. Hierin steht Schindler im Widerspruch zu Foulkes, der das Individuum stets nur auf dem Hintergrund des Gruppengeschehens behandelt. Schindler lehnt auch die Anwendung der experimentellen Gestalt-Feld-Theorie Lewins auf die therapeutische Gruppensituation ab und meint, daß eine Interpretation der

Gruppensituation erst dann stattfinden soll, wenn man die Lebensgeschichte des einzelnen Patienten kennengelernt und analysiert hat.
Infolgedessen fordert er zu Beginn alle Mitglieder auf, kurz ihre Biographie
zu erzählen. Er gibt Anregungen für Interaktionen und regt die Teilnehmer
dazu an, einander zu helfen. Sein Ziel ist es, aktiv den Zusammenhalt der
Gruppe zu fördern, damit ein „Wir-Gefühl" entstehen kann. Als Schüler
Stekels, der eine „aktive Psychoanalyse" propagiert hat, greift W. Schindler
aktiver in das Gruppengeschehen ein, als dies die meisten Gruppenanalytiker tun. Er sieht in der Gruppe nichts Konkretes, sondern nur eine Konzeption, mit der man arbeitshypothetisch umgehen kann. Die Gruppe ist
eine Struktur in Zeit und Raum, mit dem Leiter als einem dynamischen
Zentrum. Als symbolischer Vater der Gruppe (und daher nicht an das
männliche Geschlecht gebunden) verkörpert dieser Kraft seiner Funktion
zunächst Autorität, die aber im Laufe des Gruppenprozesses zugunsten einer demokratischen Teamarbeit abgebaut werden soll. Im Ansprechen der
Gruppe als einem Ganzen sieht er die Gefahr der Bildung einer konformi-
stischen Masse.

## Das Schichtenmodell
### (Göttinger-Modell nach Heigl-Evers & Heigl)

Die beiden Autoren (1978) wenden das erste topographische Modell
Freuds auf die Gruppe an. Entsprechend den drei intrapsychischen Strukturen funktioniert auch die Gruppe gleichzeitig auf den drei topisch ge-
gliederten Ebenen Bewußt-Vorbewußt-Unbewußt. Der Therapeut kann
durch seine Interventionen den Gruppenprozeß verschiedentlich beeinflussen. Er kann strukturieren, indem er die reifen Ich-Strukturen anspricht, oder auch die Regression durch die Anregung der Phantasietätigkeit fördern.
Heigl-Evers und Heigl unterscheiden drei Formen der Gruppenpsychotherapie: die interaktionelle Gruppe, die analytisch-orientierte oder tiefenpsychologisch fundierte Gruppentherapie und die analytische Gruppenpsychotherapie.
Die interaktionelle Gruppe ist ausschließlich auf die bewußte Ebene nor-
mativen Verhaltens ausgerichtet und hat das Ziel, die habituellen Rollen
der Teilnehmer zu beeinflussen. Die Gruppen werden minimal strukturiert, um das im Dienste der Abwehr stehende Sozialverhalten besser beobachten zu können. Der Therapeut spricht die sozialen Auswirkungen
von Verhaltensweisen an, ohne deren unbewußten Sinn zu deuten.
Die analytisch orientierte (tiefenpsychologisch fundierte) Gruppe strebt die
Bildung „psychosozialer Kompromisse" an. Der Therapeut deutet die
Kompromißbildungen in der Gruppe zwischen Normen, die Sicherheit gewähren und Gefahren abwehren, einerseits und triebgesteuertem Verhalten, das zunächst abgewehrt, in abgeschwächter Form aber zugelassen

wird, andererseits. Die Bewußtmachung dieser Kompromisse ermöglicht die Arbeit an den darunterliegenden pathogenen Konflikten der einzelnen im Rahmen des Gruppenprozesses. Die Regression wird daher so gesteuert, daß sie die Ebene der unbewußten Phantasien nicht erreicht. Diese letzte Ebene hingegen ist das Ziel der therapeutischen Arbeit in der analytischen Gruppe. Unbewußte Phantasien stellen unbefriedigte und unbewußte Wünsche dar. In der Übertragung auf den Therapeuten entsteht aus den Abkömmlingen der unbewußten Phantasien ein gemeinsames Tagträumen als Gruppenleistung (ähnlich wie die normative Verhaltensregulierung und die „psychosoziale Kompromißbildung"). Die Tagträume haben als Ziel sowohl Triebbefriedigung als auch symbiotische Verschmelzung mit dem Leiter und der Gruppe.

Die drei Ebenen im Schichtenmodell, wie erwähnt dem topischen Modell der Psychoanalyse nachempfunden, können auch in der gleichen Gruppe durch Steuerung der Regressionstiefe bearbeitet werden. Nach Meinung der Autoren dieses Modells hat es den Vorteil, Persönlichkeits-, Beziehungs- und Gesamtgruppenvariablen gleichermaßen zu erfassen.

## Die Gruppe als dynamische Struktur

Es ist bereits an anderer Stelle (Ruhs 1983) näher ausgeführt worden, daß es sich bei der Gruppe um eine Struktur handelt, wenn man die Struktur als eine Gesamtheit definiert, von der kein Element modifiziert werden kann, ohne eine Modifizierung aller übrigen Elemente nach sich zu ziehen. Das Medium, in dem sich die Struktur der Gruppe realisiert, ist die Sprache – a verbal und verbal –, den ohne die Sprache hat keine Handlung einen Sinn. Konkretisierung erreicht die Gruppe in einem je spezifischen Sprechen, gleichfalls verbal und a verbal, das durch jeden Informationsaustausch hindurch hauptsächlich, wenn auch größtenteils unbewußt, Beziehungen definiert.

Die Gruppe ist in ihrer räumlichen Ausdehnung so beschaffen, daß jede in ihr gemachte Äußerung von allen anwesenden Elementen, d.h. Subjekten wahrgenommen werden kann, ja wahrgenommen wird, wenn Verbalität das Ausdrucksmittel darstellt, da bekanntlich das Ohr jenes Sinnesorgan ist, das über keinen ihm eigenen Reizschutzmechanismus verfügt. Dieser Sachverhalt bedingt den System- bzw. Strukturcharakter der Gruppe.

Durch das Inzest- und das Tötungstabu wird Dynamik in die Gruppe eingeführt. Indem diese beiden Versagungen bzw. Unmöglichkeiten Triebverzicht auf libidinöser und aggressiver Ebene bedeuten und entsprechende grundlegende Beziehungen in den Bereich der Phantasien verweisen, muß jede wahre Befriedigung illusionär bleiben. Für das verlorene narzißtische Paradies, für das nicht zu Ende gespielte ödipale Drama, stehen dem Subjekt nur Symbole und Substitute zur Verfügung. Durch ihren Ersatzcharakter aber kommt das Begehren nie zur Ruhe. Als Verlangen äußert es sich in einer Unzahl von Ansprüchen, ist es immer ein Verlangen nach etwas anderem, von welchem der Mensch bis zu seinem Tod nicht mehr verlassen wird.

Beides, nämlich Struktur und kontinuierliche Bewegung, bedingt, daß die Gruppe ein überaus komplexes Gebilde darstellt. Das jedem analytischen Deuten vorausgehende Erfassen des dichten Übertragungsgeflechtes, das sich in horizontalen und vertikalen Linien im Sinne von Gleichzeitigkeit und Geschichte innerhalb der und zwischen den Individuen ausspannt, rührt an die Grenzen der menschlichen Intelligibilität, so daß die Verknüpfung von Erfahrung und Begriffsbildung zwangsläufig lose bleibt. Diese Unmöglichkeit der Abschließbarkeit hinzunehmen erscheint wissenschaftlich redlicher als die immer wieder zu beobachtenden Versuche, aus der erkenntnistheoretischen Not heraus Konzepte zu entwickeln, die durch Verleugnung der Komplexität Überschaubarkeit suggerieren. Dies kann in unserem Fall etwa dadurch geschehen, daß gewisse Aspekte der Phänomenologie der Gruppe einem anderen Gegenstandsbereich zugeordnet werden (z.B. Trennung von Psychologie und Soziologie) oder daß Ebenen eingeführt werden, die im Beziehungsnetzwerk der Gruppe mehr oder weniger willkürlich Stämme von Wurzeln trennen (etwa die Trennung von Gruppendynamik und Gruppenpsychoanalyse). Die Psychoanalyse hat uns vor allem gezeigt, daß das menschliche Subjekt in seiner Gegenwart durch die Vergangenheit bestimmt ist. Der anthropologische Beitrag der Gruppenpsychoanalyse besteht unseres Erachtens hauptsächlich im Nachweis der dialektischen Verknüpfung von Individuum und Kollektiv. Diese Erfahrung kann die Gruppenpsychoanalyse ihren Klienten eindrücklicher vermitteln als jede analytisch-orientierte Einzelpsychotherapie. Es ist möglich, daß in dieser Hinsicht ein wesentlicher Unterschied zwischen beiden Therapieformen entsteht, was in bezug auf Therapieziel und Therapieausgang auch eine Dichotomie von einerseits mehr Selbstgenügsamkeit, andererseits mehr sozialer Kompetenz nahelegen würde.

In Anbetracht der zuletzt formulierten Erörterungen erachten wir die Diskussion, ob eine Gruppe als Ganzes betrachtet und gedeutet wird oder ob ihre spezifischen individuellen Strukturen vorrangig zu berücksichtigen sind, als müßig. Es ist auch möglich, daß diese Fragen auf ein für Gruppen zu reflektierendes besonderes Abstinenzproblem hinzielen, das an anderer Stelle Anlaß für eine nähere Betrachtung geben könnte. Bei Erfassung der Gruppe als einer Struktur ergibt sich jedenfalls, daß jedes Ereignis in der Gruppe nicht nur die Wahrheit des Individuums, an dem es sich konkretisiert, birgt, sondern darüber hinaus die Realität der ganzen Gruppe. Insofern erscheint dann auch das Erfassen der Elemente und das Erfassen des Systems als ein und dieselbe Aufgabe.

**Literatur**

Bastian, A. (1870): Beiträge zur vergleichenden Psychologie. In: von Hartmann, E.: Philosophie des Unbewußten. Berlin

Bion, W.R. (1974): Erfahrungen in Gruppen und andere Schriften. Stuttgart

Finger, U.D. (1977): Narzißmus und Gruppe. Frankfurt

Freud, S. (1914): Zur Einführung des Narzißmus. GW X, 137–170

Freud, S. (1915): Zeitgemäßes über Krieg und Tod. GW X, 323–355

Freud, S. (1917): Metapsychologische Ergänzung zur Traumlehre. GW X, 411–426

Freud, S. (1921): Massenpsychologie und Ich-Analyse. GW XIII, 71–161

Freud, S. (1926): Hemmung, Symptom und Angst. GW XIV, 111–205

Grinberg, L., Langer, M. & Rodrigue, E. (1960): Psychoanalytische Gruppentherapie. München

Heigl-Evers, A. (1978): Konzepte der analytischen Gruppenpsychotherapie. Göttingen

Kohut, H. (1976): Narzißmus. Frankfurt/M.

Lacan, J. (1975): Schriften I. Frankfurt/M.

Lorenzer, A. (1974): Die Wahrheit der psychoanalytischen Erkenntnis. Frankfurt/M.

Marsh, L.C. (1933): Experiment in group treatment of patients of Worcester State Hospital. Ment. Hyg. 17, 396–416

Marx, K., (1958): Thesen über Feuerbach. In: MEW 3. Berlin

Pratt, A. (1906): The Home Sanatorium. Treatment of Consumption. John Hopk. Hosp. Bull.

Ruhs, A. (1983): Zur Geologie und Archäologie der kleinen Gruppen. Versuch einer strukturalen Analyse. Gruppenpsychotherapie & Gruppendynamik 19, 26–37.

Schindler, R. (1957/58): Grundprinzipien der Psychodynamik in der Gruppe. Psyche 11, 308

Schindler, W. (1980): Die analytische Gruppentherapie nach dem Familienmodell. München, Basel

Trotter, W. (1916): Instincts of the Herd in Peace and War. London

**Weiterführende Literatur**

Ezriel, H. (1960/61): Übertragung und psychoanalytische Deutung in der Einzel- und Gruppenpsychotherapie. Psyche 16, 496–523

Foulkes, S.H. (1978): Praxis der gruppenanalytischen Psychotherapie. München, Basel

Preuss, H.G. (Hg.) (1972): Analytische Gruppenpsychotherapie. Grundlagen und Praxis. München, Berlin, Wien

Sandner, D. (1978): Psychodynamik in Kleingruppen. München, Basel

Slavson, S.R. (1972): Die historische Entwicklung der analytischen Gruppenpsychotherapie. In: Preuss, H.G. (Hg): Analytische Gruppenpsychotherapie. München, Berlin, Wien

Slavson, S.R. (1972): Unterschiedliche psychodynamische Prozesse in Aktivitäts- und Aussprachegruppen. In: Preuss, H.G. (Hg): Analytische Gruppenpsychotherapie. München, Berlin, Wien

Yalom, I.D. (1974): Gruppenpsychotherapie. München

**Zeitschrift**

Gruppenpsychotherapie und Gruppendynamik. Hg.: Battegay, R. et al.; Vandenhoeck & Ruprecht, Göttingen, Zürich; erscheint 4mal im Jahr

*Harald Picker*

# Psychoanalytische Sozialtherapie

Der Begriff der „Sozialtherapie" ist insofern verwirrend, als eine Vielzahl von pädagogischen, therapeutischen und sozialarbeiterischen Bemühungen um gesellschaftliche Außenseiter unter diesem Begriff subsummiert werden.

Demgegenüber ist von der Österreichischen Arbeitsgemeinschaft für Psychoanalyse und Sozialtherapie (ÖAPS) seit 1973 ein eigenes Konzept von „Sozialtherapie" – die Wiener Schule der Sozialtherapie – begründet und weiterentwickelt worden.

Die Grundlage dieser „Wiener Sozialtherapie" ist die Psychoanalyse nach Freud, Sozialtherapie demnach deren Anwendung im sozialen Feld.

## Konzeption

Grundsätzlich wird dabei die Psychoanalyse als eine Sozialpsychologie verstanden, und zwar in dem Sinne, daß bereits bei der Personalisation jedes Menschen „Sozialvorgänge" innerhalb der Person stattfinden, formuliert in der Psychoanalyse als „Theorie der frühen Objektbeziehungen".

Sozialprozesse in der Gesellschaft werden von folgendem Blickpunkt aus zu verstehen versucht: Sie seien die nach „außen" gerichteten Wiederholungen (im Sinne von projektiver Parallelität) der intrapsychischen Vorgänge des Individuums.

Es treten – hier wie dort – dieselben Strukturen, psychischen Mechanismen, Neurosen und Psychosen auf.

Daher haben auch die Erfahrungen aus der psychoanalytischen Einzeltherapie direkt Geltung für die Methoden der Sozialtherapie.

## Praxis

Die Praxis (Technik und Setting) der psychoanalytischen Sozialtherapie ist vielfältig. Dies trifft sowohl für die Arbeit mit Einzelklienten als auch für die Arbeit mit Gruppen, Institutionen und Sozialfeldern zu.

So wird in der „Wiener Sozialtherapie" bei der Bearbeitung von Konflikten zwischen Randgruppen und Institutionen auf „politisches" Handeln im Sinne von „politischem Kampf" und machtvoller oder aggressiver Anwaltschaft an der Seite des Klienten verzichtet. Vielmehr wird auf der Analyse der neurotischen oder psychotischen Konfliktlage die jeweilige Handlungsstrategie erstellt, die in dieser „Tiefenschicht" Veränderungen zu bewirken vermag.

So steht beispielsweise hinter der Aggression von Institutionen oder von Randgruppen häufig Angst und Kränkung, die bearbeitet werden muß, sei es durch Prozesse der Bewußtmachung oder aber auch durch Maßnahmen, die Angst und Kränkung lindern.

In diesem psychoanalytischen Ansatz besteht ein deutlicher Unterschied zu gruppendynamischem Vorgehen oder der Systemtherapie, auch wenn diese Techniken zum Teil in die Arbeit Eingang finden.

In der Therapie mit dem Einzelklienten, der häufig auch dem Bereich der Dissozialität angehört, kann im Sinne der Wiener Sozialtherapie am ehesten das Werk August Aichhorns (1957) als vorbildhaft genannt werden. Nicht immer wird diese Therapie im „Therapieraum" zu vorbestimmten Zeiten oder Bedingungen stattfinden. Der Ratschlag Aichhorns, der Therapeut müsse Situationen herstellen bzw. erkennen, die therapeutisch nutzbar sind, findet hier Geltung. Gerade diese schwierige Aufgabe erfordert den „analysierten" Sozialtherapeuten, der ja nicht im „Agieren" aufgehen soll.

**Literatur**

Aichhorn, A. (1957): Verwahrloste Jugend. Bern

*August Ruhs*

# Psychodramatische Gruppenanalyse

Unter der Bezeichnung „Psychodramatische Gruppenanalyse" ist eine gruppenpsychotherapeutische Methode zu verstehen, die sich in langjähriger Arbeit mit verschiedenen Gruppen in Therapie und Ausbildung als eine eigenständige und mittlerweile bewährte Form psychoanalytisch orientierten Psychodramas herausgebildet hat (Ruhs 1991; 1993). Im Gegensatz zu anderen Verfahren mit gleicher Intention ist aber diese Vorgangsweise einerseits dem Ursprung des Psychodramas als Stegreifspiel in größerem Ausmaß verpflichtet, andererseits wird die Psychoanalyse in ihrer Anwendung auf Gruppenprozesse im Sinne gruppenanalytischer Konzepte, bei welchen stets der Blick auf die Gruppe als eine Ganzheit gerichtet ist, stärker berücksichtigt. Daraus ergibt sich ein anderer Zugang zum unbewußten Subjekt, wobei die Hier-und-Jetzt-Aspekte der Übertragungsbeziehungen stärker in den Vordergrund rücken und spezifische Widerstände insofern günstig beeinflußt werden, als zu jeder Zeit des Gruppenverlaufes jedes einzelne Mitglied in den Gruppenprozeß aktiv involviert ist.

Das Psychodrama als eine Methode der Psychoanalyse zu betrachten, wäre bei Freud wahrscheinlich auf Skepsis, bei Moreno sicherlich auf Ablehnung gestoßen. Denn ersterer hatte mit der freien Assoziation jede andere Form des Zugangs zu unbewußten seelischen Vorgängen als überholt erachtet, und letzterer hatte sein Psychodrama bewußt in eine antithetische Position zur Psychoanalyse gesetzt. Tatsächlich aber sind wesentliche Eigenschaften des klassischen Psychodramas, wie etwa die Betonung der kathartischen Wirkung in einer dem Hypnoid nahestehenden Bewußtseinsveränderung, gleichzeitig Grundzüge jener von Breuer und Freud entwickelten hypnotischen Methoden, die als Vorläufer der eigentlichen Psychoanalyse gelten. Andererseits stellt die Einführung des Mediums Gruppe in die Psychotherapie, von Moreno mitinitiiert, eine Antwort auf Freuds spätere Frage dar, wie man Konflikte nutzbringend aktivieren könnte, wobei das Mittel ihrer szenischen Darstellung in besonders sinnfälliger Weise von den ihnen zugrundeliegenden unbewußten Motiven und Erfahrungen Zeugnis abzulegen imstande ist. Morenos Versuch, seiner Praxis eine Theorie beizustellen, die sich als Rollentheorie hauptsächlich an Soziologie, Sozialpsychologie und Behaviourismus orientiert, ist ein Überbau mit der Tendenz, das weiterreichende Gemeinsame zwischen Psychoanalyse und Psychodrama zugunsten des weniger bedeutsamen Trennenden zu verdecken. Denn von Anfang an hat sich das Psychodrama als eine einsichtsvermittelnde Therapie gezeigt, die sich durch die intendierten Regressionsbewegungen auf früheste Objektbeziehungen immer schon am Kern der psychoanalytischen Persönlichkeits- und Neurosenlehre orientiert hat, also am Ort und an der Dynamik der Genese des menschlichen Subjekts, mit anderen Worten, am Ödipuskomplex und an der Kastration.

Dieser theoretische Standpunkt ist Grundlage jener Psychodramatherapie, die in Frankreich seit den fünfziger Jahren entwickelt wurde und hauptsächlich zwei Richtungen eingeschlagen hat: Einerseits als „analytisches Psychodrama" (siehe dazu Basquin et al. 1981), andererseits als „Psychodrame Freudien", auf der Grundlage der psychoanalytischen Theorie von Jacques Lacan (Gennie und Paul Lemoine 1975). Im deutschen Sprachraum hat Plöger (1983) um 1970 eine „tiefenpsychologisch fundierte Psychodramatherapie" hauptsächlich in Anlehnung an die Ich-Psychologie entwickelt.

## Im Zentrum des Psychodramas: Das Phantasma

Stellt die Psychoanalyse grundsätzlich die Wirkungen der Sprache und des Sprechens auf das Subjekt und dessen Symptombildungen fest, und deckt die Gruppenanalyse vor allem latente Beziehungskonfigurationen als Basal- und Lateralübertragungen infolge einer kollektiven Regression auf spezifische Grundannahmen auf, so ist jedes analytische Psychodrama unseres Erachtens hauptsächlich um die mehrdimensionale Darstellung von Phantasmen zentriert, um Phantasien also, die in enger Beziehung zu einem Ereignis, insbesondere einem traumatischen, stehen. Vom Unbewußten her strukturieren sie die Beziehung des Subjekts zu sich selbst und zur Welt der Objekte. Diese Auffassung der psychodramagerechten Form des Phantasmas wird schon durch seine übliche Definition gestützt, welche etwa bei Laplanche und Pontalis (1972) lautet: „Das Phantasma ist ein imaginäres Szenarium, in dem das Subjekt anwesend ist und das in einer durch die Abwehrvorgänge mehr oder weniger entstellten Form die Erfüllung eines Wunsches, eines letztlich unbewußten Wunsches, darstellt."

In dem Maße, in dem der Wunsch in das Phantasma verwoben ist, wird dieses auch zum Ort der Abwehrvorgänge; es stellt den Anlaß dar für die frühesten Abwehroperationen. Diese sind ihrerseits unauflöslich mit der Hauptfunktion des Phantasmas, der Wunschinszenierung, verbunden, einer Inszenierung, bei der das Verbot in der Position des Wunsches immer gegenwärtig ist. Da das Phantasma eine vermittelte Beziehung zum Triebgeschehen besitzt, drängt es nach Artikulation und nimmt dafür alle jene Bahnen wahr, die ihm die menschlichen Ausdrucksmöglichkeiten anbieten. Geleitet von der Funktion der Sprache, ohne die bekanntlich keine Handlung einen Sinn hat, reicht dies von der einfachen Körpersprache, wie Mimik und Gestik, bis zu jenen komplexen Handlungsabläufen, wie sie ein Kultursystem bereitstellt, wozu auch die übernahme bestimmter Rollen im Sinne Morenos zu zählen ist und wo auch dessen Sprung vom Psychischen zum Sozialen anzusetzen ist.

Nicht zu vergessen ist, daß das Phantasma so wie der Traum sowohl auf das Unbewußte als auch auf das bewußte System des psychischen Apparates verweist und daß jede einsichtsvermittelnde tiefenpsychologisch fundierte Therapie die Verbindungen zu berücksichtigen hat, die sich zwischen den beiden Aspekten des Phantasmas herstellen.

Die Verknüpfung des unbewußten Wunsches als unbewußtes Phantasma mit der sekundären Phantasiebildung stellt auch das phänomenologische Substrat der Übertragung dar. In jeder gegenwärtigen Beziehung zu einem anderen, psychisch konkretisiert durch eine bewußte Phantasie, schwingt stets eine vergangene Beziehung zu einem anderen anderen mit, konkretisiert durch ein unbewußtes, infantiles Phantasma. Das Bewußtwerden dieser Verbindung, die Auflösung der Übertragung also, stellt schließlich einen Angelpunkt in der Behandlung dar.

## Methodisches Vorgehen

Bei der psychodramatischen Gruppenanalyse sind diese Ziele und der Weg dorthin in der den Gruppenteilnehmern gegebenen Grundregel, die die Minimalstrukturierung des Settings bedeutet, enthalten. Sie lautet: Die Gruppe bestimmt gemeinsam ein Thema, das gespielt werden soll. Sodann sucht sich jeder Teilnehmer seine Rolle in diesem Spiel aus. Schließlich bestimmt wieder die Gruppe gemeinsam, welche Rolle der Leiter übernimmt (bzw. welche Rollen die Leiter übernehmen). Während des ganzen Sitzungsverlaufs gilt außerdem noch die Regel, daß sich jeder so frei wie möglich äußern soll. Auf jede andere Vorstrukturierung und auf jedes andere „Vorspiel" wird hier verzichtet, insbesondere auf die im klassischen Psychodrama üblichen Erwärmungstechniken, die durch den sich entwickelnden Gruppenprozeß ersetzt werden, ohne daß eine Bahnung der in der Gruppe herrschenden Phantasien womöglich in Richtung einer nicht erkannten Gegenübertragungsreaktion durch den Leiter erfolgt. Die psychodramatische Gruppenanalyse ist von vornherein auf die Herausarbeitung eines Gruppenphantasmas gerichtet, welches durch eine Regressionsbewegung der Gruppe mit Lockerung der Ich-Grenzen der einzelnen Teilnehmer entsteht und das die Reaktion auf eine spezifische Gruppensituation mit ihren latenten Stimmungen und unbewußten Beziehungsstrukturen darstellt. Das Thema, das zur psychodramatischen Inszenierung gelangen soll, ist im Zusammenhang mit der Rollenfestlegung des Leiters/der Leiter durch die Gruppe als die psychodramatische Form der unbewußten Therapeutenbeziehung, also der Basalübertragung zu betrachten.

## Wirkfaktoren

Die Rollenübernahme der einzelnen Gruppenmitglieder für das zu inszenierende „Stück" spiegelt die je individuelle Teilhabe am gemeinsamen

Phantasma wider, wobei die libidinösen und aggressiven Impulse des einzelnen mit ihren jeweiligen Abwehroperationen als nach außen projizierte Individualphantasmen mit ihren jeweiligen individuellen Übertragungsaspekten zum Vorschein kommen. Diese Gruppen- und Einzelphantasmen entfalten sich allerdings hauptsächlich in der etwa 20 Minuten dauernden Spielphase, in der der Leiter bzw. die Leiter mit ihren jeweiligen Rollen jenen Objektstatus einnehmen, den sie von der Gruppe zugewiesen erhalten. Dieses Spiel ist ein Agieren, das, weil es als freies Spiel dem freien Assoziieren in der Psychoanalyse entspricht, nicht als acting-out, sondern als acting-in zu betrachten ist. Die Bereitschaft des Leiters, für die Zeit der Spielphase nur das zu sein, was die Gruppe von ihm verlangt und sein Verzicht auf eine darüber hinausgehende Gestaltung seiner Rolle im Sinne eines Gegenübertragungsagierens ist dann auch jene Art von Abstinenz, wie sie diesem therapeutischen Vorgehen angemessen ist. In einer unstrukturierten Nachbesprechung findet die Auflösung der kurzzeitigen Übertragungsneurose des vorhergehenden Spieles statt, wobei die Leiterinterventionen und insbesondere seine Deutungen dafür sorgen sollen, daß die Gruppe nicht im Imaginären verhaftet bleibt. Soweit die Symbolisierung des Phantasmas durch das Spiel selbst nicht gewährleistet ist, stellt die Deutung sowohl den Bezug zwischen dem individuellen und dem kollektiven Diskurs als auch zwischen dem Hier-und-Jetzt und dem Dort-und-Damals, d.h. auch zwischen der traumähnlichen Darstellung des Phantasmas im Psychodrama und den vorbewußten und bewußten Phantasien bezüglich des Leiters bzw. der anderen Gruppenmitglieder her. Die Einführung der Deutung in das Psychodrama ist gleichzeitig die Einführung des Vaters in seiner symbolgebenden Funktion in die illusionäre Welt des klassischen Psychodramas, welches allzu häufig auf dem Regressionsniveau der Mutter-Kind-Dyade stehenbleibt und dabei die letztendlich unmögliche Erfüllung eines Begehrens diesseits der Kastration verheißt.

**Literatur**

Basquin, M. et al. (1981): Das Psychodrama als Methode in der Psychoanalyse. Paderborn. (Orig.: Le psychodrame: une approche psychanalytique. Paris 1972)

Laplanche, J. & Pontalis, J.B. (1972): Das Vokabular der Psychoanalyse. Frankfurt/Main

Lemoine, G. & Lemoine, P. (1975): Le Psychodrame. Paris

Plöger, A. (1983): Tiefenpsychologisch fundierte Psychodramatherapie. Stuttgart, Berlin, Köln, Mainz

Ruhs, A. (1991): Psychodramatische Gruppenanalyse – ein anderer Zugang zum unbewußten Subjekt. In: Pieringer, W. & Egger, J. (Hg.): Psychotherapie im Wandel. Wien

Ruhs, A. (1993): Zu Struktur und Prozeß des analytischen Psychodramas. Psychodrama 1

**Zeitschriften**

Gruppenpsychotherapie und Gruppendynamik. Vandenhoeck & Ruprecht, Göttingen, Zürich; erscheint 4mal im Jahr

Psychodrama. Zeitschrift für Theorie und Praxis von Psychodrama, Soziometrie und Rollenspiel. in Scenario, Köln; erscheint 2mal im Jahr

*Wilfried Datler & Gerhard Stumm*

# Individualpsychologie

Vergleicht man Adlers Individualpsychologie mit Freuds Psychoanalyse, so findet man neben diversen Unterschieden, auf die zum Teil noch eingegangen wird, auch Gemeinsamkeiten: In der Individualpsychologie wird dem Unbewußten und der Kindheit für die Entwicklung der Persönlichkeit und die Entstehung von neurotischen Störungen besondere Bedeutung zugemessen – ebenso wie in der Psychoanalyse richtet sich das Augenmerk auf die Phänomene der Übertragung und Gegenübertragung, auf den Widerstand in der therapeutischen Arbeit, auch wenn dies von Alfred Adler ursprünglich anders verstanden wurde.

## Alfred Adler

Der Begründer der Individualpsychologie wurde 1870 in Wien geboren. Bereits als Arzt tätig, lernte er um 1900 den in Wiener Medizinerkreisen zum Teil heftig attackierten Sigmund Freud kennen. Zwei Jahre später wurde er von Freud in dessen Diskussionszirkel, in die legendäre „Mittwochgesellschaft" eingeladen. Alfred Adler betrachtete sich nie als Schüler Freuds, sondern als Mitarbeiter des Kreises um Sigmund Freud, und entwickelte bald seine eigenen Vorstellungen. 1907 erschien seine „Studie über die Minderwertigkeit von Organen", in der er sich mit der Kompensation und Überkompensation von biologischen Mängeln auseinandersetzte. Nach und nach distanzierte sich Adler immer mehr von wesentlichen psychoanalytischen Theorien, bis es 1911 zum Bruch mit Sigmund Freud kam (vgl. Handlbauer 1990). Adler wurde damit zu einem der ersten Renegaten der klassischen Psychoanalyse.

Zunächst wählte Adler für seine Auffassungen den Namen „Freie Psychoanalyse", änderte ihn aber kurz darauf in „Individualpsychologie". Diese Bezeichnung hat jedoch immer wieder Anlaß zu Mißverständnissen gegeben, weil sie die Auffassung nahelegt, Adler wäre es um die Untersuchung des einzelnen, isolierten Menschen gegangen. Demgegenüber hat gerade Adler die soziale Komponente des Menschen besonders hervorgehoben, was u.a. in der herausragenden Stellung des *„Gemeinschaftsgefühls"* zum Ausdruck kommt. Der Begriff „Individualpsychologie" wurde gewählt, um die Unteilbarkeit der jeweiligen Person hervorzuheben. Denn Adler hatte an Freud u.a. kritisiert, daß er den Menschen in einzelne Triebe, Kräfte und Systeme („Instanzen") zergliedere.

In den frühen dreißiger Jahren verlegte Adler den Schwerpunkt seiner Arbeit immer stärker in die USA, wohin er 1934 auch endgültig übersiedelte. 1937 starb er während einer Vortragsreise in Aberdeen (Schottland).

# Grundlagen

Adlers Auseinandersetzung mit Freud war von mehreren Motiven getragen. In ihren Theoriediskussionen ging es allerdings zentral um Adlers These, daß die primären Anstöße für menschliche Entwicklung nicht im Bereich des Sexuellen, sondern in den Momenten der Schwäche, Unterlegenheit, des Erlebens von Unzulänglichkeit anzunehmen seien.

Dies verweist auf den vielleicht populärsten Begriff, den Alfred Adler eingeführt hat, auf den des *Minderwertigkeitsgefühls*. Wie erwähnt, hat Adler (1907) bereits in seiner ersten größeren Arbeit der angeborenen Organminderwertigkeit großes Gewicht beigemessen. Der Mensch setze aber Anpassungsleistungen in Gang, um tatsächliche oder vermeintliche Minderwertigkeiten zu kompensieren. In späteren Jahren beschränkte sich Adler nicht mehr auf organische Minderwertigkeiten, sondern er dehnte diese Theorie auch auf psychische Eigenschaften und die auf anderen Ebenen empfundenen Unzulänglichkeiten aus. Der Romancier Manes Sperber, einst Anhänger Alfred Adlers, schreibt dazu: „Es gibt keine Eigenheit gleich welcher Art, keine Situation, kein Ereignis, keine Handlung, keine Erfahrung, die nicht geeignet wäre, ein Minderwertigkeitsgefühl hervorzurufen. Es taucht in jedem Lebensalter, am häufigsten aber in den Werdejahren auf; es überfällt einen unabweisbar, weil man sich zu groß oder zu klein glaubt, weil man meint, mit jedem anderen verwechselbar zu sein oder gar zu verschieden von allen anderen; weil man einen zu runden oder zu langen Schädel hat, weil die Haare blond sind oder schwarz oder rot; weil man eine zu große, zu kleine, eine zu breite, eine zu schmale Nase hat, weil man auffällig schöne oder häßliche Eltern zu haben glaubt; zu stolze oder zu bescheidene; weil man als erster oder als jüngster oder in der Mitte der Geschwisterreihe zur Welt gekommen ist; weil man einen braunen Punkt mitten auf dem Handrücken hat oder eine Warze am Ohr. Man kann Minderwertigkeitsgefühle empfinden, weil ein Geschwister oder ein Mitschüler oder ein Nachbar mehr Erfolg hat ... Man kann von diesem Gefühl gequält werden, weil man glaubt, in der Gesellschaft der anderen nicht genügend beachtet zu werden, oder weil man umgekehrt zu sehr, in einer merkwürdigen, vermutlich abschätzigen Weise beachtet wird; weil fortgesetzt Vorzüge, die man selbst nicht hat, gerühmt und Mängel getadelt werden, die einem selbst irgendeinmal vorgeworfen worden sind ... Lassen wir diese Aufzählung, sie könnte praktisch endlos sein. Worauf es Adler stets ankam, war dieses: Die tatsächliche Minderwertigkeitsposition, die etwa durch ein angeborenes minderwertiges Organ, durch häufige Krankheiten hervorgerufen wird oder durch eine ungünstige Stellung in der Geschwisterreihe, durch die soziale, ökonomische, religiöse oder nationale Situation der Familie, durch auffällige Mißerfolge, durch Unfälle, durch Irrtümer und Verirrungen – all das bedingt zwar die Entstehung und den Grad des Minderwertigkeitsgefühls, bestimmt sie aber nicht." (Sperber 1971, 72)

Im Zuge der steten Versuche, solche Gefühle der Kleinheit, Schwäche oder Unsicherheit zu kompensieren, bilden sich spezifische *Apperzeptionssche-mata* aus, in denen der *„Lebensstil"*, die je individuelle Leitlinie eines Menschen wurzelt (Adler 1912). Erlebt ein Mensch, daß seine Kompensationsversuche immer wieder fehlschlagen, so läuft er Gefahr, einen neurotischen Lebensstil zu entfalten: Er erlebt sich als massiv minderwertig (alltagssprachlich hat sich der Begriff *„Minderwertigkeitskomplex"* eingebürgert); und dies veranlaßt ihn in unbewußter Weise, beständig einem fiktiven Persönlichkeitsideal der Überlegenheit, Macht und Stärke möglichst nahe zu kommen.

Seine Arrangements, besonders seine verzerrten, verfälschten Wahrnehmungen und Bewertungen von Erlebnissen, die *„tendenziöse Apperzeption"*, dienen dazu, eine durchgängige *Leit- oder Bewegungslinie* zu stärken, die auf diesem *Ideal der Überlegenheit* basiert. Alles ist darauf ausgerichtet, das Gefühl der Unterlegenheit und Schwäche zu vermeiden. Der Neurotiker richtet sich – so Adler – nach imaginären Zielen, die an der Realität vorbeigehen und ausschließlich dem Ziel dienen, sich vor dem bewußten Erleben der Unzufriedenheit mit sich selbst zu sichern.

Der Neurotiker folgt dabei einer *„privaten Logik"* im Gegensatz zum „common sense". Adler befindet sich damit in der Nähe der „Als-Ob"-Philosophie von Hans Vaihinger, derzufolge „die menschliche Bewußtseinstätigkeit mit zwar falschen, aber praktisch brauchbaren Hilfskonstruktionen arbeitet, die eine Orientierung im Chaos des Lebens gestatten" (Rattner 1974, 32). Selbst die Erinnerung an frühere Ereignisse ist von der Bestätigung des jeweiligen Lebensstils geprägt – es wird selektiv ausgewählt, was der Leitlinie entspricht.

Das Erleben von Minderwertigkeitsgefühlen muß aber keineswegs zur Ausbildung von Neurosen führen; denn einer idealtypischen Unterscheidung zufolge sind zumindest drei Antworten auf das Erleben von Schwäche, Inkompetenz oder Unterlegenheit möglich:

- *Geglückte Kompensation*, die u.a. zur Entfaltung unverzichtbarer psychischer Funktionen führt und die Person stabilisiert.

- *Mißglückte, neurotische Kompensation* mit Krankheitscharakter oder -bereitschaft: Eingeschlossen ist dabei das „Pathos der Schwäche", das dazu dient, andere zu binden, zu neutralisieren, als Mittel gegen die Angst, ihnen zu unterliegen. Zum Unterschied zur geglückten Kompensation richtet sich das verstärkte Ausgleichsbemühen „nun unbemerkt nicht mehr so sehr auf die Verbesserung einer unbefriedigend ausgebildeten Fähigkeit ..., sondern auf die Verbesserung der ... unbefriedigenden Stellung oder Position des ganzen Menschen im Rahmen der seiner Meinung nach besser ausgestatteten Gruppe, in der er lebt" (Metzger 1982, 29).

- *Überkompensation* mit positiver oder negativer Tendenz: Zur Überwindung von tatsächlichen oder eingebildeten Defiziten beziehungsweise als deren Folge kann die Überkompensation zu hervorragenden Leistungen führen, die durchaus positiv bewertet werden – wie im Fall der kompensierten Organminderwertigkeit: „Der kompensierte Organmangel erscheint so als Träger der fortschreitenden Kultur" (Rattner 1974, 23). Oder es schlägt sich die Überkompensation im Sinne einer Abwehr von Minderwertigkeitsgefühlen in einem Macht- und Geltungsstreben nieder.

Nach 1918 wird in Adlers Theorie der Begriff des „Gemeinschaftsgefühls" immer wichtiger. Dieser Begriff hat für Adler mehrfache Bedeutung (Ansbacher 1981, Brunner et al. 1985): Zwischen 1918 und 1927 wurde „Gemeinschaftsgefühl" z.b. als Gegenmotiv zum Macht- und Geltungsstreben angenommen, das grundsätzlich angeboren ist, in seiner konkreten Gestalt aber erst ausgeformt werden muß. Im Spätwerk Adlers wurde Gemeinschaftsgefühl u.a. auf zwischenmenschliche Kooperation sowie auf die Weiterentwicklung sozialer Bezüge bezogen und als Kriterium für psychische Gesundheit begriffen.

### Ziele der Therapie

„Die Aufdeckung des neurotischen Systems oder Lebensplans ist der wichtigste Bestandteil der Therapie" (Adler 1920, 58). Die Neurose, so meinte der späte Adler, müsse als irrtümliche Lebensführung begriffen werden. Die neurotischen Arrangements, die fehlerhafte Leitlinie, das fiktive Persönlichkeitsideal, die tendenziöse, verfälschte Wahrnehmung, all das müsse aufgedeckt und sichtbar gemacht werden. Adler fordert die „Aufdeckung des unerreichbar gesteckten Zieles der Überlegenheit" beziehungsweise den „Hinweis auf die tendenziöse Verschleierung" dieses Sachverhaltes. Die Durchgängigkeit der Bewegungslinie müsse bewußt gemacht werden, das heißt: das Prinzip der Zweckhaftigkeit müsse durchschaut werden. Es kommt dabei in erster Linie zur Freisetzung verdrängter Gefühle und Empfindungen. Das Erleben ist daher das Um und Auf der Therapie. Rationale Abklärung und bloße Reflexion wären zuwenig. Im Endeffekt soll es zu einer Neuorientierung der Persönlichkeit kommen, die mit der Beseitigung von „unnützen" Anstrengungen verbunden ist: Der Klient soll von sich selbst ein realistisches Bild mit Selbstwert- und Gemeinschaftsgefühl und der Fähigkeit zu verantwortlichem Handeln bekommen, was über die von Freud formulierten Ziele der Arbeits-, Liebes- und Genußfähigkeit hinausgeht.

Adler nennt drei Lebensaufgaben als Therapieziel: die Fähigkeit zu Arbeit, Liebe und Mitmenschlichkeit. Priorität kommt dabei letzterem zu – sie schließt die beiden ersten Ziele bereits mit ein. An der Beitragsleistung für die Gemeinschaft sei auch – wie bereits erwähnt – der Grad der psychischen Gesundheit abzulesen. Das Ziel der Therapie ist aber nicht nur Einsicht und Selbsterkenntnis, sondern in einer synthetischen Phase – im Anschluß an die analytische – sollte sich die Aktion, die Aktivität des Klienten einstellen. Auch darin steht Adler im Gegensatz zu Freud. Was der Klient nach der Aufdeckung bisher unbewußter Konflikte und Probleme anfange, müsse sich – meinte Freud – dem Einfluß des Therapeuten entziehen. Adler hingegen scheut auch vor Anregungen und Appellen an die Verantwortung des Klienten nicht zurück. Er meint, daß die Heilung eines Klienten auch in seinen weiteren Handlungen ihren Niederschlag finden müsse. Gemeinschaftsgefühl müsse weiterentwickelt worden sein, wenn von einer geglückten Therapie gesprochen werden soll. Der Therapeut gibt damit den Standpunkt der Wertfreiheit auf.

## Therapeutenhaltung nach Adler

Nach Adler muß der Therapeut die in der Psychoanalyse geforderte Abstinenz, die Enthaltsamkeit persönlicher Äußerungen, aufgeben, damit die Natürlichkeit der Begegnung gewahrt bleibt. Die Couch, die bei Freud die therapeutische Situation so trefflich charakterisiert, wird für Adler zum Hindernis. Der Therapeut muß aktiv und mitunter auch erklärend sein, wobei die erlernte Technik gegenüber seiner Persönlichkeit im Hintergrund bleiben soll. Josef Rattner (1974, 135) spricht von „gleichmütiger Hilfsbereitschaft" und „unendlich viel Geduld", die aufzubringen wäre. Erwin Ringel (1973, 213) beschreibt die therapeutische Haltung als „wohlwollend zuschauen". Frontale Deutungen oder Hinweise seien zu unterlassen. Es ist verständlich, daß das von Alfred Adler entwickelte Verfahren auch als verstehende Psychologie bezeichnet wurde. Ringel meint, daß im therapeutischen Prozeß eine „ansteckende Gesundheit" (Ringel 1973, 206) zum Tragen kommen soll. In der *Phase der Synthese,* also eher gegen Ende der Therapie, sollte der Klient zur Umsetzung des therapeutischen Fortschritts, zur Aktivität ermutigt werden. Adler wollte in seiner Zuversichtlichkeit, daß eine Art Transfer ins Alltagsleben des Klienten stattfindet. Mit diesem Vorgehen kommt die klassische individualpsychologische Technik freilich in die Nähe zu stützenden und suggestiven Therapien.

Wichtig ist, daß der Therapeut zuerst das Vertrauen des Klienten erwirbt. Im Gegensatz zur Psychoanalyse versucht dies die althergebrachte Individualpsychologie in Form eines freien Gespräches zu realisieren, innerhalb dessen ein gezielterer Verlauf angestrebt wird als beim freien Assoziieren in der Psychoanalyse.

## Therapeutisches Vorgehen nach Adler

Für die therapeutische Arbeit kann jede Lebensäußerung als „Material" fungieren – in allem manifestiert sich das Wesen der neurotischen Problematik. In der Regel werden lebensgeschichtliche Berichte, Kindheitserinnerungen, gegenwärtige Reaktionen, wie sie in den Ausdrucksbewegungen zum Vorschein kommen – Mimik, Gestik, Verhalten, Gang, Sprechweise, Stimme,

Blick –, Charakterzüge, Träume und anderes zur Bearbeitung herangezogen. In der Therapie müssen zunächst die Bedingungen für die Entstehung des Lebensprinzips verfolgt und dann die Leitlinien aufgespürt werden – zum Beispiel an der Gemeinsamkeit der Ausdrucksbewegungen oder überhaupt an den Lebensäußerungen des Klienten. Daran läßt sich die spezifische Problematik gut erkennen. Dies gilt im übrigen für Phantasien, Tagträume, Gedanken und Assoziationen ebenso. In jedem Falle wird vom Patienten so selektiv vorgegangen, daß es der Bestätigung seines Lebensstils dient. Da Adler eine ganzheitliche Auffassung von der Persönlichkeit vertritt, kann bereits aus Ausschnitten und Kleinigkeiten die Grundproblematik herausgeschält werden. Damit steht die klassische individualpsychologische Technik auch in einem besonderen Naheverhältnis zur gestalttherapeutisch orientierten Psychotherapie. Statt des freien Assoziierens soll es eher zu einer gezielten Arbeit mit den erwähnten Phänomenen kommen – sie werden als gleich gut verwertbar angesehen, weil sie alle nur als Teil der zugrundeliegenden Gesamtheit zu betrachten sind. Die Deutung der Traumsymbolik ist nicht festgelegt, sondern aus der individuellen Situation des Klienten zu erschließen. Da der „Traum während des Schlafes im wesentlichen nichts anderes zeigt als Denken, Fühlen, Verhalten und die Phantasien des Menschen während des Wachzustandes" (Rattner 1974), wird der Trauminhalt nach seinem prospektiven Gehalt untersucht, in seiner richtungsweisenden Aussage. Nicht die Vergangenheit, sondern die Zukunft, die Vorwegnahme von Kommendem und Bevorstehendem, das den Träumer beschäftigt, enthüllt sich im Traum. Keinesfalls wird jedoch damit dem Traum der Rang einer Prophezeiung zugeordnet. Er macht vielmehr das Ziel, wie es in Erwartungen, Wünschen und Befürchtungen enthalten ist, sichtbar. Da diese meist unbewußt sind, kommen sie eben nur im Traum zutage. Er ist Bestätigung für nicht eingestandene Absichten. Er spiegelt wider, in welche Richtung und an Hand welchen Lebensplanes die Persönlichkeit des Träumers strebt.

## Wiederannäherung zwischen Individualpsychologie und Psychoanalyse

Adlers späte psychotherapeutische Technik, die starke suggestive und kognitiv-therapeutische Züge aufwies, fand dank der Aktivitäten von Rudolf Dreikurs vor allem in den USA weite Verbreitung. An die damit verbundenen Theorien knüpfte auch die Entwicklung der Individualpsychologie im Nachkriegsdeutschland an (Schmidt 1987).

Im Zuge der letzten zehn Jahre hat sich aber die Kritik an der kognitiven und manipulativen Ausrichtung dieses therapeutischen Verfahrens gehäuft (Heisterkamp 1983; Witte 1988). Gleichzeitig besinnt sich die deutschsprachige Individualpsychologie verstärkt ihrer psychoanalytischen Wurzeln (vgl. Reinelt et al. 1984; Schmidt 1984; Antoch 1987). Dies führte dazu, daß heutige individualpsychologische Therapien zusehends nach Kriterien gegenwärtiger Psychoanalyse geführt werden. Dem entspricht auch der Umstand, daß bundesdeutsche Individualpsychologen Kassenverträge für „Psychoanalyse" haben.

Dieser Entwicklung kam einerseits entgegen, daß es in Wien zumindest seit der Zeit des 2. Weltkrieges regelmäßige Arbeitskontakte zwischen Individualpsychologen und Psychoanalytikern gegeben hat (vgl. Reinelt et al. 1984; Datler 1991), die dazu führten, daß Adlersche bzw. Freudsche Polarisierungen zwischen Individualpsychologie und Psychoanalyse in theoretischer und technischer Hinsicht schon seit geraumer Zeit unterlaufen wurden. Darüber hinaus kam es zu einer Entidealisierung Adlers, als textkritische Arbeiten den Verlust an sozialkritischen Tendenzen in Adlers Spätwerk aufzeigten, der mit der Einführung des Konzepts des Gemeinschaftsgefühls verbunden war (Witte 1988). Und darüber hinaus wurde die zentrale Kategorie der „Kompensation von Minderwertigkeitsgefühlen" zur Kategorie der *„Überwindung subjektiv erlebter Mangellagen"* erweitert (Antoch 1981), der u.a. auch die Befriedigung libidinöser Wünsche zuzuzählen ist. Indem schließlich auch der Begriff der „Apperzeption" als Gesamtheit des bewußten wie unbewußten Wahrnehmens, Empfindens, Einschätzens, Antizipierens etc. begriffen wurde (Datler & Reinelt 1989a), war es möglich geworden, eine Wiederannäherung an psychoanalytische Konzepte wie jene des Triebes, des Unbewußten, der Abwehr, der Übertragung, des Widerstandes, des Konflikts, des Traumes etc. zu vollziehen (vgl. Titze 1989; Titscher 1989).

Gleichzeitig machten Autoren wie Kausen (1982), Spiel (1983), Janus (1987), Schmidt (1987) oder Bogyi (1988) auf Ähnlichkeiten zwischen originär individualpsychologischen Theoriestücken und psychoanalytischen Narzißmus-, Ich-Psychologie-, Selbst- und Objektbeziehungstheorien aufmerksam, während andere Studien Konvergenzen zwischen psychoanalytischen Metapsychologiediskussionen und althergebrachten individualpsychologischen Anliegen herausgearbeitet haben (wozu unter anderem die Betonung des Menschen als aktive Person zu rechnen ist, die nicht bloß als kausal determiniert, sondern auch als zielgerichtet entscheidend und handelnd zu begreifen ist) (Antoch 1987; Datler 1988).

All diese Diskussionen und Entwicklungen führten jedenfalls dazu, daß Individualpsychologie heute zwar nicht durchgängig (Gstach 1991), wohl aber über weite Strecken als *Entwicklungsstrang innerhalb des Gesamtrahmens von Psychoanalyse* begriffen wird (Schmidt 1987; Datler 1988).

## Bezüge zu anderen therapeutischen Ansätzen

Viele Entwicklungen innerhalb diverser psychotherapeutischer Ansätze weisen Ähnlichkeiten zu originär individualpsychologischem Gedankengut auf, ohne daß dies ausgewiesen worden wäre.

Bereits Freud hatte es vermieden, Vorarbeiten Adlers zu erwähnen (z.B. dessen frühe Annahme eines *„Aggressionstriebes"* oder dessen Annahme einer "*Umkehrung des Triebes in sein Gegenteil*", die lange vor Freuds Konzept der „Reaktionsbildung" ausformuliert worden war) (vgl. Ansbacher & Ansbacher 1972, 63 ff.). Auch Analytiker wie Erikson, Sandler oder Kohut verzichteten in ihren Publikationen darauf, Ähnlichkeiten zu älteren individualpsychologischen Beiträgen zu erwähnen. Dies gilt auch für Vertreter der Neo-Analyse wie Erich Fromm, Karen Horney oder Harald Schultz-Hencke.

Adlers Plädoyer gegen eine Aufsplitterung des Menschen in homunkulusartige Triebe und Instanzen, seine Annahme eines evolutionären Dranges, welcher der menschlichen Natur innewohnt, und sein Vertrauen in die Möglichkeit der Weiterentwicklung von Individuen und sozialen Systemen im Zeichen von Humanität verweisen auf Ähnlichkeiten zu jenen therapeutischen Ansätzen, die der humanistischen Psychologie zuzurechnen sind. Das Skriptkonzept der Transaktionsanalyse weist starke Verwandtschaft mit dem Lebensplan bei Adler auf. Adlers kognitiv-psychologische Überlegungen führten überdies zur Herausarbeitung von Bezügen zur (jüngeren) Verhaltenstherapie (vgl. Reinelt et al. 1984). Das geringe Maß an dogmatischer Orthodoxie, mit der Individualpsychologen methodische Fragen des therapeutischen Arbeitens diskutieren, ermunterte einige Autoren überdies, von Verknüpfungen zwischen Individualpsychologie und körperorientierten Therapieverfahren, Psychodrama, Tanztherapie oder systemischem Denken zu berichten. Vom Apperzeptionskonzept ausgehend wurde in Fortführung dieser Ansätze überdies versucht, Perspektiven einer schulenübergreifenden integrativen Rahmentheorie psychotherapeutischen Arbeitens zu umreißen, die in den Dienst einer differenzierteren psychotherapeutischen Vergleichsforschung gestellt werden könnte (Datler & Reinelt 1989b).

## Gruppen-, Kinder- und Familientherapie

Daß sich in Fragen der psychotherapeutischen Methodik so wenig dogmatische Orthodoxie breitgemacht hat, wurzelt auch im frühen Interesse vieler Individualpsychologen, therapeutisch nicht bloß mit einzelnen Erwachsenen zu arbeiten. Adler hatte von Beginn an die Bedeutung sozialer Bezüge für das Erkennen sowie für die Ausbildung psychischer Strukturen betont. Es war daher naheliegend, daß sich Individualpsychologen auch mit Fragen der *Gruppenpsychotherapie* zu beschäftigen begannen: Gerade in Gruppenbeziehungen vermag sich der Lebensstil eines Menschen in besonders sichtbarer Weise zu manifestieren, und hier kann der einzelne auf besonders unmittelbare Art erkennen, welche unbewußt motivierenden psychosozialen Arrangements und Abwehrprozesse er eingeht, um das bewußte Wahrnehmen von Leid, Angst oder konflikthafter Spannung zu vermeiden. Über die Bearbeitung des Gruppenprozesses ergeben sich folglich auch Möglichkeiten der Veränderung psychischer Strukturen bei Individuen. Erfolgreiche Gruppentherapien können insofern zu einer „Übung der Mitmenschlichkeit" werden, als Teilnehmer erfahren können, in welch hilfreicher Weise kooperativ-verständnisvolle (Arbeits-)Beziehungen ausgestaltet und „genützt" werden können. Das Engagement von Individualpsychologen in den Erziehungsberatungsstellen der Zwischenkriegszeit, aus denen sich die heutigen Child-Guidance-Kliniken entwickelt haben, führte alsbald auch zur *therapeutischen Arbeit mit Kindern, Jugendlichen und Familien.* Während therapeutische Familienarbeit vor allem in den USA weite Verbreitung fand, wurden kindertherapeutische Methoden vor allem im deutschsprachigen Raum weiterentwickelt. Hier ist z.B. an die Arbeit mit mutistischen Kindern (Kos-Robes 1976) oder an die therapeutische Arbeit mit Kindern zu denken, die in traumatischer Weise mit Todeserlebnissen konfrontiert wurden (Bogyi 1987).

## Über die Grenzen therapeutischer Settings hinaus

Trotz aller Betonung der Milieueinflüsse und Bedingungen in der Kindheit und Jugend und trotz der Berücksichtigung der biologischen Anlagen, deren Bedeutung Adler entgegen dem damaligen Zeitgeist minder einschätzte, ohne sie zu verleugnen, betonte Adler, daß es die stellungnehmende Aktivität des einzelnen ist, die letztlich zur Ausbildung psychischer Strukturen führt. In einer handschriftlichen Notiz äußert Adler die Ansicht, daß „nämlich nicht Vererbung und nicht Milieu die entscheidenden Faktoren sind. Beide bilden lediglich den Rahmen und die Einflüsse, auf die das Individuum je nach seiner ihm eigenen schöpferischen Kraft reagiert" (Adler in Eicke 1982, 72).

Dennoch ist es aber auch eine der Aufgaben der Individualpsychologie, Zusammenhänge zwischen sozialen Gegebenheiten und psychopathologischen Entwicklungsprozessen zu untersuchen, um inhumanen bzw. pathologisierenden Gegebenheiten in gezielter Weise verändernd begegnen zu können. In diesem Sinn äußerte sich Adler z.B. auch schon früh zur Frauenfrage und griff die gesellschaftliche Dominanz der Männer mit der damit verbundenen Unterdrückung der Frau an: Im Begriff des *„männlichen Protests"* brachte Adler die Annahme zum Ausdruck, daß das gesellschaftlich weit verbreitete Klischee des Männlichen Frauen wie Männer dazu verleite, zur Kompensation von Minderwertigkeitsgefühlen den „männlichen" Werten von Herrschsucht, Überlegenheit und Macht zu folgen.

Der Sammelband „Heilen und Bilden" (Adler & Furtmüller 1914) läßt erkennen, daß sich Individualpsychologen schon sehr früh mit Neurosenprophylaxe und der Frage beschäftigt haben, wie Menschen dazu gewonnen werden können, an einer humaneren Gesellschaftsordnung zu arbeiten. Die sozialistische Orientierung vieler Individualpsychologen – Adler war mit der überzeugten Sozialisten Raissa Epstein verheiratet – führte dazu, daß sich Individualpsychologen intensiv an sozialen Reformprogrammen des „roten Wien" der Zwischenkriegszeit beteiligten (Handlbauer 1984).

Dies schlug sich unter anderem in theoretischen Auseinandersetzungen, im Aufbau der schon erwähnten Erziehungsberatungsstellen sowie im schulpädagogischen Engagement (O. Spiel 1947) vieler Individualpsychologen nieder.

Erfreulicherweise gelang es in den letzten Jahren, im Bereich der Schulpädagogik und der Lehrerfortbildung an diese Aktivitäten der Zwischenkriegszeit wiederanzuknüpfen und überdies Fortbildungskurse für Sozialarbeiter, Suchtgiftberater und Vertreter anderer psychosozialer Berufsgruppen anzubieten. Das psychosoziale Engagement heutiger Individualpsychologie zeigt sich außerdem in verstreuten Beiträgen zur Organisationstheorie, zur Arbeitswelt sowie zur kritischen Analyse aktueller gesellschaftlicher Institutionen und Usancen (z.B. Ringel & Kirchmayr 1986).

Aufgrund der Tatsache, daß in der BRD nur Ärzte und Klinische Psychologen mit Therapieausbildung Kassenverträge erhalten, etablierte sich dort ein breites Band an Beratungsaktivitäten, die auch in Publikationen dargestellt und diskutiert werden (Tymister 1990). Da es aber kaum möglich ist, Beratung von Therapie abzugrenzen, hatten sich österreichische Individualpsychologen zusätzlich motiviert gesehen, ihr gesellschaftspolitisches Engagement in den Dienst der Realisierung des österreichischen Psychotherapiegesetzes zu stellen, das Vertretern möglichst vieler Berufsgruppen den Zugang zur Psychotherapieausbildung eröffnet und „Psychotherapie" nicht nur Medizinern und Psychologen vorbehält. Auch letzteres entspricht einer individualpsychologischen Tradition, die sich zumindest bis 1914 zurückverfolgen läßt.

## Literatur

Adler, A. (1907): Studie über Minderwertigkeit von Organen. Wien (Frankfurt 1977)

Adler, A. (1912): Über den nervösen Charakter. Wiesbaden (Frankfurt 1977)

Adler, A. (1920): Praxis und Theorie der Individualpsychologie. Vorträge zur Einführung in Psychotherapie für Ärzte, Psychologen und Lehrer. München (Darmstadt 1965; Frankfurt 1974)

Adler, A. & Furtmüller, C. (Hg.) (1914): Heilen und Bilden: ärztlich-pädagogische Arbeiten des Vereins für Individualpsychologie. München (Frankfurt 1973)

Ansbacher, H.L. (1981): Die Entwicklung des Begriffs „Gemeinschaftsgefühl" bei Adler. Zeitschrift für Individualpsychologie 4, 177–194

Ansbacher, H.L. & Ansbacher, R.R . (1972): Alfred Adlers Individualpsychologie. München

Antoch, R.F. (1981): Von der Kommunikation zur Kooperation. Studien zur individualpsychologischen Theorie und Praxis. München

Antoch, R.F. (1987): Die Individualpsychologie als eigenständige Theorie und zeitgenössische psychoanalytische Praxis. Zeitschrift für Individualpsychologie 12, 258–274

Bogyi, G. (1987): Individualpsychologische Interventionen bei Kindern und Jugendlichen mit extremen Schock- und Todeserlebnissen. Zeitschrift für Individualpsychologie 12, 292–301

Bogyi, G. (1988): Die Entwicklungspsychologie im Dialog mit der Individualpsychologie. In: Jugendamt der Stadt Wien (Hg.): Weiterentwicklungen des individualpsychologischen Gedankengutes in Schule und Sozialarbeit. Wien, 28–44

Brunner, R., Kausen, R. & Titze, M. (Hg.) (1985): Wörterbuch der Individualpsychologie. München

Datler, W. (1988): Neuere Entwicklungen in der Individualpsychologie und erste Andeutungen zu deren Relevanz für Pädagogik. In: Jugendamt der Stadt Wien (Hg.): Weiterentwicklungen des individualpsychologischen Gedankengutes in Schule und Sozialarbeit. Wien, 11–27

Datler, W. (1991): Was wir ererbt von unser'n Vätern ... Ein Plädoyer für Ambivalenz in unserer Beziehung zu Alfred Adler. Zeitschrift für Individualpsychologie 16, 29–38

Datler, W. & Reinelt, T. (1989a): Das Konzept der tendenziösen Apperzeption und seine Relevanz für das Verständnis von Deutung und Beziehung im psychotherapeutischen Prozeß. In: Reinelt, T. & Datler, W. (Hg): Deutung und Beziehung im psychotherapeutischen Prozeß. Berlin, 73–88

Datler, W. & Reinelt, T. (1989b): Konvergenzen, Differenzen und die Frage der Verständigung zwischen verschiedenen psychotherapeutischen Ansätzen. In: Reinelt, T. & Datler, W. (Hg.): Deutung und Beziehung im psychotherapeutischen Prozeß. Berlin, 371–385

Eicke, D. (Hg.) (1982): Tiefenpsychologie. Bd 4: Individualpsychologie und analytische Psychologie. Weinheim, Basel

Gstach, J. (1991): Die psychoanalytische Identität der Individualpsychologie im Spiegel der Literaturangaben individualpsychologischer Autoren. Zeitschrift für Individualpsychologie 16, 39–53

Handlbauer, B. (1984): Die Entstehungsgeschichte der Individualpsychologie. Salzburg

Handlbauer, B. (1990): Die Adler-Freud-Kontroverse. Frankfurt

Heisterkamp, G. (1983): Psychotherapie als Beziehungsanalyse. Zeitschrift für Individualpsychologie 8, 86–105

Janus, L. (1987): „Männlicher Protest" und „Narzißmus". Anmerkungen zur Beziehung Adler – Freud. Forum der Psychoanalyse 3, 165–173

Kausen, R. (1982): Die Wirkungen der Individualpsychologie heute. In: Eicke, D. (Hg.): Tiefenpsychologie. Bd 4: Individualpsychologie und analytische Psychologie. Weinheim, Basel, 133–146

Kos-Robes, M. (1976): Psychotherapie mutistischer Kinder. In: Biermann, G. (Hg.): Handbuch der Kinderpsychotherapie. Ergänzungsband. München, 437–441

Metzger, W. (1982): Adler als Autor. Zur Geschichte seiner wesentlichen Veröffentlichungen. In: Eicke, D. (Hg.): Tiefenpsychologie. Bd 4: Individualpsychologie und analytische Psychologie. Weinheim, Basel, 25–41

Rattner, J. (1974): Die Individualpsychologie Alfred Adlers. München

Reinelt, T., Otalora, Z. & Kappus, H. (Hg.) (1984): Die Begegnung der Individualpsychologie mit anderen Therapieformen. München

Ringel, E. (1973): Selbstschädigung durch Neurose. Psychotherapeutische Wege zur Selbstverwirklichung. Wien

Ringel, E. & Kirchmayr, A. (1986): Religionsverlust durch religiöse Erziehung. Tiefenpsychologische Ursachen und Folgerungen. Wien

Schmidt, R. (1984): Befreiung durch rückkehrendes Erinnern. Zeitschrift für Individualpsychologie 9, 105–115

Schmidt, R. (1987): Die Entwicklung der Individualpsychologie im deutschsprachigen Raum nach dem zweiten Weltkrieg. Zeitschrift für Individualpsychologie 12, 244–257

Sperber, M. (1971): Alfred Adler oder das Elend der Psychologie. Frankfurt

Spiel, O. (1947): Am Schaltbrett der Erziehung. Wien (Bern 1979)

Spiel, W. (1983): Individualpsychologie – Quo vadis? In: Kehrer, A. & Scheer, P. (Hg.): Das weite Land der Individualpsychologie. Wien

Titscher, E. (1989): Übertragung – ein altes neues Thema. Zeitschrift für Individualpsychologie 14, 103–109

Titze, M. (1989): Beziehung und Deutung im psychotherapeutischen Prozeß aus der Sicht der Individualpsychologie. Oder: Reziprokes Verstehen und dialogischer Perspektivenwandel. In: Reinelt, T. & Datler, W. (Hg.): Deutung und Beziehung im psychotherapeutischen Prozeß. Berlin, 39–56

Tymister, H.-J. (1990): Individualpsychologisch-pädagogische Beratung. Grundlagen und Praxis. München

Witte, K.H. (1988): Das schielende Adlerauge. Oder: Wie Alfred Adler die Schätze seiner eigenen Theorie übersah. Zeitschrift für Individualpsychologie 13, 16–25

### Zeitschriften

Zeitschrift für Individualpsychologie, herausgegeben von der Deutschen Gesellschaft für Individualpsychologie in Zusammenarbeit mit der Schweizer Gesellschaft für Individualpsychologie und dem Österreichischen Verein für Individualpsychologie. E. Reinhardt Verlag, München; erscheint 4mal im Jahr

Beiträge zur Individualpsychologie, herausgegeben im Auftrag der Deutschen Gesellschaft für Individualpsychologie. E. Reinhardt Verlag, München; erscheint 2- bis 3mal im Jahr

*Reinhard Skolek & Beatrix Wirth*

# Analytische Psychologie C.G. Jungs

Die Analytische Psychologie läßt sich nicht ohne weiteres schematisch darstellen. Viele Ansätze C.G. Jungs sind durch intellektuelles Verstehen allein nicht faßbar – jede ihrer Darstellungen wird darunter leiden. Jung selbst meinte, es handle sich „um Gestaltungsvorgänge, die nur im Erleben wirklich erfaßt, intellektuell aber nur bezeichnet werden können." Es sei wohl eher „das Erlebnis, welches in die Nähe des Verstehens führt." Außerdem durchlief Jungs Konzept einen steten Wandel, wodurch seine Begriffsbestimmungen erschwert werden. Auch vermied er die rationale, wissenschaftliche Sprache. Er zog ihr „bewußt und absichtlich die mythologische und dramatisierende Anschauungs- und Ausdrucksweise vor, weil sie in Ansehung ... lebendiger, seelischer Vorgänge nicht nur viel ausdrucksvoller, sondern auch genauer ist als eine abstrakte Wissenschaftssprache, welche öfters mit dem Gedanken liebäugelt, daß ihre Anschauungsbegriffe eines schönen Tages von algebraischen Gleichungen abgelöst werden können." (Jung 1978, 22)

## *Carl Gustav Jung*

Um ein Verständnis des Jungschen Ansatzes zu ermöglichen, kommt man nicht umhin, die Wurzeln, auf denen sich diese Theorie begründet, zu untersuchen.

Jung selbst hat sein Schaffen immer bewußt in Zusammenhang mit seinem persönlichen Erleben gebracht, so wie er immer versucht hat, sein Leben in Einklang mit seinen Erkenntnissen zu bringen. Der Bereich, aus dem er für sein Werk wohl am meisten schöpfte, ist die aktive Auseinandersetzung mit seinem Unbewußten, die er in Form von künstlerischer Tätigkeit, aktiver Imagination und durch Bearbeitung seiner Träume gestaltete und die 1913 als sechs Jahre dauerndes Selbstexperiment während einer schweren Lebenskrise begann.

In der Beschreibung der geistigen Quellen für Jungs Schaffen ragt unter der Vielzahl von Einflüssen vor allem die Tradition seiner Familie heraus, die sich besonders der Pflege der Geisteswissenschaften und der klassischen Sprache gewidmet hat. Eine ebenso große Rolle spielte in der Familie Jungs die Theologie. C.G. Jung wurde am 26. Juli 1875 in Kesswil am Bodensee als Sohn eines evangelischen Pfarrers geboren. In der näheren Verwandtschaft gab es weitere acht Geistliche.

Es ist erwähnenswert, daß Jungs Vater unter anderem als Geistlicher in der Basler Irrenanstalt Friedmatt tätig war. Vorbild für C.G. Jung war sein Großvater C.G. Jung senior, Professor für Anatomie und Innere Medizin in

Basel, Rektor dieser Universität und Großmeister der Schweizerischen Freimaurerloge. Dieser hatte 1857 die „Anstalt zur Hoffnung" für schwachsinnige Kinder gegründet (Jaffe 1977, 9 f).

Vor allem Jungs Mutter initiierte das Interesse ihres Sohnes an parapsychologischen Phänomenen; sie zeichnete alle „unerklärlichen" Ereignisse auf. Jung studierte Medizin in Basel und schloß im Jahr 1900 das Studium ab. Seine Dissertation zum Thema „Zur Psychologie und Pathologie sogenannter occulter Phänomene" wurde 1902 veröffentlicht. Von 1905 bis 1913 arbeitete Jung als Dozent an der Universität Zürich. In seiner Anfangszeit als Assistent an der von Eugen Bleuler geleiteten Psychiatrischen Universitätsklinik Zürich (1900–1909) war er im Unterschied zu Freud vor allem mit Schizophrenen befaßt, was seine tiefenpsychologischen Konzepte wesentlich beeinflussen sollte.

Die Psychoanalyse Freuds, vor allem die Erforschung des Unbewußten durch Träume und die freie Assoziation stellten anfangs die Basis dar, auf der C. G. Jung seine Theorien begründete. Die grundlegenden Auffassungsunterschiede zur Frage der Libidotheorie, des Sexualsymbolismus sowie des Ödipuskomplexes führten jedoch zum Bruch mit seinem ehemaligen Lehrer Freud, von dem er vormals „Kronprinz" genannt wurde. (Von 1910 bis 1914 war Jung Präsident der Internationalen Psychoanalytischen Vereinigung).

Die Divergenzen wurzeln bereits in den unterschiedlichen Lebens- und gesellschaftlichen Bedingungen der beiden Analytiker: Die Jugend Freuds, der in einer gutbürgerlichen, jüdischen Familie aufwuchs, war geprägt vom viktorianischen Zeitgeist, vom Fortschritt der Technik und dem Erleben des Materialismus; all dies kam auch in seiner Begriffsbildung, in Begriffen wie psychischer Apparat, Abwehrmechanismus zum Ausdruck. Demzufolge war Freuds Welt- und Menschenbild von kausalistischem, mechanistischem Denken geprägt, während Jungs Werk in einer anschaulichen Sprache des Erlebten und Erlebbaren geschrieben ist und die Fragen nach dem „Woher" und „Warum" hinter die Fragen nach dem „Wohin" und dem „Wozu" zurücktreten.

Im Gegensatz zu Freud, der Jungs Namen kaum mehr erwähnte, blieb Jung auch nach seinem Bruch mit Freud nicht in einer feindlichen Gesinnung haften: „Trotz der eklatanten Verkennung, die ich von seiten Freuds erfahren habe," schrieb er, „kann ich seine Bedeutung als Kulturkritiker und Pionier auf dem Gebiete der Psychologie, auch angesichts meiner Ressentiments, nicht verkennen ... Ohne Freudsche „Psychoanalyse" hätte mir der Schlüssel überhaupt gefehlt" (Jaffe 1977, 63).

Auch die Neurosenlehre Alfred Adlers, dessen sozialpädagogisches Engagement und die Betonung der „drei großen Lebensaufgaben" fanden in Arbeiten Jungs ihre Würdigung.

Neben der Naturwissenschaft (Medizin, Physik, Biologie) galt Jungs Interesse besonders der Philosophie (Kant, Schopenhauer, Nietzsche und ande-

re), der Theologie und der Kunst. Die enge Verbundenheit mit den Natur-
philosophien und der romantischen Philosophie drückt sich in Jungs Auseinandersetzungen mit dem Unbewußten aus. In seiner späteren Schaf-
fensperiode hat sich Jung eingehend mit der Mystik und dem Okkultismus,
mit der Alchemie und der Gnosis befaßt. Mehrere Reisen – unter anderem
zu eingeborenen Stämmen in Kenia und Uganda sowie zu Indianern – be-
reicherten seinen Erfahrungsschatz in der Psychologie der „Primitiven".
Im Lauf seines Lebens erwarb Jung einen enormen Schatz an mythologischen und symbolischen Kenntnissen aus aller Welt.
Jungs Wirken wurde unter anderem durch mehrere Ehrendoktorate und
1943 durch die Berufung zum Ordinarius für Medizinische Psychologie an
der Universität Basel akademisch gewürdigt.
Er starb 1961 im 86. Lebensjahr in seinem Haus in Küsnacht bei Zürich.

## Assoziationsexperimente und Komplexe

1904, im gleichen Jahr als S. Freuds „Psychopathologie des Alltagslebens"
erschien, veröffentlichten C.G. Jung und Riklin die ersten Ergebnisse ihrer
Forschungen mit dem Assoziationsexperiment. Freud befaßte sich in dem
erwähnten Buch mit den Fehlleistungen, wie Versprechen, Vergessen etc.,
die er auf verdrängte Vorstellungen zurückführte. C.G. Jung bearbeitete
ebenfalls Fehlleistungen, die sogenannten „Fehler", von Testpersonen im
Assoziationstest (Kast 1980, 12–13).
Er hatte an der Psychiatrischen Universitätsklinik von Zürich ein Laboratorium für experimentelle Psychopathologie zur Erforschung der Psychologie von Neurosen und Psychosen mittels des Assoziationsexperiments eingerichtet. Bei diesem Wortassoziationstest sollen die Testpersonen möglichst rasch auf vorgelesene, spezielle Reizworte mit dem ersten Wort, das
ihnen dazu einfällt, antworten. Die Reaktionszeit bis zur Antwort wird gemessen und unter anderem ebenso wie der Inhalt der Antworten ausgewertet. Jung stellte fest, daß die Fehler der Testpersonen, wie z.B. verlän-
gerte Reaktionszeiten, keine Reaktion, Versprechen, Mißverstehen usw.
immer stark affektiv besetzt waren und für das Verständnis der Kranken
besonders wichtige Inhalte zu Tage brachten.
Jung führte die Störung des Assoziationsablaufs auf gefühlsbetonte Vor-
stellungskomplexe im Unbewußten zurück. Reizworte können unangenehme, angstmachende und schmerzhafte, aber auch lustvolle Vorstellungen
bzw. Erlebnisse aktivieren. Ein durch das Reizwort getroffener Komplex
zieht die Aufmerksamkeit der Testperson auf sich, wodurch z.B. die Reaktionszeit verlängert wird. Der Begriff „Komplex" geht auf C.G. Jung zurück
und wird seit ihm allgemein verwendet.
Im Assoziationsexperiment konnten auch die Wirkungen der Komplexe
auf den Körper (die Atmung, den Puls, die Schweißabsonderung) als affektive Begleiterscheinungen beobachtet und gemessen werden, was man

als grundlegenden Hinweis auf psychosomatische Zusammenhänge betrachten kann.

Jungs intensive Erforschung der Komplexe, durch die das Konzept des Unbewußten empirisch belegt werden konnte, nimmt so viel Raum in seinem Gesamtwerk ein, daß die Analytische Psychologie auch als Komplexe Psychologie bezeichnet wurde. Die psychische Struktur ist als ein System von gegenseitig abhängigen Komplexen anzusehen. Unter Komplex ist eine Gruppe von assoziativ fest miteinander verbundenen Vorstellungen, Erlebnissen, Bildern und Worten zu verstehen, die mit einer gemeinsamen Gefühlstönung verknüpft sind und sich um einen Bedeutungskern (z.B. den Selbstwert) ordnen. Dieses Kernelement ist eine anthropologische Konstante, biologisch vorprogrammiert. Seifert (1981, 298 ff.) erklärt, wie sich der Selbstwert- bzw. Minderwertigkeitskomplex um das Kernelement Selbstwert aufbaut. Die allgemeinmenschliche, vorprogrammierte Erlebnisform „Selbstwert" konstelliert sich schon sehr früh. Um das Kernelement gruppieren sich Elemente wie z.B. das Lächeln und die Zuwendung der Mutter, sowie alle späteren positiven und negativen Erfahrungen, Vorstellungen, Gefühle und Affekte, die den Selbstwert betreffen.

Der Komplex besitzt die Aufgabe eines Speichers und ist durch die persönliche Lebensgeschichte programmiert. Er funktioniert als signalverarbeitendes System, durch das wir die Welt wahrnehmen (Seifert 1981, 300).

C.G. Jung hat auf die relative Unbewußtheit und Autonomie der Komplexe hingewiesen, die unser bewußtes Wollen gründlich beeinflussen, z.B. stören und unser Erleben sowie unser Handlungsfeld vollkommen beherrschen können. So kann z.B. das Ich trotz vernünftiger Gegenargumente nichts gegen die Macht eines Minderwertigkeitskomplexes unternehmen.

Vom Ich abgespaltene Komplexe zeichnen sich nicht nur durch ihre Autonomie aus, sondern auch durch die Tendenz zur Personifikation. Die Erfahrung von Naturvölkern mit Geistern konnte Jung als Projektion personifizierter unbewußter Komplexe erklären. Halluzinationen und Wahnideen führte er ebenfalls auf den Einbruch unbewußter Komplexe zurück.

## Persönliches und kollektives Unbewußtes

Anhand des Mutterkomplexes sollen die individuell-persönlichen, die kulturbedingten und die angeboren-allgemeinmenschlichen Elemente eines Komplexes und der Psyche erklärt werden. Der Mutterkomplex beinhaltet Erinnerungen, Gefühle, Wünsche, Ängste etc. im Zusammenhang mit der jeweils eigenen, individuellen Mutter. Mit ihm sind aber auch kollektive Vorstellungen, Normen, Forderungen, Wertungen bezüglich der Mutter in der jeweiligen Kultur enthalten. Den sogenannten archetypischen Kern des Mutterkomplexes bildet das vom individuellen und kollektiven Mutterbild unabhängige, allgemeinmenschliche Potential, positiv (lebensspendend) und negativ Mütterliches erleben zu können. Kinder sind darauf angewiesen, eine Mutter zu suchen und zu finden; jedes Kind verfügt instinktiv über einen Zugang zum Mütterlichen. Seifert (1981, 352) schreibt: „Der einzelne wäre in der verwirrenden Vielfalt seiner Lebensmöglichkeiten und der auf ihn eindringenden Umwelteinflüsse verloren, verfügte er nicht über ein kollektives, ihm allerdings unbewußtes Repertoire von Reaktions- und Erlebnismöglichkeiten." Diese vererbten Möglichkeiten nennt Jung „Archetypen". Bis zum Jahr 1910 hatte sich Jung hauptsächlich mit der Erforschung der komplexbetonten, persönlichen Reminiszenzen aus der Lebensgeschichte seiner Patienten beschäftigt, dann trat mit der Untersuchung der Phantasien von Geisteskranken eine Wende ein. In diesen Phantasien entdeckte er urtümliche Bilder und Bildfolgen, die er regelmäßig auch in den Mythen verschiedenster Völker sowie in den Träumen gesunder Menschen vorfand und die nicht aus dem persönlichen Erlebnisbereich stammten. Ab 1917 begann Jung das *persönliche Unbewußte* vom *kollektiven Unbewußten*, einer tieferen und allgemeinmenschlichen (kollektiven) Schicht zu unterscheiden (Frey-Rohn 1969, 167 ff.). Während das persönliche Unbewußte Vergessenes, Verdrängtes etc. aus dem subjektiven, persönlichen Leben eines Menschen umfaßt, ist das kollektive Unbewußte als Objektiv-Psychisches, als Summe der Archetypen die unbewußte Basis der Psyche überhaupt. Während die universellen Verhaltensweisen der Menschen Gegenstand humanethologischer Forschungen sind, beschäftigt sich die Analytische Psychologie mit der Wahrnehmung und dem Erleben der von den Archetypen z.B. in Phantasien und Träumen geschaffenen märchen- und mythenartigen Bilder und ihrer Wirkung auf den Menschen. Die Archetypen sind Regulatoren und Anreger der schöpferischen Phantasietätigkeit, die das vorhandene Bewußtseinsmaterial für ihre Gestaltungen dienstbar macht. Sie wirken faszinierend, ordnend, Orientierung und Ziel gebend. Menschen, die ihre Beziehung zum kollektiven Unbewußten, zur mythologischen Schicht ihres Unbewußten verloren haben, haben damit auch ihre Wurzeln aufgegeben. Sie sind in Lebenskrisen, wie z.B. beim Eintritt in neue Lebensphasen (Pubertät, Alter, Herannahen des Todes etc.) orientierungslos geworden. Mit der bloßen Vernunft können derartige Lebenskrisen nicht gelöst werden, es bedarf vielmehr für die erforderlich gewordene Neuorientierung phantasievoller schöpferischer Anregungen aus dem Unbewußten. Das kollektive Unbewußte bzw. der Zugang zu diesem besitzt somit eine überragende therapeutische Bedeutung. Es ist außerdem die Basis für das gegenseitige Verstehen von Menschen, für die Fähigkeit, mit anderen gemeinsam zu erleben und sich geborgen in die Menschheit eingebunden zu fühlen.

## Bewußtsein und Typenlehre

Das Licht des Bewußtseins wird aus der Nacht des Unbewußten geboren. Seelisches Leben ist nicht an die Helligkeit des Tages gebunden. Jung sieht die Entwicklung des Bewußtseins im Kind als eine Wiederholung der stammesgeschichtlichen Bewußtseinsentwicklung der Menschheit. Neumann (1971) versuchte 1949, anhand umfangreicher mythologischer Studien Parallelen zwischen individueller und kollektiver Bewußtseinsentwicklung aufzuzeigen. Der Kampf des Lichts gegen die Mächte der Finsternis ist Thema unzähliger Heldenmythen, die bildhaft das Ringen des Bewußtseins um mehr Autonomie ausdrücken und bis heute nicht an Aktualität verloren haben: Das Ich steht im Zentrum des Bewußtwerdungsprozesses. Der Held ist nur eine von vielen Gestalten dieser Mythen so wie das Ich bzw. der Ichkomplex nur ein Komplex von vielen ist. – Ihm steht die Totalität des Psychischen (das Selbst) gegenüber, die Bewußtes und Unbewußtes umfaßt.

Unter Bewußtsein versteht Jung: „die Tätigkeit, welche die Beziehung psychischer Inhalte zum Ich unterhält" bzw. „die Bezogenheit psychischer Inhalte auf das Ich" (Jung 1976, 451). Psychische Inhalte, die nicht mit dem Ichkomplex verbunden sind, bleiben unbewußt. Das Ich ist Zentrum des Bewußtseinsfeldes, Subjekt aller persönlichen Bewußtseinsakte. Das Bewußtsein sagt von sich selber „Ich" (Jung 1986, 190). Das Ich besitzt ein gewisses Maß an Freiheit gegenüber dem Unbewußten. Dank des Bewußtseins können wir unter- scheiden und deshalb auch ent-scheiden. „Das Bewußtsein ist seinem ganzen Wesen nach ... Unterscheidung von Ich und Nicht-Ich, Subjekt und Objekt, Ja und Nein usw. ... Wo ... kein Bewußtsein ist, ... da ist keine Überlegung, kein pro et contra, keine Uneinigkeit, sondern einfaches Geschehen ..." (Jung 1976, 118).

Durch das Bewußtsein orientieren wir uns in der Außen- und der Innenwelt. Mit Hilfe der *„Empfindungsfunktion"* nehmen wir Vorhandenes (objektiv) wahr. Die *„Denkfunktion"* ermöglicht uns Orientierung und Bewertung mittels Erkenntnis begrifflicher Zusammenhänge und logischer Folgerungen. Während die Denkfunktion vom Standpunkt „richtig- falsch" aus urteilt, wertet die *„Fühlfunktion"* nach den Kriterien „angenehm -unangenehm". Mit Hilfe der letzten der vier Bewußtseinsfunktionen, der *„Intuition"*, können wir mögliche, (zunächst) nicht ersichtliche Zusammenhänge und Auswirkungen erahnen. Die meisten Menschen orientieren sich vorwiegend mit einer dieser vier Funktionen, die übrigen drei sind mehr oder weniger gut entwickelt, was zu typischen Auffassungsunterschieden sowie Kommunikationsschwierigkeiten führen kann. Der Denktyp z.B. verlangt vom Fühltyp eine logische Begründung seiner Urteile, wozu der Fühltyp aber nicht in der Lage ist: Er begnügt sich mit der gefühlsmäßigen Beurteilung einer Situation. Der Empfindungstyp kann vom Feuerwerk der Einfälle eines Intuitiven sehr beeindruckt sein, muß sich aber gleichzeitig wundern, wie schlecht die Detailwahrnehmungen des Intuitiven sind.

Neben den vier Funktionstypen unterscheidet Jung noch zwei, seither allgemein bekannte Einstellungstypen: den Extra- und den Introvertierten. Während sich der *Extravertierte* vor allem den äußeren Dingen des Lebens zuwendet, interessiert sich der *Introvertierte* hauptsächlich für sein eigenes

Innenleben. Wenn eine der beiden Einstellungen auf Kosten der anderen extrem gelebt wird, kann es zu psychischen Störungen kommen. Unsere nüchterne Kultur z.B. leidet an einem Übermaß an Extraversion und extravertiertem Denken sowie Empfinden.

## Die Dynamik zwischen dem Ich und dem Unbewußten

Aus der Vielfalt bzw. Ganzheit der vorhandenen Verhaltens- und Erlebensmöglichkeiten des Menschen werden aufgrund kultureller und familiärer Einflüsse bestimmte Bereiche gefördert, andere an ihrer Entfaltung behindert.

Das Problem der sozialen Anpassung, der gesellschaftlichen Rollen (Arzt, Polizist, Mutter etc.), der damit verbundenen kollektiven Erwartungen gegenüber dem einzelnen hat Jung unter dem Begriff der „Persona" beschrieben. Er unterstreicht die Notwendigkeit der Ausbildung einer geeigneten Persona, also der sozialen Anpassung, ebenso wie die Gefahr der Identifizierung mit Amt und Titel als „Kompensation für persönliche Unzulänglichkeiten" und Feind der Persönlichkeitsentwicklung. Das für die Anpassung an die äußere Realität verantwortliche Bewußtsein hat aus dem vorhandenen Repertoire zu wählen: unliebsame und unbrauchbare psychische Teilbereiche verlieren ihre Bezogenheit auf den Ichkomplex. Von einer weiteren Entwicklung ausgeschlossen, undifferenziert und archaisch fristen sie unbewußt ihr Dasein im Schatten des lichten Ichs. Die unliebsamen, verachteten, sozial nicht lebbaren Persönlichkeitsanteile hat Jung als „Schatten" bezeichnet. Personifiziert begegnet uns dieser als Sandler, Dieb, Mörder, Terrorist, Prostituierte etc. in den dunklen Gassen unserer Träume. Dieses „Gesindel" kann dem Träumer sein Geld abnehmen, was bedeutet, daß er seine Lebensenergie an den Schattenbereich verloren und sie deshalb dort zu suchen hat. Die Reise in die ebenso gefürchtete und verabscheute wie anziehende Unterwelt wird notwendig.

Auch die Vernachlässigung der gegengeschlechtlichen psychischen Bereiche durch einseitig allzu langes Leben der eigenen Geschlechtsrolle führt auf Dauer zu einer Verarmung des Individuums. Jung hat sich schon vor Jahrzehnten für die Entwicklung des „Männlichen" in der Frau („Animus") und des „Weiblichen" im Mann („Anima") unter Voraussetzung der festen Verankerung in der eigenen Geschlechtlichkeit stark gemacht. Seelische Bereiche und Eigenschaften wie Nachgiebigkeit, Schwäche, Gefühl, Intuition, Phantasie, das Irrationale etc., die (historisch bedingt bis vor kurzem) als weiblich bezeichnet wurden, sind in unserer Gesellschaft nicht sehr gefragt. In das Unbewußte verbannt, treten sie uns von dort in unseren Träumen und Phantasien als kranke, leidende, herabgekommene oder bedrohlich fordernde und manchmal verführerische Frauengestalten entgegen. Vielfach liegen die weiblichen Werte als Frauenleichen im versperrten Keller unserer Blaubartgesellschaft.

Nach Jungs Auffassung fordern alle Bereiche des Seelischen ihr Recht. Das Unbewußte will vom Ich akzeptiert werden, ebenso wie das Ich vom Unbewußten.

Eine vom Ich ausgehende einseitige Ausrichtung unter Vernachlässigung wesentlicher seelischer Bereiche und Entwicklungen, führt zur „Entzweiung mit sich selbst", zur Neurose. Die Psyche besitzt einen Drang zur Ganzheit, zur fruchtbaren Vereinigung von Gegensätzen, von Bewußtem und Unbewußtem, von symbolisch Männlichem und Weiblichem, von kühler Vernunft und brennender Leidenschaft, von heldenhafter Aktivität und geduldigem Geschehenlassen. Das Ziel dieser „Ganzheit" ist nicht ungetrübte innerpsychische Harmonie, sondern Akzeptieren und Ertragen der eigenen Gegensätzlichkeit und Konflikthaftigkeit. Jung meint: „Bewußtsein und Unbewußtes ergeben kein Ganzes, wenn das eine durch das andere unterdrückt und geschädigt wird. ... Beide sind Aspekte des Lebens. Das Bewußtsein sollte seine Vernunft und seine Selbstschutzmöglichkeiten verteidigen, und das chaotische Leben des Unbewußten sollte auch die Möglichkeit haben, seiner eigenen Art zu folgen, soviel wir davon ertragen können. Dies bedeutet offenen Kampf und offene Zusammenarbeit in einem" (zit. in Frey-Rohn 1969, 158).

Zusammenfassend läßt sich sagen: Unbewußte Vorgänge stehen nach Jung in einer kompensatorischen Beziehung zum Bewußtsein. Eine „integrierende" Kraft im Menschen strebt die Vereinigung von Gegensätzen an: Werden Teile aus dem persönlichen oder dem kollektiven Unbewußten vernachläßigt, werden sie sich gemäß dem Gesetz der Gegensätze, wie Heraklit es schon beschrieben hat, in Form von neurotischen Symptombildungen bemerkbar machen. Damit interpretiert Jung das Symptom als den Versuch einer – wenn auch mißlungenen – Synthese und betont das finale Moment gegenüber dem kausalen in Freuds Neurosenlehre. Jungs Psychologie spiegelt ähnlich wie andere Denkmodelle und Therapieansätze ein dialektisches Verständnis von der menschlichen Psyche wider. Die Einbeziehung der Gegensatzproblematik, der Stellenwert der Polaritäten sind in allen zentralen Begriffen seiner Theorie zu finden. Ob es sich nun um den Bereich Unbewußt-Bewußt, die Einstellungen Extraversion-Introversion, die Funktionen Denken-Fühlen, Empfindung-Intuition oder die Beziehung Schatten-Licht handelt, immer werden zwei Pole, die Ausdruck einer gemeinsamen Kraft sind, beschrieben.

Als Zentrum der Gesamtpersönlichkeit gilt das Selbst, worunter Jung den *„Gesamtumfang aller psychischen Phänomene im Menschen"* versteht.

Darin drückt sich das Bestreben nach Erfassen des Gesamten, des Umfassenden gegenüber der Bezugnahme auf Teilelemente aus – dieses Bestreben zieht sich wie ein roter Faden durch sein Werk.

Neben diesen Elementen prägt vor allem der Glaube an die positiven Kräfte im Menschen den Jungschen Ansatz – ein Glaube, der auch in den humanistischen Therapien übernommen wurde. Die Freudsche Psychoanalyse sieht das Unbewußte als potentielle Bedrohung des „Kultur"-Menschen („Wo Es war, soll Ich werden."). Der Jungsche Ansatz will gerade den unbewußten Seiten im Menschen zur Entfaltung verhelfen. So gesehen ist die Psychotherapie nicht bloß Behandlung, sondern ein Weg zur Selbstverwirklichung.

## Die Individuation

Die psychische Entwicklung des Menschen verläuft parallel zum Wachstums- und Alterungsprozeß des Körpers entsprechend einem Reifungsplan, der neben allgemeinmenschlichen Entwicklungsschritten auch die Ausbildung der jeweiligen Besonderheiten und Möglichkeiten des betreffenden Individuums vorsieht.

Von diesem Plan geht eine Dynamik aus, die auf Selbstverwirklichung, Individuation ausgerichtet ist. Der Individuationsprozeß bedarf nur dann einer psychotherapeutischen Intervention, wenn er zum Stillstand gekommen ist.

In der ersten Lebenshälfte beinhaltet der Prozeß Trennung von den Eltern, Aufbau eines starken Ichs, Ausbildung der Persona etc; es geht also um die Anpassung an die äußere Realität.

In der zweiten Lebenshälfte sieht der Entwicklungsplan Anpassung an die innere Realität vor: Selbstbesinnung, Frage nach dem Sinn des eigenen Lebens, Abrundung und Vervollständigung der Persönlichkeit durch Integration abgespaltener Persönlichkeitsanteile (Schatten, Anima, Animus) sowie durch Förderung der am wenigsten differenzierten Bewußtseinsfunktionen (z.B. der Fühlfunktion) und letztenends die in unserer Gesellschaft verdrängte Vorbereitung auf den Tod.

Die Verbesserung der jeweils schwächsten Bewußtseinsfunktion führt zu einer ganzheitlicheren Erfassung der äußeren und inneren Realität mittels der vier Bewußtseinsfunktionen.

Die Anerkennung der eigenen ungeliebten Schwächen und verhaßten Persönlichkeitsanteile verhilft uns zu toleranterem Verhalten Menschen gegenüber, die wir vorher unbewußt wegen ihrer Ähnlichkeit mit unserem Schatten bekämpft haben. Die Belebung der wenig entwickelten, unbewußten gegengeschlechtlichen Seelenanteile führt uns zu einem besseren Verständnis des anderen Geschlechts und neben einer ausgewogeneren, ganzheitlichen Sicht der Welt auch zur Verlebendigung von uns selbst. (In vielen Mythen und Sagen vermittelt die Anima einen Schatz!). Der Individuationsprozeß läuft auch ohne Analyse spontan ab, in der Analyse erfährt er aber eine Vertiefung durch die sonst nicht übliche Zuwendung zum Bilderreich des Unbewußten und ein hohes Maß an Bewußtwerdung. Das ergreifende Erleben der uralten Bildergeschichten aus dem kollektiven Unbewußten läßt den Menschen Anschluß finden an die gesamte Menschheit in Vergangenheit, Gegenwart und Zukunft. Er findet Geborgenheit im

Mensch-Sein, Sinn und Zuversicht auf dem Weg, den schon so viele vor ihm gegangen sind. Andererseits wird es ihm erst vor dem kontrastierenden Hintergrund des kollektiven Unbewußten möglich, sich wirklich selbst als einzigartiges Lebewesen zu erleben.

## Die psychotherapeutische Praxis

Die Analytische Psychologie kennt keine „typischen Krankheitsfälle", die sie mit typischen Techniken heilen wollte.

Sie ist nicht kollektiven Normen der Normalität verpflichtet, sondern der Tiefe der Seele sowie dem Analysanden auf *seinem* Individuationsweg. Analytiker und Analysand lassen sich gemeinsam auf den Individuationsprozeß ein, gehen miteinander erlebend auf die Reise in das Unbewußte, von der sie beide verändert zurückkehren. Das Reiseziel wird vom Selbst des Analysanden, von dessen bewußtem Wollen sowie seinen unbewußten Notwendigkeiten gewählt. Der Analytiker besitzt die Funktion des Reisebegleiters, der sich dank zahlreicher Reisen in der Fremde besser zurechtfindet. Er ist aufgrund seiner eigenen Lehranalyse in der Lage, zwischen dem Bewußten und dem Unbewußten zu vermitteln und bei der Integration abgespaltener Persönlichkeitsanteile zu helfen. (Jung war der erste, der die Notwendigkeit der Lehranalyse erkannte und diese einführte.)

Nach Jung wird eine reduktive, erklärende Therapie dem Menschen als Gesamtpersönlichkeit nicht gerecht. Um möglichst weite Bereiche des persönlichen wie überpersönlichen Unbewußten zu erschließen und damit eine Integration dieser Inhalte zu garantieren, muß ein ständiger Dialog zwischen dem Bewußtsein und dem Unbewußten stattfinden, wobei die Betonung darauf liegt, das Unbewußte in *seiner* Sprache zu Wort kommen zu lassen (durch Träume, Imaginationen, Bilder etc.) – eine rationale Bewältigung alleine ist zu wenig. Jung stellt damit der reduktiven Erklärung den erlebnisverdichtenden kreativen Umgang mit dem Unbewußten (Zeichnen, Malen, Geschichten schreiben) sowie die sogenannte *„Amplifikation"* gegenüber. Dabei werden z.B. Motive aus Träumen eines Patienten durch die intensive Beschäftigung mit ähnlichen Motiven aus Märchen, Mythen und der Kunst emotional verdichtet und erweitert, bis allmählich deren Bedeutung faßbar und Lösungsmöglichkeiten sichtbar werden.

In Märchen und Mythen sind die Erfahrungsschätze der Menschheit im Umgang mit allgemeinmenschlichen, zeitlosen Krisen und Problemen gesammelt. Sie regen zu phantasievollem Umgang mit Problemen an und können durch ihre bildhaft ansprechende Form Vorbilder zur Problembewältigung anbieten.

In der Psychoanalyse wird der Traum als Ausdruck verborgener Inhalte verstanden, deren Bedeutung entschlüsselt werden muß; die Traumarbeit in der analytischen Psychologie hingegen unterstreicht das prospektive Element, das dem Traum innewohnt. Er wird als Wegweiser, als Hinweis auf noch nicht erschlossene Bereiche des Selbst verstanden, denen der Patient in seinem Leben Ausdruck verleihen soll.

Für Jung sind diese Traumelemente nicht nur auf der „Objektstufe" bedeutsam - derzufolge sie bedeutsame Inhalte aus dem realen Leben des Patienten darstellen –, er versteht sie zugleich als Aussagen auf der „Subjektebene" – als Träger noch unentdeckter Seiten der Persönlichkeit des Patienten. Dieses Element wurde später von Fritz Perls aufgegriffen.

Bezüglich der ausgefeilten Methodik der Traum-, Märchen- und Mytheninterpretation muß auf das Literaturverzeichnis verwiesen werden. Das gleiche gilt für die Aktive Imagination, eine von Jung im Lauf seines Selbstexperiments ab 1913 ausgearbeitete Tagtraumtechnik, deren Ziel die aktive (z.B. als Dialog geführte) Auseinandersetzung des Ichs mit imaginierten Figuren aus dem Unbewußten ist.

## Jung und seine Nachfolger

Carl Gustav Jungs Grundannahmen haben – wie bereits einmal kurz angedeutet – weitreichende Bedeutung erlangt: Viele Elemente finden sich in den humanistischen Ansätzen; im Gestaltansatz von Perls findet die Jungsche Auffassung von den Polaritäten ihren Niederschlag; die Wertschätzung der Einzigartigkeit der Person sowie der individuelle Zugang zum Klienten hat den personenzentrierten Ansatz geprägt.

Das Jung'sche tiefenpsychologische Konzept ist so umfassend, daß sich bis heute innerhalb der Analytischen Psychologie die unterschiedlichsten Schulen entwickeln konnten: von der rein poetisch-mythologisch ausgerichteten Archetypischen Psychologie James Hillmans bis zu der stark psychoanalytisch orientierten Analytischen Psychologie in Berlin und London. Die moderne Psychoanalyse und Psychotherapie ist – allerdings von vielen unbemerkt – in gewissem Sinn jungianisch geworden. Samuels (1989, 35 ff.) spricht von „Jungianern wider Wissen". Er bezeichnet C.G. Jung hinsichtlich der klinischen Anwendbarkeit seiner Konzepte als „überraschend modernen Denker und Psychotherapeuten, der die weitere Entwicklung der psychoanalytischen und psychologischen Theorie verblüffend gut vorausgesehen hat."

**Literatur**

Frey-Rohn, L. (1969): Von Freud zu Jung. Zürich

Jaffe, A. (1977): C.G. Jung. Bild und Wort. Olten

Jung, C.G. (1976): Psychologische Typen. Ges. Werke Bd 6. Olten

Jung, C.G. (1978): Aion. Gesammelte Werke Bd 9/II. Olten

Jung, C.G. (1986): C.G. Jung im Gespräch. Interviews, Reden, Begegnungen. Zürich

Kast, V. (1980): Das Assoziationsexperiment in der therapeutischen Praxis. Fellbach

Neumann, E. (1971): Ursprungsgeschichte des Bewußtseins.Olten

Samuels, A. (1989): Jung und seine Nachfolger. Neuere Entwicklungen in der Analytischen Psychologie. Stuttgart

Seifert, Th. (1981): Lebensperspektiven der Psychologie. Olten

**Weiterführende Literatur**

Ammann, A.N. (1978): Aktive Imagination. Olten
Dieckmann, H. (1979): Methoden der analytischen Psychologie. Olten
Dieckmann, H. (1990): Träume als Sprache der Seele. Einführung in die Traumdeutung der Analytischen Psychologie C.G. Jungs. Fellbach
Dieckmann, H. (1991): Gelebte Märchen. Stuttgart
Eschenbach, U. (Hg.) (1979): Therapeutische Konzepte der Analytischen Psychologie C.G. Jungs (mehrere Bände). Fellbach
Franz, M.-L. von (1986): Psychologische Märcheninterpretation. München
Jacoby, M. (1985): Individuation und Narzißmus. Psychologie des Selbst bei C.G. Jung und H. Kohut. München
Jacoby, M. (1993): Übertragung und Beziehung in der Jungschen Praxis. Olten
Kast, V. (1986): Märchen als Therapie. Olten
Kast, V. (1990): Die Dynamik der Symbole. Grundlagen der Jungschen Psychotherapie. Olten
Samuels, A., Shorter, B. & Plaut, F. (1989): Wörterbuch Jungscher Psychologie. München

**Zeitschriften**

Analytische Psychologie. Zeitschrift für Analytische Psychologie und ihre Grenzgebiete. Publikationsorgan der Deutschen, Schweizerischen und Österreichischen Gesellschaften für Analytische Psychologie. Verlag S. Karger, Basel; erscheint 4mal im Jahr
Gorgo. Zeitschrift für archetypische Psychologie und bildhaftes Denken. Buch Service, Basel, erscheint 2mal im Jahr
Journal of Analytic Psychology. Publ. for the Society of Analytical Psychology. Academic Press, London. Quarterly
Weisheit im Märchen. Hg.: Seifert, Th.; zahlreiche Bände. Kreuz-Verlag, Stuttgart
Zauber der Mythen. Hg.: Seifert, Th.; zahlreiche Bände. Kreuz-Verlag, Stuttgart

*Gerhard Springer*

# Transaktionsanalyse

Der Begründer der Transaktionsanalyse, Eric Berne (1910–1970), Sohn eines Allgemeinmediziners und einer Journalistin, war in Amerika fünfzehn Jahre als Psychiater vorwiegend psychoanalytisch orientiert tätig, bevor er die Konzepte der Transaktionsanalyse entwickelte. Seine Lehranalytiker waren Paul Federn und E.H. Erikson. Berne arbeitete viele Jahre im psychiatrischen Feld. Durch die Erfahrung mit diesen Patienten wurden ihm folgende Prinzipien der Behandlung wichtig:

- Eine einfache, verstehbare Sprache für die Psychotherapie zur Förderung der Verantwortlichkeit des Patienten für seine eigene Veränderung.
- Symptomkontrolle als erster Schritt in der Behandlung schwer gestörter Patienten mit dem Ziel der sozialen Integration. Der Patient kann nach der Kontrolle seiner Symptome entscheiden, ob und wie seine Behandlung weitergehen soll.
- Mitarbeiterkonferenzen auch gemeinsam mit den Patienten, sodaß Patienten und Staff voneinander lernen können.

Zur Geschichte des Ansatzes und der Entwicklung von Schulrichtungen: Die ersten Schriften Bernes zwischen 1949 und 1955 beschäftigten sich mit dem Phänomen der Intuition als eigener Form der Wahrnehmung und der Diagnose sowie der Auseinandersetzung von Psychologie und Kybernetik. In seinen Artikeln „Das Ich-Bild" und „Ich-Zustände in der Psychotherapie" (Berne 1957; dt. 1991) erkennt man den Entwurf einer Ich-Psychologie in der Tradition Federns, Hartmanns, Nunbergs und Eriksons. Hier spricht Berne zum ersten Mal von Ich-Zuständen in Anlehnung an Federns Zustände des Ichs.

„Diese Methode beruht auf der Trennung und Untersuchung von exteropsychischen, neopsychischen und archäopsychischen Ich-Zuständen. Die Strukturanalyse betrifft die intrapsychischen Beziehungen zwischen diesen drei Arten von Ich-Zuständen: ihre wechselseitige Isolierung, ihre Konflikte, Trübungen, das Eindringen in einen anderen, ihre Vorherrschaft oder Zusammenarbeit innerhalb der Persönlichkeit" (Berne 1991, 178).

In rascher Folge veröffentlicht Berne nun seine zentralen Bücher: „Transactional Analysis in Psychotherapy" (1961), „Spiele der Erwachsenen" (1967), „Principles of Group Treatment" (1966) und andere. Sein letztes Buch „Was sagen Sie nachdem Sie ‚Guten Tag' gesagt haben?" (1975) ist vorwiegend eine Auseinandersetzung mit dem Lebensskript und läßt eine Wiederannäherung an die Psychoanalyse erkennen. Im allgemeinen Aufschwung der Humanistischen Psychologie Amerikas entwickelte sich die Transaktionsanalyse rasch, und verschiedene Schulrichtungen bildeten sich heraus:

1. *Die klassische Schule* ist zunächst an der Symptomatik orientiert und arbei-

tet mit inhaltlichen Verträgen (s.u.) mit dem Ziel der raschen Veränderung. Sie steht modernen Konzepten der Verhaltenstherapie nahe. Anwendungsbereiche sind transaktionsanalytische Kurztherapie und verhaltensorientierte transaktionsanalytische Gruppentherapie (vgl. Barnes et al. 1979).

2. *Die transaktionsanalytische Schule der Neuentscheidungstherapie* nimmt Techniken der Gestalttherapie auf und verbindet transaktionsanalytische Methoden mit erlebnisorientierten. Anwendungsgebiete sind Einzeltherapie in der Gruppe mit abgegrenzten fokalen Problemstellungen. Übertragung und Gegenübertragung werden zwar anerkannt, in der Praxis jedoch nicht aktiv gefördert (Goulding & Goulding 1981).

3. *Die Therapie der Schizophrenien in der Form der Neubeelterung der Cathexis-Schule* (Schiff et al. 1975; Schiff & Day 1980) stellen einen eigenständigen Ansatz zur Therapie dieser Störungen dar.

„Die ,Entleerung' des pathologischen-psychotischen, elterlichen Introjekts und der Prozeß der Neuaufnahme konstruktiver elterlicher Botschaften im Eltern-Ich" (Springer 1992) stellen auch innerhalb der Transaktionsanalyse eine einzigartige behandlungstechnische Maßnahme dar.

Angewandt wird die Cathexismethode überwiegend im stationären und teilstationären Setting.

4. *Die Tiefenpsychologische Transaktionsanalyse* versteht sich als beziehungsorientierte, an der Analyse von Übertragung und Gegenübertragung orientierte Richtung. Sie nimmt die ursprünglichen Ich-psychologisch-psychoanalytischen Konzepte Bernes, seine Bezüge zu frühen Objektbeziehungstheoretikern und seine ursprünglichen Ich-Zustands-Theorien wieder auf und verbindet sie mit neuen Sichtweisen der Entwicklungspsychologie und Kinderforschung.

Anwendungsgebiete sind höher- und hochfrequente Einzeltherapie und tiefenpsychologische transaktionsanalytische Gruppentherapie (Rath 1992; Springer 1988, 1993a; Christoph-Lemke o.J., 1991; Weil 1986; Drye 1977; Moiso 1985; Moiso & Novellino 1990).

## Theoretische Grundlagen der Methode

Der Ansatz der Transaktionsanalyse ist der einer phänomenologisch beschreibenden Psychologie. Bernes Pragmatismus und eine der Alltagssprache entnommene Begrifflichkeit zeigen in ihrer Mehrdeutigkeit sich überschneidende theoretische Konzepte.

Psychoanalytisch-psychodynamische Konzepte verbinden sich mit interpersonalen, kausale mit finalen Konzepten, humanistische mit verhaltensorientierten und systemischen Konzepten.

*Grundkonzepte der Transaktionsanalyse sind:*

• Konzepte zur Struktur der Persönlichkeit
• Konzepte zur Gestaltung von Beziehungen
• Konzepte zur Lebensgestaltung.

# 1. Konzepte zur Struktur der Persönlichkeit: Ich-Zustände oder Zustände des Ich

Bernes genaue Beobachtung von Menschen ließ ihn drei unterscheidbare Kategorien menschlichen Verhaltens, Denkens und Fühlens aus der Fülle der Zustände des Ich herausarbeiten:

Das *Erwachsenen-Ich,* der Bereich realitätsangemessener Denk-, Fühl- und Verhaltensweisen.

Das *Eltern-Ich,* der Bereich der Introjektion elterlicher Denk-, Fühl- und Verhaltensweisen.

Das *Kindheits-Ich,* der Bereich der Regression auf frühere, meist kindliche Fixierungen des Denkens, Fühlen und Verhaltens.

Diese Ich-Zustände als Abbildung der lebensgeschichtlichen Erfahrung des Menschen treten sowohl intern in Auseinandersetzung (z.B. als innerer Dialog) als auch extern in Erscheinung, wo sie Verhaltensweisen motivieren, die zwischenmenschliche Beziehungen gelingen oder mißlingen lassen.

Im Prozeß der transaktionsanalytischen Therapie werden diese Ich-Zustandsanteile dem Bewußtsein zugänglicher, pathologische Ich-Zustandsanteile werden als frühe Überlebensnotwendigkeit neu verstanden und in der therapeutischen Beziehung relativiert bzw. neu organisiert. Das Ergebnis ist ein realer Kontakt zu sich und zu anderen im Hier und Jetzt.

# 2. Konzepte zur Gestaltung von Beziehungen: Die Bedürftigkeit des Menschen nach Zuwendung und mitmenschlichem Austausch

Transaktionsanalyse beschreibt den Menschen als ein offenes System, d.h., er bedarf des lebenslänglichen Austausches von Zuwendung und Beachtetwerden in unterschiedlichsten Formen.

Die Psyche des Menschen sieht die Transaktionsanalyse als „ein sich selbst organisierendes System, das sich entfaltet, wenn eine Person durch eine mehr oder weniger intensive energetische oder materielle Transaktion mit der Umwelt in Beziehung steht, und ist selbst wieder Teil eines Systems komplexerer Ordnung" (Rath 1992).

Berne bezeichnet mit den Begriffen „Zuwendungshunger" und „Stimulushunger" einerseits die frühe orale Überlebensqualität von Zuwendung, postuliert andererseits die lebenslange Angewiesenheit auf mitmenschlichen Austausch in verschiedensten Formen, in denen Trieberfüllung, Kontaktbehagen, Beziehungsglück und Bindungswunsch zusammenfließen (vgl. Springer 1993a).

Der Hunger nach Stimulation als lebenslanges Bedürfnis veranlaßt z.B. Babies zu Tönen und Gesten, auf die wiederum die Eltern reagieren, genauso wie alte Menschen in Arzt- und Geschäftsbesuchen den Mangel an Gesehen- und Beachtetwerden auszugleichen suchen.

Transaktionen, Spiele, als pathologische Form des Kontakts, ungesunde Formen symbiotischen Verhaltens – alles steht auch im Dienst des Gesehenwerdens und des Hungers nach Zuwendung.

Wenn das familiäre Muster für Zuwendung (Steiner 1971) sparsam ist oder nur auf destruktive Äußerungen reagiert, sind Menschen bereit, sich selbst oder andere zu verletzen, um wenigstens so ein Minimum an zugewendeter Aufmerksamkeit zu erhalten.

## 3. Konzepte zur Lebensgestaltung: Skriptanalyse – Die Wiederholung des Übertragungsdramas

Bernes erste Definition des Skripts in „Transactional Analysis in Psychotherapy" (1961) läßt die psychoanalytischen Wurzeln seiner Skripttheorie erkennen: „Das Skript ist ein komplexes Set von Transaktionen ..., ein Versuch, in abgeleiteter Form ein ganzes Übertragungsdrama zu wiederholen" (Übersetzung G.S.).

Den Begriff des Skripts als Lebensplan hat Berne von Alfred Adler übernommen.

Bernes letzte Skriptdefinition zeigt die in der Zwischenzeit ausgearbeitete Struktur: Ein Lebensplan, der auf einer in der Kindheit getroffenen Entscheidung beruht, in dem man von den Eltern bestärkt wird, den nachfolgende Ereignisse rechtfertigen und dessen Höhepunkt eine scheinbar selbstgewählte Alternative bildet.

Berne versteht das Skript im Prinzip als pathologisch, auch wenn er gelegentlich von einem „Gewinnerskript" spricht. Neuere Sichtweisen der Skripttheorie unterscheiden konstruktive und pathologische Anteile im Skript und betonen den Strukturaspekt des Skripts (English 1980; Springer 1993a).

Die positiven und pathologischen Teile des Skripts als Entwurf eines Selbst- und Weltbildes zeigen das Ergebnis vielfältiger phasenspezifischer Überlebensschlußfolgerungen im Dienst der Abwehr, deren Verdrängung, Überlagerung und Umformung sowie den kreativen Akt der Generalisierung in der Skriptbildung.

Mit „Überlebensschlußfolgerung" bezeichnet English (1980) eine Fülle von intuitiven Schlußfolgerungen des Kindes auf Einflüsse von bedeutsamen anderen. Sie können ähnlich oder entgegengesetzt sein und gehen der Generalisierung im Skript voraus.

Wenn ein Kind z.B. wiederholt in verschiedenen Alters- und Entwicklungsphasen körperliches Erstarren seiner Eltern und Abwendung auf seine unbekümmerte Annäherung erlebt hat, könnte es zu verschiedensten „Überlebensschlußfolgerungen" kommen: „Mit mir stimmt etwas nicht, mein Nähewunsch ist nicht in Ordnung."

Die Aggression, der Schmerz und die Traurigkeit, die damit verbunden sind, würde dieses Kind nun mit sich allein abmachen müssen. So wäre es nicht verwunderlich, wenn dieses Kind die Skriptentscheidung trifft, in Zukunft von sich aus Nähe zu vermeiden. Anhand eines Märchens, einer Geschichte oder eines Films könnte es nun ein Szenario entwerfen, wie es in Zukunft allein durch die Welt kommt, vielleicht große Heldentaten vollbringt und einsam, aber tapfer stirbt.

Diesem frühen Lebensplan folgend, würde der Erwachsene genügend Bestätigung für diese Skriptentscheidung des Kindes finden: Zwischenmenschliche Grenzen wird er vielleicht als Zurückweisung erleben, Absagen als Kränkungen etc. Vielleicht wird dieser Mensch mit harter Arbeit das Nähedefizit auszugleichen suchen und eventuell an einem Herzleiden sterben.

Die Skriptentscheidungen stellen die beste Strategie des Kindes zum Überleben in einer verletzenden und einschränkenden Welt dar.

Skript-„Entscheidungen" werden auf der Basis kindlicher Emotionen und kindlicher Realitätsprüfungen getroffen. Sie sind eine ursprünglich außerordentlich kreative Generalisierungsleistung des Kindes zur Bewältigung lebenseinschränkender Bedingungen, eine intuitive Strukturierung einer Fülle von sich oft widersprechenden Einflüssen und der Versuch, sich in diesem Entwurf von Leben und Welt ein wenig Sicherheit zu geben.

Ausgehend davon, daß das Kind sich unter ungünstigen Bedingungen zu verschiedenen Skriptentscheidungen genötigt sah, werden mit dem Patienten neue Möglichkeiten erarbeitet bzw. phasenspezifische Defizite in der therapeutischen Beziehung nachgeholt. Dabei spielen frühe Entscheidungen des Kindes im Hinblick auf das Ende des Lebens eine große Rolle: Das lebenslängliche Ausharren in Depression und Resignation, das einsame Überarbeiten, Gewalttätigkeit, Suizid und psychosomatischer Suizid, das Ende in der Psychose etc. (vgl. Sejkora 1989).

## Die Analyse der Transaktionen –
## Die Analyse von Übertragung und Gegenübertragung

Wann immer Menschen zufriedenstellend miteinander auskommen, tun sie das, in der Sprache der Transaktionsanalyse ausgedrückt, aus einem integrierten Erwachsenen-Ich-Zustand heraus. In ihrem Fühlen für sich und andere, in ihrem klaren, uneingeschränkten Denken über sich, über Situationen und Menschen, in einem realitätsangemessenen Verhalten zu sich und anderen manifestiert sich dieses integrierte Erwachsenen-Ich.

Dies ist natürlich nicht immer der Fall. Menschen übertragen häufig Gefühle auf andere, die eigentlich früheren wichtigen Personen ihrer Lebensgeschichte zugehören und mit dem Hier und Jetzt nichts zu tun haben. Wann immer dies eintritt, ist eine Analyse dieser Transaktionen sinnvoll.

Eine Transaktion ist die Grundeinheit aller zwischenmenschlichen Beziehungen. Sie ist als „Beziehungseinheit" im Prozeßgeschehen nicht mehr unterteilbar. Anrede und Antwort stellen ein ineinander verwobenes „Wir" zwischenmenschlichen Austausches dar. Zum Zweck der Analyse kann eine Transaktion in einzelne Elemente von Stimulus und Reaktion zwischen zwei Ich-Zuständen aufgegliedert werden. Die genaue Analyse der Transaktionen ermöglicht, das Übertragungsgeschehen Schritt für Schritt zu analysieren, den frühen Sinn dieses Übertragungsgeschehens zu verstehen, und führt zurück zu den Fixierungen im Kindheits-Ich bzw. zu schädlichen Introjektionen im Eltern-Ich.

## Die Analyse der Spiele – Die Analyse sich wiederholender Beziehungsabläufe

Die transaktionsanalytischen Konzepte der Spiele operationalisieren den psychoanalytischen Begriff des Wiederholungszwangs auf der Beziehungsebene.

Spiele sind keine bewußten Beziehungsmuster, wiewohl sie vom Beobachter in ihrem Beginn, Verlauf und Ende oft genau vorhersagbar sind. „Wenn Du nicht wärst, dann könnte ich ..." – ein häufiges Spiel von Paaren läßt verschiedene Nutzeffekte erkennen und damit auch die Funktion der Spiele für das Selbst- und Weltbild des „Spielers" deutlich werden. Dieses Klage- und Streitspiel hilft zunächst zu intensivem Austausch von negativer Zuwendung unter Vermeidung wirklicher Intimität. Bedrohliche Gefühle, die frühe Traumatisierungen ins Bewußtsein bringen könnten, werden vermieden und durch Pseudoaggression und Klagen ersetzt.

Weil so ein Spiel über lange Zeit der Paargeschichte gespielt wird, gibt es auch auf seltsame Weise dem Paar Struktur und Selbstverständnis sowie dem einzelnen Bestätigung seiner Sicht von Welt und Beziehungen.

In der transaktionsanalytischen Psychotherapie können solche Spiele Schritt für Schritt analysiert werden, ihre nicht bewußten Motive herausgearbeitet und der ursprüngliche Sinn in der Eltern-Kind-Beziehung erkannt und durch gearbeitet werden (Christoph-Lemke o.J.).

## Die therapeutische Praxis der Transaktionsanalyse

Die Begegnung und Beziehung in der Psychotherapie kommt vor jeder Technik. Anteilnahme, einfühlendes Verstehen, liebevolle Konfrontation etc. sind keine Techniken, sondern ein Sich-zur-Verfügung-Stellen und Sich-gebrauchen-Lassen. Verläßliche innere und äußere Anwesenheit sowie das aktive Eingreifen gehören dazu. Der Einsatz von Techniken steht im Dienst des Patienten und darf nicht unbewußte Konflikte des Therapeuten, der Therapeutin verdecken helfen.

Je nach Problemstellung, Diagnose und vereinbarter Form des therapeutischen Kontaktes werden die „Techniken" unterschiedlich sein.

Je kürzer der therapeutische Kontakt ist, um so mehr werden „technische" Interventionen sinnvoll sein. Je länger der therapeutische Kontakt dauert, um so mehr wird die Beziehungsauseinandersetzung mit dem therapeutischen Begleiter im Mittelpunkt stehen, und die Techniken werden zurücktreten.

Die Transaktionsanalyse hat eine Fülle von Techniken erarbeitet, die hier nicht umfassend vorgestellt werden können. Es sei jeweils ein Beispiel für die verschiedenen Schulen der Transaktionsanalyse angeführt:

## 1. Die klassische Schule: Techniken zur Klärung – Vertragsarbeit

Der therapeutische Vertrag spielt in der Transaktionsanalyse eine große Rolle. Gemeinsam mit dem Therapeuten, der Therapeutin, erarbeitet der Patient entsprechend seinen Zielen einen Behandlungsvertrag: Was der Patient inhaltlich und auf der Beziehungsebene verändern möchte, was jeweils wessen Aufgabe ist, woran er seine Veränderung bemerken wird etc. Die Themen können konkrete Probleme im Leben des Patienten sein, aber auch unklare, scheinbar nicht faßbare, auf der Beziehungsebene erahnte Defizite sein.

Die Technik der Vertragsarbeit lädt den Patienten zu aktiver Mitarbeit und zur Nutzung seiner Ressourcen ein. Dies ist vor allem bei sehr passiven bzw. psychotischen Patienten wichtig.

Ein Vertrag soll möglichst konkret und spezifiziert sein, überprüfbare Veränderungsziele enthalten sowie den positiven Veränderungsnutzen klar herausstellen.

Im Verlauf der Psychotherapie werden, entsprechend dem jeweiligen Bewußtseinsstand, Schritt für Schritt neue Inhalts- oder Beziehungsverträge erarbeitet, sodaß man den Prozeß der Therapie als einen fortlaufenden Vertragsprozeß entlang der jeweiligen Bewußtseinsfähigkeit beschreiben könnte (vgl. Berne 1966; Stewart & Joines 1990).

## 2. Die Neuentscheidungsschule: Erlebnisorientierte Techniken – Das Eltern-Interview

Elterliche Introjekte im Eltern-Ich-Zustand des Patienten werden im Rollenspiel regressiv wiederbelebt. Der Patient erlebt sich diesen Elternfiguren gegenüber meist als Opfer und wartet, daß sein Gegenüber sich ändert. „Warum hast Du mich immer übersehen und benachteiligt?" „Sieh mich doch endlich." Von der elterlichen Figur kommen darauf meist verteidigende oder aggressive Antworten, und es entsteht ein Patt, eine Sackgasse.

Die Methode des Elterninterviews besteht in einem szenisch gestalteten Dialog zwischen dem Patienten als Kind und der Elternfigur. Das „innere Kind" der Elternfigur mit seiner eigenen tragischen Lebensgeschichte und seiner eigenen Beschädigung tritt emotional hervor und wird vom zuhörenden Patienten nacherlebt. Der Patient kommt mit seiner Aggression und Verzweiflung in Kontakt. Als Ergebnis dieses Durcharbeitens gewinnt der Patient zunehmend ein emotionales Verständnis für die Geschichte seiner Eltern und beginnt, sich von ihnen abzulösen. Die intensiven Gefühle, die beim Elterninterview auftreten, bedürfen eines sicheren therapeutischen Rahmens, ebenso muß die „Abwehrhaltung der vorschnellen Versöhnung" beachtet werden (vgl. McNeel 1976; McNeel 1981).

## 3. Die Cathexisschule: Techniken bei Defiziten im Eltern-Ich – Punktuelles Beeltern und Eltern-Ich-Lösung

Beim Punktuellen Beeltern wird die mangelnde oder destruktive Beelterungssituation der Kindheit in ihrem entwicklungspsychologischen Kontext erinnert und der ungelöste Konflikt lokalisiert. Die traumatische Szene wird noch einmal emotional durcherlebt, und unter Begleitung des Therapeuten (meist im Rahmen der Gruppe) werden Alternativen entwickelt. Der Patient erhält spezielle, auf die Szene bezogene gesunde Erlaubnisse als Gegenpol zu den destruktiven elterlichen Botschaften. Dabei wird das Eltern-Ich neu organisiert und ergänzt (Osnes 1981).

Mit Hilfe der Eltern-Ich-Lösung kann man den Eltern-Ich-Zustand des Patienten zugänglich machen, von früheren Personen übernommene Haltungen enthüllen, neue Informationen und Erlaubnisse zur Verfügung stellen und helfen, introjizierte unerledigte elterliche Gefühle im Patienten aufzulösen.

Praktisch heißt dies: Therapie mit der verinnerlichten elterlichen Figur, punktuelle Auflösung der Defizite und Lösung des Generationenskripts (Dashiel 1981).

## 4. Die tiefenpsychologische Transaktionsanalyse: Techniken der Skriptanalyse, Übertragungs- und Gegenübertragungsanalyse

Die Tiefenpsychologische Transaktionsanalyse konzentriert sich im Unterschied zu den anderen Schulen der Transaktionsanalyse auf die Analyse von Übertragung und Gegenübertragung und auf eine ausführliche, differenzierte phasenspezifische Skriptanalyse.

Die „basic-technics" von Berne (Berne 1966; Schlegel 1988) bilden die Grundlage für den Umgang mit Übertragung und Gegenübertragung: Befragung, Spezifizierung als Probedeutung, Konfrontation, Transaktionsanalytische Deutung, Veranschaulichung, Bestätigung, erlebnisgeschichtliche Deutung und Kristallisation (nach Schlegel 1988). Ziel dabei ist die Enttrübung des Erwachsenen-Ich-Zustandes.

„Bei der Skriptanalyse werden zusammen mit dem Patienten die zumeist elterlichen Einflüsse in ihren pathologischen Anteilen identifiziert und von den konstruktiven Anteilen unterschieden. Es werden Bedingungen und Überlebensaspekte untersucht, unter denen der Patient die Skriptphantasien in einem kreativen Akt im Dienst der Abwehr entwickelte" (Rath & Springer 1993).

Der Umgang mit therapeutischen Verträgen wird bei der Tiefenpsychologischen Transaktionsanalyse differenzierter als sonst gehandhabt. Weil Verträge im strengen Sinn nur bewußtseinsfähiges Material betreffen können, liegt der Schwerpunkt der tiefenpsychologischen Sichtweise von Verträgen auf der Übertrittstelle von unbewußt-vorbewußter zu bewußter Wahrnehmung.

In der Ausbildung der tiefenpsychologischen Schule der Transaktionanalyse liegt der Schwerpunkt auf einer hochfrequenten Lehranalyse. Die Supervision berücksichtigt speziell den Parallelprozeß (Springer 1993b) und ineinandergreifende Skriptsysteme von Patienten und Therapeuten.

## Setting

Von der Indikationsstellung her arbeitet die Transaktionsanalyse mit einem breiten Spektrum von psychischen Problemen im ambulanten, teilstationären und stationären Bereich.

Die Möglichkeit, innerhalb der transaktionsanalytischen Methode Übergänge zwischen Beratung, Fokaltherapie und Gruppentherapie herzustellen, gehört zu den Stärken der Methode.

Transaktionsanalyse wurde ursprünglich als Gruppentherapie entwickelt und wird heute auch in Einzel- und Paartherapie angewandt. Eine Kombination von Einzel- und Gruppentherapie bzw. mehrtägigen Therapieseminaren wird häufig angewandt.

### Transaktionsanalytische Einzeltherapie

• *Kurze transaktionsanalytische Beratung*
  Entsprechend dem Vertragswunsch des Patienten wird in einigen Stunden ein klar umrissenes Problem inhaltlicher Art bearbeitet. Dabei finden Techniken der Klärung, der Enttrübung und Entscheidungstechniken Anwendung.
• *Mittelfristiges therapeutisches Setting*
  Mehrjährige Therapie bei einer Frequenz von durchschnittlich einer Stunde in der Woche, eventuell kombiniert mit Gruppen und Therapieseminaren. Die Übertragungsintensität wird dabei nicht aktiv gefördert.
• *Langfristiges, hochfrequentes Setting*
  Mehrjährige, zwei- bis dreimal wöchentliche Einzeltherapie ohne Verbindung mit Gruppen. Eine ausführliche Skriptanalyse auf verschiedenen Altersstufen sowie beziehungsanalytische Bearbeitung von Übertragung und Gegenübertragung kennzeichnen dieses Setting.

Die ausführliche Skriptanalyse, wie sie in der Tiefenpsychologischen Transaktionsanalyse angewandt wird, ist eine strukturverändernde Langzeittherapie für Patienten mit neurotischen und schweren strukturellen Defiziten.

## Transaktionsanalytische Gruppentherapie

Kontinuierliche Jahresgruppen, meist mit ca. acht Teilnehmern und nicht einheitlichen Problemstellungen der TeilnehmerInnen, sind neben Therapiemarathons von mehreren Tagen Dauer die am meisten angewandten Formen. Unter Berücksichtigung der Gruppenprozesse steht therapeutische Einzelarbeit mit dem Leiter im Vordergrund. Die Reaktionen der Gruppenmitglieder werden mit eingebracht, sodaß die therapeutischen Einzelarbeiten einander befruchten (Berne 1966).

## Transaktionsanalytische Paar- und Familientherapie

Die ineinandergreifenden Skriptanteile von Paaren und Familien werden sowohl auf der individuellen als auch auf der systemischen Ebene herausgearbeitet, in ihrer gegenseitigen Funktion gesehen und bearbeitet (Massey 1989).

**Literatur**

Barnes, G. et al. (1979): Transaktionsanalyse seit Eric Berne, Bd 1. Berlin

Barnes, G. et al. (1980): Transaktionsanalyse seit Eric Berne, Bd 2. Berlin

Barnes, G. et al. (1981): Transaktionsanalyse seit Eric Berne, Bd 3. Berlin

Berne, E. (1957): Intuition V: The Ego-Image. Psychiatric Quarterly 31, 611–627

Berne, E. (1961): Transactional Analysis in Psychotherapy. New York

Berne, E. (1966): Principles of Group Treatment. New York

Berne, E. (1967): Spiele der Erwachsenen. Reinbek bei Hamburg

Berne, E. (1975): Was sagen Sie, nachdem Sie „Guten Tag" gesagt haben? München

Berne, E. (1991): Transaktionsanalyse der Intuition. Ein Beitrag zur Ich-Psychologie. Paderborn

Christoph-Lemke, Ch. (o.J.): Psychologische Spiele, eine erweiterte Betrachtung für Analyse und Interventionen. In: Sell, M. (Hg.): Lesebuch 11. Kongreß der Deutschen Gesellschaft für Transaktionsanalyse. Hannover

Christoph-Lemke, Ch. (1991): Nachwort. In: Erskine, R.G. & Moursund, J.P. (1991).

Dashiel, S. (1981): Eltern-Ich-Lösung: Neuprogrammierung psychischer Bestandteile des Eltern-Ichs. Neues aus der Transaktionsanalyse 5/17, 8–13

Drye, R. (1977): Psychoanalysis and TA. In: James, M. et al.: Techniques in Transactional Analysis. Reading

English, F. (1980): Was werde ich morgen tun? Eine neue Begriffsbestimmung der Transaktionsanalyse. In: Barnes, G. et al. (1980)

Erskine, R.G. & Moursund, J.P. (1991): Kontakt – Ichzustände – Lebensplan. Paderborn

Goulding, R.L. & Goulding, M. McClure (1981): Neuentscheidung. Ein Modell der Psychotherapie. Stuttgart

Massey, R. (1989): Integrating Systems Theory and Transactional Analysis in Couples Therapy. Transactional Analysis Journal 19/3, 148–158

McNeel, J. (1976): The Parent Interwiew. Transactional Analysis Journal 6/1, 61–68

McNeel, J. (1981): Die sieben Faktoren der Neuentscheidungstherapie. In: Barnes, G. et al. (1981)

Moiso, C. (1985): Ego States and Transference. Transactional Analysis Journal 15/3, 194–201

Moiso, C. & Novellino, M. (1990): The Psychodynamic Approach to Transactional Analysis. Transactional Analysis Journal 20/3, 187–192

Novellino, M. (1990): Unconscious Communication and Interpretation in Transactional Analysis.

Transactional Analysis Journal 20/3, 168–172

Osnes, R. (1981): Punktuelles Neubeeltern. Neues aus der Transaktionsanalyse 5/17, 2–7

Rath, I. (1992): Ansätze zur Entwicklung einer stimmigen Theorienlandkarte der Transaktionsanalyse – Wissenschaftstheoretische Überlegungen zu den Grundlagen der Transaktionsanalyse. Zeitschrift für Transaktionsanalyse in Theorie und Praxis 9, Heft 2/3

Rath, I. & Springer, G. (1993): Transaktionsanalytische Psychotherapie – Informationspapier zur methodenspezifischen Anerkennung der Transaktionsanalyse. Archiv des ÖATA.

Schiff, J.L. et al. (1975): Cathexis Reader. Transactional Analysis Treatment of Psychosis. New York

Schiff, J.L. & Day, B. (1980): Alle meine Kinder. Heilung der Schizophrenie durch Wiederholen der Kindheit. München

Schlegel, L. (1988): Kommentar zu den acht „Grundlegenden Techniken" nach Berne. Zeitschrift für Transaktionsanalyse in Theorie und Praxis 5, 3

Schlegel, L. (1989): Die Transaktionale Analyse. München

Sejkora, K. (1989): Männer unter Druck. Salzburg

Springer, G. (1988): Therapeutische Interventionen im Eltern-Ich. Archiv des ÖATA.

Springer, G. (1992): Das Psychosekonzept der Transaktionsanalyse. In: Hochgerner, M. & Wildberger, E. (Hg.): Frühe Schädigungen – Späte Störungen. Wien

Springer, G. (1993a): Skriptanalyse und Objektbeziehungstheorien: Phasenspezifische Skriptarbeit. Archiv des ÖATA.

Springer, G. (1993b): Zum Lern- und Lehraspekt von Supervision. Ein Modell zur Ausbildung in Tiefenpsychologischer Transaktionsanalyse. Archiv des ÖATA.

Steiner, C. (1971): The Stroke Economy. Transactional Analysis Journal 1/3

Stern, E. (Ed.) (1984): Transactional Analysis: The State of the Art. Dordrecht

Stewart, I. & Joines, V. (1990): Transaktionsanalyse. Freiburg

Weil, T. (1986): Vom Umgang mit dem Widerstand des Klienten in der Therapie: Ein Beitrag zu einem psychoanalytischen Konzept aus der Sicht der Transaktionsanalyse. Zeitschrift für Transaktionsanalyse in Theorie und Praxis 3, 1

**Zeitschriften**

Archiv des ÖATA. Österreichischer Arbeitskreis für Tiefenpsychologische Transaktionsanalyse, Salzburg

Transactional Analysis Journal (TAJ). Herausgegeben von der International Transactional Analysis Association, San Francisco; erscheint 4mal im Jahr

Neues aus der Transaktionsanalyse (NTA). Vierteljährliche Zusammenstellung ausgewählter übersetzter Artikel aus dem TAJ. Herausgegeben von der Deutschen Gesellschaft für Transaktionsanalyse (DGTA)

Zeitschrift für Transaktionsanalyse in Theorie und Praxis (ZTA). Vierteljährliches Organ der DGTA. Junfermann Verlag, Paderborn

*Martina Hexel*

# Katathym Imaginative Psychotherapie (Katathymes Bilderleben)

Die Katathym Imaginative Psychotherapie (K.I.P.) wurde 1955 von H.C. Leuner unter dem Namen „Katathymes Bilderleben" in die Psychotherapie eingeführt. Manchmal wird auch der Name „Symboldrama" verwendet. Im englischsprachigen Raum erscheint sie auch unter der Bezeichnung „Guided Affective Imagery".
Die K.I.P. ist ein imaginatives Verfahren mit tiefenpsychologischem Grundkonzept. Zentrales Geschehen ist der begleitende Tagtraum.

## *Geschichte und Entwicklung*

Träume und Meditation werden seit jeher von Menschen verschiedenster Kulturen zur Bewußtseinserweiterung und zur Erkenntnis von „Wahrheit" benützt. Im Bereich der Psychotherapie haben schon Breuer und Freud selbständig aufsteigende innere Bilder (Imaginationen) als wertvolle Mittel gesehen und sie in den therapeutischen Prozeß integriert. Silberer nannte 1912 die im Schwellenerleben des Einschlafens auftretenden Imaginationen „rudimentäre Träume". Kretschmer wies 1922 darauf hin, daß die optischen Imaginationen denselben Gesetzlichkeiten unterworfen sind, wie sie Freud für den Nachttraum beschrieben hat. J.H. Schultz hat mit Hilfe der Oberstufe des Autogenen Trainings – wo ebenfalls mit Imaginationen gearbeitet wird – gezeigt, daß sich hier neue Wege zur Selbstfindung und Selbsterklärung finden können. C. Happich verwendete 1932 die Imagination und deren Symbolgehalt im Sinne einer meditativen Kontemplation. Er nahm an, daß es zwischen dem Bewußtsein und dem Unbewußten eine Zwischenschicht – das „Bildbewußtsein" – gebe, das beim Einschlafen und Erwachen unbewußt durchlaufen wird.
H.C. Leuner wollte die Tagträume einer wissenschaftlichen Beobachtung unterziehen und begann 1948 mit einer Serie von Experimenten, die er mit gesunden Versuchspersonen und neurotischen Patienten durchführte. Dabei entdeckte er Gesetzmäßigkeiten zwischen dem Tagtraum und dem von Freud geprägten Begriff des Primärvorganges. Ebenso zeigten die regelmäßigen Tagtraumsitzungen bei neurotischen Patienten deutlich ihre Wirksamkeit. Diese Forschungsergebnisse wurden 1955 von ihm veröffentlicht, und die Methode des „Katathymen Bilderlebens" wurde als klinisches Verfahren der Psychotherapie vorgestellt. Der Begriff „katathym" (griech.: der Seele gemäß) wurde von H. Maier 1912 in die psychiatrische Fachsprache gebracht. Mit diesem Namen soll zum Ausdruck gebracht werden, daß es sich um ein emotional bzw. vom Affekt gesteuertes Verfahren mit tagtraumartigen Bildinhalten handelt.

# Theoretische Grundlagen

Die K.I.P. ist ein imaginatives Verfahren, das mit Bildern aus den Tagträumen arbeitet und auf tiefenpsychologischer Grundlage basiert. Es erkennt die psychoanalytische Theorie unbewußter Antriebe und Abwehren ebenso an wie das Prinzip von Übertragung und Gegenübertragung. Frühe Erfahrungen mit Bezugspersonen werden als prägend angesehen und hinterlassen bewußte, vorbewußte und unbewußte Erinnerungsspuren. Die Welt der inneren Objekte ist mitbestimmend für unsere Vorstellungswelt.

Durch die Anwendung der Imagination kommt die bildhafte Symbolik des Tagtraumes zum Vorschein. Aufdrängende Impulse und die dagegen gerichteten Abwehren bestimmen den Inhalt dieser Tagträume. Im Unterschied zu Nachtträume verlaufen Tagträume nicht frei, sondern werden therapeutisch induziert und begleitet. Die Patienten sind in ständigem Kontakt mit dem Therapeuten und berichten über ihr Erleben. Dadurch wird eine sukzessive Veränderungsarbeit unbewußter Affektkonstellationen und Konflikstrukturen sowie innerer Objektbeziehungsmuster ermöglicht.

Die Katathym Imaginative Psychotherapie ist durch drei Wesensmerkmale charakterisiert:

1. tiefenpsychologische theoretische Grundlage
2. die Anwendung der Imagination durch die Vorgabe von Motiven und die daraus resultierende psychotherapeutische Arbeit mit und an den Symbolen
3. das psychotherapeutische Gespräch zur Aufarbeitung der Bildinhalte, Behandlung aktueller Themen, Reflexion der therapeutischen Beziehung und Interaktion im Sinne psychoanalytischer Richtlinien. Das Konzept der Katathym Imaginativen Psychotherapie ist so aufgebaut, daß es für verschiedene psychische Entwicklungsstufen angewandt werden kann.

Es wird demzufolge eingeteilt in:

1. Grundstufe
2. Mittelstufe und
3. Oberstufe der K.I.P.

Mit der Technik und den Motiven der Grundstufe können frühe Phasen der psychischen Entwicklung behandelt werden. Es ermöglicht die Entfaltung, die Differenzierung von emotionalen Inhalten und ermöglicht ein Nachholen und Nachreifen emotionaler Defizite.

Das Therapeutenverhalten auf der Grundstufenebene ist begleitend, stützend und fördernd. Es beinhaltet die „Strukturierung der Wahrnehmung", indem es alle Sinnesqualitäten in das Erleben mit einbezieht. Konfrontierende Interventionstechniken werden hier vermieden. Die Standardmotive der Grundstufe sind: Blume, Wiese, Bach, Berg, Haus und Waldrand.

Mittel- und Oberstufe der K.I.P. werden zur Konfliktbearbeitung, zur Erkenntnis und Integration angewandt. Das Therapeutenverhalten ist demnach auf die Auseinandersetzung mit den konflikthaften Symbolen ausgerichtet. Interventionstechniken auf dieser Ebene sind die Symbolkonfrontation, assoziatives Vorgehen, Operation am Symbol, Anregung zu kreativen Problemlösungen und Probehandeln. Für diese Technik bieten sich wiederum Motive an, die je nach Problemlage vom Psychotherapeuten eingesetzt werden.

Die *Imagination* erfolgt durch die Vorgabe von Vorstellungsmotiven und wird im gesamten Verlauf dialogisch begleitet. Das durch die Imagination sich entwickelnde Erleben wird sehr rasch autonom und kann willentlich nicht mehr ohne weiteres beeinflußt werden. Die katathymen Bilder unterscheiden sich diesbezüglich von einfachen Vorstellungen. Bei der Imagination wird auch Wert auf die Erfassung aller Gefühlsqualitäten gelegt. Es dient dem Ausbau der Wahrnehmungsdifferenzierung und weiters zur Erfassung und Bewußtwerdung der emotionalen Welt.

## Praxis und Wirkfaktoren

Die K.I.P. arbeitet in und an Symbolen. Konflikte auf der Symbolebene werden nach tiefenpsychologischen Grundprinzipen behandelt. Die Aufarbeitung früherer emotionaler Stufen erfolgt auf dem Boden einer kontrollierten Regression und wird dort wirksam.

In der Therapie mit der K.I.P. entsteht zunächst ein geschützter Raum, frei von allzu großer Spannung. Diese kontrollierte Ich-Regression in konfliktfreie Bereiche unter dem Schutz des Therapeuten erleichtert es den Patienten auch, Gefühle wahrzunehmen und mitzuteilen. Dieses Vorgehen ist auch bei präverbalen Störungen sinnvoll. Damit soll eine Synthese hergestellt werden, wo Gefühlsinhalte in Worte gekleidet werden können. Diese Technik hat sich bei psychosomatischen Erkrankungen bewährt.

Unter dem Schutz der Kommunikation mit dem Therapeuten kann der Patient auch gewisse Abwehrmechanismen des Ichs wie Intellektualisierung und Verdrängung lockern oder ganz aufheben. Dadurch wiederum können Angst und andere unangenehme Gefühle oder tiefgreifende Konfliktspannungen zugelassen werden. Altersregressionen, d.h. die Rückblende auf traumatisierende Szenen in der frühesten Kindheit, werden vollzogen und fördern den therapeutischen Prozeß nachhaltig.

Die Katathym Imaginative Psychotherapie erscheint bei oberflächlicher Betrachtung als ein sehr einfach handhabbares Verfahren. Mit der Imagination gelangen wir aber sehr rasch in tiefe psychische Schichten, wo möglicherweise heftige und archaische Emotionen freigesetzt werden können. Übermäßige Aktivierung von unbewußten Inhalten und Affekten kann bei emotional weniger stabilen Menschen zu einer „Überschwemmung" von Affekten führen, was bedeutet, daß die Abwehrorganisation, die zur Aufrechterhaltung der psychischen Stabilität errichtet wurde, zerstört würde. Das würde wiederum zu einer psychischen Traumatisierung führen. Deshalb muß die Ausbildung ein fundiertes tiefenpsychologisches, psychopathologisches und allgemeintherapeutisches Wissen beinhalten. Erst so ist es möglich, Patienten in ihrer Ganzheit zu sehen, die Ursachen ihrer Probleme zu erkennen und die Behandlung gezielt und fruchtbar einzusetzen.

Bei allen psychotherapeutischen Anwendungsformen (Einzel-, Gruppen- oder Paar-K.I.P.) wird den Patienten auch nahegelegt, ihre Bildinhalte entweder schriftlich oder zeichnerisch festzuhalten. Das ermöglicht die nochmalige Auseinandersetzung mit den emotionalen Inhalten der inneren Bilder. In der K.I.P. hat die Imagination eine zentrale Stellung, trotzdem braucht nicht in jeder Therapiestunde mit ihr gearbeitet zu werden.

Die Besprechung der Tagtraumsymbolik findet in der Weise statt, daß Patienten ihre emotionale Innenwelt begreifen lernen, um einen bewußten Zugang zum Erleben zu bekommen. Eine Deutung der Symbolgestalten auf kognitiver Ebene würde nur eine Intellektualisierung, ein kognitives Verstehen, jedoch keine emotionale Einsicht fördern.

## Anwendung und Setting

Die K.I.P. findet in der Einzel-, in der Gruppen- und in der Paartherapie Anwendung.

In der Einzeltherapie werden unter Vorgabe von Bildmotiven durch den Therapeuten bei den Patienten die Imaginationen induziert. Die Motivvorgabe sowie der Interventionsstil und die Interventionstechnik wird weitgehend von der Symptomatik des Patienten bestimmt. Dem Therapeuten steht dazu eine Auswahl von Standardmotiven zur Verfügung. Ebenso können auch Motive, die die aktuellen Konflikte ansprechen, vorgegeben werden. Das „Bildern" kann sowohl in sitzender als auch in liegender Haltung stattfinden. Die Patient-Therapeut-Beziehung hat dabei einen dialogischen Charakter. Die Patienten werden zur detailreichen Beschreibung sowohl der Bildinhalte als auch der begleitenden Gefühle und Affekte angeregt.

Eine Therapiestunde dauert 50 Minuten, wobei jeder Imagination ein Vorgespräch vorausgeht. Die Imagination dauert in der Regel 20 bis 30 Minuten. Anschließend daran erfolgt ein Nachgespräch, das der tiefenpsychologischen Aufarbeitung dient. Es besteht in der bewußten sekundärprozeßhaften Verbalisierung der Bilder mit ihren Affekten, ebenso kann es aktuelle Lebenssituationen sowie frühere Entwicklungen aufgreifen.

Die Gruppentherapie mit der Katathym Imaginativen Psychotherapie (K.I.P.) erfordert vom Therapeuten die Beachtung von zwei Ebenen:

1. die tiefenpsychologische Dynamik, die sich in der Symbolik der Gruppenimagination darstellt und
2. gruppendynamischer Prozeß; in der Gruppentherapie herrscht eine „multipersonale Übertragung", da sich hier die Übertragung auf alle Personen innerhalb der Gruppe und den Therapeuten aufteilt.

Die Gruppe besteht aus 8–10 Teilnehmern, eine Gruppensitzung dauert 2–3 Stunden.

Die Patienten einigen sich im Vorgespräch auf ein bestimmtes Thema, das dann als Vorstellungsmotiv für ein gemeinsames Gruppenerlebnis dient. Die Themen werden meist der psychodynamischen Situation der Gruppe entsprechend gewählt.

Bei der Gruppenimagination liegen die Patienten sternförmig mit dem Kopf zueinander auf dem Boden. Jeder Teilnehmer teilt dann seine Imagination mit. Es erfolgt somit ein Gruppengespräch mit imaginierten Inhalten, welches ca. 30 bis 45 Minuten dauert. Die Einleitung und die Beendigung der Gruppenimagination erfolgt durch den Therapeuten, der auch auf die Einhaltung der Sitzungsdauer achtet. In der Gruppenimagination überwiegt primärprozeßhaftes Geschehen, d.h., es ist dem Unbewußten zugeordnet.

Im Gegensatz zur Einzeltherapie, wo der Psychotherapeut mit dem Patienten in einem ständigen Dialog ist, hält er sich in der Gruppentherapie zurück und übernimmt die Rolle eines teilnehmenden Beobachters (Abstinenzprinzip). Er konzentriert sich dabei auf die Beobachtung und psychoanalytische Schlußfolgerungen. Die Gruppenimagination kann auch als eine Assoziationskette in Bildern angesehen werden, wobei die Einzelglieder dieser Kette von mehreren Menschen stammen (Leuner 1985). Intrapsychische Konflikte der Gruppenteilnehmer äußern sich als interpsychische Konflikte in der Gruppe und können bearbeitet werden. Das Nachgespräch findet wieder im Sitzen auf Stühlen statt. Es dauert 90 bis 120 Minuten. Die Nachgespräche dienen der tiefenpsychologischen Aufarbeitung und können sich auch von den Bildinhalten lösen.

Die Katathym Imaginative Psychotherapie in der Paartherapie kann als Projektionsfeld benützt werden, auf dem sich die Beziehungsdynamik unter Ausschaltung allzu bewußter Kontrollen darstellt. Paare sind keine Gruppenmitglieder wie in der Gruppentherapie, denn sie haben im Unterschied dazu eine Realbeziehung und keine therapeutische Beziehung zueinander. Die Funktion der Paar-Imagination besteht darin, einen Schutzraum zu gewähren, in dem sich die Konflikte darstellen können, ohne zu viel Angst, Abwehr und Schuldgefühle zu mobilisieren. In dieser Situation kann sich dann auch ein neues Verhalten entwickeln, ohne durch zu große Realverpflichtungen im Ansatz blockiert zu werden (Kottje-Birnbacher & Sachsse 1986). Wie bei der Gruppentherapie muß auch bei der Paartherapie die jeweils unterschiedliche Übertragungsbeziehung zum Therapeuten in Betracht gezogen werden.

Im Unterschied zur Gruppentherapie wird in der Paartherapie vom Therapeuten ein Motiv vorgegeben. Es wird auch bereits während des Bilderns therapeutisch interveniert, wobei es erforderlich sein kann, bei den Partnern jeweils unterschiedliche Interventionstechniken anzuwenden.

# Indikation

Die Katathym Imaginative Psychotherapie kommt als Kurzzeitpsychotherapie bis zu 30 Stunden und als Langzeittherapie über 30 Stunden zur Anwendung.

Die Kurzzeittherapie wird bei Aktualkonflikten, Aktualneurosen, leichten Angstzuständen und neurotischen Depressionen leichterer Ausprägung angewandt.

Die Langzeittherapie kommt bei allen Neurosen sowie den sogenannten frühen Störungen wie psychosomatischen Erkrankungen und schweren Persönlichkeitsstörungen zur Anwendung (vgl. Wilke & Leuner 1990).

Absolute Kontraindikation besteht bei präpsychotischen, bei akuten psychotischen Zuständen sowie bei schwersten hysterischen Charakterneurosen.

**Literatur**

Leuner, H. (1985): Lehrbuch des Katathymen Bilderlebens. Bern, Stuttgart

Kottje-Birnbacher, L. & Sachsse, U. (1986): Das gemeinsame Katathyme Bilderleben in der Gruppe. In: Leuner, H., Kottje-Birnbacher, L., Sachsse, U. & Wächter, M.: Gruppenimagination. Bern, Stuttgart

Wilke, E. & Leuner, H. (1990): Das Katathyme Bilderleben in der Psychosomatischen Medizin. Bern, Stuttgart

**Zeitschrift**

Imagination (vormals: Ärztliche Praxis und Psychotherapie). Österreichische Gesellschaft für Autogenes Training und allgemeine Psychotherapie (ÖGATAP); Wiener Universitätsverlag, Wien; erscheint 4mal im Jahr

# 2. Verhaltenstherapeutische Ansätze

*Lerntheoretische Ansätze entwickelten sich auf dem Boden der naturwissenschaftlichen, positivistisch-experimentellen Psychologie. Sie basieren auf der von Skinner aufgestellten behavioristischen Grundannahme „Alles Verhalten ist erlernt und kann daher wieder verlernt werden". In der therapeutischen Praxis wird im wesentlichen von denselben Prinzipien ausgegangen, wie sie schon in der Lerngeschichte der Person wirksam waren.*

*Neben den Lerntheorien stützt sich die Verhaltenstherapie gerade in ihrer Weiterentwicklung u.a. auf sozialpsychologische, entwicklungspsychologische sowie handlungstheoretische Konzepte. Der Vielfalt an theoretischen Bezügen steht ebenso eine Vielzahl von unterschiedlichen Methoden gegenüber, welche unter dem Begriff der Verhaltenstherapie subsumiert werden.*

*Gemeinsam ist ihnen, daß das beobachtbare Verhalten den therapeutischen Ansatzpunkt bildet, wobei im Gegensatz zum Skinnerschen Black-Box-Modell der Verhaltensbegriff um die Dimensionen der Kognition, Emotion und Motive erweitert wurde. Typisch für die Verhaltenstherapie ist die systematische Problemanalyse und das zielgerichtete Vorgehen. Geprägt durch die experimentelle Ausrichtung, wird besonderer Wert auf ein geplantes Vorgehen gelegt, welches auch übende und reflexive Elemente einschließt. Der Klient ist aktiv und eigenverantwortlich beteiligt, der Therapeut ist davon geleitet, die Selbsthilfepotentiale des Patienten zu fördern. Das Anliegen von Durchschaubarkeit der Interventionen und des Verlaufs sowie die empirische Überprüfbarkeit der Therapieeffizienz besitzt nach wie vor Gültigkeit.*

*Die Verhaltenstherapie wird für die Psychotherapieforschung als besonders geeignet angesehen, da die verschiedenen Therapiebedingungen kontrolliert werden können.*

*In Österreich ist die Verhaltenstherapie vor allem in der akademischen Psychologie beheimatet und findet von dort über private Ausbildungsvereine ihren Ausgangspunkt für die Praxis.*

**Literatur**

Heyden, Th., Reinecker, H., Schulte, D. & Sorgatz, H. (1986): Verhaltenstherapie – Theorien und Methoden. Tübingen

Kanfer, F.H.., Reinecker, H. & Schmelzer, D. (1991): Selbstmanagement-Therapie. Berlin

*Maria Maderthaner*

# Klassische und Kognitive Verhaltenstherapie

Kaum eine andere Therapierichtung hat im Laufe ihres Bestehens eine so große Entwicklung und Veränderung erfahren wie die Verhaltenstherapie (VT). Und kaum eine andere Richtung hat auch so viele Mißverständnisse und Vorurteile hervorgerufen. Dazu trägt leider auch der Name bei, der nur den Ursprung, nicht aber die Realität der VT kennzeichnet.

## *Begriffsklärung*

Der Name „Verhaltenstherapie" stammt aus den 50er Jahren, als in der angloamerikanischen Psychologie noch die behavioristische, streng verhaltensbezogene Sicht psychischer Prozesse vorherrschte. Die VT verstand sich damals als Anwendung der behavioristischen Lerntheorien. Später präzisierte und konkretisierte Yates (1970) diese Auffassung in einer vielzitierten erweiterten Definition, die der Entwicklung der klinischen Psychologie Rechnung trug: „Verhaltenstherapie ist der Versuch, systematisch die empirischen und theoretischen Kenntnisse anzuwenden, die in der Psychologie und in benachbarten Disziplinen (wie Physiologie und Neurophysiologie) aus dem Einsatz der experimentellen Methode entstanden sind. Das geschieht mit der Absicht, die Entstehung und Aufrechterhaltung abnormer Verhaltensmuster zu erklären und diese Kenntnisse auf Therapie und Prävention dieser Störungen anzuwenden, und zwar in kontrollierten experimentellen Einzelfallstudien sowohl mit deskriptiver als auch mit therapeutischer Absicht."

Während des Vollzugs der „kognitiven Wende" wurde der Ausdruck „Verhaltenstherapie" mit Beifügungen wie „kognitiv" oder „kognitiv orientiert" versehen, aber nicht selten auch gänzlich vermieden. Gleichzeitig gestalteten sich auch die VT-Definitionen immer umfangreicher und unterschiedlicher, und es gab viele interne Richtungs-Diskussionen. Während jedoch auf dem Gebiet der Forschung oft einfach nur von „kognitiv-behavioralen Methoden" gesprochen wird, läßt sich in der praxisorientierten VT-Literatur in letzter Zeit eine zunehmende Übereinstimmung hinsichtlich der Vorgangsweise, der Ziele und der Inhalte von VT erkennen. Es scheint sich eine Art „Hauptströmung" innerhalb der VT zu bilden, die man als „problemlöseorientiert", „emanzipatorisch" und „allgemeinpsychologisch" bezeichnen könnte.

Kanfer, Reinecker & Schmelzer (1991) lieferten für diesen Trend ein klares, detailliertes Konzept in ihrem Buch „Selbstmanagement-Therapie". Zwar wird auch dieser Ausdruck den meisten Verhaltenstherapeuten nicht befriedigend erscheinen, da er wieder nur einen Teilaspekt des VT-

Ansatzes kennzeichnet, doch liefert er zumindest die Möglichkeit einer internen Kennzeichnung dafür, was viele für die „neue" Verhaltenstherapie halten.

Wenn man den Versuch unternehmen möchte, diese und andere bisherige VT-Auffassungen auf einen kurzen Nenner zu bringen, so kann man definieren:

*Verhaltenstherapie ist interaktionelle Hilfestellung beim Problemlösen und Lernen zur Förderung der Selbsthilfekompetenz einer hilfesuchenden Person, basierend auf den Erkenntnissen der gesamten empirischen Psychologie.*

## VT-Charakteristiken

Für überzeugte Verhaltenstherapeuten ist „VT" also nicht etwa ein Sammelbegriff für bestimmte Therapietechniken, wie es bei Außenbetrachtung erscheinen mag, sondern ein „prinzipieller methodischer Standpunkt des Vorgehens beim Bearbeiten klinisch-psychologischer Probleme" (Schmelzer 1985). Anstelle einer Definition wird von den meisten VT-Autoren eine ganze Reihe VT-kennzeichnender Merkmale angegeben. Schmelzer stellte daraus eine Liste von 12 „Kernannahmen" des verhaltenstherapeutischen Vorgehens zusammen:

1) Verhaltensorientierung
2) Zielgerichtetheit
3) Problemlösungsorientierung
4) Kooperative Arbeitsbeziehung zwischen Therapeut und Klient
5) Emanzipatorisches Menschenbild
6) Lern- und Erfahrungsorientierung
7) Gegenwartsorientierung
8) Hohe Affinität zur empirischen Grundlagenforschung
9) Hohe Affinität zur „wissenschaftlichen" Vorgehensweise
10) Verpflichtung zur Erfolgsüberprüfung und Evaluation
11) Anwendungsorientierte Diagnostik
12) Hypothesenleitung und ergebnisorientiertes Optimieren.

In den nächsten Abschnitten sollen diese Grundmerkmale näher erläutert und miteinander in Zusammenhang gebracht werden.

## 1. Die empirisch-wissenschaftliche Orientierung

Jeder Therapeut geht bewußt oder unbewußt mit theoretischem Vorwissen an einen Patienten heran, das heißt, er hat in seinem Kopf angesichts einer bestimmten Patientenproblematik bestimmte Theorien oder Annahmen darüber bereit, wie eine derartige Störung entstanden sein könnte und wie sie eventuell erfolgreich anzugehen ist. Eine Objektivierung, d.h. intersubjektive Absicherung dieser Theorien und Techniken durch die empirische Grundlagenforschung wird in der VT als wichtige Voraussetzung für die

Zuverlässigkeit einer Methode angesehen und stellt jene Grundforderung dar, von der die VT überhaupt ihren Ausgang nahm.

Aber auch die praktische Vorgangsweise selbst folgt dem wissenschaftlichen Vorbild eines „kontrollierten Einzelfall-Experiments" (Yates 1970). Nicht nur die Therapie selbst, sondern auch schon die Exploration wird von Hypothesen über die Bedingtheit der Störung geleitet („Hypothesenleitung"), welche so strukturiert sein müssen, daß sie durch weitere Informationsgewinne bestätigt oder aber wieder verworfen werden können. Einen wichtigen Informationsgewinn bringt dabei auch der Erfolg bzw. Nicht-Erfolg der aus den Bedingungs-Hypothesen abgeleiteten Therapiemaßnahmen selbst („Ergebnisorientiertes Optimieren" der Hypothesen). Schließlich folgt auch die Auswahl und Durchführung der praktischen Maßnahmen diesem Prinzip der *Evaluation*: Maßnahmen, die nach einer gewissen Zeit keine Symptomänderungen zur Folge haben, müssen korrigiert bzw. durch andere ersetzt werden.

## 2. Die Lernorientierung

Dauerhafte Änderungen des Verhaltens oder Erlebens kommen beim Menschen meistens durch *Lernprozesse* zustande. Auch die psychischen Bedingungen von klinischen Symptomen und Leidenszuständen – das sind Einstellungen, stabile Verhaltensgewohnheiten oder emotionale Reaktionsweisen – wurden zu einem großen Teil irgendwann, oft bereits in der Kindheit, „erlernt" und können daher wieder durch gezielte psychologische Maßnahmen „verlernt" werden. Theorien, die solche Lernprozesse beschreiben, die sog. *„Lerntheorien"*, sind infolgedessen die theoretische Basis der VT.

Tatsächlich war es der urspüngliche Grundgedanke der Amerikaner Lindsley, Skinner und Solomon (1953), des Südafrikaners A.A. Lazarus (1958) und des Engländers Eysenck (1959), eine Behandlungsmethode zu entwickeln, die die neuen Erkenntnisse der damals gerade seit kurzem etablierten Experimentalpsychologie im Bereich des Lernens zur Anwendung bringen sollte (experimentelle Lern- und Verhaltenspsychologie). Es handelte sich anfangs um die Anwendung der sog. „Konditionierungstheorien", die im Tierexperiment entwickelt worden waren, denn die psychologische Forschungsmethodik erlaubte zu dieser Zeit gesicherte Erkenntnisse nur auf der Basis wiederholbarer Verhaltensbeobachtungen. So beschränkte sich auch die empirische bzw. naturwissenschaftlich orientierte Psychologie in ihren theoretischen Aussagen anfangs nur auf beobachtbare Phänomene, d.h. auf reines Verhaltenslernen *(Behaviorismus)*.

## 3. Die kognitive Wende

Erst die Verfeinerung der psychologischen Forschungsmethoden brachte ab dem Ende der 60er Jahre die *„kognitive Wende"* – mit der Entwicklung neuer, kognitiver Theorien des Lernens, des Verhaltens und der Emotionen (Sozial-kognitive Lerntheorie, Emotionstheorie von Lazarus, Depressionstheorie von Seligman).

Die meisten dieser kognitiven Theorien sind mit den alten, behavioristischen Lerntheorien kombinierbar bzw. ergänzen diese, was später noch zu zeigen sein wird. Enthalten sind darin aber auch zunehmend theoretische Aussagen über *Regelungs- und Steuerungsprozesse* in der Verhaltensorganisation oder Emotion (Handlungstheorie, Informationsverarbeitungsansatz) und über *Rahmenbedingungen* von Lernprozessen (z.B. Self-Efficacy-Theory, sozialpsychologische Theorien). Wie eingangs schon angedeutet, hat damit die Verhaltenstherapie den theoretischen Rahmen der Lerntheorien gesprengt. Verhaltenstherapeuten sehen sich heute verpflichtet, in ihre Theorienbildung – so weit wie möglich – das gesamte zur Verfügung stehende Wissen der empirisch-wissenschaftlichen Psychologie aufzunehmen (Verhaltens- und Lernpsychologie, kognitive Psychologie, Sozialpsychologie, Kommunikationspsychologie, Emotions- und Motivationspsychologie, Entwicklungspsychologie u.a.), einschließlich des relevanten Wissens der Biologischen bzw. Physiologischen Psychologie (Birbaumer & Schmidt 1991).

## 4. Die Verhaltensorientierung

Obwohl die unmittelbaren Therapieziele einer heutigen, „kognitiv orientierten" Verhaltenstherapie überwiegend im Bereich der Grundeinstellungen liegen (z.B.: sich selbstsicherer zu *fühlen*, statt: sich selbstsicherer zu *verhalten*) und obwohl, wie gesagt, die Lerntheorien in der heutigen VT fast nur noch mit kognitiven „Ergänzungen" verwendet werden, ist die VT doch verhaltensorientiert geblieben, und zwar aus mehreren Gründen:

- Einstellungsänderungen lassen sich oft am schnellsten durch entsprechende Verhaltensänderungen erreichen. Dies zeigte sich sowohl in einigen Bereichen sozialpsychologischer Forschung als auch in verhaltenstherapeutischen Therapievergleichsstudien, die den Erfolg rein kognitiver Techniken mit jenem verhaltensorientierter Praktiken bei der Behandlung bestimmter Störungen verglichen (dazu z.B. die Selbstkorrektur von Ellis 1979). Es scheinen verschiedene Faktoren zu sein, die zu diesem Effekt beitragen, besonders einstellungsverändernd sind aber wohl die neuen *Erfahrungen*, die durch das neue Verhalten gemacht werden.
- Zweitens zeigt die Lern- und Gedächtnisforschung, daß es auch wichtig ist, die neu gefundenen Denk- und Verhaltenslösungen durch wiederholtes, erfolgreiches Praktizieren im Einstellungs- und Verhaltensgedächtnis zu festigen. Daraus ergibt sich in der verhaltenstherapeutischen Praxis der häufige Gebrauch *übender* Verfahren, oft in Form von Hausübungen oder „Hausaufgaben". Es genügt eben in der Regel nicht, eine

wichtige Erkenntnis oder Einstellungsänderung *einmal* vollzogen zu haben, sondern nur die Wiederholung samt Verhaltens-Transfer bewirkt dauerhafte Gedächtniseinprägungen und Einstellungsänderungen.

- Auch die Theorienbildung der VT ist infolge ihrer empirisch-wissenschaftlichen Ausrichtung in gewissem Sinne verhaltensorientiert geblieben. Im Gegensatz zum ursprünglichen, metaphysischen Behaviorismus der Anfangsjahre ist die wissenschaftstheoretische Position der heutigen VT die eines „methodischen" Behaviorismus, worunter nach Mahoney (1974), Reinecker (1987) oder Schmelzer (1985) vor allem die Annahme gesetzmäßiger Beziehungen zwischen Ereignissen oder Ereignisklassen, die Betonung von Beobachtbarkeit und Datennähe, und die Verpflichtung zum Operationalismus zu verstehen ist (theoretische Begriffe müssen durch Beobachtungen oder bestimmte Operationen definiert sein).

## 5. Das Problemlöse-Vorgehen

Angeregt von D'Zurilla & Goldfried (1971), lassen sich heute im verhaltenstherapeutischen Prozeß sechs bis sieben Schritte unterscheiden, welche ungefähr jenen Operationsstufen entsprechen, die nach den Erkenntnissen der experimentellen Problemlöseforschung auch bei nichtklinischen Problemlöseaufgaben bestmögliche Problemlösungen erlauben. Diese Stufen werden im Laufe einer Therapie iterativ, das heißt in ständiger Wiederholung, und im Falle einer Fehlersuche rekursiv, das heißt rückwärts, durchlaufen (die Darstellung erfolgt frei nach Kanfer et al. 1991).

*Stufe 1 – Schaffung günstiger Ausgangsbedingungen:* Erste Informationssammlung, Aufbau einer kooperativen Arbeitsbeziehung zwischen Therapeut und Patient, Abklärung der beiderseitigen Therapieerwartungen.

*Stufe 2 – Analyse und Aufbau von Änderungsmotivation:* Reduktion von Demoralisierung und Resignation, erste „Ziel- und Wertklärung", vorläufige Auswahl von Änderungsbereichen.

*Stufe 3 – Durchführung von Problem- und Bedingungsanalysen:* Zusammenhänge zwischen den Problemen sowie Ober-, Unter- und Hintergrundprobleme werden aufgedeckt. Die funktionalen Bedingungen sowie die strukturellen und kontextuellen Hintergründe wichtiger Symptome werden analysiert (Punkt 6).

*Stufe 4 – Vereinbaren therapeutischer Ziele:* Klären von Änderungszielen und gemeinsame Zielanalyse: Welche Unterziele dienen welchen Oberzielen?

*Stufe 5 – Planung, Auswahl und Durchführung spezieller Methoden.*

*Stufe 6 – Evaluation therapeutischer Fortschritte:* Beurteilung, ob die angestrebten Änderungen eintreten; eventuell Zurückgehen auf frühere Prozeßstufen.

*Stufe 7 – Stabilisierung und Transfer therapeutischer Fortschritte:* Einüben, Bearbeiten ähnlicher Probleme, Erlernen selbständigen therapeutischen Vorgehens, Übergang zum nächsten Therapieabschnitt mit Stufe 3 oder Beendigung der Therapie.

## 6. Die Problem- und Bedingungsanalyse

Vor allem bei komplexen oder schwer durchschaubaren Symptomen bzw. Problemen ist die Problem- und Bedingungsanalyse in der ausführlichen Form ein notwendiger Ausgangspunkt des verhaltenstherapeutischen Problemlöse-Prozesses. Sie enthält meistens zwei Abschnitte:

1.) Die herkömmliche Verhaltens- oder Bedingungsanalyse ist eine Analyse der dem Symptom zeitlich unmittelbar vorausgehenden und nachfolgenden Bedingungen, die aus lerntheoretischer Sicht das Symptom „aufrechterhalten". Eine solche „funktionale" Verhaltensanalyse war auch in der „alten" Verhaltenstherapie üblich, wenngleich auf motorische und physiologische Reaktionen beschränkt. Heute wird die Symptomatik auf allen drei psychischen System-Ebenen analysiert:
• auf der externen (motorischen, behavioralen)
• auf der physiologischen (körperlichen, psychosomatischen)
• und auf der kognitiven (gedanklichen) Ebene.

Die derzeit übliche Form einer „sequentiellen Bedingungs- oder Verhaltensanalyse" beschreibt das typische Bedingungsgeschehen eines symptomatischen Reaktionsablaufes anhand der Formel:

$$S \rightarrow O + C \rightarrow R \rightarrow K$$

S = Externe Ausgangssituation bzw. Auslösereize, O = Vermittelnde Organismusvariablen, C = Vermittelnde Kognitionen, R = Symptomatische Reaktionen auf den drei Ebenen, K = Verstärkende oder bestrafende Konsequenzen auf den drei Ebenen.

Diese Grundformel der Symptomanalyse wurde von verschiedenen Autoren noch weiter differenziert (z.B. Bartling, Echelmeyer, Engberding & Krause 1980). Dabei geht das Bestreben auch dahin, Wechselwirkungen zwischen den Symptomebenen einerseits und mit externen Konsequenzen (v.a. Umweltreaktionen) andererseits sichtbar zu machen (Kanfer et al. 1991).

2.) Im Gegensatz zur situativen Bedingungsanalyse enthält die kontextuelle Problemanalyse eine Beschreibung der relevanten strukturellen Hintergrundbedingungen im Sinne interner und externer Systembedingungen. Ein Teilaspekt davon ist die Analyse der kognitiven Struktur des Patienten, insbesondere hinsichtlich der Pläne und Regeln, die sein Verhalten steuern („vertikale Verhaltensanalyse" oder „Plan-Analyse", Grawe 1980).

Der Zweck einer Problemanalyse ist es, therapeutische Änderungsziele zu definieren, die zumindest vorläufig das weitere Vorgehen bestimmen, bis sie eventuell im späteren Therapieverlauf korrigiert werden.

# 7. Der Therapiestil

Die therapeutische Beziehung in der VT wird heute als kooperative Arbeitsbeziehung gesehen, als eine „therapeutische Allianz" zwischen Patient/in und Therapeut/in (Kanfer et al. 1991). Auf verschiedenen psychologischen Forschungsgebieten hatte sich vorher gezeigt, daß die therapeutische Effizienz entscheidend zunimmt, wenn in einer guten, von Verständnis und Wertschätzung getragenen therapeutischen Beziehung das Therapeutenverhalten zusätzlich auf *Selbstverantwortung und Eigenaktivität* des Patienten ausgerichtet ist. In verhaltenstherapeutischen Therapievergleichs-Studien stellte sich heraus, daß selbststeuerungsorientierte Therapietechniken auch nach Beendigung der Therapie noch weitere Symptomänderungen bewirken.

Der neue Therapiestil zeigt vielleicht am eindrücklichsten die Wandlung der Verhaltenstherapie nach der „Wende". Gefordert sind heute *Transparenz und Kooperation*, d.h., Entscheidungen werden, wo immer es geht, gemeinsam getroffen und die Entscheidungsgrundlagen offengelegt, damit der Klient „mitdenken" und während des Therapieprozesses selbst psychologisches Wissen erwerben kann. Der Klient soll ein „Wissenschafter für die eigene Person" werden (Mahoney & Thoresen 1974). Dieses Therapeutenverhalten entspricht weniger dem eines Arztes als vielmehr dem eines Pädagogen, der seinem Klienten dazu verhelfen möchte, „Mündigkeit" und „Emanzipation", das heißt *Selbsthilfekompetenz* zu erreichen.

# 8. Das Menschenbild

Mit der Änderung im Therapiestil korrespondiert auch eine Änderung im Menschenbild der VT – in Richtung humanistischer Sichtweise. Der Mensch wird in der modernen VT als ein sich selbst steuerndes, aktiv und planvoll handelndes Individuum aufgefaßt, dessen Verhalten und Denken zwar unter unleugbarem Einfluß der Umwelt steht, das sich aber durch bewußte Strategien diesem Einfluß entziehen kann (Mahoney 1974) und außerdem selbst imstande ist, seine Umwelt zu beeinflussen und zu verändern.

Der einseitige Determinismus der verhaltenstherapeutischen Pionierzeit wurde zunächst abgelöst durch einen „reziproken Determinismus" (Bandura 1977a: „Mensch und Umwelt beeinflussen sich gegenseitig") und schließlich durch die „ganzheitliche" Annahme eines komplexen „Systems" Mensch–Umwelt, innerhalb dessen vielfältige Wechselwirkungen, Rückkopplungen und Regelkreise vorhanden sind.

Durch die Konzentration auf den „ganzen Menschen" und dessen individuelle Hintergrundproblematik werden viele alte VT-Praktiken kaum mehr verwendet, darunter auch die sog. „Aversionstherapie". Diese war aufgrund theoretischer Grundsatzüberlegungen bereits von Skinner abgelehnt worden und gilt heute infolge allzu spärlicher Wirksamkeitsnachweise auch ethisch als kaum vertretbar.

## Theorien und Techniken

Nach dem Überblick über die allgemeinen Grundsätze verhaltenstherapeutischen Denkens und Handelns sollen nun die wichtigsten Theorien der VT geschildert und ihr Bezug zur klinischen Praxis hergestellt werden. Dies geschieht einerseits durch Beschreibung von klinischen Phänomenen, die mit Hilfe der Theorien *erklärt* werden können (verhaltenstherapeutisches „Bedingungswissen"), andererseits durch Beschreibung von Änderungstechniken, die mit Hilfe der Theorien *konstruiert* werden können (verhaltenstherapeutisches „Änderungswissen").

Auf viele Theorien und Techniken muß bei dieser Darstellung verzichtet werden, so z.B. auf den interessanten Bereich der sozialpsychologischen Theorien, die ebenfalls Bedingungs- und Änderungswissen liefern, oder auf viele ältere Lerntheorien. Bei näherem Interesse ist die entsprechende Spezialliteratur zu empfehlen (z.B. Reinecker 1987).

Was die sogenannten „Standard-Techniken" der VT betrifft, so stellen diese nur *Vorlagen* für mögliche therapeutische Vorgangsweisen dar. Sie können beliebig abgeändert und andere neu erfunden werden – soferne gesichertes psychologisches Wissen dabei verwendet wird und ein bestimmtes Lernziel definiert ist, das es zu erreichen gilt. In derselben Weise können auch Techniken anderer Therapieschulen für verhaltenstherapeutische Lernziele adaptiert werden, was schon mehrfach geschehen ist (Linden & Hautzinger 1993; Heyden, Reinecker, Schulte & Sorgatz 1986).

## I. Klassische Konditionierung

Die klassische Konditionierungstheorie von Pawlow (1927) beschreibt das sogenannte „Reflexlernen" bei Mensch und Tier. Sie erklärt im emotionalen Bereich z.B. das alltägliche Phänomen, daß die häufige oder eindringliche Koppelung eines stark emotionsauslösenden Reizes mit einem ehemals neutralen Reiz, letzteren selbst zum Emotionsauslöser werden läßt. Ein Beispiel aus dem Alltag: Ein Hund beißt oder springt eine Person an, später wirkt schon der bloße Anblick eines Hundes angsterregend.

### I.1. Die Klassische Konditionierungstheorie

Iwan P. Pawlow (1849–1936), ein russischer Physiologe, bediente sich in seinen berühmten Experimenten einer Versuchsanordnung, bei der ein Hund vor einem Freßnapf stand und mittels einer Kanüle an der Speicheldrüse der Speichelfluß des Hundes beobachtet und registriert werden konnte.

Der Ablauf des Versuches war folgender: Zunächst wurde ein Glockenton oder Einschalten des Lichtes als neutraler Reiz geboten, auf den der Hund keine Speichelabsonderung zeigte. Etwa eine Sekunde nach dem Einschalten des Lichtes wurde dem Hund ein unkonditionierter Reiz (z.B. Fleischpulver) geboten, worauf das Tier Speichelfluß zeigte und zu fressen begann. Nach mehrfachen Kopplungen des vorher neutralen Reizes (Glockenton, Licht) mit dem *unkonditionierten Reiz* (UCS, hier Fleischpulver) und der unkonditionierten Reaktion (UCR, hier Speichelabsonderung) löste bereits die Darbietung des Glockentones bzw. des Lichtes die Speichelabsonderung aus: Der vorher neutrale Reiz war zum „konditionierten Reiz" (CS) geworden, die „unkonditionierte Reaktion" (UCR) zur „konditionierten Reaktion" (CR).

## Sekundäre Konditionierung, Generalisierung und Diskrimination

Als UCS gilt heute nicht nur ein angeborener, sondern auch ein früherworbener oder auch nur starker Auslöser, wobei Pawlow selbst eingehend auch die Möglichkeit von Sekundär-Konditionierungen (Konditionierungen höherer Ordnung) beschreibt. Dabei übernimmt ein konditionierter Stimulus die Funktion eines unkonditionierten Stimulus zur Ausbildung eines neuen konditionierten Stimulus aus einem ehemals neutralen Reiz. Wichtig ist aber vor allem die Tatsache, daß konditionierte Reize die Tendenz haben, auf ähnliche Reize zu *generalisieren,* wenn nicht ein Lernprozeß der *„Diskrimination"* dies verhindert. So werden nach einem Hundebiß (UCS) zunehmend auch andere, dem ursprünglichen Hund (CS) ähnliche Hunde Angst auslösen, wenn mit den ähnlichen Hunden keine neuen, positiven Erfahrungen gemacht werden.

## Löschung und Neukonditionierung

Der Wegfall des UCS bei Vorgabe des CS sollte nach Pawlow allmählich eine „Löschung" (Extinktion) der konditionierten Reaktion bewirken. Im Falle irrationaler Ängste wird eine solche Löschung jedoch meist durch die *Vermeidung* des CS verhindert, wofür es gute kognitionstheoretische Erklärungen gibt. Neben diesem Hauptgrund dafür, daß viele übertrieben wirkende Ängste im Alltag sich nicht wieder von alleine „löschen", besteht ein zweites mögliches Löschungshindernis in manchen Fällen auch darin, daß die Angst nicht gänzlich irrational ist, sondern immer noch ab und zu durch UCS-Bedingungen „neukonditioniert" wird. Zwei klinische Beispiele dazu: Ein Kind mit Schulangst wird noch immer für schlechte Schulnoten bestraft. Oder: Ein Drogensüchtiger mit Dunkelangst und Angst vor dem Alleinesein erlebt tatsächlich manchmal Horrortrips abends, wenn er alleine ist. Aus der Aufdeckung dieser UCS-Bedingungen im Rahmen der Bedingungsanalyse ergeben sich automatisch die Therapieziele, das wäre im er-

sten Fall eine Änderung des Elternverhaltens, im zweiten Fall ein Drogen-
entzug.

## Weitere emotionale und physiologische Konditionierungen

Die Gültigkeit der Prinzipien des Klassischen Konditionierens ist aber nicht
nur bei Angststörungen nachzuweisen. Auch bei allen anderen starken
Emotionen, wie etwa bei Ärger und Wut, bei Ekel, Unterlegenheitsgefühl
oder Eifersucht, sind affektive Reflexbildungen auf bestimmte, für Außen-
stehende unverständliche und belanglos wirkende Auslösereize, sowie die
Phänomene der sekundären Konditionierung und der Reizgeneralisierung
bzw. Reizdiskrimination zu finden.
Gut sind Prozesse der Klassischen Konditionierung auch im rein körperlichen Bereich zu beobachten. Vielen Menschen ist z.b. die Konditionierbar-
keit einer gewissen Kaffee- oder Alkoholwirkung auf bestimmte Ge-
schmacksreize hin bekannt (z.b. bei Kaffee-Ersatz oder alkoholfreiem Bier),
obwohl es dabei zu paradoxen Effekten aufgrund konditionierter Gegenre-
gulationen des Organismus kommen kann. Rauschgiftsüchtige schätzen
die konditionierte Wirkung, die alleine schon das Ritual des Spritze-Vorbe-
reitens auslöst. Vielen „erfahrenen" Chemotherapie-Patienten wird es bereits dann schlecht, wenn sie das Krankenhaus betreten. Bekannt ist auch,
daß Asthmaanfälle nicht nur durch Allergene, sondern auch durch ehemals neutrale Reize ausgelöst werden können, wenn diese häufig genug
mit Allergenen gemeinsam auftraten.
Möglichkeiten einer „Dekonditionierung" solcher Symptome werden
nachfolgend besprochen. Aber auch die Möglichkeit einer „künstlichen"
Konditionierung ist therapeutisch zu nutzen, wie z.B. auf dem Gebiet der
„Verhaltensmedizin", wo etwa ein ehemals neutraler Stimulus teilweise einen Asthma-Spray, ein Blutdruckmedikament oder eine Insulinspritze ersetzen kann (Miltner, Birbaumer & Gerber 1986).

## I.2. Verfahren zur Klassischen Konditionierung

Das Prinzip des klassischen Konditionierens wurde bald zur Erklärung der
Angstentstehung herangezogen, und noch in den 20er Jahren fanden an
amerikanischen Universitäten umstrittene Human-Experimente zur experimentellen Angstkonditionierung statt. Noch wesentlicher aber waren die
erfolgreichen Versuche einer „Dekonditionierung" von Angst, die 30 Jahre
später zur Entwicklung der ersten Angsttherapie-Technik der Verhaltenstherapie führten, der „Systematischen Desensibilisierung".

## Die Systematische Desensibilisierung (SD) und die Desensibilisierung in vivo

Das Verfahren stammt von Wolpe (1958) und basierte ursprünglich auf dessen „Theorie der reziproken Hemmung", die besagt, daß durch die Konditionierung einer konkurrierenden, mit Angst unvereinbar erscheinenden Reaktion auf die ursprünglichen Angstauslöser die Angst allmählich gehemmt wird. Üblicherweise wurde als konkurrierende Reaktion Entspannung eingesetzt, bei Kleinkindern eignet sich aber auch Essen, Spielen oder Streicheln.

Als älteste und bekannteste verhaltenstherapeutische Technik wurde die SD entsprechend häufig verwendet. Die klassische Vorgangsweise war folgende:

Als Vorbereitung auf eine SD wurde einige Wochen lang „Progressive Muskelentspannung" nach Jacobson (1938) trainiert (siehe Beitrag in diesem Buch) und daneben für jeden Angstbereich eine Angsthierarchie aufgestellt. Darunter versteht man eine Liste von etwa 10 bis 15 alltäglichen Angst-Szenen, die in ansteigender Schwierigkeit angeordnet sind. Danach folgten einmal bis zweimal pro Woche 1/2- bis 1stündige Einzelsitzungen, die damit begannen, daß der/die Patient/in die Augen schloß und sich entspannte.

Der/die Therapeut/in las ihm nun die leichteste Szene vor, und der Patient sollte versuchen, sich diese Situation so plastisch wie möglich vorzustellen, bis Angst auftrat. War das der Fall, gab der Patient ein vereinbartes Zeichen und erhielt darauf vom Therapeuten die Anweisung, die Vorstellung abzubrechen und sich wieder ganz auf die Muskelentspannung zu konzentrieren. Dann wurde dieselbe Szene solange wiederholt, bis zwei- oder dreimal keine Angst mehr auftrat, sodaß zur nächstschwierigen Szene übergegangen werden konnte. Auf diese Weise wurde im Laufe mehrerer Wochen die vorbereitete Hierarchie durchgearbeitet, bis auch die schwierigste Szene keine Angst mehr auslöste. Zusätzlich wurde meist die Hausaufgabe gegeben, die in der Sitzung vorgestellten Szenen – ebenfalls in ansteigender Schwierigkeit – in der Realität aufzusuchen und dabei ebenfalls die Entspannung einzusetzen („Desensibilisierung in vivo").

### Kritik an der Systematischen Desensibilisierung

Die SD wird auch heute noch bei spezifischen Ängsten wie z.B. Prüfungsangst eingesetzt, wofür in der Literatur eine Erfolgsrate von 60% bis 95% angegeben wird. Obwohl die Technik also ausgesprochen wirksam ist, hat sie doch noch bestimmte theoretische und praktische Mängel. Erstens haben interne Therapievergleichsstudien ergeben, daß Konfrontationen in vivo (in der Realität) – soweit sie wiederholt und beliebig lange herstellbar sind – noch deutlich wirksamer sind als solche in sensu (in der Vorstellung), sodaß im Zweifelsfall ersteren der Vorzug zu geben ist. Zweitens jedoch – und das ist der Hauptpunkt der Kritik – enthält die SD noch einen versteckten Rest an Vermeidung, nämlich in Form der therapeutischen Anweisung, bei Angst die Szene abzubrechen. Dieser Fehler wurde inzwischen mit dem Verfahren der sog. „Bewältigungs-Desensibilisierung" korrigiert, einer Spezialform des modernen „Angstbewältigungstrainings", bei dem die Entspannung nicht mehr zur Unterbrechung der Angst, sondern zu deren konfrontativer Bewältigung eingesetzt wird.

## „Flooding"

Das Verfahren wird in der Literatur auch unter den Namen „Habituationstraining", „Forced Reality-Testing" oder „massierte Expositionstherapie" beschrieben und beruft sich auf das Hauptergebnis der behavioristischen Habituationsforschung, das besagt, daß eine massierte Darbietung von Angstreizen die Angst-„Habituation" (im Sinne von Angstabbau) beschleunigt.

Hauptprinzip des „Flooding" ist daher die *massierte Konfrontation* mit den Angstreizen in der Realität, unter Verzicht auf Schwierigkeitsabstufungen und unter vollständiger Verhinderung von Vermeidungsreaktionen. Auch auf eine Entspannungshilfe (den Einsatz einer erlernten Entspannungsreaktion) wird meist verzichtet, da sie die Gefahr einer Vermeidung birgt.

Bei schweren Handlungszwängen zum Beispiel wird während stationärer Aufnahme jede Kontroll- bzw. Vermeidungsreaktion rund um die Uhr verhindert („response prevention"), bei Agoraphobien hingegen werden Flooding-Ausflüge geplant, die anfangs ca. 6 Stunden dauern (Bartling, Fliegenbaum & Krause 1980). Dies erfordert zumindest in den ersten Tagen eine therapeutische Begleitung, die neben anderem die Aufgabe hat, eventuelle Versuche einer Flucht oder Vermeidung zu verhindern. An einige Tage des Intensiv-Trainings schließt sich dann meist eine entsprechende Phase des Selbst-Trainings an, das schließlich in wöchentlichen Einzelsitzungen ausklingt.

### Andere Formen des Angstkonfrontationstrainings in vivo

Die Grundregel der Flooding-Prozedur – Angstkonfrontation ohne Vermeidung bis zum Angstabfall – ist inzwischen zum therapeutischen Grundprinzip jedes In-vivo-Konfrontationstrainings geworden, selbst bei graduierter Vorgangsweise. Auch Mischformen des Trainings sind möglich, wie etwa im Falle des „Graduierten Flooding", bei dem eine zuvor erstellte Angsthierarchie in einer einzigen, langen In-vivo-Übung bis zur schwierigsten Situation durchgearbeitet wird.

Die Vorteile massierter Konfrontationstherapien im Vergleich mit der Desensibilisierung in sensu oder in vivo liegen auf der Hand: Neben der kurzen Therapie-Dauer besticht die Aussicht, auch Ängste behandeln zu können, deren vielfältige oder diffuse Auslöser in der Vorstellung oder im Alltag nicht gezielt abstufbar sind. Ein weiterer großer Vorteil der verlängerten Exposition ist die Tatsache, daß dabei auch Panikzustände, die ja z.B. oft in Begleitung einer Agoraphobie auftreten, „habituieren", wenn die Exposition lange genug dauert. Als Nachteil ist wahrscheinlich der große organisatorische und psychische Aufwand zu nennen, der eine hohe Therapiemotivation voraussetzt.

## II. Operantes Lernen

Die Theorie des Operanten Lernens bzw. Konditionierens von Skinner (1938) – auch Verstärkungstheorie genannt – beschreibt grob gesprochen das alltäglich zu beobachtende Phänomen des instrumentellen Lernens oder *Erfolgslernens*. Gemeint ist die Tatsache, daß wir ganz automatisch und meist ohne uns dessen bewußt zu werden, im Laufe wiederholter Erfahrungen für jede Situation ganz bestimmte Verhaltensweisen entwickeln, nämlich solche, für die wir in dieser Situation regelmäßig eine *Verstärkung"* erhalten, die in angenehmen Reizen oder auch im Wegfall unangenehmer Reize bestehen kann (negative Verstärkung). Ein Beispiel aus dem Alltag: Ein Kind bekommt beim Vater Zuwendung nur, wenn es „quengelt", nach einiger Zeit quengelt es schon automatisch bei Erscheinen des Vaters.

### II.1. Die Operante Konditionierungstheorie

Der Amerikaner B. F. Skinner (1904–1991) war beeinflußt von den Arbeiten Pawlows, ihn interessierte jedoch weniger das Lernen von Reflexen („respondents"), das er „Konditionierung vom Typ S" nannte, sondern mehr die „Konditionierung vom Typ R", der Erwerb willkür-motorischen Verhaltens. Er arbeitete vor allem mit Tauben und Katzen und fand in kontinuierlichen Verhaltensbeobachtungen eine „funktionale Beziehung" zwischen der vom Organismus emittierten Reaktion, dem „Operant", und einem auf diese Reaktion folgenden Reiz, einer Konsequenz, die eine „Verstärkung", „Bestrafung" oder „Löschung" beinhalten kann. Das Schema zeigt die Möglichkeiten solcher verstärkenden oder bestrafenden Konsequenzen.

| | Darbietung | Entfernung |
|---|---|---|
| ... eines positiven Stimulus (Verstärkers): | Positive Verstärkung | Bestrafung II (Löschung) |
| ... eines aversiven Stimulus (Strafreizes): | Bestrafung I | Negative Verstärkung |

Die Grundregel der Verstärkungstheorie lautet:
Wenn in einer bestimmten Situation (diskriminativer Hinweisreiz S) eine Verhaltensweise (R) systematisch und kontingent die Darbietung eines positiven Reizes oder den Entzug eines aversiven Reizes als verstärkende Konsequenz (K) zur Folge hat, erhöht sich die Auftrittswahrscheinlichkeit dieser Verhaltensweise in dieser Situation.

$$S \rightarrow R \rightarrow K$$

„Systematisch" und „kontingent" bedeutet, daß die Konsequenz mit einer gewissen Häufigkeit und Regelmäßigkeit und in einem engen zeitlichen (wichtig ist: wahrgenommenen) Zusammenhang mit der Reaktion eintreten muß, um wirksam zu sein.

## Erlernte Verstärker

Die Verstärker lassen sich unterteilen in primäre, das heißt angeborene oder früh erworbene Verstärker einerseits (vergleichbar mit primären Bedürfnisbefriedigungen), und in *sekundäre*, das sind durch häufige Kopplung mit einem primären Verstärker erlernte oder generalisierte Verstärker andererseits. Unterschieden werden dabei materielle, aktionale, soziale und inzwischen auch verdeckte Verstärker (z.B. Selbstlob).
Auf Grund von Lernprozessen in der Kindheit sind die meisten Verstärker des Alltags sekundär (erlernt) oder generalisiert. Dazu gehören auch der Verstärker „Geld" (generalisierter materieller Verstärker) und die wichtigen sozialen Verstärker (Zuwendung, Anerkennung, Lob, Freundlichkeit etc.), die die soziale Entwicklung des Menschen steuern. Durch mangelhaftes „Erlernen" dieser sozialen Verstärker und durch chaotische bzw. verzerrte Verhaltenskontingenzen, z.B. im Falle von Heimerziehung, „broken homes", schizophrener Familie oder sozialer Verwahrlosung, können schon früh schwere soziale Wahrnehmungs- und Verhaltensstörungen entstehen (z.B. Autismus oder Soziopathie).

## Löschung und Bestrafung

Der Wegfall bisheriger Verstärkungen führt zur „Löschung", einem allmählichen Verschwinden der Reaktion, doch ist für die Praxis wichtig, daß gleichzeitig eine *Alternativreaktion* zur Verfügung stehen oder aufgebaut (verstärkt) werden muß. Für die direkte Bestrafung gilt außerdem aus experimenteller und klinischer Erfahrung die Regel, daß Verhaltensweisen damit nicht dauerhaft verändert, sondern nur vorübergehend blockiert werden; fällt die Strafandrohung weg, so ist das alte Verhalten oft in voller Stärke wieder vorhanden. Daß Strafe kein gutes „Erziehungsmittel" ist, ergibt sich zusätzlich auch durch ihre bekannten Nebenwirkungen: Strafe erzeugt unmittelbar entweder Angst, Aggression oder depressive Hilflosigkeit und bietet gleichzeitig dem so behandelten Individuum ein Beobachtungsmodell für aggressives Verhalten.

## Intermittierende Verstärkung

Klinisch bedeutsam ist die Entdeckung Skinners, daß nach dem einmal erfolgten Aufbau eines Verhaltens dieses nicht mehr jedesmal verstärkt werden muß, um aufrechterhalten zu bleiben. Eine Verhaltensweise wird sogar umso *löschungsresistenter*, je intermittierender, d.h. je „lückenhafter" sie verstärkt wird, nachdem sie einmal regelmäßig auftritt. In der Praxis wird dadurch vieles erklärbar, wie etwa die Enttäuschung von Eltern darüber, daß ein Kind ein auffälliges Verhalten hartnäckig weiter beibehält, obwohl die Eltern sich ab einem bestimmten Zeitpunkt bemühen, das Kind für diese Verhaltensweise nicht mehr zu verstärken (z.B. durch Beachtung). Da sie dabei meistens inkonsequent sind und doch noch eine geringe, immer weiter absinkende Verstärkerquote beibehalten, wird das unerwünschte Verhalten immer löschungsresistenter. Nur Konsequenz und die Beachtung der Löschungs-Regeln (das Kind erhält elterliche Beachtung z.B. für ruhiges Spielen) kann solche Erziehungsprobleme lösen.

## Operante klinische Phänomene

Die operante Lerntheorie hilft nach Skinner vor allem bei der Erklärung und Änderung all jener Verhaltensweisen, die der willkürlichen Kontrolle des Menschen unterliegen. Sie bietet also Erklärungs- und Änderungsmöglichkeiten für den Großteil aller menschlichen Verhaltensstörungen und Verhaltensauffälligkeiten – zumindest dann, wenn auch noch kognitive Variablen miteinbezogen werden, wie dies später geschildert wird. Dabei kann zwischen zweierlei Arten von Verhaltensstörungen unterschieden werden: zwischen positiv verstärktem Verhalten einerseits, das der *Erreichung* bestimmter Reize und Zustände dient, und negativ verstärktem Verhalten andererseits, das der *Vermeidung und Abwehr* von Reizen und Zuständen dient. Während es im ersten Falle meist um Störungen mit „operanter Aufrechterhaltung" im Sinne eines „Krankheitsgewinnes" geht, handelt es sich im zweiten Falle vorwiegend um *emotionale Störungen,* für die auch die klassische Konditionierungstheorie bereits Teilerklärungen lieferte.

## Die Zwei-Prozeß-Theorie der Emotion

Das Aufeinandertreffen respondenter und operanter Lernvorgänge im Falle emotionaler Störungen beschreibt u.a. Mowrer (1960) in der bekannten „Zwei-Phasen"- bzw. „Zwei-Prozeß"-Theorie der Emotion. Der zufolge

führt in der ersten Phase der Emotion ein *klassischer* Konditionierungspro-
zeß dazu, daß konditionierte Angstreize eine respondente Angstreaktion
auf der physiologischen Ebene auslösen. Die dazugehörigen Symptome
wie Spannung, Herzklopfen, Zittern, Schwitzen u.a. werden in der zweiten
Phase vom Individuum als aversiv wahrgenommen und setzen *operante*
Vermeidungs-Reaktionen in Gang, die letztendlich durch die Beendigung
des aversiven Zustandes negativ verstärkt werden.

Im klinischen Kontext sind es vor allem Angststörungen, Zwangsstörun-
gen, Depressionen und Suchterkrankungen, die solch negativ verstärkte
Verhaltensanteile aufweisen. Meist sind es bei näherer Betrachtung Empfindungen von Nervosität, Angst, Unsicherheit oder innerer Leere, die
durch das symptomatische Verhalten abgewehrt oder vermieden werden.
Die *sofort* eintretende, kurzfristige Entlastung bzw. die von Angstforschern
vermutete Wahrnehmung begleitender „Sicherheitssignale" ist für die Aufrechterhaltung der Problemreaktion offenbar wirksamer als noch so gra-
vierend-negative *spätere* Konsequenzen des Verhaltens.

## II.2. Operante Verfahren

Wenn es um die Behandlung emotionaler und psychosomatischer Störungen geht, ist auf die vorangegangenen und noch nachfolgenden Verfahren
der Emotions- oder Streßtherapie zu verweisen, mit Hilfe derer vor allem
der aversive Grundzustand behoben oder verhindert werden soll.

Falls es sich jedoch um Störungen mit „Krankheitsgewinn", also operanter
Zusatzverstärkung, handelt, hängt die Behandlung ganz davon ab, welche
Art der Verstärkung vom Patienten (unbewußt) „gesucht" wird und welche Umstände oder psychologischen Hintergrundprobleme einen entsprechenden Verstärkungsgewinn mit „gesunden" Mitteln verhindern. Hier ist
die gemeinsame Durchführung einer Problem- und Bedingungsanalyse besonders wichtig, einschließlich einer gründlichen Klärung der verborgenen
Motive, Werte und Ziele des/der Patient/in.

Ein weiterer möglicher Therapiegrund ist das Vorliegen von Verhaltensdefiziten, die ausgeglichen werden sollen; dies läßt sich mit speziellen operanten Übungs-Verfahren erreichen.

### Löschungs-Programme

Verhaltensweisen, die ganz oder teilweise durch „Krankheitsgewinn" im
Sinne positiver Verstärkung aufrechterhalten werden, sind oft bei aggressiven, depressiven oder psychosomatischen Symptombildern zu finden,
aber auch eine Angststörung kann auf diese Weise mitbedingt sein.

Das therapeutische Vorgehen hierbei ist bereits bekannt: Nach der erwähnten „Aufdeckung" des Bedingungsgeschehens muß eine „Löschung", d.h.
Nicht-Verstärkung der alten Symptome bei gleichzeitigem Aufbau *alterna-*

*tiver* Verhaltensmöglichkeiten stattfinden. Wenn zum Beispiel ein Mangel an geeigneten sozialen Verhaltensmöglichkeiten vorliegt, um entsprechende Verstärkungen in der natürlichen Umwelt zu erhalten, ist bei Erwachsenen ein Soziales Kompetenztraining angeraten (s.u.). Oft ist aber auch eine Änderung von Lebens- und Umweltbedingungen bzw. von Verhaltensweisen enger Bezugspersonen notwendig (also eine Partnertherapie, ein Elterntraining oder eine Familientherapie), nämlich dann, wenn Hinweise darauf vorliegen, daß gesundheitsförderliches Verhalten in dieser Umwelt verunmöglicht, gelöscht oder bestraft, und/oder problematisches Verhalten verstärkt wird.

## Shaping und andere Hilfen

Ein angestrebter Verhaltensaufbau stößt allerdings häufig auf praktische Schwierigkeiten. Zum Beispiel hängt die Therapie eines verhaltensauffälligen Kindes oft nicht unwesentlich von der Beantwortung folgender Elternfrage ab: Wie komme ich überhaupt zum Verstärken alternativer Verhaltensweisen, wenn mein „Klient" nur problematisches Verhalten zeigt? Diese Frage stellt sich sinngemäß auch in der Arbeit mit psychiatrischen Patienten, mit behinderten Kindern und Erwachsenen, mit schwererziehbaren Jugendlichen, mit alten Menschen, bei Partnerkonflikten oder in der Psychotherapie mit einem sehr verhaltensgestörten Klienten.
Wichtige Praktiken zur Anregung von neuem Verhalten, das dann weiter verstärkt werden kann, sind „Modelling" (Anregung zum Nachahmen, s. unten), „Prompting" (Provozieren spontaner Reaktionen), „Coaching" (Hilfen) oder die „motivierende Bitte" (Bitte mit Ankündigung von Verstärkern, die dann aber auch gegeben werden müssen). Am wichtigsten ist jedoch die Technik des „Shaping", die von Skinner selbst ausführlich untersucht und beschrieben wurde. Es handelt sich dabei um das Prinzip einer allmählichen Verhaltensausformung, die dadurch zustande kommt, daß anfangs jede kleine *Annäherung* an das gewünschte Endverhalten sofort und regelmäßig verstärkt wird. Allmählich werden die Verhaltensanforderungen für die Verstärkung erhöht, bis das Verhalten sich in der erwünschten Endform ausgebildet hat. Dieser Lernprozeß ist dadurch zu beschleunigen, daß begleitend sprachliche Erklärungen und Beziehungs-Informationen gegeben werden, sodaß die Verhaltensänderung vom Lernenden bewußt und freiwillig mitvollzogen werden kann.
Ein Beispiel wieder aus der Erziehungsberatung: Eine Mutter leidet unter anderem darunter, daß ihr Sohn seine Spielsachen nie von alleine aufräumt. Statt jedesmal zu schimpfen oder zu predigen, kann sie nun täglich darauf achten, ob er das Spielzimmer etwas weniger unordentlich als sonst verläßt, und dann sofort Zufriedenheit oder maßvolles Lob äußern – intermittierend gekoppelt mit weiteren wirksamen Verstärkern.

## Rollenspiel und technisches Feedback

In der Praxis sind bei solchen Programmen viele Dinge zu beachten (z.B. die Vermeidung versteckter Vorwürfe, Forderungen, Bevormundungen, Entmutigungen, Abwertungen etc.), und es lohnt sich, die elterlichen Verhaltensweisen im therapeutischen Rollenspiel (im Unterschied zum diagnostischen Rollenspiel), am besten mit technischem Feedback, d.h. mit Tonband- oder Video-Rückmeldung, zu erproben und einzuüben ("Elterntraining"). Das gleiche gilt für jede andere therapeutische Situation, in der ein neues Sozialverhalten trainiert oder eine neue Einstellung in der Therapiesituation erprobt werden soll.

Bei der Durchführung von Rollenspielen sind wie bei jedem Verhaltenstraining die Prinzipien des Verstärkungslernens zu beachten, d.h., jede Übungseinheit ist mit einem Erfolgserlebnis abzuschließen, die Therapeuten- oder Gruppenverstärkungen müssen selektiv sein, Kritik ist zu unterlassen oder in konkrete Verhaltensvorschläge umzusetzen, und es können Techniken des Shaping, Modelling oder Coaching eingesetzt werden.

## Partnertraining

Wie wichtig der Verstärkungsaspekt für die Verhaltensregulation innerhalb sozialer Systeme ist, zeigen auch die Ergebnisse der Erforschung von Partnerbeziehungen. In Ehen mit hoher Ehezufriedenheit war eine *"positive Reziprozität"* des Partnerverhaltens im Sinne eines gegenseitigen selektiven Verstärkens festzustellen, zum Beispiel in der Form: Der zweite Partner verstärkt das Entgegenkommen des ersten mit "Beziehungsleistungen" seinerseits, dafür verstärkt wiederum der erste den zweiten mit positiven Gefühlsäußerungen, und so fort. In "schlechten" Ehen hingegen dominiert der sog. "Zwangsprozeß", ein gegenseitiger Abtausch von Bestrafungen (Vorwürfen, Kritik, Forderungen, Drohungen etc.). Der Aufbau von gegenseitigem Verstärkungsverhalten und *"positiver"* Kommunikation (Äußerung von positiven Gefühlen, Anerkennung, Interesse, Zustimmung, Verständnis etc.) ist in Zusammenhang mit einer Problemklärung daher oft ein wichtiges Lernziel verhaltenstherapeutischer Partnertherapie, ergänzt durch ein Training in *"Konfliktkommunikation"*. Dieses bezieht sich auf die Kunst, "richtig" und "erfolgreich" zu streiten, nämlich so, daß beiderseits zufriedenstellende Problemlösungen möglich werden (Schindler, Hahlweg & Revenstorf 1980).

## Token-Programme

Andere Anwendungen der operanten Lerntheorie liegen, wie erwähnt, in der Erklärung und Therapie von *Verhaltensdefiziten*. Diese betreffen manchmal bestimmte soziale und kommunikative Verhaltensweisen, die in der

Kindheit nicht erlernt werden konnten, wie z.b. im Falle verwahrloster Jugendlicher in Heimen oder kontaktgestörter Klienten in der Psychotherapie. Es kann sich aber auch um fehlende oder verlorengegangene Fähigkeiten der Selbstversorgung und der Beschäftigung handeln, wie z.b. bei Behinderten, Schädelverletzten oder lange hospitalisierten psychiatrischen bzw. geriatrischen Patienten. Wichtige therapeutische Maßnahmen sind hier gezielte Verstärkungsprogramme für das zu fördernde Verhalten sowie die Aufdeckung und Beseitigung von verborgenen Löschungs- oder gar Bestrafungsbedingungen in der Lebens-Umwelt. Als Hilfe beim Aufbau neuen Verhaltens werden manchmal in Kliniken, Heimen oder Tagesstätten sog. „Token-Systeme" verwendet, das sind Regeln zur Vergabe von *Anerkennungs-Marken* oder -Punkten, die später für begehrte Verstärker eingetauscht werden können.

## Verstärker-, Aktivitäts- und Kontakt-Management und die Depressionstheorie Lewinsohns

Motivationsmangel und Passivität finden sich auch bei *depressiven* Patienten, was wiederum auf operante „Löschungsbedingungen" hindeutet. Tatsächlich fanden Lewinsohn (1974) und seine Mitarbeiter bei Depressiven einen deutlichen Mangel an verhaltenskontingenten positiven Verstärkern und ganz besonders an *sozialen* Verstärkungen. In einfach gelagerten Fällen kann hier ein verhaltenstherapeutisches Verstärker-, Aktivitäts- oder Kontakt-Management helfen, das ist im wesentlichen eine detaillierte Tages- oder Wochenplanung von verstärkenden Ereignissen bzw. Kontakten.

Doch Lewinsohn und Mitarbeiter konnten in ihren empirischen Untersuchungen auch eine häufige *Ursache* des Verstärkermangels Depressiver aufzeigen: Es ist dies ein Mangel an geeignetem Sozialverhalten, an sozialer Geschicklichkeit bzw. *„sozialer Kompetenz"*, die erforderlich wäre, um soziale Verstärker wie Anerkennung und Zuneigung in der sozialen Umwelt hervorzurufen. (Auch Wechselwirkungen mit sozialen Ängsten und bestimmten kognitiven Grundeinstellungen sind vorhanden, vgl. später die kognitiven Depressions-Theorien von Beck und Seligman.)

## Soziales Kompetenztraining

Ein Training sozialer Kompetenzen ist bei vielen Störungen indiziert, darunter auch bei solchen, die nicht auf den ersten Blick als soziale Störungen erkennbar sind (z.B. psychosomatischen). Am häufigsten wird es zur Behandlung von Depressionen, Kontaktstörungen und sozialen Ängsten eingesetzt, es kann aber auch Grundbedingungen anderer emotionaler Störungen beseitigen, wie z.B. die Unfähigkeit zu adäquater Selbstbehauptung im Falle einer Aggressions-Symptomatik.

Es gibt verschiedene standardisierte und halbstandardisierte Programme zum Training sozialer Kompetenzen (z.B. Feldhege & Krauthan 1979). Sie enthalten im wesentlichen Trainingsinhalte zu folgenden vier Verhaltensbereichen:

a) zur Fähigkeit, in einer angemessenen Weise Forderungen, Wünsche und Bedürfnisse zu äußern

b) zur Fähigkeit, in einer angemessenen Weise nein zu sagen zu den Forderungen und Wünschen anderer

c) zur Fähigkeit, sich Kritik und öffentlicher Beachtung auszusetzen

d) zur Fähigkeit, in angemessener Weise positiven Kontakt mit Menschen aufzunehmen, einschließlich der Fähigkeit, positive Gefühle zu äußern.

Die Durchführung erfolgt bevorzugt in Gruppen, aber auch Einzeltraining ist möglich. Die einzelnen Interventionstechniken bzw. Lernmechanismen innerhalb eines Sozialen Kompetenztrainings sind: Verhaltensübung und Rollenspiel, Instruktion und Modellernen, Verstärkung und Rückmeldung (evtl. Videofeedback), In-vivo-Training, Kognitive Umstrukturierung (s.u.) und manchmal auch Entspannungstechniken.

## Biofeedback

Im Gegensatz zu Skinners ursprünglicher Erwartung stellte sich heraus, daß in medizinisch-physiologischen Labor-Experimenten und in bestimmten, heute therapeutisch genutzten apparativen Settings (Biofeedback-Apparaturen) eine operante Konditionierung auch von *autonomen* Reaktionen möglich ist, das heißt eine Änderung vegetativer, endokriner oder psychomuskulärer Reaktionen, die sonst nicht der bewußten Kontrolle des Individuums unterliegen.

Die Biofeedback-Methoden nehmen heute auf dem Gebiet der verhaltenstherapeutischen Psychosomatik, z.B. bei der Unterstützung eines Entspannungstrainings und im Rahmen der Verhaltensmedizin, einen wichtigen Platz ein. Dabei wird über Elektroden oder andere geeignete Meßfühler die kritische autonome Reaktion registriert – so etwa Muskelspannung, Herzschlag, Blutdruck, Hautdurchblutung oder psychogalvanische Reaktion (Hautschweiß) – und der Erfolg einer angestrebten Veränderung über ein meist optisches oder akustisches Medium kontinuierlich zurückgemeldet (ein Ton wird höher oder tiefer, eine Farbe wird dunkler, eine Pyramide wird auf- oder abgebaut etc.). Dabei lernt der Patient allmählich, Kontrolle über die betreffende autonome Reaktion zu gewinnen, d.h., diese willkürlich zu beeinflussen.

## III. Kognitive Ansätze

### Der Selbstkontroll-Ansatz

Als neobehavioristische Übergangsstufe zu den kognitiven Ansätzen der Verhaltenstherapie entwickelte sich in den 70er Jahren aus der operanten Lerntheorie Skinners ein sehr wichtiger Forschungszweig, der sich mit der menschlichen Fähigkeit zur Selbstregulation und Selbstkontrolle beschäftigte (Kanfer 1977) und damit den Therapiestil und das Menschenbild der VT entscheidend beeinflußte.

Im Zuge der allgemeinen Veränderung des Therapeutenverhaltens führte der Selbstkontroll-Ansatz zum vermehrten Einsatz solcher Therapie- und Gesprächspraktiken, die die Selbständigkeit und *Selbsthilfekompetenz* des Klienten fördern. Dazu gehört z.B. die Beachtung des „Prinzips der minimalen Intervention" (therapeutische Interventionen haben so sparsam wie möglich und notwendig zu sein, Kanfer et al. 1991), aber auch die gezielte und partielle Anwendung der „klientenzentrierten Gesprächsführung" nach Rogers, wie sie in der Gesprächspsychotherapie üblich ist. Wo immer möglich, wurde nun außerdem die Durchführung therapeutischer Maßnahmen dem Patienten überlassen (in Form von Hausaufgaben), der dann darüber möglichst anhand von Selbstaufzeichnungen berichtete.

Zum Aufbau einer bewußten Selbstkontrolle und Selbststeuerung problematischer Verhaltensweisen wie Rauchen, Essen etc. oder zum Aufbau erwünschter Verhaltensweisen wie Lernen oder Arbeiten – etwa im Falle studentischer Arbeitsstörungen – wurden vor allem Techniken der *Selbstverstärkung* entwickelt. Eine andere Selbstkontroll-Praktik ist das Abschließen therapeutischer *Verträge* zwischen Patient und Therapeut oder Familienmitgliedern, in denen Selbstverpflichtungen für bestimmte Verhaltensweisen samt Konsequenzen festgelegt werden.

Schließlich wurden – in Verbindung mit der sozial-kognitiven Lerntheorie – immer häufiger auch *kognitive* Selbstkontroll-Praktiken eingesetzt, wie etwa systematische Selbstbeobachtung und verbale Selbstverstärkung. In bestimmten Problembereichen, zum Beispiel in der Arbeit mit impulsiven Kindern, wurden auch bereits Praktiken der Selbstanleitung und Selbstverbalisation entwickelt, einer ersten Form von „Kognitiver Verhaltensmodifikation" (Meichenbaum 1977).

### Die sozial-kognitive Lerntheorie

Bereits in den 30er Jahren hatten sich schon Verhaltensforscher zu Wort gemeldet, die kognitive Lerntheorien vertraten und Begriffe wie „absichtsvolles Verhalten", „Erwartung" und „subjektive Bewertung" durch Beobachtungen erschlossen (Tolman 1932; Rotter 1954). Mit der Möglichkeit einer wissenschaftlichen Erfassung und Beschreibung kognitiver, also gedanklicher bzw. „verdeckter" Reaktionen in kontrollierten Experimenten konnten dann allmählich auch „stellvertretende" und verdeckte Prozesse des klassischen und operanten Konditionierens erklärt werden, nämlich solche, die durch bloßes *Beobachten* oder sogar nur in der *Vorstellung* entstehen.

Bandura (1977a) entwickelte neben Mischel (1973) die „sozial-kognitive Lerntheorie", die imstande ist, die Lerntheorien des klassischen und operanten Konditionierens auf der kognitiven Ebene zu ergänzen. Es wurde nun erstmals beschrieben, was zwischen Reiz und Reaktion an *„kognitiven Vermittlungen"* vor sich geht und auf welche Weise frühere Verstärkungen, Bestrafungen und Löschungserfahrungen auf das Verhalten wirken, nämlich mittels kognitiver Erwartungen, Bewertungen und Vorstellungen.

Das „kognitive Produkt" von *klassischen* Konditionierungsprozessen sind demnach situationsbezogene Konsequenz-Erwartungen in der Form: „Welche Reize folgen dieser Situation?", verbunden mit subjektiven Bewertungen dieser Reize.

Das „kognitive Produkt" von *operanten* Konditionierungsprozessen sind dagegen verhaltensbezogene Konsequenz-Erwartungen in der Form: „Welche Reize folgen diesem Verhalten?", ebenfalls verbunden mit subjektiven Bewertungen der erwarteten Konsequenzen. Der Vorgang einer *Löschung* erklärt sich dann in beiden Fällen daraus, daß diese Konsequenz-Erwartungen an der Realität überprüft und entsprechend korrigiert werden.

Bandura zeigte außerdem, daß operante Verstärkung sowohl eine *informative* wie auch eine *motivationale* Wirkung hat. Er unterscheidet beim Verhaltenslernen zwischen dem kognitiven Erwerb (acquisition) und der Ausführung (performance) des Verhaltens, welch letztere durch externe und interne Verstärkungs- bzw. Bestrafungsbedingungen motiviert bzw. gehemmt wird. Die Verbindungen zur Motivationspsychologie sind entsprechend groß, wobei nach kognitiv-lerntheoretischer Auffassung „motiviert zu sein" *„Verstärkungserwartung"* bedeutet.

## Modellernen und „Modelling"

Entwickelt wurde die Sozial-kognitive Lerntheorie von Bandura anläßlich der Erforschung des Modell- bzw. Imitationslernens, das zumindest im Kindesalter die Hauptform des Verhaltenslernens darstellt und an dem in besonderem Maße Prozesse der Aufmerksamkeit, des Behaltens, der motorischen Reproduktion und der Motivation beteiligt sind. Es zeigte sich, daß bevorzugt Personen mit höherem Sozialstatus imitiert werden sowie gleichrangige Personen, deren Situation jener der beobachtenden Person ähnlich erscheint. Aus diesen Experimenten entstand als neue Therapietechnik das „Modelling"-Verfahren, das bei Erwachsenen oft in Kombination mit Rollenspielen oder Gruppenarbeit, als isoliertes Übungsverfahren dagegen eher bei psychiatrischen Patienten und bei verhaltens- oder angstgestörten Kindern eingesetzt wird. Das Beobachten und Nachahmen von geeigneten „Modellen" wird hierbei gezielt und in kleinen Schritten trainiert, so etwa in einer Variante des *„partizipierenden Modellernens"*, bei dem jeweils nach Beobachtung eines Modells, das für seine Fortschritte Verstärkung erhält, vom ängstlichen Kind eine ähnlich geartete Annäherung an das Angstobjekt durchgeführt wird, verbunden mit Verstärkung und körperlichem Kontakt zum Modell (Bauer 1979).

## Die Streß-, Emotions- und Coping-Theorie von Lazarus

Diese Theorie bildet heute die Grundlage des verhaltenstherapeutischen Ansatzes zur Therapie emotionaler, vor allem aber auch *psychosomatischer* Störungen (Maderthaner 1987).

Schon 1966 formulierte R. S. Lazarus anhand der Ergebnisse spannender Streßexperimente eine von der VT erst später aufgegriffene kognitive Streß- und Emotionstheorie, die gleichzeitig eine Theorie der Streß- und Emotions-„Bewältigung" darstellt. Gemeinsam mit seinen Mitarbeitern stellte Lazarus die später immer weiter differenzierte Hypothese auf, daß Gefühle oder emotionaler Streß durch subjektive *Einschätzungen* der Person-Umwelt-Beziehung entstehen, die durch Bewältigungs-(Coping-)Prozesse verändert werden können. Dabei wird neuerdings angenommen, daß jedes Grundgefühl durch eine bestimmte Art von Grundeinschätzung („core relational theme") zustande kommt, die sowohl von Umwelt- als auch von Person-Variablen abhängt, darunter besonders von den Zielen und Motiven des Individuums (Lazarus 1993). Angst und Angst-Streß z.B. entsteht nach dieser Theorie durch die subjektive Einschätzung einer *Bedrohung*, der das Individuum in einer zweiten Einschätzung nichts entgegensetzen zu können glaubt. Erst der gleichzeitig in Gang gebrachte Bewältigungsprozeß bewirkt oder ermöglicht sodann eine veränderte dritte Einschätzung und damit eine Streßreduktion.

Bewältigungsprozesse sind nach Lazarus (1993) entweder „problem-zentriert" oder „emotions-zentriert": Während erstere die Person-Umwelt-Realitäten durch aktives Handeln verändern, modifizieren die zweiten nur die Wahrnehmung oder die Interpretation dieser Realitäten. Welche dieser Bewältigungsstrategien jedoch im Sinne der Gesundheit jeweils richtig oder falsch sind, hängt von der Situation, der Person und ihren Motiven und von dem zu bewältigenden Grundgefühl ab. Ein Training in Bewältigungs-Fertigkeiten (s.u.) hat daher immer auf diese Umstände Bedacht zu nehmen.

## Die „Hilflosigkeits-Theorie" der Depression

Lazarus selbst brachte später seine Theorie auch in Verbindung mit der kognitiven Theorie der Depression von Seligman (1975), in der die Aussagen der bereits bekannten „Verstärkermangel-Theorie" von Lewinsohn (1974) auf kognitiver Ebene und in Hinblick auf Bestrafungserfahrungen eine Ergänzung fanden. Wiederum anhand vieler experimenteller Ergebnisse konnte Seligman die Bedeutung *„erlernter Hilflosigkeit"* für die Depressionsentstehung nahelegen, wobei er von Tierversuchen ausging. Es stellte sich heraus, daß zum Beispiel Hunde ebenfalls depressionsähnliche Zustände zeigen und in ihrer Lern- und Problemlösefähigkeit schwerwiegend behindert sind, wenn sie sehr früh oder nachhaltig die Erfahrung gemacht haben, daß sie aversive Reize nicht kontrollieren können. (Das dabei verwendete triadische „Yoked-Control"-Hilflosigkeitsdesign ist interessanterweise das gleiche, das von anderen Forschern zur Untersuchung der Wirkung von „Hilflosigkeitsstreß" auf die Ausbildung psychosomatischer Erkrankungen wie z.B. des Magengeschwürs oder auf das Wachstum von Krebstumoren eingesetzt wurde.)

Es ist daher therapeutisch wichtig, eventuelle Hilflosigkeitsbedingungen im Lebensalltag von Depressiven aufzudecken und mit geeigneten Maßnahmen zu beseitigen. Dazu eignet sich besonders ein „Problemlösetraining" (in dessen Rahmen der/die Patient/in lernt, Probleme systematisch zu analysieren und kreative Lösungen zu finden), die „Technik der gestuften Aufgaben", ein Bewältigungstraining (s.u.), oder wieder ein soziales Kompetenztraining, nämlich dann, wenn die angenommene Ursache der Hilflosigkeitsbedingungen ein Mangel an sozialer Selbstbehauptungs- und Durchsetzungsfähigkeit ist.

## Die Self-efficacy-Theorie

Zusätzlich stellte Bandura (1977b) mit Hinweis auf eine Fülle empirischer Daten eine vielbeachtete Theorie auf, die im wesentlichen folgendes besagt: Je stärker die subjektiv wahrgenommene „Selbst-Effizienz" einer Person in einer bestimmten Situation ist (engl. „self-efficacy", übersetzbar auch als „Bewältigungs-Gewißheit", „Effizienz-Erwartung" oder „Bewältigungs-Selbstvertrauen"), desto größer sind auch ihre Anstrengungen dafür, die Situation zu bewältigen. Tatsächlich ließ sich nachweisen, daß der Erfolg zum Beispiel von Angst-Therapien mit dieser Effizienz-Erwartung stark korreliert. Dies unterstützte die durch die Selbstkontroll-Forschung und die Coping-Theorie bereits zugrundegelegten Bestrebungen, den Schwerpunkt der verhaltenstherapeutischen Vorgehensweise auf eine Bewältigungs- und Selbsthilfeorientierung zu legen, und trug zur weiteren Entwicklung von Angst- und Streßbewältigungstrainings bei.

## Die kognitiven Ansätze von Beck und Ellis und das Verfahren der Kognitiven Umstrukturierung

Eine weitere wichtige Ergänzung im Hinblick auf die Theorie und Therapie der *Depression* lieferte Beck (1970). Er betrachtet die Depression als rein kognitive, nur durch fehlentwickeltes Denken verursachte Störung. Man müsse daher in einer Therapie die dysfunktionalen Gedanken und Grundeinstellungen aufdecken (z.b. mittels häuslicher Gedankenprotokolle) und sie sodann einer rationalen, empirischen oder pragmatischen *Analyse* unterziehen, um sie zu verändern. Als Gesprächstechnik verwendete er dafür die sogenannte „sokratische Gesprächsführung", eine Gesprächstechnik, bei der der/die Patient/in durch gezielte Fragen zu selbständiger Einsicht kommen soll.

Eine ähnliche theoretische und therapeutische Position vertrat auch Ellis (1962) auf dem Gebiet der *Angsttherapie* mit seinem Ansatz der „Rational Emotiven Therapie" (RET). Er sammelte nach gründlicher Vorinformation des Klienten mit diesem gemeinsam alle angst- und problemerzeugenden Gedanken nach dem Grundsatz: „Nicht die Dinge an sich beunruhigen uns, sondern das, was wir uns über die Dinge denken" und formulierte sodann die dahinterliegenden Lebens-Leitregeln oder Grundüberzeugungen in Form griffiger Sätze (z.B. „Alle müssen mich lieben" oder: „Man darf keine Fehler machen"). Die weitere Arbeit bestand dann darin, diese alten, irrationalen Sätze durch neue, rationalere Formulierungen zu ersetzen (z.B. „Es ist unangenehm, wenn mich jemand ablehnt, aber ich kann damit leben und mich auf meine positiven Kontakte konzentrieren"), wobei ebenfalls schriftliche Aufzeichnungen gemacht wurden.

Sowohl Beck auf dem Gebiet der Depressionstherapie als auch Ellis auf dem Gebiet der Angsttherapie integrieren inzwischen die behavioralen Techniken der Verhaltenstherapie in ihre „kognitiven" Therapien. Dem oben beschriebenen Vorgehen von Ellis fügte Meichenbaum (1977) noch die typisch verhaltenstherapeutische Phase des *Einübens* der neuen Sätze und Kognitionen an sowie eine Phase des Transfers in den Alltag. In dieser Form ist die „Kognitive Umstrukturierung" (auch „Selbstverbalisationstraining" oder „Cognitive Modification") heute eine der wichtigsten Techniken der Verhaltenstherapie.

## Das Streß- oder Angstbewältigungstraining

Bewältigungsansatz und „Kognitive Umstrukturierung" wurden schließlich von Meichenbaum & Cameron (1983) und anderen Autoren mit den bewährten behavioralen Konfrontations-Verfahren kombiniert und zu dem umfassenden Behandlungs-Paket eines „Bewältigungs-Trainings" (coping training) verschnürt – im Streßbereich „Streß-Impfungstraining", im Angstbereich „Angst-Bewältigungstraining" genannt. Nach einem ähnlichen Modell wurde von Margraf & Schneider (1990) ein „multimodales" Behandlungsprogramm speziell für Panikstörungen ausgearbeitet.

Das Grundprinzip eines Bewältigungs-Trainings besteht darin, daß nach der üblichen Bedingungs- und Problemanalyse die Bewältigungsstrategien auf möglichst allen drei psychischen Systemebenen trainiert werden:

- auf der kognitiven Ebene mit den Praktiken der Kognitiven Umstrukturierung (s.o.)
- auf der physiologischen Ebene mit einer erlernten Entspannungsreaktion (s.u.)
- und auf der Verhaltensebene mit Angstkonfrontation, handelnder Problemlösung oder selbstbehauptendem, umweltbeeinflussendem Sozialverhalten.

Das Streß- oder Angstbewältigungstraining ist also das bisher am weitesten entwickelte und umfassendste Streß- und Angsttherapieverfahren der Verhaltenstherapie. Es beinhaltet im Trainingsteil die ständige Wiederholung zweier wichtiger Schritte:

- Der erste Schritt besteht in der gezielten *Provokation* einer Streß- oder Angstreaktion und in der Aufmerksamkeitslenkung auf deren Wahrnehmung. Diese Reaktionsprovokation kann sowohl in vivo als auch – wenn nicht anders möglich – in sensu vorgenommen werden (Bewältigungs-Desensibilisierung).
- Der zweite Schritt ist die darauffolgende selbständige und aktive *Bewältigung* der wahrgenommenen Emotion bzw. Angst auf möglichst allen drei Ebenen, und zwar mittels angemessener Bewältigungsstrategien, die zuvor mit dem Therapeuten erarbeitet wurden.

### Streßbewältigung durch Entspannung

Im Rahmen bewältigungsorientierter Therapiepläne und insbesondere bei der Behandlung von psychosomatischem oder emotionalem „Streß" ist eine Entspannungsreaktion als Bewältigungsstrategie oft sehr nützlich. Hierfür eignet sich besonders das Training in Progressiver Muskelentspannung von Jacobson (1938) in einer verkürzten Fassung (z.B. Bernstein & Borcovec 1975), eventuell auch in Kombination mit einem Training der „Ruheatmung". Bereits nach einigen Wochen regelmäßigen häuslichen Trainings kann sich dabei eine *Entspannungsfertigkeit* entwickeln, die schließlich in Streß-, Angst- und Konfliktsituationen des Alltags als „Blitz-Entspannungsreaktion" einsetzbar ist. Als Technik der Streßbewältigung hat die Progressive Muskelentspannung auch im Bereich der Verhaltensmedizin oder in Kombination mit einem „Biofeedback"-Training große Bedeutung.

### Handlungstheorien und der „Interaktionelle Problemlösungsansatz"

Alle bereits genannten kognitiven Entwicklungen machten in der Summe die „Kognitive Wende" der Verhaltenstherapie aus. Hinzu kam schließlich aus der Kognitiven Psychologie und der Forschung zum sensumotorischen Lernen der Einfluß kybernetischer Verhaltensmodelle (Miller, Galanter und Pribram 1960), welche erstmals *„systemisches"* Denken und die

Beschäftigung mit kognitiven Strukturen nahelegten. Insbesondere ging es dabei um die hierarchisch-sequentielle Regulation von *Handlungen* durch „Aktionsprogramme " oder *„Pläne"* – das sind „innere Abbilder" von Umweltbedingungen, Handlungsabläufen und erwarteten Konsequenzen hinsichtlich der Erreichung von *„Zielen"* –, auf deren Basis für die jeweilige Handlung entsprechende „Vergleichs-Veränderungs-Rückkopplungs-Einheiten" im Gehirn gebildet werden (engl. „TOTE": Test-Operate-Test-Exit). Dabei wird eine hierarchische Struktur (Ober- und Unterordnung) von Handlungs-Zielen und -„Plänen" auf verschiedenen psychischen Regulationsebenen angenommen, von ganz automatisiertem Verhalten bis hin zu bewußt reflektierten Handlungen (Semmer & Frese 1979).

Mit unmittelbarem Bezug auf diese Handlungstheorie und die daraus abgeleitete „Plan-Analyse" als Instrument einer kognitiven Verhaltensanalyse (s.o.) entwickelten Grawe, Dziewas & Wedel (1980) das Konzept der „Interaktionellen Problemlösungsgruppen". Jeder Klient arbeitet hier selbständig, aber mit Hilfe der Gruppe und des Therapeuten, an seinen eigenen Problemen, wobei auch das interaktionelle Verhalten innerhalb der Gruppe bei der Problemanalyse mitberücksichtigt wird. Der Therapeut interveniert notfalls zur Wahrung der „instrumentellen Gruppenbedingungen", das sind: Vertrauen und Offenheit, Kohäsion und Zielorientierung (kooperative Arbeitshaltung).

## Das Informationsverarbeitungs-Paradigma

Den Handlungstheorien übergeordnet ist der Informationsverarbeitungsansatz oder besser: das Informationsverarbeitungs-Paradigma der Kognitiven Psychologie (z.B. Dörner 1976; Klix 1971). Die empirischen Grundlagen dazu erweitern und verändern sich zwar ständig mit dem Forschungs- und Entwicklungsstand der Kognitiven Psychologie und der Neuropsychologie, doch hat diese Grundauffassung des Psychischen bereits einen ähnlich umfassenden Geltungsanspruch wie früher der Behaviorismus und beeinflußt implizit oder explizit bereits die meisten heutigen Theorien und Konzepte der VT (vgl. Grawe, R. S. Lazarus, Mahoney, Kanfer, Bandura, Meichenbaum u.a.). Der Mensch wird dabei als *aktives informationsverarbeitendes System* betrachtet, das mit seiner Umgebung in ständigem motiviertem Informationsaustausch steht, welcher als Kreisprozeß zu verstehen ist. Auch die einzelnen Komponenten der internen Informationsverarbeitung zwischen „Input" (Wahrnehmung) und „Output" (Verhalten) stehen miteinander in einer interdependenten Beziehung. Es handelt sich dabei nach Mahoney (1974) und Grawe (1980) um:

a) Prozesse der (selektiven) *Aufmerksamkeit* und der *Kodierung,* d.h. der symbolischen Verschlüsselung von Wahrnehmungsinhalten,

b) Prozesse der *Gedächtnis-Speicherung* und des Behaltens

c) Prozesse der *Reproduktion* von gespeicherten Informationen einschließlich der Verhaltensentscheidungen und des Transfers in motorisches Verhalten.

Das beobachtbare Verhalten als das Resultat der internen Informationsverarbeitungsprozesse bleibt die Verifikationsebene für theoretische Aussagen.

Im Gegensatz zur beschriebenen *„Software"* ist die *„Hardware"* des informationsverarbeitenden Systems das zentrale, autonome und somatische Nervensystem des Menschen mit einem sensorischen Speicher, einem Kurzzeitgedächtnis und einem Langzeitgedächtnis. Die Prozesse der Informationsverarbeitung sind somit ganz wesentlich auch am Vorgang des *Lernens* beteiligt und bilden die Grundlage eines Modells des kognitiven Lernens bzw. einer umfassenden Form von „kognitiver Lerntheorie" (vgl. Reinecker 1987). Abgesehen von der Tatsache, daß die Informationsverarbeitungskapazität des Menschen bereits von vornherein beschränkt ist, lassen sich Störungen des Verhaltens und der Emotion im klinischen Bereich gut als Störungen einzelner Komponenten der Informationsverarbeitung erklären und liefern so einen übergeordneten theoretischen Rahmen für therapeutische Änderungsmaßnahmen (Mahoney 1974).

## Die Analyse von Regelkreisen

Zu den praktischen Auswirkungen des Informationsverarbeitungs-Paradigmas gehört ganz wesentlich auch die Möglichkeit der Analyse von Wechselwirkungen und Rückkopplungen innerhalb eines emotionalen Reaktionsablaufes oder in Beziehung zu Umwelt-Reaktionen (Kanfer et al. 1991). So ruft z.B. im Bereich des Sozialverhaltens ein nach außen gerichtetes Abwehr- oder Maskierungs-Verhalten oft genau jene sozialen Problembedingungen hervor, die es vorbeugend abwenden sollte. Diesen Mechanismus transparent zu machen und alternative Bewältigungsstrategien zu entwickeln, ist eine wichtige therapeutische Aufgabe. Ein anderes Beispiel eines Regelkreises ist der Vorgang der Selbstaufschaukelung zwischen kognitiver und physiologischer Ebene im Falle des *Panik*-Geschehens: Kognitive Interpretationen und Angst-Erwartungen erzeugen dabei physiologische Symptome, die neuerlich als Bedrohung bewertet werden und die Aktivierungssymptomatik insgesamt intensivieren. Zu den bisher genannten Möglichkeiten der Angstaufrechterhaltung, nämlich zu Neukonditionierung, Vermeidung und operantem „Krankheitsgewinn", gesellt sich nun also noch der Mechanismus der *Selbstaufschaukelung* von Symptomen.

## Neue Techniken

Die bei Panikstörungen und psychosomatischen Selbstaufschaukelungsphänomenen bisher eingesetzten Therapiemaßnahmen wie Flooding oder

Bewältigungstraining sind neuerdings durch eine Technik ergänzt worden, deren Ursprung nicht in der Verhaltenstherapie liegt, nämlich durch die Praktik der „Paradoxen Intention" von Viktor Frankl (Asher 1990). Die nachweisbaren Erfolge, die exakte Beschreibung der Vorgangsweise und vor allem die einstellungsverändernde Qualität der konfrontativen Kognition, ein unvermeidbares Übel *herbeizuwünschen*, anstatt es abzuwehren, prädestinieren diese Technik für den verhaltenstherapeutischen Einsatz. Die verhaltenstherapeutische Aufnahmebereitschaft für wirksame Methoden aus anderen Therapierichtungen zeigt sich in jüngster Zeit auch in bezug auf Hypnosetechniken, paradoxe Interventionen oder gestalttherapeutische Praktiken. Aber auch innerhalb der VT werden für spezielle Probleme laufend neue Techniken entwickelt, so z.B. auf dem Gebiet der Sexualtherapie, der Suchttherapie oder der Psychosentherapie. Ein erfreuliches Beispiel aus der Depressionstherapie ist die Erfindung eines „Genuß-Trainings", das bisher allerdings meist nur als flankierende Maßnahme eingesetzt wird (Linden & Hautzinger 1993).

## Anwendungsbereiche

Wie vielleicht inzwischen deutlich wurde und wie auch die eingangs versuchte VT-Definition nahelegt, erstreckt sich das Anwendungsgebiet des VT-Ansatzes auf alle menschlichen Lebens- und Problembereiche. VT wird angewendet:

- In der „Neurosentherapie" und Therapie psychosomatischer Störungen bei Erwachsenen
- In der Erziehungsberatung bzw. in der Therapie mit verhaltens- und emotionsgestörten Kindern und Jugendlichen, möglichst unter Einbezug der Eltern
- Als psychologische Maßnahme im Bereich der Psychiatrie und Neurologie, z.B. bei Schizophrenie
- Im Bereich der Organmedizin überall dort, wo psychische Einstellungen oder Verhaltensgewohnheiten die medizinische Behandlung oder deren Erfolg gefährden („Verhaltensmedizin")
- In der Rehabilitation
- In der Arbeit mit Behinderten (Erwachsene und Kinder)
- In der Krisenintervention
- In der Sucht-Behandlung (Alkohol-, Drogen-, Medikamenten-, Spiel-Sucht u.a.)
- Bei Eßstörungen wie Adipositas, Anorexie, Bulimie
- Bei Arbeits- und Leistungsstörungen sowie bei Schulproblemen
- Bei Eheproblemen und in der Scheidungsberatung
- Bei Familienproblemen
- In der sozialen Rehabilitation Straffälliger und delinquenter Jugendlicher
- In der Therapie mit älteren Menschen

- In der Prävention und Gesundheitspsychologie
- In der Verkehrspsychologie mit Unfall-Fahrern.

Nähere Beschreibungen dieser und anderer Anwendungsgebiete finden sich z.B. bei Perrez & Baumann (1990; 1991) oder Reinecker (1990).

## Resümee

Nur ein Teil der aufgezählten psychologischen Behandlungen läßt sich als Psychotherapie im herkömmlichen Sinne bezeichnen, doch geht es jedesmal um interaktionelles Problemlösen und Lernen. Daß diese Art der Behandlung sehr erfolgreich ist, wurde inzwischen eindrucksvoll durch die vergleichende Psychotherapieforschung bestätigt, deren Ergebnisse von Grawe, Donati und Bernauer (1993) in einem Überblick von bisher einzigartigem Umfang zusammengestellt wurden. Eine Hauptursache der VT-Erfolge sehen die Autoren aufgrund ihrer Wirksamkeits-Analysen in dem Umstand, daß die VT für unterschiedliche klinische Probleme auch jeweils sehr spezifisch-unterschiedliche Therapietechniken bereithält. Außerdem enthalten die „kognitiv-behavioralen Methoden" besonders ausgeprägt den Wirkungsaspekt „Aktive Hilfe zur Problembewältigung", der als „das mächtigste Wirkprinzip erfolgreicher Psychotherapie" identifiziert wurde (Grawe et al. 1993). Trotzdem sieht der Erstautor auch in der VT das Optimum der therapeutischen Wirksamkeit noch nicht erreicht, solange die Zielvorstellung einer schulenübergreifenden „Allgemeinen Psychotherapie", in der sämtliche psychotherapeutischen Wirkfaktoren maximal zum Tragen kommen, noch nicht verwirklicht ist.

**Literatur**

Asher, L.M. (1990): Therapeutic paradox. New York

Bandura, A. (1977a): Social learning theory. Englewood Cliffs, New York (dt.: Sozial-kognitive Lerntheorie. Stuttgart 1979)

Bandura, A. (1977b): Self-efficacy: Toward a unifying theory of behavioral change. Psychological Review, 84, 191–215

Bartling, G., Echelmeyer, L., Engberding, M. & Krause, R. (1980): Problemanalyse im therapeutischen Prozeß. Stuttgart

Bauer, M. (1979): Verhaltensmodifikation durch Modellernen. Stuttgart

Beck, A.T. (1970): Cognitive therapy: Nature and relation to behavior therapy. Behavior Therapy 1, 184–200

Bernstein, D.A. & Borcovec, T.D. (1975): Entspannungstraining. Handbuch der Progressiven Muskelentspannung. München

Birbaumer, N. & Schmidt, R.F. (1991): Biologische Psychologie. Berlin

D'Zurilla, T.J. & Goldfried, M.R. (1971): Problem solving and behavior modification. Journal of Abnormal Psychology 78, 107–126

Dörner, D. (1976): Problemlösen als Informationsverarbeitung. Stuttgart

Ellis, A. (1962): Reason an emotion in psychotherapy. New York

Ellis, A. (1979): A note on the treatment of agoraphobics with cognitive modification versus prolonged exposure in vivo. J. of Behav. Res. & Therapy 17, 162–164

Eysenck, H.J. (1959): Learning theory and behavior therapy. J. of Mental Sciences 105, 62–75

Feldhege, F. & Krauthan, G. (1979): Verhaltenstrainingsprogramm zum Aufbau sozialer Kompetenz. Berlin

Grawe, K. (1980): Die diagnostisch-therapeutische Funktion der Gruppeninteraktion in verhaltenstherapeutischen Gruppen. In: Grawe, K. (Hg.): Verhaltenstherapie in Gruppen. München

Grawe, K. , Donati, R. & Bernauer, F. (1993): Psychotherapie im Wandel. Von der Konfession zur Profession. Göttingen

Grawe, K., Dziewas, H. & Wedel, S. (1980): Das Interaktionelle Problemlösungsvorgehen in Gruppen. In: Grawe, K. (Hg.): Verhaltenstherapie in Gruppen. München

Heyden, Th., Reinecker, H., Schulte, D. & Sorgatz, H. (1986): Verhaltenstherapie – Theorien und Methoden. Tübingen

Jacobson, E. (1938). Progressive relaxation. Chicago

Kanfer, F.H., Reinecker, H. & Schmelzer, D. (1991): Selbstmanagement-Therapie. Berlin

Kanfer, F.H. (1977): The many faces of self-control, or behavior modification changes its focus. In: Stuart, P.B. (Hg.): Behavioral self-management. New York

Klix, F. (1971): Information und Verhalten. Bern

Lazarus, A.A. (1958): New methods in psychotherapy: A case study. South African Medical Journal 32, 660–664

Lazarus, R.S. (1966): Psychological stress and the coping process. New York

Lazarus, R.S. (1993): From psychological stress to the emotions. A history of changing outlooks. Ann. Rev. Psychol. 44, 1–21

Lewinsohn, P.M. (1974): A behavioral approach to depression. In: Friedman, R.J. & Katz, M.M. (Eds.): The psychology of depression. Contemporary theory and research. Washington

Linden, M. & Hautzinger, M. (Hg.) (1993): Verhaltenstherapie. Techniken und Einzelverfahren. Berlin

Lindsley, O.R., Skinner, B.F. & Solomon, H.C. (1953): Studies in behavior therapy. Status report 1. Metropolitan State Hospital, Waltham, M.A.

Maderthaner, M. (1987): Stress, psychosomatics and stress coping from a clinical-psychological point of view. In: Lolas, F. & Mayer, H. (Eds.): Perspectives on stress and stress-related topics, 126–161. New York

Mahoney, M.J. (1974): Cognition und behavior modification. Cambridge, Mass. (dt.: Kognitive Verhaltenstherapie. München 1977)

Mahoney, M.J. & Thoresen, C.E. (1974): Self-control: Power to the person. Monterey, Calif.

Margraf, J. & Schneider, S. (1990): Panik. Angstanfälle und ihre Behandlung (2. Aufl.). Berlin

Meichenbaum, D.H. (1977): Cognitive behavior modification. New York (dt.: Kognitive Verhaltensmodifikation. München 1979)

Meichenbaum, D.H. & Cameron, R. (1983): Stress inoculation training: Toward a general paradigm for training coping skills. In: Meichenbaum, D.H. & Jaremko, M.E. (Eds.): Stress reduction and prevention. New York

Miller, G.A., Galanter, E. & Pribram, K.H. (1960): Plans and the structure of behavior. New York (dt.: Strategien des Handelns – Pläne und Strukturen des Verhaltens. Stuttgart 1971)

Miltner, W., Birbaumer, N. & Gerber, W.D. (1986): Verhaltensmedizin. Berlin

Mischel, W. (1973): Toward a cognitive social learning reconceptualization of personality. Psychological Review 80, 252–283

Mowrer, O.H. (1960): Learning theory and behavior. New York

Pawlow, I.P. (1927): Lectures on conditioned reflexes. An investigation of the physiological activity of the cerebral cortex. London

Perrez, M. & Baumann, U. (Hg.) (1990, 1991): Lehrbuch Klinische Psychologie. Bd 1 und 2. Bern

Reinecker H. (1987): Grundlagen der Verhaltenstherapie. München, Weinheim

Reinecker, H. (Hg.) (1990): Lehrbuch der Klinischen Psychologie. Göttingen

Rotter, J.B. (1954): Social learning and clinical psychology. Englewood Cliffs, New York

Schindler, L., Hahlweg, K. & Revenstorf, D. (1980): Partnerschaftsprobleme: Möglichkeiten zur Bewältigung. Berlin

Schmelzer, D. (1985): Problem- und zielorientierte Verhaltenstherapie. Teil I: Zu einigen Kernannahmen des aktuellen verhaltenstherapeutischen Vorgehens. Zeitschr. f. Verhaltensmodifikation 2, 101–151

Skinner, B.F. (1938): The behavior of organisms. New York

Tolman, E.C. (1932): Purposive behavior in animals and man. New York

Watson, J.B. (1913): Psychology as the behaviorist views it. Psychological Review 20, 158–177

Wolpe, J. (1958): Psychotherapy by reciprocal inhibition. Palo Alto

Yates, A.J. (1970): Behavior therapy. New York

**Zeitschriften**

Behavior Research and Therapy. Ed.: Rachman, S.; Pergamon Press, Oxford; erscheint 6mal im Jahr

Behavior Therapy. Ed.: Peterson, L.; Association for Advancement of Behavior Therapy, New York; erscheint 4mal im Jahr

Verhaltenstherapie. Karger Verlag, Freiburg; erscheint 4mal im Jahr

Verhaltensmodifikation und Verhaltensmedizin. Hg.: Reinecker, H.; Dr. Herbert Mackinger Verlag, Bergheim; erscheint 4mal im Jahr

# 3. Humanistische Ansätze

*Die humanistische Psychologie versteht sich als eigenständige dritte Kraft neben Psychoanalyse und Behaviorismus.*

*Ihre Entstehungsmotive lagen im Interesse an der Erforschung der gesunden psychischen Entwicklung in Abgrenzung zur orthodoxen Psychoanalyse und an der Erforschung des schöpferischen Potentials im Menschen in Abgrenzung zum mechanistischen Modell des orthodoxen Behaviorismus.*

*Die Leitidee liegt in der Erneuerung des psychologischen Denkens im Geiste des Humanismus und Existentialismus: Der humanistische Anspruch kommt zum Ausdruck in der Betonung der Einzigartigkeit des Menschen, seiner Wahlfreiheit und seiner Fähigkeit zu werten, der existentialistische Anspruch im Interesse an den existentiellen Grundproblemen des Menschen wie Liebe, Vergänglichkeit und Tod, Einsamkeit, Sinnfindung und der phänomenologischen Aufarbeitung dieser Grundprobleme.*

*Die zentralen Begriffe der humanistischen Psychologie sind Selbstverwirklichung, Wachstumsorientierung, bewußtes Erleben, Freiheit, Ganzheit und Beziehungsfähigkeit. Der Mensch verfügt über ein Potential an Entwicklungsmöglichkeiten, welches er in Beziehung und freier Auseinandersetzung mit seiner sozialen Umgebung identifizieren und realisieren kann.*

*Der Einfluß von Umweltfaktoren und biologisch verankerten Motivationsquellen auf die menschliche Existenz wird dabei nicht geleugnet. Jedoch liegt der Fokus theoretischer Vorstellungen wie auch praktischer Ansätze auf der Fähigkeit des Menschen, seinen Freiheits- und Entwicklungsspielraum eigenverantwortlich zu erweitern.*

*Die Tendenz zur Selbstverwirklichung wird als ganzheitliche Dynamik gesehen, die die Entwicklung von kognitiven, emotionalen und sozialen Fähigkeiten im Zusammenspiel in der Beziehung zu anderen unterstützt. Die Motivationsdynamik richtet sich dabei nicht nur auf die Herstellung eines Gleichgewichtszustandes im menschlichen Organismus (Homöostase), sondern auch auf das Streben (Intentionalität) nach neuen Entwicklungsmöglichkeiten.*

*Die humanistische Psychologie bietet kein einheitliches Theoriegebäude an. In ihr finden sich Annahmen aus der Gestaltpsychologie, der existentialistischen Philosophie europäischer Prägung (Kierkegaard, Buber), des amerikanischen Pragmatismus ebenso wie neo-analytisches Gedankengut und in letzter Zeit Überlegungen aus fernöstlichen Philosophien und der Systemtheorie, sodaß die Entwicklung der humanistischen Psychologie als Verdichtungsprozeß vielfältiger Einflüsse bezeichnet werden kann.*

*Zu den prominentesten Vertretern dieser Richtung zählen: Abraham Maslow, Charlotte Bühler, Carl Rogers, Fritz Perls, Rollo May und andere.*

*Die Bedeutung der humanistischen Psychologie zeigt sich vor allem in der Ent-*

---

Wir danken Robert Hutterer für seine Mitarbeit an der Darlegung der Prinzipien und Wesenszüge der humanistischen Psychologie.

*wicklung praktischer psychotherapeutischer Ansätze wie Gestalttherapie, perso-*
*nenzentrierte Psychotherapie und einer Vielfalt körperorientierter Verfahren sowie*
*solchen, die meditative Elemente integrieren.*
*Obwohl diese Verfahren im klinischen Bereich angewendet werden und erprobt*
*sind, ist die humanistische Psychologie im Vergleich dazu auf akademischem Bo-*
*den stark unterrepräsentiert, da das phänomenologische Wissenschaftsverständnis*
*mit dem an den Universitäten vorherrschenden naturwissenschaftlichen Paradig-*
*ma schwer in Einklang zu bringen ist.*
*In manchen psychotherapeutischen Richtungen, die sich an humanistischen Leit-*
*ideen orientieren, wie z.B. der Gestalttherapie, wird der Einfluß tiefenpsychologi-*
*scher Überlegungen sichtbar. Zum anderen zeigen sich in der humanistischen*
*Strömung auch transpersonale Tendenzen, d.h., die Beachtung von spirituellen,*
*überpersönlichen Zusammenhängen tritt in den Vordergrund (vgl. auch den Ab-*
*schnitt „Transpersonale Psychotherapie"). Für die Praxis ist die Betonung des*
*emotionalen Erlebens und die Beziehung zwischen Klient und Therapeut im Hier*
*und Jetzt der Therapiesituation von großer Bedeutung. Im Sinne einer ganzheitli-*
*chen Sicht der Person geht es aber auch in der humanistischen Psychologie nicht*
*nur – wie manchmal angenommen wird – um theoriefeindliches, kathartisches*
*Ausagieren, sondern um die Integration von Gefühl und Verstand, von Erleben*
*und Verstehen.*
*Das Psychodrama haben wir in dieses Kapitel gereiht, obwohl zum Zeitpunkt sei-*
*ner Entstehung die humanistische Psychologie noch keine formierte Bewegung*
*war. Doch kann das Psychodrama mit seinem aktionsorientierten, auf Katharsis*
*abzielenden und die Gegenwärtigkeit betonenden Stil als Vorläufer der humanisti-*
*schen Prinzipien angesehen werden.*
*Die klientenzentrierte oder personenzentrierte Psychotherapie nach Carl Rogers ist*
*die am häufigsten angewandte Psychotherapiemethode in Österreich. Aber auch*
*die Gestalttherapie ist weit verbreitet.*

**Literatur**
Quitmann, H. (1991): Humanistische Psychologie. Zentrale Konzepte und philosophischer Hintergrund. 2. Aufl., Göttingen

*Robert Hutterer*

# Personenzentrierte Psychotherapie

Die Personenzentrierte Psychotherapie ist eng mit dem Namen Carl Ransom Rogers verbunden. Rogers wurde 1902 in Illinois (USA) geboren. Er studierte Agrarwissenschaften, Theologie und Klinische Psychologie und lehrte an verschiedenen amerikanischen Universitäten. Ab 1964 lebte er in La Jolla/Kalifornien, wo er das Center for Studies for the Person mitbegründete, das durch Aus- und Weiterbildungsveranstaltungen für die Leitung personenzentrierter Gruppen und durch verschiedene innovative Projekte im Schul- und Erziehungsbereich bekannt geworden ist. Als Mitbegründer der Association of Humanistic Psychology war er einer der profiliertesten Vertreter dieser Richtung. In den letzten Jahren seines Lebens engagierte er sich intensiv in der Friedensarbeit und der Förderung interkultureller Kommunikation. Carl Rogers starb im Februar 1987.

Durch Reinhard und Annemarie Tausch ist die „Rogerianische Therapie" ab 1960 unter dem Namen „Gesprächstherapie" auch im deutschen Sprachraum bekannt geworden. Heute werden häufig die Bezeichnungen „Klient(en)zentrierte Psychotherapie" oder „Person(en)zentrierte Psychotherapie" verwendet.

## Die Entwicklung des Personenzentrierten Ansatzes

In der Entwicklung der personenzentrierten Orientierung durch C. Rogers spiegeln sich Einflüsse des amerikanischen Pragmatismus (Dewey), des symbolischen Interaktionismus (Mead), der Experimentalpsychologie, der Phänomenologie, der Existenzphilosophie (Kierkegaard, Buber) und der Gestaltpsychologie sowie psychoanalytisches Denken Rankscher Prägung wider. C. Rogers hatte als Begründer der personenzentrierten Orientierung nicht einen einzigen Mentor oder Lehrer, er hat aus mehreren Quellen Anregungen erhalten. Wesentlich für die Entwicklung einer zusammenhängenden Theorie war jedoch, daß diese auf der Grundlage einer konsequenten Verbindung phänomenologischer Theorienbildung mit empirischer Psychotherapieforschung eigenständig erfolgte und die Personenzentrierte Psychotherapie nicht eine Weiterentwicklung einer bereits vorhandenen Methode darstellt.

In der Anfangsphase stand die „Nicht-Direktivität" der Therapeuten im Mittelpunkt. Es wurde die Schaffung einer angstfreien Situation für den Klienten unter gleichzeitiger Vermeidung von intellektuellen Interpretationen, Ratschlägen oder lenkendem Verhalten von seiten des Therapeuten betont (nicht-direktive Therapie) (vgl. Rogers 1972). Später stand die Förderung der Selbstexploration der Gefühle und emotionsbeladenen Einstellungen des Klienten im Vordergrund, die im Kontext einer sich vertiefenden Beziehung zum Therapeuten intensiviert wird (gefühlsverbalisierende Therapie). Eine weitere Differenzierung bestand in der Erhöhung der Erfahrungsoffenheit und Erlebnisflüssigkeit des Klienten, die in einem Prozeß der Selbsterfahrung, der beim Erleben des Klienten ansetzt, jedoch Klient und Therapeut umfaßt, gefördert wird (Erlebenstherapie).

In der gegenwärtigen therapeutischen Praxis lassen sich einige Strömungen und Spielarten hinsichtlich ihrer Schwerpunktsetzungen in der praktischen therapeutischen Vorgangsweise unterscheiden:

1. die „klassische" Vorgangsweise der Klientenzentrierung: Sie läßt beständig die phänomenale Welt des Klienten im Mittelpunkt der Aufmerksamkeit des Therapeuten;

2. die erlebensorientierte Vorgangsweise (experiential therapy): Im fließenden Übergang zur „klassischen" Spielart reicht sie von einer stärkeren Aufmerksamkeit des Therapeuten auf eine ins Körperliche reichende Erlebnistiefe des Klienten und deren symbolischer Entfaltung bis zu strukturierten Anweisungen und Aufforderungen an den Klienten zur Aufmerksamkeitszentrierung und zur Zuwendung zum Selbsterleben (Focusing) (vgl. dazu den Beitrag im vorliegenden Buch);

3. die prozeßorientierte Vorgangsweise: Im fließenden Übergang zur „klassischen" Vorgangsweise reicht sie von der differentiellen Resonanz auf die jeweils geänderte Klientensituation bei spontanen Phasenbildungen im Therapieverlauf bis zu induzierten Phasenbildungen, die der Therapeut als Prozeßexperte strukturiert (vgl. Swildens 1991);

4. in weiteren Varianten werden ursprüngliche Prinzipien der personenzentrierten Orientierung in verdichteter Form praktiziert wie z.B. in der existentiellen Begegnungstherapie in Gruppen und in der phänomenologischen Beziehungstherapie. Hier steht ebenfalls die phänomenale Welt des Klienten im Vordergrund mit differntieller Resonanz auf die sich ändernde Erfahrung der therapeutischen Beziehung und mit sensibler Thematisierung der Erlebnisaktivierung durch die therapeutische Beziehung;

5. die klientenzentrierte „Kombinationstherapie": Neben dem klientenzentrierten Therapiegespräch werden weitere Behandlungsmethoden angeboten, soferne sie an den Bedürfnissen des Klienten orientiert sind, z.B. Entspannungstraining, Methoden der Streßbewältigung, Medikamente (vgl. Tausch & Tausch 1990);

6. weitere Spielarten stellen eklektische oder sog. methodenintegrative Vorgangsweisen dar, die personenzentrierte Prinzipien durch Techniken oder Prinzipien anderer Therapieformen ergänzen oder auch abändern (z.B. aus der Psychoanalyse, der Gestalttherapie oder Verhaltenstherapie) und dabei Kernprinzipien der Rogerianischen Orientierung mehr oder weniger verlassen können.

In der theoretischen Fundierung wurden im Verlauf der Entwicklung der Personenzentrierten Psychotherapie unterschiedliche Schwerpunkte ge-

setzt. Die phänomenologische Perspektive setzt den Begriff des „„Selbst",
das durch Prozesse der Differenzierung und Integration seine Funktionsfähigkeit erhöht, in den Mittelpunkt. Lerntheoretische Erklärungen betonen Vorgänge der Verstärkung und Desensibilisierung im therapeutischen
Gespräch, während mehr kognitive Ansätze einen Prozeß der Informationsverarbeitung und -integration hervorheben. In der theoretischen und
philosophisch-anthropologischen Auseinandersetzung ist eine zunehmende Perspektivenvielfalt erkennbar (vgl. Stipsits & Hutterer 1992).

Ein weiterer Aspekt betrifft die Institutionalisierung der Gesprächstherapie. Rogers selbst stand der Gründung einer therapeutischen „Schule" auf
der Basis seines Gedankengutes stets ablehnend gegenüber. Trotzdem hat
sich eine „Rogerianische Schule" entwickelt. Aus berufspolitischen Gründen kam es besonders im deutschen Sprachraum zur Institutionalisierung
der Gesprächstherapie in privaten Vereinen, was durch die daraus entstehenden Probleme der Reglementierung, der Verschulung der Ausbildung
und der Erteilung von Berechtigungen zu einer Reihe von widersprüchli-
chen Erscheinungen führte (zum Beispiel der Widerspruch zwischen der
Betonung der Eigenverantwortlichkeit in der Qualifizierung angehender
Therapeuten und der Einführung von Kontrollinstanzen durch ein regle-
mentierendes Ausbildungs- und Berechtigungswesen).

Für die Ausbildung selbst wurden verschiedene didaktische Programme
entwickelt. Anfangs stand die Vermittlung von Techniken im Vordergrund. Mit zunehmender Einsicht in die Vielschichtigkeit therapeutischen
Verhaltens und in die Bedeutung und Notwendigkeit individueller Erfah-
rungsbildung stehen heute häufiger Selbsterfahrung und Eigentherapie
neben einer Supervision der Gesprächspraxis des angehenden Therapeuten.

### Grundlagen und theoretische Konzepte

Das personenzentrierte Konzept ist weniger einheitlich, als es für Außen-
stehende scheinen mag, sondern es gibt Personen und Personengruppen,
die sich in unterschiedlichster Weise an diesem Konzept orientieren und
personenzentrierte Auffassungen und Einstellungen in unterschiedlicher
Weise in ihre Persönlichkeit und Lebens- bzw. Arbeitsphilosophie integriert haben. Die oben beschriebenen Entwicklungen, die die „Rogerianische Schule" zunehmend differenzieren und dabei auch die Komplexität
des therapeutischen Prozesses stärker erhellen, gehen von grundlegenden
Auffassungen und durchgehenden Trends aus, durch die das personenzentrierte Konzept beschrieben werden kann. Rogers hat sie in 11 Punkten
zusammengefaßt:

„1. die sich fortschreitend weiter entwickelnde Hypothese, daß gewisse
Einstellungen des Therapeuten die notwendige und ausreichende Bedingung für eine erfolgreiche Therapie darstellten;

2. das sich fortschreitend weiter entwickelnde Konzept, daß die Funktion des Therapeuten darin besteht, für seinen Klienten unmittelbar zugegen und zugänglich zu sein und auf sein von Augenblick zu Augenblick vorwärtsschreitendes Erleben in der Beziehung zum Klienten zu vertrauen;

3. die fortwährende Konzentration auf die phänomenale Welt des Klienten;

4. eine in der Entwicklung begriffene Theorie, wonach der therapeutische Prozeß durch eine Veränderung in der Lebensweise des Klienten gekennzeichnet ist, und zwar verbunden mit einer zunehmenden Fähigkeit, voll im unmittelbaren Augenblick zu leben;

5. die unveränderte Überzeugung, daß die Fähigkeit des menschlichen Organismus zur Selbstverwirklichung die motivierende Kraft in der Therapie sei;

6. größeres Interesse am Prozeß der Persönlichkeitsveränderung als an der Struktur der Persönlichkeit;

7. die Betonung der Notwendigkeit von unablässiger Forschungsarbeit, um wesentliche therapeutische Erkenntnisse zu gewinnen;

8. die Hypothese, daß auf alle Personen, seien sie nun als „psychotisch", „neurotisch" oder „normal" eingestuft, die gleichen psychotherapeutischen Prinzipien anwendbar sind;

9. die Auffassung, daß die Psychotherapie nur ein Sonderfall aller konstruktiven zwischenmenschlichen Beziehungen ist und daß sich infolgedessen sämtliche Erkenntnisse aus dem Bereich der Psychotherapie verallgemeinern lassen;

10. die Entschlossenheit, alle theoretischen Formulierungen auf dem Boden der Erfahrung zu bauen, statt die Erfahrungen gemäß einer vorgefaßten Theorie zu verdrehen, und

11. ein Interesse an den philosophischen Folgerungen, die sich aus der psychotherapeutischen Praxis ergeben" (Rogers 1977, 21f).

## Persönlichkeitstheorie und Persönlichkeitsentwicklung

Die Annahmen zur Persönlichkeitstheorie und Persönlichkeitsentwicklung lassen sich etwa so zusammenfassen (vgl. Rogers 1987): Jeder Mensch lebt in einer Welt, die sich ständig verändert, und er ist „Mittelpunkt" dieser Welt. Bei ihm treffen die Reize und Informationen der Umwelt als Erfahrungen und Wahrnehmungen ein. Er reagiert mit seinem Organismus auf die Umwelt, wie er sie erfährt und wahrnimmt. Diese wahrgenommene und subjektiv erfahrene Umwelt ist für das Individuum Realität. Ein Teil dieser subjektiv erfahrenen Welt betrifft die eigene Person, ihre Fähigkeiten und Eigenschaften.

Die fortlaufenden Erfahrungen mit der eigenen Person verdichten sich zum „Selbst", die Annahmen einer Person über ihre Fähigkeiten und Eigenschaften. Das Selbst wird „gespeist" und verändert durch die unmittelbare und direkte Erfahrung eigener Qualitäten und Fähigkeiten in bestimmten Situationen und durch die Erfahrung von bewertenden Stellungnahmen über die eigene Person durch bedeutsame andere Personen. Das Selbst ist also das Resultat der Interaktion und Auseinandersetzung einer Person mit ihrer Umwelt, insbesondere der sozialen Umwelt. Das Selbst (oder Selbstkonzept) ist nicht immer bewußt, aber es beeinflußt deutlich, wie eine Person Ereignisse, Dinge, Situationen und Personen wahrnimmt, welche Bedeutung diese für sie erhalten und wie sie sich ihnen gegenüber verhält. Ereignisse und Erfahrungen, die dem Selbst widersprechen, werden – begleitet von Gefühlen der Bedrohung und Angst – nicht wahrgenommen, in ihrer Bedeutung geleugnet oder verzerrt im Bewußtsein symbolisiert. Die Erfahrungen gehen nicht in offener Weise in das Selbst ein. Es entsteht so ein Zustand der Inkongruenz zwischen Selbst und Erfahrung: Annahmen über die eigene Person werden aufrechterhalten, trotz gegenteiliger Erfahrung. Dementsprechend entwickelt sich auch eine Inkongruenz zwischen Verhalten und Selbst: Realisierte Verhaltensweisen, die nicht mit dem Selbst übereinstimmen, werden als „fremd", nicht zur eigenen Person gehörig empfunden. Eine Reorganisation des Selbst und ein „Abstimmen" von Selbstkonzept, Erfahrung und Verhalten kann im angstfreien Klima bei völligem Fehlen von Gefühlen der Bedrohung erfolgen. Unter dieser Bedingung können widersprüchliche Erfahrungen integriert werden und in eine geänderte Struktur des Selbst eingehen – ohne Verlust der Selbstachtung.

Ein zentraler Begriff der Persönlichkeitstheorie ist das Konzept der Aktualisierungstendenz. Es ist jenes komplexe Prinzip und Erklärungskonzept, das für Motivations- und Entwicklungsprozesse verantwortlich ist (vgl. Hutterer 1992a).

## Menschenbild

Das personenzentrierte Konzept basiert auf bestimmten anthropologischen Voraussetzungen oder anders formuliert – es enthält ein bestimmtes Menschenbild, das aus folgenden Annahmen besteht: Der Mensch steht in einem andauernden Prozeß der Veränderung und besitzt die Fähigkeit, sich in Richtung größerer Reife und psychischer Funktionsfähigkeit zu entwickeln (Selbstverwirklichungstendenz). Er ist fähig, selbst die Verantwortung für seine Ideen, Gefühle und Handlungen zu übernehmen (Selbstverantwortlichkeit), sich von „innen", von seiner „organismischen" Basis her zu steuern und seine im Leben auftretenden Probleme unter günstigen Bedingungen selbst zu lösen (Selbstregulierung).

Dieses Menschenbild beruht weniger auf empirisch fundierten Aussagen, sondern ist als „anthropologisches Regulativ" für das therapeutische Verhalten aufzufassen.

Der im Menschenbild implizierte Personbegriff betont sowohl die Erfahrungs-, Beziehungs- und Wachstumsorientierung als auch die Entwicklungsvielfältigkeit des Individuums (vgl. Schmid 1989; Stipsits 1991).

## Personenzentrierte Einzelpsychotherapie

Der Psychotherapeut oder die Psychotherapeutin wird von Personen (Klienten) aufgesucht, die spürbar an seelischen Beeinträchtigungen leiden und zugleich den Wunsch haben, ihr eigenes Erleben und Verhalten zu verändern. Die Dauer eines Gespräches beträgt im allgemeinen ca. 50 Minuten einmal wöchentlich. Der Therapeut und der Klient sitzen sich in einem ruhigen Raum gegenüber. Der Klient spricht über sein persönliches Erleben und seine Erfahrungen im Zusammenhang mit seinen Problemen und bestimmt weitgehend den Inhalt der Gespräche. Die Aktivitäten des Therapeuten richten sich auf die Förderung der Selbstöffnung und Selbstauseinandersetzung des Klienten. Die zeitliche Dauer einer Einzeltherapie ist von der Kompetenz des Psychotherapeuten ebenso abhängig wie von der Ansprechbarkeit des Klienten auf das Beziehungsangebot des Therapeuten und der Schwere der Beeinträchtigungen des Klienten, sodaß eine umfassende Therapie sich über mehrere Jahre und einige hundert Stunden erstrecken kann. Empirische Untersuchungen an Beratungsstellen zeigten jedoch, daß Klienten, die Personenzentrierte Psychotherapie in Anspruch nahmen, ihre psychischen Beeinträchtigungen oft schon nach 8 bis 20 Stunden deutlich vermindern konnten, sodaß man die Personenzentrierte Psychotherapie auch im Sinne von Kurzpsychotherapie einsetzen kann (vgl. Tausch & Tausch 1990).

## Die Therapeutenhaltung

Im Laufe der Entwicklung der Personenzentrierten Therapie hat sich die Auffassung durchgesetzt, daß der therapeutische Erfolg nicht vom Wissen und technischen Können des Therapeuten abhängt, sondern von bestimmten umfassenden Einstellungen und damit verbundenen Verhaltensweisen. Rogers bezeichnet folgende Grundeinstellungen und Verhaltensweisen des Therapeuten, die in der therapeutischen Beziehung verwirklicht und von Klienten wahrgenommen werden müssen, als notwendige und hinreichende Bedingungen für konstruktive Veränderungen (vgl. Rogers 1957).

*Nicht-wertendes, einfühlendes Verstehen (Empathie):* Der Therapeut richtet seine Aufmerksamkeit auf die von Augenblick zu Augenblick vom Klienten geäußerten Erfahrungen und gefühlsmäßigen Erlebnisinhalte. Er versucht, den Klienten zu verstehen, wie dieser sich selbst sieht. Er bewertet die vom Klienten ausgedrückten Gefühle und Erfahrungen weder offen noch insgeheim und sucht auch nicht nach Erklärungen dafür, sondern seine Aktivität besteht darin, die Welt aus der Sicht des Klienten zu erfassen und zu verstehen und das Verstandene mit eigenen Worten dem Klienten mitzuteilen.

*Nicht an Bedingungen gebundene Wertschätzung und emotionale Wärme:* Der Therapeut respektiert die Person des Klienten unabhängig davon, welche

Erfahrungen und Gefühle er ausdrückt. Er betrachtet den Klienten als eine Person von eigenem Wert und respektiert seine Individualität. Er enthält sich jeder Kritik und versucht nicht, das Verhalten und Erleben des Klienten zu verbessern oder abzuwerten, sondern zeigt uneingeschränkt Wertschätzung für den Klienten mit seinen augenblicklichen Möglichkeiten, Fähigkeiten und Grenzen.

*Echtheit, Kongruenz:* Der Therapeut verhält sich ungekünstelt und ohne professionelles oder routinemäßiges Gehabe. Seine Äußerungen und sein Verhalten stehen in Übereinstimmung mit seinem Erleben, sie „fließen" aus dem, was der Therapeut unmittelbar erlebt, empfindet und wahrnimmt. Er ist dabei für sein Fühlen und Erleben in der Situation offen und macht es zur Grundlage seines Verhaltens, sofern es für die Beziehung zum Klienten eine Bedeutung hat.

Diese Einstellungen und damit verbundenen Verhaltensweisen werden, wenn sie gleichzeitig in der Beziehung zum Klienten verwirklicht werden, als „personenzentriertes oder klientenzentriertes Verhalten" bezeichnet.

## Der Therapieprozeß

Bei der Betrachtung des Therapieprozesses muß einerseits die Veränderung des Klientenverhaltens in der Therapiesituation unterschieden werden und andererseits die Veränderung des Klienten als Person im Sinne eines übergreifenden Therapiezieles.

Die wesentlichen Vorgänge beim Klienten während der Therapie sind „Selbstöffnung" und „Selbstauseinandersetzung": Mit zunehmendem Vertrauen zum Therapeuten und in die therapeutische Situation äußert sich der Klient immer häufiger mit deutlichem Bezug zu seinen unmittelbaren Gefühlen und Erlebnisinhalten. Er wird immer persönlicher und äußert seine Erfahrungen direkt und mit gefühlsmäßiger Betroffenheit. Seine Aufmerksamkeit richtet sich dabei immer mehr auf sein „inneres Erleben" und auf sein Selbst. Er klärt aktiv sein Erleben – sucht nach neuen Bedeutungen von gemachten Erfahrungen, nach neuen Sichtweisen seiner Person, er konfrontiert sich mit seinem Verhalten und wägt dessen Bedeutung gefühlsmäßig ab.

Diese Vorgänge sind im Sinne eines Prozesses zu verstehen, der im Verlauf der Therapie immer intensiver wird, vorausgesetzt, der Therapeut bietet dem Klienten günstige Bedingungen im Sinne des eben beschriebenen Therapeutenverhaltens.

Die Inhalte der Selbstauseinandersetzung und Selbstöffnung können vielfältig sein, je nach der Problematik des Klienten. Ein wichtiger Gesichtspunkt in der personenzentrierten Therapie ist es, dem Klienten selbst zu überlassen, welche „Inhalte" er auswählt, und ihn nicht auf bestimmte Erfahrungen, etwa frühkindliche Erlebnisse, zu lenken.

Die Folgen beziehungsweise Veränderungen – vereinfacht dargestellt:

*Der Klient wird offener für seine Erfahrungen:* Er wird fähiger, innere (Gefühle, gefühlsmäßige Bewertung von Ereignissen etc.) und äußere Reize bewußter wahrzunehmen; er wird realistischer im Umgang mit anderen Personen, neuen Situationen und Problemen; er wird flexibler in seinen Meinungen und aktiver in der Auseinandersetzung mit eigenen Erfahrungen.

*Der Klient entwickelt zunehmend mehr Vertrauen zum eigenen Organismus:* Er verwendet immer mehr den eigenen Organismus (Gefühle, Impulse, Bedürfnisse) als Richtschnur seines Verhaltens; er achtet und akzeptiert immer mehr die eigene Person (Entwicklung von Selbstachtung).

*Der Klient entwickelt eine innere Bewertungsinstanz:* Der Klient gewinnt zunehmend das Gefühl, daß im Zusammenhang mit Entscheidungen, Werturteilen und Erfahrungen die Bewertungsinstanz in ihm liegt: er wird unabhängiger vom Urteil anderer Personen.

*Der Klient entwickelt eine zunehmende Bereitschaft zur Veränderung:* Er wird immer mehr bereit, sich als in einem Prozeß befindlich zu sehen, als fließendes, veränderliches Wesen im Gegensatz zu einer Betrachtung der eigenen Person als Produkt und starr strukturiertes, statisches Wesen.

Bei einer hohen Verwirklichung dieser Merkmale spricht Rogers von einer „fully functioning person", die für ihn das übergreifende Ziel der Personenzentrierten Psychotherapie darstellt (vgl. auch Stumm 1992).

## *Ein Gesprächsausschnitt*

Die folgende wörtliche Wiedergabe eines transkribierten Gespräches soll den Ablauf einer Personenzentrierten Psychotherapie veranschaulichen:

*Klient:* Ja, ich verzeih mir selber sehr selten was. (Therapeut: Mmh) ... (15 Sekunden Pause) Ja, und, und wenn ich dann schon in so einer Stimmung drinnen bin, dann kommt gleich etwas, was sowieso immer bei solchen Gelegenheiten wieder ganz stark hochkommt: Ich gefall mir wieder einmal überhaupt nicht, und das ist schrecklich für mich, weil, also dann ... da ist dann überhaupt alles zu spät. Zum Beispiel hätt ich, gestern hab ich mir gedacht: Nein, jetzt gehst dich ablenken, es ist doch alles blöd und bin in die Stadt hineingegangen und hab mir gedacht, ich kauf mir irgendwas Schönes. Aber das war unmöglich, weil es hat mir ja ... es, alles, was ich anprobiert hab, ist mir vorgekommen, steht mir einfach überhaupt nicht. (Therapeut: Mmh) Und eigentlich hab ich mich mehr bestraft als belohnt mit diesem Ausflug in die Stadt. (Therapeut: Mmh) Weil ich mir selber einfach bestätigt hab, daß das alles nichts ist. (Therapeut: Ja) .... Und dann war ich so fertig, daß ich am liebsten in der Arbeit angerufen hätt, daß ich krank bin. (Therapeut: Mmh) ... Ich bin nur froh, daß ich wenigstens das nicht getan hab, weil dann komm ich ja einfach dann überhaupt ins Trudeln, wenn's in der Arbeit auch nicht mehr klappt.

*Therapeut:* Das klingt so, als ... würdest du da in etwas hineingeraten, wo du dich selber abwertest, und du kannst dem gar nicht mehr entkommen

(Klient: Ja), was du auch tust. Auch wenn du es verbessern möchtest. ...
*Klient:* Ja, so ist es. Ich, ich kenn dieses Schema schon an mir (Therapeut: Mmh), und ich würd's gern durchbrechen, diese Spirale (Therapeut: Ja) ...
*Therapeut:* Du stehst dem aber so hilflos und machtlos gegenüber?
*Klient:* Ja. ... (8 Sek. Pause) Ich mein, zum Beispiel, was dieses Problem des Sich-selber-nicht-Gefallens betrifft, das wär ganz einfach, einmal einen Tag ein bißchen weniger zu essen, das würde einfach die Sache schon sehr verbessern. (Therapeut: Mmh) Aber statt dessen futter ich wirklich alles, was dick macht. Also Süßigkeiten und Kuchen und das und dies und jenes, dann ist mir schon direkt schlecht vor lauter Essen, aber ich hör auch nicht auf. (Therapeut: Mmh) ... Und, und ich, ich mag mich schon selber nimmer dafür. ...
*Therapeut:* So, wie wenn du nicht aufhören könntest, ... dich abzuwerten oder dich schlecht zu machen (Klient: Ja), es dir unangenehm zu machen.
*Klient:* Ja, ja so ist es eigentlich. Weil ich genieß es ja nicht einmal mehr, wenn ich etwas Gutes esse. (Therapeut: Mmh) ... Und, ja, ich, ich esse irgendwie nur noch, damit ich mir's selber bestätig, (Therapeut: Mmh) daß ich mich nicht beherrschen kann (Therapeut: Mmh) und so weiter. ... Das Wort „beherrschen", das ist so ein Vokabel meines Vaters. (Therapeut: Ja) Das verwende ich sehr oft (lacht), das mit dem Beherrschen. (Therapeut: Mmh) ...
*Therapeut:* Bestätigst du dir irgendwie, daß dein Vater recht hat?
*Klient:* Ja, vielleicht schon in irgendeiner Form. Ich übernehm ja seine Wertmaßstäbe, eigentlich ... mir gegenüber. (Therapeut: Ja) ...
*Therapeut:* So, wie wenn du plötzlich die Aufgabe deines Vaters oder die Art deines Vaters übernehmen würdest und dich abwerten würdest?
*Klient:* Ja. (Therapeut: Mmh) ... Absurd, ja, aber das tu ich. Wenn er nicht da ist, mach ich's selber. (Therapeut: Mmh)
*Therapeut:* Irgend jemand muß es tun, nicht?
*Klient:* Ja (lacht). ... Ja, so ... Und von außen tut's jetzt momentan eigentlich gar niemand, im Gegenteil, (leise und gedämpft) ich krieg eigentlich so oft ... diese Wertschätzung zu spüren. (Therapeut: Mmh)
*Therapeut:* Das macht's dann doppelt unangenehm und traurig, daß du das nicht aufnehmen kannst?
*Klient:* Ja. Ich kann sie gar nicht nehmen. ... Weil nur meine eigenen Wertmaßstäbe ... genügen. Und die sind eigentlich immer so, daß man sie nicht erfüllen kann. ...

## Personenzentrierte Gruppen

Die theoretischen Grundannahmen von personenzentrierten Gruppen entsprechen im wesentlichen der Theorie personenzentrierter Einzelgespräche.
Bei der Durchführung sind zwei Formen zu unterscheiden: Gruppen, die sich in Form eines Workshops über einen Zeitraum von 2 bis 14 Tagen er-

strecken, und laufende Gruppen über einen Zeitraum von einigen Monaten oder Jahren, wobei wöchentlich jeweils eineinhalb- bis dreistündige Gruppensitzungen abgehalten werden.

Die Anwendung personenzentrierter Gruppen erstreckt sich auf drei Bereiche: erstens auf die therapeutische Klienten- oder Patientengruppe mit dem Ziel der Verminderung seelischer Beeinträchtigungen bei den Gruppenmitgliedern, zweitens auf die Selbsterfahrungsgruppe für Angehörige sozialer Berufe zur Korrektur von seelischen Beeinträchtigungen und zum Erwerb von Eigenerfahrungen in der personenzentrierten Gruppenmethode und drittens auf die Encountergruppe (Begegnungsgruppe) als präventive Maßnahme mit dem Ziel der persönlichen Entwicklung und Förderung eines fassadenfreien Sozialverhaltens von sogenannten „normalen" Teilnehmern ohne besonderen Leidensdruck.

Das allgemeine Ziel des personenzentrierten Gruppenansatzes ist, die Erlebensflüssigkeit und Erfahrungsdurchlässigkeit gegenüber der eigenen Person und anderen Menschen zu fördern und gegenseitige Offenheit, mitmenschliche Nähe, Einfühlungs- und Hilfsbereitschaft sowie gegenseitiges Bemühen bei der Auseinandersetzung mit den unterschiedlichen Lebensproblemen der Teilnehmer zu ermöglichen. Rogers hat diese Form der Gruppe in folgender Weise beschrieben: „Die Gruppe ist relativ unstrukturiert und sucht sich ihre eigenen Ziele und persönlichen Richtungen ... In fast allen Fällen besteht die Verantwortlichkeit des Leiters in erster Linie darin, den Ausdruck von Gefühlen und Gedanken seitens der Gruppenmitglieder zu erleichtern ... Ein Klima gegenseitigen Vertrauens entwickelt sich aus dieser wechselseitigen, gemeinsamen Freiheit, echte positive und negative Gefühle auszudrücken ... Das Lernen in der Gruppe wirkt sich zeitweilig oder auch dauerhaft auf die Beziehungen zu Ehegatten, Kindern, Studenten, Untergebenen, Ebenbürtigen und sogar Überlegenen aus" (Rogers 1974, 14 f).

Im Gruppenprozeß selbst sind verschiedene Phasen erkennbar: In der Einleitungsphase treten häufig Angst, Spannung, Schweigen, oberflächliches Verhalten, Äußerungen von Frustrationen und eine gewisse Zusammenhanglosigkeit zwischen den Äußerungen und Aktivitäten der Teilnehmer auf. Die Gruppensituation wird als künstlich erlebt. Es fällt den Teilnehmern schwer, sich persönlich zu äußern, und sie versuchen häufig, einander zu dirigieren.

Das zweite Stadium ist charakterisiert durch die Äußerung von Gefühlen und persönlichen Erfahrungen. Vorerst werden meist vergangene und negative Gefühlserlebnisse mitgeteilt und erst allmählich das unmittelbar in der Gruppensituation entstandene Erleben. Dabei kommt es häufig auch zu diagnostizierenden und interpretierenden Äußerungen.

Im dritten Stadium erreichen die Teilnehmer die Fähigkeit, aufeinander hilfreich und erleichternd einzugehen. Dadurch ist es leichter möglich, zu der eigenen Person offen Stellung zu nehmen und sich damit auseinanderzusetzen. Es werden häufig innere Konflikte und Gegensätze zwischen den Teilnehmern in konstruktiver Weise verarbeitet, und es wird möglich, gegen sich selbst gerichtete Einstellungen zu korrigieren und fassadenhafte Haltungen aufzugeben.

Im vierten Stadium entwickeln sich häufig neuartige Beziehungen zwischen den Teilnehmern auf der Basis eines hohen Ausmaßes an Offenheit, Toleranz, Spontaneität und Hilfsbereitschaft. Dieser Aspekt der Selbsterfahrung ist meist mit zum Teil tiefgreifenden Veränderungen innerhalb der Persönlichkeit der Teilnehmer verbunden. Aufgabe des Gruppenleiters oder Therapeuten ist es, diesen Prozeß zu fördern. Er versteht sich nicht als sozialpsychologischer Trainer mit interpretierender Kompetenz, sondern als miterlebender und gefühlsmäßig engagierter Gruppenhelfer, der versucht, das Erleben der Teilnehmer nachzuvollziehen und zu verstehen und in einfühlsamer Weise mitzuteilen beziehungsweise das Ergebnis seiner eigenen Auseinandersetzung mit der aktuellen Situation zu äußern.

## Empirische Forschung

Für Rogers hat die fortlaufende Selbstkontrolle des Therapeutenverhaltens bei der Förderung des therapeutischen Prozesses eine entscheidende Bedeutung: „Allem Anschein nach kann nichts das beständige Gegeneinanderabwägen von Absicht und Hypothese, von Technik und Durchführung ersetzen. Diese analytische Selbstkontrolle könnte der Berater etwa wie folgt formulieren: Wenn ich die Einstellung und die Hypothese, von der aus ich mich mit dem Klienten befassen will, immer klarer und vollständiger ausarbeite, muß ich die Durchführung eben dieser Hypothese anhand des Interviewmaterials laufend überprüfen" (Rogers 1973b, 39).

Inzwischen gehört es fast zur Tradition, daß personenzentrierte Therapeuten ihr Verhalten und den Therapieprozeß durch Tonbandaufzeichnung, Nachbefragung und Supervision kontrollieren. Eng mit der Selbstkontrolle ist die Durchführung von empirischen Forschungsarbeiten verbunden. Es wurde zum ersten Mal in der Geschichte der Klinischen Psychologie der Anspruch erhoben, Psychotherapie mit Mitteln der empirischen Forschung transparent zu machen. Besonders der bis dahin als mystisch betrachtete therapeutische Prozeß stand im Mittelpunkt des Interesses. So wurden Tonbandaufnahmen therapeutischer Kontakte, testpsychologische und psychologisch-experimentelle Studien des Verlaufs und der Ereignisse von Psychotherapie durchgeführt, und es entstand eine kaum noch überschaubare Literatur zur empirischen Gesprächs- und Prozeßanalyse (z.B. Tausch & Tausch 1990).

## Anwendungsbereiche

Carl Rogers (1973a, 50) hat darauf hingewiesen, daß die Grundeinstellungen des Therapeuten in der Gesprächspsychotherapie in anderen zwischenmenschlichen Situationen in ähnlicher Weise wirken: „Es gibt allen Grund, anzunehmen, daß die therapeutische Beziehung nur einen Fall zwischenmenschlicher Beziehungen darstellt und daß die gleiche Gesetzmäßigkeit alle sozialen Beziehungen regelt." Er verwendet in seinen späteren Arbeiten deswegen häufiger die Bezeichnung „personenzentriert" anstelle von „klientenzentriert". Darin kommt zum Ausdruck, daß derartige Gespräche nicht nur für Klienten mit seelischen Beeinträchtigungen, sondern für die Selbstentwicklung jeder Person förderlich sein können, allgemein die Kommunikation und Interaktion zwischen Personen erleichtern und notwendige Bedingungen zur Förderung der psychischen Hygiene sind, und zwar in der Beziehung Lehrer/Erzieher – Schüler/Jugendlicher (Unterricht, Erziehung), in der Beziehung Eltern – Kind (Familie), in der Beziehung zwischen Ehepartnern (Ehe, Partnerschaft), in der Beziehung zwischen Vorgesetzten und sogenannten Untergebenen (Arbeit, Beruf).

Dies gilt auch für die Beziehungen zwischen Gruppenleitern und Gruppenmitgliedern beziehungsweise zwischen Gruppenmitgliedern untereinander (Therapiegruppe, personenzentrierte Gesprächs- oder Encountergruppe).

Das personenzentrierte Konzept muß eng im Zusammenhang mit dessen Anwendung bei verschiedenen Klienten- und Personengruppen und in unterschiedlichen sozialen Arrangements gesehen werden. Ursprünglich wurde die Personenzentrierte Psychotherapie aus der Beratung psychoneurotischer Personen entwickelt, und erst später kam es zu einer Anwendung auf andere Klientengruppen (etwa hospitalisierte Schizophrene und auf sogenannte „Normale", die therapeutische beziehungsweise quasitherapeutische Situationen aus Motiven der Selbstfindung und Persönlichkeitsentwicklung aufsuchten).

Ebenso kam es zu einer verstärkten Anwendung des personenzentrierten Ansatzes in der Prävention psychischer Krankheiten und zu einem Experimentieren in unterschiedlichen sozialen Settings (z.B. Erziehungs- und Unterrichtssituationen). Die Attraktivität des personenzentrierten Konzepts für verschiedene Gruppen innerhalb der sozialen Berufe wuchs dadurch zunehmend (Lehrer, Erzieher, Sozialarbeiter, Theologen etc.). Diese Verbreiterung der Anwendung führte einerseits zur Integration von Elementen anderer therapeutischer Ansätze/Modelle (eklektische Gesprächstherapie) und zu Erfahrungen im Bereich des psychohygienischen Handelns für außer- und quasitherapeutische Situationen, andererseits zu Kritik an diesem Konzept (unter anderem an der Naivität des Menschenbildes) und zur Klärung der Grenzen des personenzentrierten Ansatzes.

Durch diese breite Anwendung des personenzentrierten Ansatzes gehört die „Rogerianische Orientierung" zum Allgemeingut in der Ausbildung sozialer, psychologischer und pädagogischer Berufe. Diese Entwicklung führte jedoch zum Teil auch zu einer Trivialisierung der Personenzentrierten Psychotherapie und zu einer Abwertung ihrer Wirksamkeit bzw. einer Verkennung ihrer therapeutischen Potenz (vgl. Hutterer 1992b).

**Literatur**

Hutterer, R. (1992a): Aktualisierungstendenz und Selbstaktualisierung. Eine personenzentrierte Theorie der Motivation. In: Stipsits, R. & Hutterer, R. (Hg.) (1992): Perspektiven Rogerianischer Psychotherapie. Kritik und Würdigung zu ihrem 50jährigen Bestehen. Wien, 146–171

Hutterer, R. (1992b): Personenzentrierte Psychotherapie zwischen Psychoboom und Identitätskrise. In: Stipsits, R. & Hutterer, R. (Hg.): Perspektiven Rogerianischer Psychotherapie. Kritik und Würdigung zu ihrem 50jährigen Bestehen. Wien, 71–82

Rogers, C. (1957): The necessary and sufficient conditions of therapeutic personality change. Journal of Consulting Psychology 21, 95–103 (dt.: Die notwendigen und hinreichenden Bedingungen für Persönlichkeitsentwicklung durch Psychotherapie. In: Rogers, C. & Schmid, P.F.: (Person-zentriert. Grundlagen von Theorie und Praxis. Mainz 1991)

Rogers, C. (1972): Die nicht-direktive Beratung. München (Original: Counseling and psychotherapy. New concepts in practice. Boston 1942)

Rogers, C. (1973a): Entwicklung der Persönlichkeit. Psychotherapie aus der Sicht eines Therapeuten. Stuttgart (Original: On becoming a person. Boston 1961)

Rogers, C. (1973b): Die Klient-bezogene Gesprächstherapie. München (Original: Client-centered therapy. Its current practices, implications and theory. New York 1951)

Rogers, C. (1974): Encountergruppen. Das Erlebnis menschlicher Begegnung. München (Original: On encountergroups. New York 1970)

Rogers, C. (1977): Therapeut und Klient. Grundlagen der Gesprächspsychotherapie. München

Rogers, C. (1987): Eine Theorie der Psychotherapie, der Persönlichkeit und der zwischenmenschlichen Beziehungen. Entwickelt im Rahmen des klientenzentrierten Ansatzes. Köln (Original: A theory of therapy, personality and interpersonal relationships, as developed in the client-centered framework. In: Koch, S. (Ed.): Psychology: a study of science. Vol III. New York 1959, 158–256)

Schmid, P.F. (1989): Personale Begegnung. Der personenzentrierte Ansatz in Psychotherapie, Beratung, Gruppenarbeit und Seelsorge. Würzburg

Stipsits, R. (1991): Zur Dekonstruktion der Person. In: Frenzel, P. (Hg.): Selbsterfahrung als Selbsterfindung. Personenzentrierte Psychotherapie nach Carl R. Rogers im Licht von Konstruktivismus und Postmoderne. Regensburg

Stipsits, R. & Hutterer, R. (Hg.) (1992): Perspektiven Rogerianischer Psychotherapie. Wien

Stumm, G. (1992): Der Prozeß: Ich kann mich jetzt besser leiden. Interpretationsebenen des therapeutischen Prozesses. In: Frenzel, P., Schmid, P.F. & Winkler, M. (Hg.) (1992): Handbuch der Personenzentrierten Psychotherapie. Köln, 241–262

Swildens, H. (1991): Prozeßorientierte Gesprächspsychotherapie: Einführung in eine differentielle Anwendung des klientenzentrierten Ansatzes bei der Behandlung psychischer Erkrankungen. Unter Mitwirkung von Olaf de Haas. Köln

Tausch, R. & Tausch, A.-M. (1990): Gesprächspsychotherapie. Hilfreiche Gruppen- und Einzelgespräche in Psychotherapie und alltäglichem Leben. Göttingen (9. Aufl.)

**Weiterführende Literatur**

Arbeitsgemeinschaft Personenzentrierte Gesprächsführung (1984): Persönlichkeitsentwicklung durch Begegnung. Das personenzentrierte Konzept in Psychotherapie, Erziehung und Wissenschaft. Wien

Auckenthaler, A. (1983): Klientenzentrierte Psychotherapie mit Paaren. Stuttgart

Biermann-Ratjen, E., Eckert, J. & Schwartz, H.H. (1979): Gesprächspsychotherapie. Verändern durch Verstehen. Stuttgart

Binder, U. & Binder, H.-J. (1981): Klientenzentrierte Psychotherapie bei schweren psychischen Störungen. Frankfurt

Binder, U. & Binder J. (1991): Studien zu einer störungsspezifischen klientenzentrierten Psychotherapie: Schizophrene Ordnung, psychosomatisches Erleben, depressives Leiden. Eschborn

Frenzel, P. (Hg.) (1991): Selbsterfahrung als Selbsterfindung. Personenzentrierte Psychotherapie nach Carl R. Rogers im Lichte von Konstruktivismus und Postmoderne. Regensburg

Frenzel, P., Schmid, P. & Winkler, M. (Hg.) (1992): Handbuch der Personenzentrierten Psychotherapie. Köln

Gendlin, E. (1981): Focusing. Technik der Selbsthilfe bei der Lösung persönlicher Probleme. Salzburg. (Original: Focusing. New York 1978)

Levant, R.F. & Shlien, J.M. (Eds.) (1984): Client-centered therapy and the person centered approach. New directions in theory, research and practice. New York

Rogers, C.R. & Schmid P. F. (1991): Person-zentriert. Grundlagen von Theorie und Praxis. Mainz

Schmid, P.F. (1994): Personenzentrierte Gruppenpsychotherapie. Ein Handbuch. Bd 1: Solidarität und Autonomie. Köln

Stipsits, R. & Hutterer, R. (1988): Person werden. Theoretische und gesellschaftliche Aspekte des personenzentrierten Ansatzes von Carl R. Rogers. Frankfurt

**Zeitschriften**

APG-Kontakte. Zeitschrift und Kommunikationsorgan der Arbeitsgemeinschaft Personenzentrierte Psychotherapie und Gesprächsführung. Eigenverlag, Linz; erscheint 3mal im Jahr

GWG-Zeitschrift. Deutsche Gesellschaft für wissenschaftliche Gesprächspsychotherapie, Köln; erscheint 4mal im Jahr

Personzentriert. Zeitschrift der Österreichischen Gesellschaft für wissenschaftliche, klientenzentrierte Psychotherapie und personorientierte Gesprächsführung. Eigenverlag, Linz; erscheint 2mal im Jahr

*Walter Schwarzinger & Gerhard Stumm*

# Gestalttherapie

Gestalttherapie verbindet phänomenologische, gestaltpsychologische, tiefenpsychologische, feldtheoretische und systemische Konzepte zu einem Ansatz dialogischer und ganzheitlicher Behandlung, in den auch fernöstliche Philosophien wie der Zen-Buddhismus einfließen. Durch Aktivieren und Freilegen der selbstregulierenden Kräfte des Organismus, durch Zentrierung auf leibliches Erleben, emotionalen Ausdruck, kognitive Einsichtsprozesse und Neuorientierung bzw. Erprobung im Handeln soll eine integrierte Persönlichkeit erhalten, entwickelt oder wiederhergestellt werden. In ihrer aktuellen Ausformung im europäischen Raum tritt Gestalttherapie im wesentlichen als „Integrative Gestalttherapie" sowie als „Gestalttheoretische Psychotherapie" auf. Gemeinsamkeiten lassen sich vor allem mit der „Integrativen Therapie" (siehe Beitrag in diesem Buch) feststellen.

## *Geschichte*

Die Gestalttherapie wurde von dem Berliner Psychiater und Psychoanalytiker Friedrich Salomon Perls (1893–1970), seiner Frau Lore Perls (1906–1990), Gestaltpsychologin und Psychoanalytikerin, und dem Sozialphilosophen, Literaturwissenschafter und Alternativpädagogen Paul Goodman (1911–1972) entwickelt.

Nach einem Medizinstudium und dem Beginn seiner analytischen Ausbildung bei Karen Horney wechselte Perls von Berlin nach Frankfurt, wo er bei dem gestaltpsychologisch orientierten Neurophysiologen Kurt Goldstein als Assistent arbeitete. Dort lernte er Lore Posner, seine spätere Frau, kennen, eine Gestaltpsychologin, die an experimentellen Untersuchungen über Hirnverletzungen mitarbeitete. Ihre psychoanalytische Ausbildung erhielt sie bei Karl Landauer und Frieda Fromm-Reichmann. Fritz Perls setzte seine psychoanalytische Ausbildung bei Klara Happel, Eugen Harnick und später bei Wilhelm Reich fort (vgl. Perls 1969). 1933 verließen Lore und Fritz Perls mit ihrer eben geborenen Tochter Deutschland und ließen sich in Südafrika nieder, wo sie mit Unterstützung von Ernest Jones ein psychoanalytisches Institut gründeten.

Die Ablehnung seines Konzeptes über „Orale Widerstände" auf dem Psychoanalytischen Kongreß in der Tschechoslowakei 1936 führte, verbunden mit immer deutlicher werdenden theoretischen Divergenzen zur Freudschen Position, zu einer Abgrenzung und polemischen Distanzierung von der orthodoxen Psychoanalyse, was auch in seinen späteren Werken immer wieder zum Ausdruck kommt. 1946 verließ Perls Südafrika aus politischen Gründen und ging nach New York. Nach Kontakten mit Horney,

Fromm und Sullivan, die als Neo-Analytiker eine direktere und offenere Beziehung zwischen Patient und Therapeut forderten, lernte er Paul Goodman kennen. Goodman, promovierter Literaturwissenschafter, fand durch seine Auseinandersetzung mit der Phänomenologie und anarchistischen Gesellschaftstheorien, durch seine Kenntnisse der psychoanalytischen Theorie und die eigene Analyse bei W. Reich zahlreiche Parallelen zu Fritz und Lore Perls. Seine Ablehnung von Konsumzwang und Wehrdienst sowie sein offenes Eintreten für die gesellschaftliche Anerkennung der Homosexualität ließen ihn zu einem bekannten Sozialkritiker werden. Goodmans Beitrag zur Gestalttherapie bestand vorwiegend in seinem persönlichen und politischen Engagement sowie in der Formulierung von anthropologischen und weltanschaulichen Konzepten.

In den Jahren 1952 und 1953 wurden das New York- und das Cleveland-Institute for Gestalt Therapy gegründet, an denen Psychotherapien, Workshops und Fortbildungskurse nach dem neuen Ansatz durchgeführt wurden.

Nach Jahren persönlicher Krise gewann Fritz Perls durch die Auseinandersetzung mit dem Zen in Japan und durch Erfahrungen in einem israelischen Kibbuz (Elat) eine neue, stärker auf die Betonung der Gemeinschaft hinzielende Orientierung in seinem Handeln. Diese Erfahrungen veranlaßten ihn später zur Gründung des Gestalt-Kibbuz am Lake Cowichan / Vancouver (1969), wo er knapp vor seinem Tod versuchte, seine Vorstellungen von selbstbestimmten und gemeinschaftlichen Zusammenleben umzusetzen. Perls überwindet hier die individualistische Selbstbezogenheit, die in der Zeit seiner Tätigkeit am Esalen Institute (Big Sur, Hot Springs / California, 1964–1969) kulminierte. Dem Geist der Human-Potential-Movement blieb er bis zu seinem Tod 1970 verbunden.

## *Strömungen innerhalb der Gestalttherapie*

In Amerika bildeten sich bereits zu Lebzeiten von Fritz Perls unterschiedliche gestalttherapeutische Schulen heraus: die Gestalttherapie der Westküste und die der Ostküste.

a) Der *Westküstenstil* ist geprägt durch möglichst große Offenheit, totale Authentizität des Therapeuten, einem strengen Arbeiten im „Hier und Jetzt" und eine Zentrierung auf Einzelarbeit in der Gruppe. Ziel ist eine therapeutisch induzierte Persönlichkeitserweiterung, Zielgruppe ist der „Normalneurotiker". Wichtige Vertreter sind z.B. F. Perls, J. S. Simkin und C. Naranjo.

b) Der *Ostküstenstil* ist in seinem therapeutischen Vorgehen stärker analytisch orientiert und ist gekennzeichnet durch eine selektive Offenheit bzw. Authentizität. Neben dem „Hier und Jetzt" wird auch das „Dort und Damals" und das Zukünftige in den therapeutischen Prozeß miteinbezogen. Die Einzelanalyse wird als „Gestaltanalyse" bezeichnet, die Arbeit in der

Gruppe ist person- und gruppenbezogen. Der „Ostküstenstil" ist klinisch orientiert, Ziele und Methoden orientieren sich am jeweiligen Klienten oder Patienten. Wichtige Vertreter sind z.B. Lore Perls, Paul Goodman und Isadore From.

c) In *Europa* wurde die Gestalttherapie durch H. Petzold, Ruth Cohn, J. Sieper und H. Heindl Anfang der siebziger Jahre als Integrative Gestalttherapie bekannt, die am Fritz Perls Institut gelehrt wurde. In der Folge kam es zu zahlreichen Versuchen, die als nicht ausformuliert eingeschätzte Theorie der Gestalttherapie neu zu fassen. So versuchte Petzold stärker die Psychoanalyse in der Tradition der Ungarischen Schule (Ferenczi, Balint), vermittelt über Iljine und das Psychodrama Morenos sowie sozialpsychologische Ansätze (G. H. Mead, Berger, Luckmann), zu berücksichtigen. In Anlehnung und Weiterentwicklung des „Ostküstenstils" wird unter Beibehaltung der „Gestaltanalyse" die Gruppentherapie stark betont, und es werden auch Regressionsprozesse induziert. Der soziale und ökologische Kontext sowie die Zeitperspektive werden stärker berücksichtigt. Integrative Gestalttherapie wurde damit zu einer Methode der am Fritz Perls Institut entwickelten Integrativen Therapie. Mit der Einarbeitung unterschiedlicher Theorien stellte sich bald die Frage, was von diesen theoretischen Neukonzeptionen im Sinne von Weiterentwicklungen in die gestalttherapeutische Theorie assimilierbar ist bzw. was „fremd" bleiben muß und mit den Prämissen des Grundansatzes unvereinbar ist. Durch diese kontroversiellen wie auch fruchtbaren Diskussionen erreichte die Theoriebildung in der Integrativen Gestalttherapie einen neuen Stellenwert, was momentan zu einer Abgrenzung von Integrativer Gestalttherapie und Integrativer Therapie (siehe Beitrag in diesem Buch) führen dürfte.

d) Weiters entstand auch eine Strömung, die in stärkerer Anbindung zu Ergebnissen der experimentellen Gestaltpsychologie der Berliner Schule (Köhler, Koffka, Wertheimer, Metzger, Tholey u.a.), der Systemtheorie und der Feldtheorie Lewins bzw. dessen Lebensraumkonzept als Gestalttheoretische Psychotherapie bekannt wurde. Dieser von Hans Jürgen Walter und Mitarbeitern begründete Ansatz versucht eine Integration psychodramatischer, gesprächstherapeutischer, tiefenpsychologischer, gruppendynamischer und verhaltenstherapeutischer Konzepte innerhalb des theoretischen Rahmens der Gestalttherapie theoretisch zu begründen (vgl. H. J. Walter 1985).

Um es noch einmal deutlicher zu formulieren: Integrative Gestalttherapie umfaßt sowohl die klassische Gestalttherapie der Ostküste als auch Weiterentwicklungen im oben genannten Sinne (vgl. Schigutt et al. 1993). Aktuelle Tendenzen in der Psychotherapieforschung zeigen ähnliche integrative Bemühungen, weg von Methodenab- und -ausgrenzungen hin zu indikationsspezifischen Differenzierungen und einer allgemeinen Psychotherapie (vgl. Grawe, Donati & Bernauer 1994).

## Einflüsse und Anregungen

Naturgemäß bezieht sich der Psychoanalytiker Perls immer wieder auf die Psychoanalyse. Allerdings bringt er zumeist zum Ausdruck, daß Freud in vielen Punkten eine Richtung verfolgte, die der seinen entgegengesetzt war. Durch die neueren Entwicklungen in der Erforschung der sog. frühen Störungen kommt es allerdings wieder zu einer Annäherung der beiden Ansätze.

K. Goldsteins Konzept der organismischen Selbstorganisation, Friedländers Auffassung, daß alles Existierende von Polaritäten bestimmt wird, die einander definieren, sowie Jungs Ansicht, daß der Traum eher kreativer Ausdruck denn Verschleierung sei, waren wichtige Anregungen für die frühe Theoriebildung.

Auf Wilhelm Reich geht die Einbeziehung des Körperausdrucks (der Körperhaltung, der Muskelspannung, Gestik, Mimik etc.) zurück.

Auf den Einfluß Jacob Morenos und des von ihm entwickelten Psychodramas läßt sich das Verwenden dramatisierender Sequenzen als Unterstützung zum Wieder- bzw. Neuerleben konflikthafter bzw. unabgeschlossener Szenen zurückführen.

Bei Perls finden sich auch fernöstliche Konzepte aus Meditation und Zen-Buddhismus. Vor allem das Konzept der Bewußtheit („awareness") ist daraus abgeleitet.

Deutlich sichtbar ist der Einfluß des Existenzialismus, der die teilnehmende Erfahrung und die lebendige Aktion von seiten des Therapeuten betont. Hervorzuheben ist hier die Orientierung an Bubers interaktioneller „Ich-Du-Beziehung" als persönliche Begegnung.

Zum geistigen Vorfeld, aus dem Fritz Perls seine Theorien ableitete und wertvolle Impulse erhielt, zählt weiters auch die Gestaltpsychologie (siehe auch Kapitel „Grundlagen").

## Grundlagen

Das von Fritz und Lore Perls sowie Paul Goodman entwickelte psychotherapeutische Verfahren sollte zuerst „concentration therapy", dann „Theorie und Technik der Persönlichkeitsintegration" genannt werden, immer war es als eine *existential therapy* gedacht. Die Bedeutung der Selbstverantwortung kommt hier zum Ausdruck: Es geht um das unmittelbare Erfassen des Seienden. Dieses Prinzip ist Grundlage der Gestalttherapie. Die Arbeit beginnt am Offensichtlichen und führt in einem hermeneutischen Prozeß zu einem Verstehen der Phänomene, der Person und des Kontextes.

Gefördert werden soll Response-ability, d.h. die Fähigkeit, zu antworten, sich im Kontakt mit dem Gegenwärtigen selbst zu entwerfen. Der Therapeut ist dabei Katalysator, der dem Klienten/Patienten als Subjekt begegnet, ihn auf seinem Weg begleitet, ihm hilft, kontakt- und damit erlebnisfähiger zu werden und die Verantwortung für sein Handeln und Entscheiden zu übernehmen (siehe auch Kapitel „Therapeutische Beziehung").

Aus der Gestaltpsychologie stammt die Annahme, daß Einzelelemente nicht atomisiert wahrgenommen werden, sondern daß ihnen im Wahrnehmungsprozeß eine Struktur und Organisation zugrunde gelegt wird. Das heißt, daß der Betrachter nicht primär Einzelelemente wahrnimmt, sondern sinnvoll gegliederte Ganzheiten, die sich als Figuren vor ihrem Hintergrund abheben. Wenn diese Figuren als unvollständig erfahren werden, hat der Betrachter das Bestreben, sie tatsächlich oder in seiner Vorstellung zu ergänzen.

Diese Theorie wurde in der Gestalttherapie auch auf den Handelnden, den Denkenden, Empfindenden sowie auf Motivationsprozesse ausgedehnt. In besonderer Weise bezieht sich die Gestalttheoretische Psychotherapie von H. J. Walter auf empirische Forschungsergebnisse der Gestaltpsychologie und nimmt für sich in Anspruch, die gestalttheoretischen Wurzeln der Gestalttherapie nachgewiesen zu haben (vgl. Walter 1985). Unvollendete Erfahrungen, frustrierte Strebungen und Wünsche etc. – oft als unerledigte Geschäfte bezeichnet – haben die Tendenz, den fortlaufenden Prozeß der aktuellen Figurbildung zu stören, und müssen deshalb zum Abschluß gebracht werden. Das setzt allerdings voraus, daß der (gesunde) Organismus weiß, welche Konfigurationen er aus seinem Umfeld auszuwählen hat, um seine Bedürfnisse zu befriedigen. So wird neben der Prämisse, daß die Organismus-Umwelt-Beziehung ein strukturiertes, dynamisches Ganzes, ein psychologisches Feld ist, vom Prinzip der *„organismischen Selbstregulation"* ausgegangen. Darunter wird eine dem Organismus innewohnende Kraft verstanden, seine Bedürfnisse zu befriedigen und zu wachsen. „Das jeweils stärkste Bedürfnis oder Anliegen schiebt sich in den Vordergrund der Aufmerksamkeit, es wird zu einer offenen Gestalt, erlangt Priorität, bis es erledigt ist, sodaß ein beständiger Fluß von Gestalten entsteht. Daran ist der menschliche Organismus im besten Fall mit all seinen Fähigkeiten beteiligt, Denken, Bewerten und Entscheiden eingeschlossen" (Höll 1992, 46).

Nach Perls wird alles Leben und Verhalten nach dem Prinzip der *Homöostase* reguliert. Der homöostatische Prozeß läuft ununterbrochen ab, es ist ein fließender Übergang von der Bedürfnisspannung zur Bedürfnisbefriedigung, von figuraler Aufmerksamkeit zu allgemeinem Desinteresse. Integraler Teil der organismischen Selbstregulation ist die *„awareness"*, ein Zustand aufmerksamer Wachheit, mittels derer es dem Organismus gelingt, seine Bedürfnisse wahrzunehmen und mit der Welt in Kontakt zu treten. Dabei sind es wir selbst, die unser psychologisches Feld kreieren. Bewußtheit entsteht aufgrund eines Wandels, eines Unterschiedes, den wir bemerken, indem wir ihn herstellen, wenn wir aktiv sind, z.B. unsere Augen bewegen und einen Kreidepunkt an einer Tafel sehen. Wir sehen dabei aber nicht den Punkt, sondern den Unterschied zwischen Vordergrund (Figur) und Hintergrund, die Grenze. Portele (1992) betont in diesem Zusammenhang die Ähnlichkeit dieser Perlsschen Auffassung mit der biologisch-systemischen Erkenntnistheorie von Maturana und Varela. „Ein Lebewesen kann unendlich viele strukturelle Veränderungen eingehen, aber nicht alle" (Portele 1992, 21). Sind die Kräfte, die auf das Individuum einwirken, so stark, daß das System nicht mehr mittels einer strukturellen Veränderung ein neues Gleichgewicht herstellen kann, erkrankt bzw. dekompensiert das Individuum. H. J. Walter formuliert in diesem Zusammenhang in Analogie zu Festingers Theorie der kognitiven Dissonanz: „Je besser neue Erfahrungen und Informationen dem schon bestehenden Bezugssystem einer Person entsprechen (ohne mit den darin eingeordneten identisch zu sein), desto nachdrücklicher zeichnen sie sich im Bewußtsein der Person ab (...) und desto wirksamer verändert sich das alte Bezugssystem" (Walter 1985, 59). Diese Veränderung des alten Bezugssystems ist strukturelle Veränderung und bedeutet Wachsen in Kontakt, Begegnung und Beziehung.

## Ein zentrales Konzept: Kontakt

Goodman und Perls unterscheiden vier Stadien der Kontaktaufnahme:
*Vorkontakt:* Der Kontaktzyklus beginnt damit, daß sich auf dem Hintergrund des Körpers eine Empfindung und in komplexerer Form das Bedürfnis oder der Umweltreiz als Figur abzuheben beginnt.
*Kontaktnehmen:* Die Erregung des Verlangens wird jetzt Hintergrund, während ein Objekt oder eine passende Phantasievorstellung die Figur wird. Der Körper verblaßt (oder umgekehrt, wie beim Schmerz, wo der Körper Figur wird). Möglichkeiten zur Befriedigung treten in den Vordergrund. Dieses Stadium ist gekennzeichnet durch Auswählen und Verwerfen von Möglichkeiten, von aggressivem Herangehen und Überwinden von Hindernissen, von absichtlichem Orientieren und Zugreifen, ein Gefühl ist vorhanden.
*Kontaktvollzug:* Vor dem Hintergrund von Umwelt und Körper tritt die Figur lebhaft hervor und wird in Berührung genommen. Der Kontakt selbst ist jetzt Figur. Alles Absichtliche ist gelockert, Wahrnehmung, Bewegung und Gefühl wirken spontan und einheitlich zusammen.
*Nachkontakt:* Die Organismus-Umwelt-Interaktion ist wieder im Fluß; die Figur-Grund-Bildung ist aufgehoben. Assimilation und damit Wachstum hat stattgefunden. Der Prozeß ist abgeschlossen und beginnt im selben Augenblick von neuem (vgl. Perls, Hefferline & Goodman 1979, 193).

## Persönlichkeitsmodell

Das Selbst in der klassischen Gestalttherapie (vgl. Perls, Hefferline & Goodman 1979) ist prozessual gedacht als integrierendes Prinzip des Organismus. Es ist nicht der innerste Kern der Person, es existiert in der Grenz-Interaktion und realisiert sich in Kontakten, es ist eine Zeitgestalt der sich vollziehenden Kontakte nach innen und außen. Es tritt in Erscheinung als Es, als Ich und als Persönlichkeit. Diese Modalitäten sind nicht als Teile, sondern als Erscheinungsweisen und Funktionen des Selbst zu verstehen. Das Es kann als der Bedürfnishintergrund gesehen werden. Das Ich ist die absichtsvolle, zielgerichtete, aktive in die Zukunft gerichtete Funktion des Selbst, die in Kontakt mit dem psychologischen Feld Bedürfnisse intentional abwiegt und umsetzt. Die Persönlichkeit, als die Verantwortungsstruktur des Selbst, ist Resultat der abgeschlossenen Figur-Grund-Prozesse, die das Selbst an den Organismus assimiliert, ein relativ stabiles, in der Sozialisation gewachsenes Ensemble persönlicher Eigenarten.

Obwohl das Lewinsche Lebensraumkonzept auch in die Theoriebildung der Integrativen Gestalttherapie eingeht, bezieht sich die gestalttheoretische Psychotherapie doch expliziter darauf. Nach Lewin ist der Lebensraum des Menschen eine „Gesamtheit gleichzeitig bestehender Tatsachen, die als gegenseitig voneinander abhängig begriffen werden" (Lewin 1963, 233), also ein Feld, in dem bewußte oder auch nicht bewußte Kräfte bzw. Valenzen das Erleben und Verhalten des Menschen bestimmen. Als solche Kräfte gelten z.B. soziale Beziehungen, persönliche Ziele, Wünsche, und Ideale, Befürchtungen, Träume sowie Erwartungen und Zumutungen von außen, Handlungsmöglichkeiten oder ganz allgemein die Ressourcen des für die Person relevanten psychologischen Raumes. Die Person als Teil des Lebensraumes ist beschreibbar durch die Kategorien: „Zeitperspektive" sowie ihre „Realitäts- bzw. Irrealitätsebenen" in den Dimensionen: „Enge– Weite", „Unordnung– Ordnung", „Flüssigkeit– Rigidität" und „Undifferenziertheit– Differenziertheit". Die Konkretisierung dieser Dimensionen erfolgt unter Bezugnahme auf Gestaltgesetze, wie z.B. der „Tendenz zur guten Gestalt" oder dem „Gesetz der Nähe" (vgl. Walter 1985, 79ff). In der Petzoldschen Neufassung der Integrativen Gestalttherapie wird der Mensch als „Leib-Seele-Geist-Subjekt in einem sozialen und ökologischen Umfeld" betrachtet, in dem er „durch Wahrnehmen, Erleben, Handeln, durch Kontakt mit seiner Leiblichkeit, den Dingen und anderen Menschen seine Identität erhält, entwickelt und entfaltet" (Petzold & Schneewind 1986, 155).

Das Selbst ist als Leib- und Rollen-Selbst gedacht. Der Leib als Grundlage menschlichen Existierens bildet damit die Basis des Selbst, er ist der Ort, an dem alles Erlebte gespeichert ist. Das Leib-Selbst ist eingebettet in der kollektiven Leiblichkeit und somit immer auf andere bezogen. Es schließt die Dimensionen des individuellen und kollektiven Unbewußten ein. Im Sozialisationsprozeß bilden sich im Zusammenwirken bewußten Wahrnehmens und Handelns auf dem Boden des Leib-Selbst das Rollen-Selbst bzw. das Ich heraus. Das Ich ist nach Petzold die bewußt wahrnehmende Instanz, das Gesamt der Ich-Funktionen (Wahrnehmen, Denken, Gedächtnis etc.) und entsteht durch Kontaktprozesse. Entsprechend dem jeweiligen Entwicklungsstand des Menschen bildet sich das Ich als Zusammenwirken seiner Funktionen: die Wahrnehmungs-, Erlebens- und Erkenntnisfähigkeit als Perzeption, Emotion, Kognition. Im Zusammenwirken aller Ich-Funktionen in der Zeit konstituiert das Ich-Identität. „Identität wird gewonnen, indem sich ein Mensch in leibhaftigem Wahrnehmen und Handeln auf dem Hintergrund seiner Geschichte als der erkennt, der er ist (Identifikation), und indem er von den Menschen seines relevanten Kontextes auf dem Hintergrund gemeinsamer Geschichte als der erkannt wird, als den sie ihn sehen (Identifizierung)" (Petzold 1985, 362). Dieser Begriff der Identität soll den interaktionalen Aspekt, die ständige Auseinandersetzung des Ich mit dem Du betonen und die individuelle und kollektive Geschichtlichkeit berücksichtigen. Identitätsbildung geschieht, indem sich zwei Menschen als Subjekte in ihrer Gemeinsamkeit und Verschiedenheit begegnen, indem alle wichtigen Bereiche der Identität Gegenstand von Korrespondenzprozessen, von Begegnung und Auseinandersetzung werden.

Als solche Identitätsbereiche können unterschieden werden:
– der Bereich der Leiblichkeit
– der Bereich des sozialen Kontextes, des sozialen Netzes
– der Bereich von Arbeit und Leistung
– der Bereich der materiellen Sicherheit
– der Bereich der Werte und weltanschaulichen Orientierungen.
Diese fünf „Säulen des Supports" (Petzold), die die Identität tragen, sind Gegenstand der Prozesse in der therapeutischen Beziehung.

## Theorie der Gestalt-Gruppentherapie

Die klassische Gestalttherapie in ihrer Ausprägung als „Westküstenstil" (siehe weiter oben) arbeitet mit dem Modell der „Einzelarbeit in der Gruppe" (siehe auch „Praxis der Gruppentherapie). Perls gelangte zu der Auffassung, daß Einzeltherapie überholt sei und durch Workshops ersetzt werden sollte, weil in diesem Setting vielfältigere Kontakt- und Beziehungsformen erlebbar würden. Diese Haltung wird nachvollziehbarer, wenn man ergänzt, daß Perls vorwiegend mit Ausbildungskandidaten und sogenannten „Normalneurotikern" gearbeitet hat, die diesem Setting eher gewachsen waren als etwa frühgestörte Patienten.

Die weiterentwickelte Gruppentheorie der Integrativen Gestalttherapie bezieht sich im wesentlichen auf die Feldtheorie von Kurt Lewin (vgl. Lewin 1963) und wurde zu einem „Bühnenmodell der Gruppe" (Petzold & Schneewind 1986, 137) ausgearbeitet.

Beachtet wird nicht nur das Individuum als Teil der Gruppe, sondern auch das Netz von Beziehungen zwischen den Teilen (Mitgliedern, Dyaden, Triaden, Subgruppen) der Gruppe in ihrem Kontext. Der Prozeß der Gruppe und in der Gruppe wird als Problemlösungsprozeß verstanden, der sich szenisch vollzieht. Der Therapeut ist deshalb dazu angehalten, aus „exzentrischer Position" in „partieller Teilnahme" gleichzeitig auf die Gruppe als Ganzes, auf die einzelnen Mitglieder, auf sich selbst und auf den umgebenden Kontext zu achten. Dabei berücksichtigt er auch die Geschichtlichkeit und die Zukunftsentwürfe der einzelnen und des Systems. Durch Zusammenschau der einzelnen Perspektiven auf der Ebene des Offensichtlichen, Phänomenalen und der Ebene des nicht unmittelbar Ersichtlichen, Impliziten, der Strukturen kann der Sinn der jeweiligen Situation erfaßt werden. Die Art und Weise des Erfassens, die diesem Erkenntnisprozeß zugrunde liegt, wird als *szenisches Verstehen und Erfassen* (Petzold & Schneewind 1986) bezeichnet.

Szenisches Erfassen geht davon aus, daß das Ganze im Teil sichtbar ist und der Teil im Ganzen (vgl. Holographie). Es geschieht mit dem ganzen Leib als Sinnesorgan. Szenen können gesehen, gehört, geschmeckt, gefühlt und gerochen werden. Weil sie im Gedächtnis ganzheitlich gespeichert ist, kann die ganze Szene über die Aktualisierung eines Teiles von ihr (z.B. der Geruchserinnerung) abgerufen werden. Durch Registrieren der „inneren Resonanzen" im Emotionalen, im Bereich der Phantasie (z.B. Bilder und Symbole) und von erinnerten Szenen kann der Sinnzusammenhang des aktuellen Geschehens in der Gruppe erfaßt werden.

Frühmann (1986, 255ff) entwirft ein mehrperspektivisches Gruppenmodell und unterscheidet folgende, vom Therapeuten zu fokussierende Bereiche:
– Perspektive Gruppe
– Perspektive Individuum
– Perspektive Szene bzw. Kontext
– Perspektive Zeit (Vergangenheit / Gegenwart / Zukunft)
– Perspektive Beobachter (Exzentrische Position).
Aus einer Synthese dieser Perspektiven können letztlich Interventionen abgeleitet werden, die der Komplexität der Situation auch entsprechen.

## Krankheitsverständnis

Das Hauptproblem für ein Individuum besteht nach Perls darin, sich als Teil der Gemeinschaft selbst zu verwirklichen und dennoch von ihr akzeptiert und eingebunden zu werden. Erst entfremdete gesellschaftliche Bedingungen, die die von Grund auf soziale, d.h. auf den anderen und die Gemeinschaft bezogene Natur des Menschen einschränken und unterdrücken, führen – über das „existentielle Leiden" hinaus – zu individuellem Leiden im psychopathologischen Sinn.

Krankheit entsteht, wenn die organismische Selbstregulation unterbrochen und die Figur-Grund-Flexibilität in chronischer Weise beeinträchtigt ist, als kompromißhaft mißlungene Anpassungsleistung. Der Neurotiker hat ein von seinem Selbst abweichendes Selbstbild, sodaß er nicht seine ureigene, authentische Individualität lebt, sondern einem Klischee und Verzerrungen erliegt. Er kommt mit seinen Anforderungen an sich selbst und mit den

Anforderungen der Umwelt nicht zurecht, seien diese nun real, verinnerlicht oder eingebildet. Er verfügt nicht ausreichend über die Selbstregulierung, um seine existentiellen Bedürfnisse zu befriedigen bzw. sich seine
Umwelt entsprechend zu gestalten (vgl. auch Krisch 1992a).

Überlastende Einflüsse aus dem Umfeld, Defizite bei der Entwicklung und
Reifung des Individuums, das Fehlen von protektiven Faktoren sowie eine
Chronifizierung blockierter Kontaktzyklen sind Phänomene, die, wenn sie
die Integrationsfähigkeit des Individuums übersteigen, zu psychischer
oder psychosomatischer Krankheit führen. Das Vollenden von Kontaktzyklen gehört zur gesunden Fähigkeit des Ich bzw. Selbst. Können nun Bedürfnisse oder Emotionen nicht bewußt erlebt oder adäquat ausgedrückt
werden, führt das zur Einschränkung der „awareness" und damit verbunden des Kontaktes mit sich selbst und der Umwelt. Es entsteht eine neurotische Selbstregulation mit dysfunktionalen Verhaltensweisen. Gemäß seinem fixierten Selbstkonzept vermeidet der Neurotiker durch Ausblenden
und Blockierungen etc., mit unerwünschten inneren und äußeren Impulsen in Kontakt zu treten. Chronifizierte dysfunktionale Kontaktmuster
können damit zu psychischen und psychosomatischen Erkrankungen sowie dissozialem Verhalten führen.

Typische Grundmuster des (Kontakt-)Vermeidungsverhaltens sind nach
Perls Introjektion, Projektion, Retroflexion und Konfluenz. Polster & Polster (1975, 93) fügten dem noch die Deflektion hinzu.

*Introjektion:* Sie ist eine Einschränkung der Fähigkeit zu assimilieren. Assimilieren meint den Prozeß des „Etwas-Fremdes-sich-zu-eigen-Machens",
indem dieses Fremde erst zerstört wird, seine ursprüngliche Struktur verliert, anschließend zerlegt, zerkaut und damit Bestandteil des Organismus
bzw. des Subjekts wird und dieses zu einer neuen, kohärenten Gestalt werden läßt. Der Introjektor ist nicht oder nur schlecht imstande, die von der
Umwelt angebotenen, auferlegten Gebote, Regeln, Handlungsnormen und
dergleichen zurückzuweisen. Es werden Introjekte einverleibt und nicht
wirklich assimiliert; damit bleiben sie dem Selbst fremd und verändern es
auch nicht wirklich in seiner Struktur.

Als klinisches Bild können Depressionen, Zwänge und Masochismus die
Folge von negativen Introjektionen sein. Bei der positiven Introjektion kann
das Individuum entsprechend seinen Bedürfnissen adäquat auswählen
und assimilieren, d.h. das Fremde unter Aufrechterhalten der Ich-Grenzen
probehalber in den Organismus hineinnehmen.

*Projektion:* Sie wird ähnlich wie in der Psychoanalyse als Zuschreibung abgelehnter Selbstaspekte an die Umwelt verstanden. Die aus dem Selbst aus-
gelagerten Anteile sind oft aggressive oder libidinöse Impulse, die im Widerspruch zu introjizierten Normen stehen. Auch Introjekte, deren Herkunft nicht identifizierbar ist, können zu Projektionen werden. Das, was als
eigener Konflikt zu werten wäre, wird hinausverlagert und erscheint nun
als äußerer Konflikt.

Das klinische Bild kann eine phobische oder hysterische Symptomatik sein. Die positive Seite der Projektion ist der „awareness" zugänglich und entstammt einem Überschuß der Persönlichkeit, der z.B. in Form von kreativer und künstlerischer Tätigkeit in der Außenwelt vergegenständlicht wird.

*Retroflexion:* Anstelle einer Ich-Außenwelt-Beziehung wird eine Ich-Ich-Interaktion aufgebaut. Die Aktivität, die eigentlich der Beeinflussung der Umwelt dienen sollte, wird gegen das eigene Selbst gewendet. Der Betreffende fügt sich das selbst zu, was er gerne einem anderen zufügen würde, oder er gibt sich selbst das, was er eigentlich von außen wünscht.

Eine pathologische Retroflexion, die in der Folge zu Depression, Suizidalität oder psychosomatischen Erkrankungen führen kann, besteht z.B., wenn aggressive Impulse chronisch nicht nach außen, sondern gegen das Selbst gerichtet werden. Das Einfügen in und das Übernehmen von sozialen Normen und Werten erfordert hingegen die Fähigkeit zur Retroflexion.

*Konfluenz:* Hier negiert das Individuum seine „Ich-Grenzen". In der pathologischen Konfluenz fehlt eine ausreichend klare Abgrenzung nach innen (Gefahr der Überflutung durch archaisches Material) und nach außen (mangelnde Fähigkeit, Ansprüchen aus der Umwelt zu widerstehen). Es ist nicht mehr unterscheidbar, was die eigenen Bedürfnisse sind bzw. wer deren Befriedigung verhindert.

Klinisch kann sich pathologische Konfluenz in Suchtverhalten, Psychosen und Borderline-Erkrankungen äußern. Zur positiven Konfluenz gehört die Mutter-Kind-Symbiose bzw. die Fähigkeit, sich identifikatorisch einzufühlen, sowie Ekstase, Orgasmus und Meditation.

*Deflektion:* Sie stellt das Kontaktverhalten des „Smalltalk" dar. Die Direktheit des Kontaktes zum anderen wird abgeschwächt, das Essentielle des Kontaktes wird abgebogen, verwässert oder verdeckt. Die Kontakt-Energie wird nicht zielgerichtet aktiviert und eingesetzt, sodaß sie das Gegenüber nicht erreicht.

Pathologische Deflektion ist der bevorzugte Kontaktmodus des Schizoiden. Im Positiven hilft uns die Fähigkeit zur Deflektion eine Reihe realer Bedrohungen, die nicht abwendbar sind (z.B. atomare Bedrohung), und traumatischer Überstimulierungen (z.B. unheilbare Krankheiten) auszuhalten.

Weiters soll hier noch auf Petzolds erweitertes Neurosenkonzept hingewiesen werden, das Krankheitsbilder nach ihrer Entstehung aus Defiziten, Störungen, Traumatisierungen und Konflikten unterscheidet (vgl. Petzold 1977, 262ff).

Entscheidend für einen vorläufigen Entwurf eines Behandlungsplanes ist die diagnostische Einschätzung des Klienten bzw. des Patienten.

Gestalt-Diagnostik ist prozessuale Diagnostik und untersucht den zwischen Klient und Diagnostiker (Therapeut) ablaufenden Prozeß, der selektiv transparent gemacht wird (selektive Offenheit), die intrapsychischen Prozesse beim Diagnostiker (Gegenübertragung des Therapeuten) und beim Klienten (Übertragungen, Abwehrformen). Ausgehend von der phänomenalen Ebene, von dem, was der Klient im „Hier und Jetzt" zeigt, sollen die Strukturen erfaßt werden als Konfigurationen von Abläufen und Szenen, die in der Zeit eine relative Konstanz zeigen. Der Sinn dieser Strukturen ist jedoch nicht unmittelbar zu erkennen und muß in einem hermeneutischen Prozeß hypothetisch erschlossen werden. Der Leib und das Gedächtnis werden als Reservoir derartiger Strukturen bzw. Szenen aufgefaßt. Es wird davon ausgegangen, daß jede Diagnose auch therapeutische Wirkung hat.

## Praxis

Ziele der Therapie, wie Selbstregulierung, Bewußtheit und andere, sind bereits mehrmals angeklungen. Grundsätzlich geht es darum, daß der Klient zu seinem Selbst gelangt, das eben nicht ein Bündel von Introjekten, sondern sein eigenständiges, individuelles Wesen ist. Statt unverdauter Einverleibungen soll der Klient durch Assimilation und Integration der abgespaltenen Teile die Fähigkeit entwickeln, zu entdecken, was er (der Klient) selbst ist und was er nicht ist, was ihn erfüllt und was ihn hemmt. Über Symptombeseitigung hinaus geht es um die Wiederherstellung, Erhaltung und Entwicklung von Identität bzw. um die Herausbildung von Begegnungs-Fähigkeit, die frei ist von Projektionen und Übertragungen, sowie um einen intensiveren Zugang zur eigenen Emotionalität.

Petzold (1980, 230ff) nennt folgende Ziele therapeutischer Arbeit:
– Erhaltung und Gewinn von Grundvertrauen
– Förderung von Identität
– Konstituierung von Sinn
– Konstituierung von Intersubjektivität
– Förderung von Kompetenzen und Performanz.

## Therapeutische Prozesse

Die im folgenden beschriebenen Prozesse können sowohl im Einzel- als auch im Gruppen-Setting beobachtet werden. Sie gelten sowohl für eine einzelne Sequenz (z.B. eine Therapie-Sitzung) als auch für den Bogen, den einzelne Themen über mehrere Sitzungen spannen können.

Die Phasen des therapeutischen Prozesses nach F. Perls (vgl. Perls 1976; 1980; 1981):

Perls hat ein fünfschichtiges Modell der Neurose entwickelt, dessen Durchlaufen im therapeutischen Prozeß er oft als „Zwiebelschälen" bezeichnet hat.

Zu Beginn der Therapie wird sich der Klient klischeehaft, aufgesetzt, unpersönlich, streng rollenkonform verhalten. Die Entfremdung ist in dieser *Klischeephase* am größten.

Die *Rollenspielphase*, auch phobische Schicht genannt, ist gekennzeichnet durch geringe Spontaneität, reduzierten interpersonellen Kontakt und eingeschränkten Zugang zur Emotionalität.

In der *Blockierungsphase* (auch als „Impasse" oder „Sackgasse" bezeichnet) und in weiterer Folge in der *Implosionsphase* werden die konflikthaft gebundenen, polarisierten Kräfte und Ambivalenzen verdeutlicht. Das Erleben von Leere, Stagnation, Ausweglosigkeit, existentieller Angst mit phobischen Zuständen und Grenzerfahrungen führt hin zur *Explosionsphase* In dieser Phase kommt die bisher vermiedene energetische Qualität zum Ausdruck (z.b. Freude, Trauer, Wut, Orgasmus).

Staemmler und Bock (1987) beziehen sich auf das Perls'sche Phasenmodell und legten ein Konzept der Gestalttherapie als Prozeß energetischer Transformationen vor. Jeder der Phasen ist eine energetische Qualität zugeordnet, die durch Herausbilden von Katalysatoren transformiert. So führt z.B. die Einsicht des Klienten, daß nur er selbst sich verändern kann, von der Phase der Stagnation (Klischeephase bei Perls) in die Phase der Polarisation (Rollenspielphase bei Perls) usw.

Das Konzept der Integrativen Gestalttherapie geht über die Beschreibung von emotionalen Prozessen hinaus und kann als Struktur eines Korrespondenz- bzw. Problemlösungsprozesses angesehen werden. Durch eine Phase der Neuorientierung soll die Möglichkeit zur bewußten Veränderung von Situationen betont werden; die Therapie erhält eine handlungstheoretische und damit auch verhaltensmodifizierende Ergänzung.

Die Phasen des therapeutischen Prozesses bei H. Petzold (vgl. Petzold 1977, 279):

*Initialphase:* Hier wird versucht, Störungen und Probleme aufzufinden, Kontakte werden aufgebaut, unerledigte, offene Gestalten werden registriert, das vom Klienten Dargebotene wird auf das Hier- und Jetzt zentriert und prägnant gemacht.

*Aktionsphase:* Jetzt kommen die Betroffenen mit Gefühlen, Bildern und Gedanken in Kontakt, die für sie relevant sind. Traumatische Situationen werden emotional wieder durchlebt, sei es verbal, durch Bewegung, Rollenspiel etc.

*Integrationsphase:* Konflikthafte Ereignisse, die Krankheitswert haben, müssen mehrmals bearbeitet werden. Das in der Aktionsphase Erlebte wird durchbesprochen und in den Lebenskontext eingeordnet. Hier arbeitet die Integrative Gestalttherapie auch mit Deutungen.

*Neuorientierung:* In dieser Phase werden Transferhilfen angeboten im Sinne von Verhaltenstraining, sodaß daß neu Erfahrene zu einem veränderten Verhalten führen kann.

Jede Therapiesequenz beginnt und endet auf der Ebene der *Reflexion*. Auf ihr laufen Gedanken, Vorstellungen ab, ohne daß sichtbare emotionale Beteiligung feststellbar wäre. Auf dieser Ebene geht es um rationale Entscheidungen und Begründungen (z.B. Berufsentscheidung, Lebensplanung).

Auf der Ebene der *Vorstellungen und Affekte* bzw. des Bilderlebens ist die kognitive Kontrolle noch recht hoch mit mehr oder weniger starker emotionaler Beteiligung. Auf dieser Ebene laufen Prozesse des emotionalen Durcharbeitens ab.

Die Ebene der *Involvierung* ist durch stärkere Regression gekennzeichnet. Sie erschließt die biographische Dimension. Die aus der Vergangenheit „gegenwärtig gesetzten" Szenen, Bilder und Gefühle können mit erheblicher Intensität bei starker Involvierung durchlebt werden.

Auf der Ebene der *autonomen Körperreaktionen* fehlt die kognitive Kontrolle bis auf die Verbindung zum Therapeuten fast völlig. Die im Leib archivierten alten Szenen brechen auf einer präverbalen Stufe mit mehr oder weniger großer Intensität hervor.

Der regressive Zustand kann als therapeutisch induzierte Krise gesehen werden. Die therapeutische Arbeit kann auf jeder Ebene der Tiefung stattfinden – je nach Indikation und Stabilität des Patienten / Klienten –, wobei im Laufe einer therapeutischen Sequenz allerdings alle vorhergehenden Ebenen wieder durchlaufen werden müssen, sodaß eine kognitive Einordnung der neuen Erfahrungen gewährleistet wird (vgl. Petzold 1977, 283ff).

Abschließend sollen hier die von der gestalttheoretischen Psychotherapie übernommenen und ausgearbeiteten „Prinzipien im Umgang mit dem Lebendigen", wie es W. Metzger (1962) formuliert, erwähnt werden: So muß in der therapeutischen Arbeit von der Nicht-Beliebigkeit der Form, der Arbeitszeit und Arbeitsgeschwindigkeit, der Gestaltung aus inneren Kräften, der Duldung von Umwegen, der Wechselseitigkeit und Beziehungshaftigkeit des Geschehens, der Gegenwärtigkeit und Konkretheit der wirkenden Faktoren und der Authentizität und Transparenz des Therapeuten ausgegangen werden (vgl. auch Walter 1985, 148ff).

## Die therapeutische Beziehung

Ungeachtet des Settings (Einzeltherapie, Gruppentherapie, Familientherapie) wird das Klient-Therapeut-Verhältnis als ein reales, aktuelles Geschehen betrachtet und nicht als Übertragungsbeziehung gefördert. Vom Therapeuten ist eine lebendige Teilnahme und nicht Neutralität oder Abstinenz gefordert. Er soll nicht nur antworten und Feedback liefern, sondern schöpferisch an der Schaffung neuer Erfahrungen teilnehmen. Im Kontakt mit dem Klienten verändert er sich auch immer selber mit. Dieses wechselseitige Beeinflussungsverhältnis wird auch als mutueller Charakter des Klient-Therapeut-Verhältnisses bezeichnet. Die authentische Persönlichkeit des Therapeuten, seine Fähigkeit zu Kontakt, Begegnung, Beziehung, Einfühlung, Klarheit, Kreativität und sein Engagement sind für den Fortschritt der Therapie wichtig. Er ist weder Spiegel noch Anwender bestimmter Techniken, sondern kreiert gemeinsam mit dem Klienten das Geschehen. Der Gestalttherapeut kann nicht im psychoanalytischen Sinne abstinent sein, da Wachstumsprozesse – um die es in der Therapie geht – das Vollziehen persönlicher Begegnung ohne starres Reglement erfordern. „Die Abstinenz des Gestalttherapeuten ist die Eindeutigkeit und Klarheit seiner Kommunikation" (Bünte-Ludwig 1984, 278). Er soll Projektionen nicht annehmen, sondern den Klienten auf die real sich vollziehende Interaktion hinweisen und ihn schrittweise im Sinne einer „skillfull frustration" dazu bewegen, seine vorhandenen Fähigkeiten selbst zu entwickeln, ohne ihn zu überfordern. Die therapeutische Haltung in der Integrativen Gestalttherapie ist beschreibbar als *partielle Teilnahme* und *partielle Offenheit*. Der Therapeut ist gefordert, sich persönlich einzulassen, ohne konfluent zu werden. Ein „Engagement für" ist zu unterscheiden von einem „Involviertsein mit"; eine partielle innere Distanziertheit ermöglicht Übersicht über das Geschehen.

Der Therapeut hat die Funktion eines Begleiters, der stützt, Sicherheit bietet und auch motiviert, sich schwierigen, auch Verwirrung und Betroffenheit auslösenden Situationen zu stellen. Die Beziehung zum Therapeuten ist Übungsfeld für neue Erfahrungen. „Korrigierende emotionale Erfahrungen" werden möglich.

## Widerstand und Übertragung

In der Gestalttherapie wird *Widerstand* als kreative Leistung des Klienten angesehen, die der gegenwärtigen Situation zwar nicht mehr entspricht, sie aber in einem kompromißhaften, scheinbaren Gleichgewicht hält. In der therapeutischen Arbeit wird nun versucht, das Potential dieser ehemals bestmöglichen Anpassung für den Klienten neu verfügbar und damit für neue, adäquatere Lösungen fruchtbar zu machen. Auch wenn diese Funktion des Widerstandes mit einer Vermeidung bzw. Verminderung von „awareness" verbunden ist, schützt er doch vor Überforderung, vor zu schmerzlichen, zu intensiven, zu angstauslösenden und überschwemmenden Gedanken, Gefühlen, Erlebnissen und Ereignissen. In der Situation seiner Entstehung ist er Beistand. Chronifiziert, als rigides Verarbeitungs- und Handlungsmuster, vermindert er als Konfluenz, Projektion usw. Kontakt und stört damit Erlebnis-, Assimilations- und damit Wachstumsprozesse. Es geht nicht darum, den Widerstand zu überwinden, sondern darum, ihn erlebbar zu machen. Für den Klienten ist es wichtig zu wissen, in welchen Situationen er sich wie schützt oder behindert. Oft wird der Klient aufgefordert, sein vermeidendes Verhalten zu beschreiben und sich damit zu identifizieren. Dadurch kann er erkennen, welchen Sinn die Blockierung für ihn hat. Wird der Sinn des Widerstandes erfahren, kann die Veränderung von selbst eintreten. Wie für die gestalttherapeutische Arbeit im allgemeinen, gilt hier besonders der Ausspruch von Perls: „Don't push the river, it flows by itself."

Anders als in der Psychoanalyse wird das Entstehen einer Übertragungs-neurose nicht gefördert. Die therapeutische Arbeit ist auf das Fördern einer intersubjektiven Beziehung gerichtet. Im allgemeinen wird versucht als natürliches Korrektiv der auftretenden *Übertragung* die „awareness" zu fördern. Die Handhabung der Übertragung berücksichtigt, ob eine neurotische Struktur diagnostiziert ist oder ob frühdefizitäre bzw. frühgestörte Grundmuster vorliegen. Bei frühgestörten Patienten ist allerdings über längere Zeit positive, stützende und nährende Haltung angezeigt. Ziel ist, daß am Ende der Therapie Begegnungsfähigkeit ohne Übertragung erreicht ist.

### Therapeutische Interventionen und spezielle Techniken

Gestalt-Techniken sind in der „Psycho-Szene" weithin in Gebrauch, oft unreflektiert, spektakulär, mit der Absicht zu beeindrucken. Oft genug wird auch das Wesen von Gestalttherapie mit ihren Techniken verwechselt. Ihrem eigentlichen Sinn können sie jedoch nur genügen, wenn sie in ihrer Funktion im therapeutischen Prozeß gesehen werden. Nicht die Technik bestimmt den Prozeß, sondern der Prozeß die Wahl der Interventionsmethoden.

Wesentliche Elemente des therapeutischen Geschehens sind Bewußtheits-förderung, Kontakt, Darstellen, Experimentieren und Durcharbeiten. Alle Ebenen menschlicher Äußerungsformen werden herangezogen: Gedanken, Emotionen, Träume, Phantasien, die Sprache mit ihren Facetten, dem Tonfall und der Ausdrucksweise, Bewegung, Mimik und Gestik, Körperhaltung und Atmung.

In der Gestalttherapie wird dem unmittelbaren Erleben und Handeln ein größerer Stellenwert beigemessen als dem „Darüberreden". Experimente oder gezielt vom Therapeuten angeleitete Stimulationen bzw. Übungen sollen unmittelbarere, nachhaltigere Erfahrungen ermöglichen. Im folgenden sollen beispielhaft einige Interventionsmöglichkeiten vorgestellt werden (vgl. Rahm 1979, 203ff):

*Aufmerksam machen:* Hier soll der Klient auf Gefühle, Gedanken und Verhaltensweisen hingewiesen werden, die er nach Einschätzung des Therapeuten selbst nicht bewußt erlebt. Interventionen können z.B. sein:

– „Was nehmen Sie jetzt wahr?"
– „Was wollen/denken/fühlen Sie jetzt gerade?"
– „Sie schimpfen und lächeln dabei!"

Der Therapeut kann den Klienten auch auffordern, bei den momentanen Gefühlen und Körperempfindungen zu verweilen oder diese zu übertreiben.

Weiters kann der Klient zum Wiederholen bestimmter Verhaltensweisen, z.B. nebenher gemachter, unabsichtlicher Körperbewegungen wie Hände-Reiben, Wippen oder Seufzen, aufgefordert werden.

Eine weitere Möglichkeit zur Steigerung der „awareness" ist die Übung „Bewußtheitskontinuum": Der Klient konzentriert sich auf sich selbst und läßt seine Aufmerksamkeit zwischen verschiedenen Ebenen (Gefühle, Gedanken, Körperempfindungen, Sinneseindrücke) schweifen („Schweiftechnik"). Angestrebt ist hier wie auch bei den anderen Techniken die aus sich selbst heraus heilsame Tiefe der Erfahrung.

*Vergangenheit und Zukunft vergegenwärtigen:* Wird mit Vergangenheit und Zukunft gearbeitet, wird der Klient aufgefordert, sich die vergangene oder zukünftige Situation so vorzustellen, als erlebe er sie gerade jetzt. Dabei spricht er in der Gegenwartsform über seine Gedanken, Gefühle und Verhaltensweisen in der vorgestellten Situation. Er kann so die Erfahrung machen, daß seine gegenwärtige Befindlichkeit nicht in so hohem Ausmaß durch vergangene Erfahrungen und Zukunftserwartungen determiniert ist, wie er angenommen hat.

*Dialoge:* Der Klient identifiziert sich abwechselnd mit zwei verschiedenen Aspekten seines Selbst bzw. mit Teilen von vorgestellten Personen und läßt diese miteinander sprechen. Ziel ist, über den Zwischenschritt der Polarisierung eine Integration der widerstreitenden Teile zu fördern. Im Unterschied zur Psychodrama-Technik Morenos, von der Perls das Arbeiten mit Identifikation und Dramatisierung übernommen hat, spielt der Klient in der Gestalttherapie alle Aspekte seines Selbst, alle Dinge, reale Personen und Phantasiegestalten selbst.

*Identifikation:* Der Klient wird gebeten, sich mit Objekten, anderen Personen, Gefühlen, Gedanken und Handlungen, Körperteilen, Ideen, Vorstellungen und Träumen zu identifizieren und sich selbst in der Identifikation zu beschreiben.

Eine spezielle Form der Identifikation stellen Phantasiereisen dar. Dabei induziert der Therapeut die Vorstellung, z.B.: „Stellen Sie sich vor, Sie seien ein Rosenbusch ... Wie sieht der aus? ... Wie ist Ihr Stamm, Ihre Zweige, Ihre Wurzeln? ... Was erleben Sie während der Jahreszeiten?" usw. (vgl. Stevens 1975).

*Traumarbeit:* Ähnlich wie Freud mißt Perls dem Traum eine zentrale Bedeutung bei. Sämtliche Traumgegebenheiten werden als Projektionen, als Repräsentationen des Träumers verstanden. Andere Gestalt-Therapeuten (etwa Erving und Miriam Polster) erweitern die Traum-Arbeit um jene Symbole, die nicht projiziert sind, sondern reale Elemente aus dem Leben des Träumers.

Perls unterscheidet vier Stufen der Traumbearbeitung:
– das Erzählen der Traum-Geschichte als bereits vergangen
– das Dramatisieren der Abläufe durch Übersetzen in die Gegenwartsform
– der Träumer wird zum Regisseur, er trifft die Anordnungen für den darzustellenden Traum
– der Träumer wird zum Schauspieler, zum Darsteller seiner eigenen Kreationen.

Wie bereits erwähnt, stellt der Klient nicht nur sich selbst dar (sofern er in seinem Traum überhaupt vorkommt), sondern er identifiziert sich mit allen belebten wie unbelebten Bestandteilen des Traumes. Meist genügt es, einige wesentliche Traumteile aufzuarbeiten, sie können bereits Aufschluß über die verschlüsselte Problematik liefern. Durch die mit Darstellung verbundene Erlebnishaftigkeit können verschiedene projizierte Teile integriert werden. Wiederholungsträume im besonderen symbolisieren ein auf Lösung drängendes Problem. Die Analogie zum „unerledigten Geschäft" ist leicht erkennbar.

## *Praxis der Gruppentherapie*

Bei der auch als „Eins-Zu-eins-Methode" bezeichneten klassischen Form der Gestaltgruppentherapie nimmt ein Freiwilliger auf dem sogenannten „heißen Stuhl" Platz – auch als „Hot-seat-Technik" bezeichnet. Oft wird zusätzlich ein leerer Stuhl verwendet – symbolisch für einen eventuell auftretenden Gegenpart, der auch vom Akteur gespielt wird. Die anderen Gruppenmitglieder treten als Beobachter oder als Helfer in der Leiter-Akteur-Interaktion auf. Der Freiwillige wird damit Figur vor dem Hintergrund der Gruppe. Er steht im Mittelpunkt der Aktion und erfährt unter Umständen ein gesteigertes Gefühl der Gemeinschaft oder auch verstärkt durch den Gruppen-Hintergrund, daß er auf sich alleine gestellt ist. Die Aufgabe des Gruppen-Hintergrundes, dem griechischen Chor vergleichbar, ist es, das Aufgezeigte zu relativieren oder zu unterstreichen und Rückmeldungen in Form von Feedback an das Gruppenmitglied in der Mitte zu geben.

Oft kommt es bei den scheinbar Außenstehenden über Identifikationsprozesse auch zu intensiven, nachhaltigen Erlebnissen, die in der Phase des „sharing" (Mitteilen des bei den anderen Gruppenmitgliedern Ausgelösten) ebenfalls geäußert werden. Der Akteur kann anschließend Neues, eben Erfahrenes in der Gruppe versuchsweise ausprobieren, sich auf Experimente einlassen und die Reaktionen der Gruppenmitglieder darauf erleben.

Die Praxis der Integrativen Gestalttherapie in Gruppen rückt nicht den einzelnen vor dem Hintergrund der Gruppe in den Mittelpunkt, sondern geht von der Einbindung der einzelnen Person in die Gruppe aus. Das heißt, es wird mit einzelnen aus ihrer Bezogenheit zur Gruppe heraus und mit der Gruppe als Beziehungsgeflecht gearbeitet (vgl. dazu Theorie der Gestaltgruppen).

Abschließend seien hier noch beispielhaft Medien erwähnt, die in der Gestalttherapie Anwendung finden. Neben „natürlichen Medien" wie Körperhaltung, Gestik, Kleidung usw. finden noch gezielt eingesetzte Medien wie Farben, Ton, Masken, Kollagen, Bewegung, Tanz, Musik, Märchen, Poesie, Puppenspiel, Theater und die Panorama-Technik Verwendung.

# Anwendungsbereiche

Während mit der klassischen Form der Gestalttherapie vorwiegend mit Neurotikern mit relativ reifer Ich-Organisation gearbeitet wurde, ist durch die Weiterentwicklung der Theorien und Methoden auch eine Behandlung von frühgestörten – auch stationären – Patienten (vgl. Hanika 1992; Krisch 1992b; Votsmeier 1988) und psychosomatisch Kranken (Teegen 1981; Heinl 1977) möglich geworden. Zur Arbeit mit charaktergestörten Menschen vergleiche Beaumont (1987). Besonders Suchtkranke können gestalttherapeutisch mit gutem Erfolg behandelt werden (Pernhaupt 1984).

Die gestalttherapeutische Arbeit orientiert sich im einzelnen am jeweiligen Entwicklungsstand des Klienten. Auch das Setting: Einzel- und Gruppentherapie, Kurzzeit- bzw. Fokaltherapie oder längerfristige Therapie, Kinder-, Familien- oder Paartherapie richtet sich nach der Art des Problems. Auch in der Arbeit mit alten Menschen und Sterbenden kommt die Integrative Gestalttherapie zur Anwendung.

Zu den nichtklinischen Anwendungsgebieten zählen vor allem sozialtherapeutische Einrichtungen (z.B. Drogenarbeit, Strafvollzug) und Wohnprojekte (nach dem Vorbild des Gestaltkibbuz) und die Gestaltpädagogik sowie Gestalt-Supervision. Von der Gestaltpädagogik ist unter anderem auch die „Themenzentrierte Interaktion" (TZI) von Ruth Cohn (siehe Beitrag in diesem Buch) beeinflußt.

Grundgedanken der pädagogischen Arbeit, die auch präventive Funktion hat, sind:
– Schaffen eines Lernklimas, in dem affektives Lernen möglich ist
– Vermeiden von Hilfen, die sich die Lernenden selbst erwerben bzw. untereinander geben können
– Erlebnisbezogenes Lernen durch Verwenden von Imaginations- und Visualisierungstechniken, Rollenspiel und dergleichen
– Verbinden von Thema und persönlichen Lebenserfahrungen.

**Literatur**

Beaumont, H. (1987): Neurose und Charakterstörung – Fehldiagnosen in der Gestalttherapie. In: Münchner Gestalttage 1987. Grassau

Bünte-Ludwig, C. (1984): Gestalttherapie – Integrative Therapie. In: Petzold, H.G. (Hg.): Wege zum Menschen. Methoden und Persönlichkeiten moderner Psychotherapie. Bd 1. Paderborn

Dreitzel, H.P. (1992): Reflexive Sinnlichkeit. Mensch – Umwelt – Gestalttherapie. Köln

Frühmann, R. (1986): Das mehrperspektivische Gruppenmodell im „Integrativen Ansatz" der Gestalttherapie. In: Petzold, H.G. & Frühmann, R. (Hg.): Modelle der Gruppe in Psychotherapie und psycho-sozialer Arbeit. Bd 1. Paderborn

Grawe, K., Donati, R. & Bernauer, F. (1994): Psychotherapie im Wandel. Von der Konfession zur Profession. Göttingen

Hanika, C. (1992): Psychotherapie mit psychotischen Menschen. In: Krisch, R. & Ulbing, M. (Hg.): Zum Leben finden. Köln

Heinl, H. et al. (1977): Gestalttherapie und Orthopädie: Versuch eines ganzheitlichen Ansatzes in der praktischen Medizin. In: Petzold, H. (Hg.): Die neuen Körpertherapien. Paderborn

Höll, K. (1992): Philosophische und gesellschaftspolitische Aspekte der Gestalttherapie. In: Krisch, R. & Ulbing, M. (Hg): Zum Leben finden. Köln

Krisch, R. (1992a): Der gestalttherapeutische Krankheitsbegriff. In: Krisch, R. & Ulbing, M. (Hg.): Zum Leben finden. Köln

Krisch, R. (1992b): Lebenskrise als psychiatrisches Erscheinungsbild. In: Krisch, R. & Ulbing, M. (Hg.): Zum Leben finden. Köln

Lewin, K. (1963): Feldtheorie in den Sozialwissenschaften. Bern

Metzger, W. (1962): Schöpferische Freiheit. Frankfurt

Perls, F.S. (1976): Grundlagen der Gestalttherapie. Einführung und Sitzungsprotokolle. München

Perls, F.S. (1980): Gestalt, Wachstum, Integration. Aufsätze, Vorträge, Therapiesitzungen. Paderborn

Perls, F.S. (1981): Gestalt-Wahrnehmung – Verworfenes und Wiedergefundenes aus meiner Mülltonne. Frankfurt

Perls, F.S., Hefferline, R.F. & Goodman, P. (1979) : Gestalt-Therapie. Bd 1: Wiederbelebung des Selbst. Bd 2: Lebensfreude und Persönlichkeitsentfaltung. Stuttgart (Original 1951)

Pernhaupt, G. (1984): Laßt die Puppen sprechen! Gestalttherapie mit kreativen Medien in der Therapie Drogenabhängiger. Wiener Zeitschrift für Suchtforschung 7, 1–2

Petzold, H.G. (Hg.) (1977): Die neuen Körpertherapien. Paderborn

Petzold, H.G. (1979): Psychodrama-Therapie. Diss. Univ. Frankfurt. Paderborn

Petzold, H.G. (Hg.) (1980): Die Rolle des Therapeuten und die therapeutische Beziehung. Paderborn

Petzold, H.G. (Hg.) (1985): Leiblichkeit. Paderborn

Petzold, H.G. & Schneewind, U.J. (1986) : Konzepte zur Gruppe und Formen der Gruppenarbeit in der Integrativen Therapie und Gestalttherapie. In: Petzold, H.G. & Frühmann, R. (Hg.): Modelle der Gruppe in Psychotherapie und psycho-sozialer Arbeit. Bd 1. Paderborn

Polster, E. & Polster, M. (1975): Gestalttherapie. München

Portele, G.H. (1992): Der Mensch ist kein Wägelchen. Köln

Rahm, D. (1979): Gestaltberatung. Grundlagen und Praxis integrativer Beratungsarbeit. Paderborn

Schigutt, R. et al. (1993): Ansuchen der Fachsektion für Integrative Gestalttherapie des Österr. Arbeitskreises für Gruppentherapie und Gruppendynamik auf Anerkennung als psychotherapeutische Ausbildungseinrichtung an das Bundesministerium für Gesundheit, Sport und Konsumentenschutz. Wien

Staemmler, F.M. & Bock, W. (1987): Neuentwurf der Gestalttherapie. München

Stevens, J.O. (1975): Die Kunst der Wahrnehmung. Übungen der Gestalttherapie. München

Teegen, F. et al. (1981): Kampf an der Kontaktgrenze. Erlebnisprozesse hautkranker Klienten im Gestalt-Dialog mit ihrem Symptom. Integrative Therapie 7, 2–3

Votsmeier, A. (1988): Gestalttherapie mit Borderline-Patienten. Gestalttherapie 2, 2

Walter, H.J. (1985): Gestalttheorie und Psychotherapie. Opladen

**Weiterführende Literatur**

Blankertz, S. (1988): Der kritische Pragmatismus Paul Goodmans. Köln

Blankertz, S. & Goodman P. (1980): Staatlichkeitswahn. Die Büchse der Pandora. Wetzlar

Brown, G. & Petzold H.G. (Hg.) (1978): Gefühl und Aktion. Gestaltmethoden im Integrativen Unterricht. Frankfurt

Fatzer, G. (1988): Ganzheitliches Lernen. Paderborn

Ginger, S.A. (1990): Gestalttherapie. Köln

Goldner, C.G. (1989): Mit Drachengewalt und Donnerstimme. Zen in der Kunst der Gestalt-Therapie. München

Goodman, P. (1975): Das Verhängnis der Schule. Frankfurt

Kempler, W. (1975): Grundzüge der Gestalt-Familientherapie. Stuttgart

Nevis, E.C. (1988): Organisationsberatung. Ein gestalttherapeutischer Ansatz. Köln

Perls, L. (1989): Leben an der Grenze. Köln

Perls, F. S., Baumgardner, P. (1990): Das Vermächtnis der Gestalttherapie. Köln

Petzold, H.G. (1973): Gestalttherapie und Psychodrama. Kassel

Petzold, H.G. (Hg.) (1984): Psychotherapie, Meditation, Gestalt. Paderborn

Petzold, H.G. & Brown, G. (Hg.) (1977): Gestaltpädagogik. München

Petzold, H.G. & Heinl, H. (Hg.) (1985): Psychotherapie und Arbeitswelt. Paderborn

Polster, E. (1987): Jedes Menschen Leben ist einen Roman wert. Köln

Rosenblatt, D. (1986): „Türen öffnen" – Was geschieht in der Gestalttherapie. Köln

Ronall, R. & Feder, B. (1983): Gestaltgruppen. Stuttgart

Schneider, K. (1990): Grenzerlebnisse. Köln

Staemmler, F. (1993): Therapeutische Beziehung und Diagnose. München

Wheeler, G. (1993): Kontakt und Widerstand. Köln

Zinker, J. (1982): Gestalttherapie als kreativer Prozeß. Paderborn

**Zeitschriften**

Gestalt Theory. Zeitschrift der Internationalen Gesellschaft für Gestalttheorie und ihre Anwendungen. Hg.: Stemberger, Tholey & Walter; Westdeutscher Verlag, Opladen; erscheint 4mal im Jahr

Gestalttherapie. Hg.: Deutsche Vereinigung für Gestalttherapie. Edition Humanistische Psychologie, Köln; erscheint 2mal im Jahr

Gestalt und Integration. Zeitschrift für ganzheitliche und kreative Therapie. Gestalt-Bulletin. Zeitschrift der Deutschen Gesellschaft für Gestalttherapie und Kreativitätsförderung (DGGK), Düsseldorf; erscheint 2mal im Jahr

Integrative Therapie. Zeitschrift für Verfahren Humanistischer Psychologie und Pädagogik. Hg.: Hilarion Petzold; Junfermann-Verlag, Paderborn; erscheint 4mal im Jahr

Gudrun Vater

# Psychodrama

Psychodrama zielt darauf ab, die Trennung zwischen den inneren Geschichten und Phantasien und der äußeren Welt aufzuheben, die Kräfte der Seele, Phantasien und Wünsche ins „alltägliche Drama" zu integrieren, „die eigenen Dämone aus ihrer Sperre herauszutreiben" (Moreno 1970). „It can be said, psychodrama is an attempt to breache the dualism between fantasy and reality and to restore the original unity" (Moreno 1964). Spielerisch, wie Kinder es tun, wird Stück für Stück der inneren Welt erobert und im Handeln verfügbar gemacht. Durch das Nachspielen, durch aktives Gestalten, körperliches wie emotionales Einfühlen und Identifizieren wird das bloße Anschauen des eigenen Bildes angereichert und verfügbar gemacht.

## Zur Person des Begründers

Spiele der Kinder in den Parks von Wien erweckten das Interesse und die Neugier von Jacob Levi Moreno (1889–1974), Student der Medizin und Philosophie. Wesentliche Elemente seiner späteren Psychotherapie sah er bereits hier angelegt: spontane Improvisation, szenische Darstellung und kreative Lösungen von Konflikten, Rollenübernahme, Rollenspiel und Rollentausch (Moreno 1944). Damit war ein Grundstein für die nachfolgende Entwicklung gelegt. Die Vorstellung, das „Königreich der Kinder" Erwachsenen wieder zu eröffnen, und seine Nähe zur Künstlerszene in Wien führten zu ersten Rollen- und Stegreifspielen als Theater der reinen Spontaneität und des Augenblicks, zur „Befreiung des Schauspielers vom Rollenbuch" (Zitat Moreno nach Leutz 1974). 1925 emigrierte Moreno in die Vereinigten Staaten und gründete in Beacon ein psychiatrisches Privatsanatorium, dem ein therapeutisches Theater angeschlossen war. Für ihn blieb Therapie immer auch ein künstlerischer, kreativer Akt.

## Grundannahmen

Für Moreno hatte die Gruppe in allen Formen der Therapie Vorrang. Ein triadisches System aus drei unlösbar miteinander verbundenen Elementen bildet die Basis für therapeutisches Handeln: Gruppenpsychotherapie, Soziometrie und Psychodrama.

Die Gruppenpsychotherapie konzentriert ihr Interesse für den Menschen auf die Interaktion und die Begegnung mit anderen Menschen und Objekten seiner Umgebung. Sie nimmt die wechselseitige Bedingtheit von Individuum und Umwelt, die Gruppe als bestimmende Lebensform des Menschen auf – zu der damaligen Zeit eine geniale und bahnbrechende Sichtweise.

Die Soziometrie als diagnostisches Instrumentarium in Gruppen entwickelte Moreno als Gemeindearzt in Vöslau bei seinen Kontakten mit Randgruppen, bei der Arbeit mit Heimkindern und Beobachtungen und Interventionen in einem Flüchtlingslager.

Das Psychodrama als szenisches Spiel stellt die individuelle Wirklichkeit des Patienten, die persönliche Sicht ins Zentrum. Ziel der Darstellung ist das bessere Verstehen der jeweiligen sozialen Situation – „Einsicht während des Erlebens" und „Erleben der Verwandlung" (Leutz 1974). Anders als beim klassischen Theater ist das Stück nicht vorhersagbar, nicht beliebig wiederholbar. Schlüsselsituationen können ausgewählt werden, Orte verändert, Szenen angehalten, andere übersprungen, Mitspieler selbst gewählt werden.

Was Martin Buber für den Mysterienspieler sagt, gilt auch für Protagonisten im Psychodrama: „.... die leibliche Gewißheit der Identität mit dem dargestellten Wesen. Diese Gewißheit ist nicht ‚gespielt', und doch ist sie ein Spiel, denn sie verweht, sowie Maske und Haltung abgestreift worden sind." (Zitat nach Leutz 1974).

Nicht die Geschichte oder Vergangenheit als solche wird dargestellt, sondern das Bild dieses Erlebnisses durch die heutige Brille – aus dazugewonnenen Erfahrungen, Einsichten, Sichtweisen, Werten. Das Psychodrama kommt den natürlichen Szenarien, der sogenannten Realität, dem, wie Menschen den Alltag gestalten, schon recht nahe. In der Semi-Realität der Bühne werden die Geschehnisse äußerst intensiv erlebt, ohne jedoch zugleich so festlegend zu sein wie die Realität. Es erlaubt, Ausmaß und Form verschiedener Gefühle zu erleben, ohne daß das Objekt z.B. des Hasses körperlichen Schaden nimmt.

Die „Wahrheit der Seele durch Handeln zu ergründen" (Haller 1979, 138) war einer der Leitsätze von Moreno. Hier ist ein Handeln über das Körpererleben gemeint, um die Wahrnehmung der eigenen Gefühle im Hier-und-Jetzt zu schärfen.

## Zum Begriff der Rolle

Persönliche, menschliche Reife entwickelt sich einerseits in der Ausbildung der zwischenmenschlichen Beziehungsfähigkeit (sozioemotionale Entwicklung) und andererseits in den durch Rollenlernen gemachten Erfahrungen, der Rollenentwicklung (Leutz 1974): Die Rolle wird zugeschrieben, aber auch persönlich gewählt, sie ist ein durch Sozialisation vermitteltes Modell, das individuell verkörpert werden muß (Petzold 1979). Für Moreno sind Rollen des Individuums Werkzeuge, Vermittler, Mittel, mit denen es im sozialen Umfeld hantiert. Eine Rolle entwickelt sich durch zwischenmenschliche Erfahrung – „von Anfang an ist der Mensch ein Handelnder" – und ihr Beleben bedarf gewöhnlich zweier oder mehrerer Menschen (Leutz 1974) – wie die Rolle des Lehrers der Rolle des Schülers bedarf; die der Eltern der des Kindes. Rolle meint ein Insgesamt von Erwartungen und Zuschreibungen, die an eine bestimmte Funktion in einer bestimmten Situation geknüpft, kulturell geformt und festgelegt und persönlich ausgelegt und interpretiert sind. An das Übernehmen bestimmter Rollen sind bestimmte Verhaltensmuster und -erwartungen geknüpft: die Rolle des strengen Vaters, die der weichen Mutter, des Arztes, des Lehrers. Wird diesen Erwartungen an die Rolle nicht entsprochen, so wird die Verletzung stark bemerkt und geahndet. Ist eine Frau aggressiv und laut, so wird sie rasch als Furie oder unweiblich etikettiert. Dasselbe Verhalten beim Mann gilt eher als zielsicher und bestimmt. Ist eine Krankenschwester nervös und unfreundlich, so wiegt dies schwerer als beim Arzt. Für Moreno ist aber nicht so sehr der übernommene, kulturell vorgegebene Rahmen der einzelnen Rollen von Interesse („role taking" nach G.H. Mead 1934), sondern die durch „role playing" erlernte, umgesetzte Rollenauslegung, die Erweiterung des Spielraums durch individuelle Interpretation verschiedener Rollenvorgaben.

## *Aufbau des klassischen Psychodramas*

Das klassische Psychodrama bewegt sich durch drei Phasen: Beim *Einstieg* oder dem *Anwärmen* geht es darum, eine offene, angstfreie Atmosphäre zu schaffen, die den Austausch von Ideen, Gefühlen, Erinnerungen, Gedanken zuläßt. Die Mitglieder der Gruppe stimmen sich allmählich aufeinander ein, Szenen aus der persönlichen Lebensgeschichte werden erinnert, ein Thema bzw. ein Protagonist kristallisiert sich heraus, Lust am Spiel entwickelt sich.

Die *Handlungs-* oder *Spielphase,* das Herzstück der psychodramatischen Sitzung, beginnt, sobald der Protagonist, der „Hauptdarsteller", die Szene, die in den Vordergrund gerückt ist, „eingerichtet" und die Mitspieler aus der Gruppe ausgewählt hat. Die erinnerten Erlebnisse werden durchgespielt – unter Zuhilfenahme von „Spiegeln", „Doppeln", „Rollentausch" (siehe weiter unten) – und wiederholt. Die Intensität des Erlebens in dieser „surplus-reality" unterscheidet sich kaum von der wirklichen Realität. Ziel des Spiels ist die Psychokatharsis des Protagonisten und der Gruppe, denn „Jedes wahre zweite Mal ist die Befreiung vom ersten" (Moreno 1970). Das „Anscheinen der Realität" (Freud 1964), die Möglichkeiten des Rollentausches und damit ein gesamthaftes Erfassen der zwischenmenschlichen Situation machen das Geschehen „einsichtig".

In der *Abschlußphase* und der *Nachbesprechung* geht es zuerst um das Mit-Teilen, das Mit-Fühlen der Mitspieler und Zuschauer, dann um die Analyse, das Durcharbeiten, Verstehen und Integrieren sowohl auf der persönlichen wie auf der Gruppenebene. Verschiedene Formen des Feedbacks, d.h.

des Mitteilens der in den jeweils mitgespielten Rollen erlebten Gefühle und Gedanken, erweitern den Erfahrungshorizont:
Der Protagonist kann Vergleiche ziehen und allmählich wieder Distanz gewinnen, eine Außenperspektive einnehmen. *„Sharing"* – es bezieht die ganze Gruppe mit ein – meint das Mitteilen von ähnlich erlebten Situationen bei anderen Gruppenmitgliedern, die jeweils bei ihnen durch das Geschehen aktualisiert worden sind. Der Austausch über die inneren Monodramen, die sich während des Spiels durch Identifikation bei den anderen Mitgliedern der Gruppe abspielen, ist ein wichtiger Bestandteil der Nachbesprechung. Dadurch fühlt sich der Protagonist mit seinem Problem nicht so alleine, sondern eher unterstützt und verstanden.
Das Verstehen des Geschehens im Kontext der Gruppe und des psychodramatischen Spiels, das *„Processing"*, bildet den Abschluß der Nachbesprechung: Warum wurde gerade diese Episode gespielt? Warum spielte wer welche Rolle? Was hat dieses Thema mit der Situation der Gruppe zu tun? Welche Hinweise und Zusammenhänge gibt es?

### Die psychodramatischen Instrumente

Das klassische Psychodrama nach Moreno (Moreno 1959) nützt für sich die *Bühne* oder *Spielfläche*, etwas abgerückt vom normalen Gruppenkreis, um die besondere Situation dieses Spiels, das Hier-und-Jetzt, die „surplus-reality" zu unterstreichen; gleichzeitig abgehoben und verbunden mit der Gruppe.
Der/die *ProtagonistIn*, der *„erste Spieler"*, der *„Hauptdarsteller"* des psychodramatischen Spiels, spielt ungeprobt, ungeplant in freier Aktion aus dem Stegreif nach seinem „inneren Film". Er/sie ist im Augenblick des Spiels Dichter, Regisseur und Schauspieler in einer Person (Moreno 1970). In der Selbstvergessenheit des Spielens verwandelt der Protagonist sich in seine – der jeweiligen dargestellten Situation entsprechende – wahre Gestalt; Vergangenes wird gegenwärtig, Vorgestelltes real. Der Stoff, den der Protagonist anbietet, sind immer die persönlichen Erfahrungen. Dennoch ist die psychodramatische Wirklichkeit nicht die Wirklichkeit des realen Problems außerhalb. Trotz der hohen emotionalen Beteiligung ist es eine „Semirealität", ein Erleben aus der Distanz (Leutz 1974), durch das dem Protagonisten eine vertiefte Einsicht in seine Probleme ermöglicht wird.
Der *Psychodramaleiter* hat die Aufgabe, eine Atmosphäre in der Gruppe anzuregen, die szenischen Prozessen förderlich ist. In der Erwärmungsphase ist eine intuitive soziometrische Wahrnehmung der Dynamik und Struktur der Gruppe nötig, um eine Arbeitshypothese über die relevanten Themen und Prozesse der Gruppe und einzelner formulieren zu können. Während des Spiels stellt der Leiter das technische Instrumentarium zur Verfügung, sodaß das jeweilige Problem möglichst optimal bearbeitet werden kann. Das verlangt hohe Flexibilität von der Methode wie vom Leiter. Neben die-

sen direkten Funktionen ist die, Spiel und Gruppe beobachtende, ruhige Position am Rande der Bühne sehr wichtig. Einerseits ermöglicht sie einen guten Überblick über das Geschehen, und andererseits schützt sie während der Spielphase vor den Übertragungen des Protagonisten. Diese richten sich für die Dauer des Spiels auf die Mitspieler. Die *Mitspieler, Hilfs-Ichs, Antagonisten* haben verschiedene Aufgaben. Sie übernehmen die Rollen der beteiligten, aber abwesenden Bezugspersonen in einer berichteten Problemszene. Sie bieten sich damit als Übertragungsobjekte an, übernehmen beim Rollentausch und dem Doppeln die Rolle des Protagonisten. Sie ermöglichen durch differenziertes Feedback dem Protagonisten eine Erweiterung seines Verständnisses für seine soziale Situation.

*Die Gruppe:* Moreno verwirklicht im Psychodrama seine Idee von einer Therapie in der Gruppe, durch die Gruppe, für die Gruppe und der Gruppe (Moreno1959). Die Gruppe bildet den bedeutsamen, den emotionalen Hintergrund, vor dem die inneren Dramen aufgedeckt und dargestellt werden können. Obwohl ein Mitglied, der Protagonist, im Mittelpunkt steht, ist er doch zugleich der Brennpunkt für die Kommunikation in der ganzen Gruppe. Das Spiel auf der Bühne stellt so eine Intensivierung und kontrollierte Ausweitung mancher Probleme der Gesamtgruppe dar. Während des Spiels ist jeder einzelne beteiligt, indem er sich mit den Personen auf der Bühne und ihren Gefühlen identifiziert, indem er diese Erlebnisse in seine eigene Vorstellungswelt überträgt, und oft auch, indem er als Hilfs-Ich des Protagonisten ins Spiel eingreift (Yablonsky 1978).

## *Die psychodramatischen Techniken*

Morenos Beschreibung, wie in der kindlichen Entwicklung soziale Rollen gelernt werden, läßt drei zentrale psychodramatische Techniken ableiten: *Doppeln, Spiegeln, Rollentausch.* Zuerst wendet das Kind seine Aufmerksamkeit einer Situation zu, es erwärmt sich dafür. Dann wird genau beobachtet. Dann folgt das spielende Nachahmen der beobachteten Rolle. Dieser Prozeß ist die Basis der genannten Techniken.

Beim „Doppeln" steht ein Gruppenmitglied oder der Leiter hinter dem Protagonisten und versucht, die Gefühle, die innere Stimme auszudrücken. Das Einnehmen der gleichen Haltung oder Position erleichtert das Einfühlen. Ein guter Doppelgänger braucht Einfühlung und die Fähigkeit, von eigenen Gefühlen und Bedürfnissen für diesen Moment Abstand zu nehmen.

Bei der „Spiegeltechnik" stellt ein Gruppenmitglied den Protagonisten nach genauer Beobachtung auf der Bühne dar. Dieser sieht als Zuschauer sich selbst, ist mit seinem eigenen Spiegelbild konfroniert.

Beim „Rollentausch" versucht ein Mitspieler, sich mit dem anderen Spieler zu identifizieren. Es wird ein und dieselbe Situation aus der Sicht der anderen am Problem beteiligten Person, des Gegenübers, erlebt. Das ermöglicht, die „Kreisförmigkeit ihres Kommunikationsmusters" zu erfahren (Leutz 1974). Die Folge sind eine Lockerung von verhärteten Positionen und erleichtertes Verständnis für die Zusammenhänge. Eng miteinander Vertraute tauschen meist leichter die Rollen als solche mit großer psychischer oder ethnischer Distanz (Moreno 1959). Moreno bildete die Hypothese des „common unconscious", des „Gemeinsamen Unbewußten", das im Laufe jeder länger dauernden Beziehung zwischen den Beziehungspartnern entstehe und ihnen eine recht genaue gegenseitige Einschätzung ihrer jeweiligen Reaktion ermögliche (Leutz 1974). Es ist immer ein gemeinsames Gut und kann nur von den beiden Partnern aus reproduziert werden. Moreno nennt dieses Phänomen „Tele". „Tele ist nicht einseitige Einfühlung. Tele ist Begegnung, d.h. der beidseitig voll entfaltete gesunde menschliche Beziehungsmodus" (Moreno 1959).

## Formen des Psychodramas

Petzold (1973) unterscheidet vier Anwendungsweisen:
Das *personen- oder protagonistenzentrierte Psychodrama* konzentriert sich auf den Protagonisten, auf verdrängte Erlebnisse, seine Geschichte und Assoziationen. Damit ist das Psychodrama auch aufdeckende Psychotherapie (Leutz 1974). Oft wird dabei von „Einzeltherapie in der Gruppe" gesprochen. Optimal ist ein protagonistenzentriertes Psychodrama dann, wenn es praktisch das latente Thema der Gruppe trifft, es manifest werden läßt und damit gleichzeitig zu einem *gruppengerichteten Psychodrama* wird. Dieses verbindet die Möglichkeiten der Einzeltherapie und der Gruppentherapie miteinander. Ein Gruppenmitglied bearbeitet dabei ein Thema, das für alle Teilnehmer auch bedeutsam ist, wie zum Beispiel ‚Nein-sagen" zu einem Essensangebot bei einer Übergewichtigengruppe.
Beim *themenzentrierten Psychodrama* wird entweder vom Leiter ein Thema vorgegeben oder von der Gruppe entwickelt und von jedem Teilnehmer in einer kurzen szenischen Darstellung illustriert.
Das *gruppenzentrierte Psychodrama* befaßt sich mit der sozialen Situation der Gruppe als Ganzes, dem Beziehungsgeflecht untereinander, den Verhaltensmustern. Die Art und Weise der Interaktion ist Gegenstand der Analyse.

## Psychodrama und andere Methoden

Das Psychodrama ist mehr als andere Methoden geeignet, andere Methoden zu integrieren; die Kombination mit Gestaltarbeit, Musiktherapie, Katathymem Bilderleben, Maskenarbeit, Malen, Bewegungstherapie und Familientherapie, um nur einige zu nennen, bietet sich geradezu an. Andererseits ist Psychodrama eine ideale Ergänzung zu einzeltherapeutischen Settings. Vielfältige Anwendungsbereiche haben speziell das Rollenspiel zu einem selbstverständlichen Bestandteil vieler pädagogisch-didaktischer Settings werden lassen – etwa in der Schule, der Wirtschaft, der Erwachsenenbildung, der Aus- und Weiterbildung, in Supervisionen etc.

Die Forderung von Moreno, daß das Psychodrama sich flexibel und kreativ an die jeweiligen Anforderungen der Situation anzupassen hätte, hat sich damit erfüllt. Psychodrama ist wie der Fisch im Wasser, wo es um die Erweiterung des persönlichen Spielraums, die Förderung von Kreativität und Spontaneität und das Verständnis für soziale Prozesse geht.

## Psychodrama und die Wiederentdeckung des Fliegens

„Und wenn Freunde es gut mit dir meinen und dich vor deiner Verrücktheit warnen wollen – erinnere dich an diesen Augenblick. Erinnere dich all deiner Hoffnungen und kühnsten Träume, behalte sie stets in deinem Gedächtnis und verwirkliche sie nach deinen besten Kräften" (Moreno 1979, 25).

Diesen Rat gab ein Psychodramatiker an der Tür zum Theater einer kleinen traurigen Hummel, die durch Berechnungen und Warnungen eines guten Freundes, eines Mathematikers, die selbstverständliche Fähigkeit zum Fliegen verloren hatte. Bei diesem Wiederentdecken des Fliegens will das Psychodrama helfen.

### Literatur

Freud, S. (1964): Zur Dynamik der Übertragung. Ges. Werke, Bd 8. Stuttgart

Haller, I. (1979): Psychodrama und Theaterarbeit – ein Vergleich. Integrative Therapie 5, 129–138

Leutz, G. (1974): Psychodrama. Theorie und Praxis. Berlin, Heidelberg, New York

Mead, G.H. (1934): Mind, Self and Society. Chicago

Moreno, J.L. (1944): The Spontaneity Theory of Child Development. Sociometry 7, 89–128

Moreno, J.L. (1959): Gruppenpsychotherapie und Psychodrama. Stuttgart

Moreno, H.L. (1964): Psychodrama. Vol. I. Beacon, New York

Moreno, J.L. (1970): Das Stegreiftheater. Neuauflage. Beacon, New York. (Original: Berlin-Potsdam 1923)

Moreno, Z. (1979): Über Aristoteles, Breuer und Freud hinaus: Morenos Beitrag zum Konzept der Katharsis. Integrative Therapie 5, 24–34

Petzold, H. (1973): Gestalttherapie und Psychodrama. Kassel

Petzold, H. (1979): Zur Veränderung der sozialen Mikrostruktur im Alter – eine Untersuchung von 40 sozialen Atomen alter Menschen. Integrative Therapie 5, 51–78

Yablonsky, L. (1978): Psychodrama. Stuttgart

### Weiterführende Literatur

Klosinski, G. (1980): Spiel und Psychotherapie unter besonderer Berücksichtigung des Psychodramas. Gruppenpsychotherapie und Gruppendynamik 15, 3/4, 165–175

Leutz, G. (1979): Die integrative Kraft des Psychodramas in der heutigen Psychotherapie. Integrative Therapie 5, 1/2, 3–13

Maevers, I. & Jacobs, K.-H. (1982): Psychodrama und Theater. Integrative Therapie 58–73

Moreno, J.L. (1953): Who Shall Survive? Foundations of Sociometry, Group Psychotherapy and Sociodrama. Beacon, New York

Moreno, J.L. (1979): Das Rollenkonzept, eine Brücke zwischen Psychiatrie und Soziologie. Integrative Therapie 5, 14–23

**Zeitschriften**

Gruppenpsychotherapie und Gruppendynamik. Vandenhoeck & Ruprecht, Göttingen, Zürich; erscheint 4mal im Jahr

Psychodrama. Zeitschrift für Theorie und Praxis von Psychodrama, Soziometrie und Rollenspiel. in Scenario, Köln; erscheint 2mal im Jahr

# 4. Existentiell orientierte Ansätze

*Unter dieses Paradigma fallen all jene Verfahren, die sich in erster Linie existentiellen Fragen zuwenden und psychische Probleme unter diesem Gesichtspunkt beleuchten. Unter existentiellen Themen sind universelle Grundkonflikte, Lebenseinstellungen, „letzte" Fragen wie Endlichkeit und Vergänglichkeit, Sinnhaftigkeit, „erste" Fragen wie Freiheit, Entscheidungsmöglichkeit, Angst, Verantwortung und Schuld, Authentizität, Einsamkeit und Streben nach interpersonalem Kontakt zu verstehen. Die damit einhergehenden Problematiken sind fast immer mit Angst verbunden, welche vergegenwärtigt oder mit Verdrängungsprozessen beantwortet werden kann. Im Zentrum steht der Begriff der „Existenz", eines erfüllten, in Besitz genommenen und sinnvollen Daseins, welches sich sogar noch im menschlichen Dilemma und Leid erschließt und damit dieses transzendiert.*

*Innerhalb einer existentiellen Tradition lassen sich pessimistischere Tendenzen, die die Grenzen und tragischen Aspekte der Existenz herausheben, von optimistischeren Auffassungen wie zum Beispiel bei Frankl unterscheiden.*

*Die existentielle Orientierung ist zutiefst geprägt vom Geist der Existenzphilosophie bzw. deren Urheber und wichtigsten Vertreter wie Kierkegaard, Heidegger und Jaspers sowie vom Geist der Phänomenologie. Diese Tradition, die auch auf die humanistische Psychologie einen – allerdings geringeren – Einfluß hatte, zeichnet die im folgenden Kapitel behandelte Existenzanalyse und auch die Daseinsanalyse aus.*

*Existentielle Psychotherapie ist also vor allem eine philosophisch inspirierte Ausrichtung auf jene Probleme, die in der menschlichen Existenz wurzeln. Eine solche Ausrichtung ist mit fast allen anderen Paradigmen der Psychotherapie kompatibel, wenn auch die Vergangenheit als traumatisierender Faktor in ihrer Bedeutung gegenüber subjektiven Einstellungen und Haltungen in den Hintergrund tritt und die therapeutische Beziehung eine Form existentieller Begegnung nahelegt, somit dem Modell des abstinenten Therapeuten entgegengesetzt ist.*

*Für die Existenzanalyse und Logotherapie meint Existenz ein sinnvoll, in Freiheit und Verantwortung gestaltetes Leben in der je eigenen Welt. Aus einem phänomenologischen Vorgehen wird das Sinnstreben des Menschen abgeleitet, welches zugleich einen Fokus der therapeutischen Arbeit bildet. In den Hintergrund treten psychologische Fragestellungen im engeren Sinn. Die psychodynamische Betrachtung erfährt eine diametrale Abwandlung: Nicht unbewußte Kräfte treiben uns an, sondern die „Werte der Welt" ziehen uns, wobei der „Wille zum Sinn" als primäre Motivationskraft von diesen Werten angesprochen wird.*

*Die Gefahr einer philosophischen Überhöhung kann – betrachtet man die heutige Praxis – als überwunden erachtet werden. Von einem Abheben in eine „Höhenpsychologie", die nur den rationalen, „sinnvollen" Bezug anerkennt und in ihre Praxis persuasive, appellative, sogar moralisierende Elemente einbindet, kann nicht mehr die Rede sein.*

---

*Für ihre Mithilfe an diesem Vorspann danken wir Alfried Längle und Lilo Tutsch.*

*Die Existenzanalyse und Logotherapie hat zwar durch Viktor Frankl eine lange Tradition in Österreich, wurde aber erst 1983 als psychotherapeutische Schule institutionalisiert. Die Entwicklung der Existenzanalyse in Österreich ist durch eine Modifikation des klassischen Ansatzes nach Frankl, nämlich durch die Etablierung der „Personalen Existenzanalyse", gekennzeichnet, als deren Motor und Mentor der Autor des vorliegenden Beitrags über Existenzanalyse und Logotherapie, Alfried Längle, gelten kann. In dieser Weiterentwicklung wird neben den Franklschen Kategorien der Selbstdistanzierung (innere Stellungnahme) und Selbsttranszendenz (Stellungnahme als Antwort nach außen) auch die Selbstannahme als Basis für die nachfolgenden Wertentwürfe stärker beachtet.*

*In der Daseinsanalyse geht es um die „Entwürfe" der einzelnen Person als Vollzüge des „Daseins", die phänomenologisch erfaßt und verstanden werden müssen. Aufzuheben ist dabei ein Objekt-Subjekt-Verhältnis zwischen Therapeuten und Klienten, an dessen Stelle eine tiefe mitmenschliche Bezogenheit tritt, deren Realisierung neue Horizonte entdecken hilft. In ihrem praktischen Vorgehen hat die Daseinsanalyse in der Tradition nach Binswanger und Boss eine größere Nähe zum psychoanalytischen Setting. Die Daseinsanalyse ist in Österreich noch wenig verankert.*

*Existentielle Orientierungen finden sich auch bei einer Reihe von Analytikern (Caruso, Gebsattel, Rank) und Neo-Analytikern (Horney, Fromm) sowie bei humanistischen Psychotherapeuten wie Perls und Rogers.*

**Literatur**

Yalom, I. (1989): Existentielle Psychotherapie. Köln

*Alfried Längle*

# Existenzanalyse und Logotherapie

Der Wiener Psychiater und Neurologe Viktor E. Frankl (geb. 1905) begründete die sogenannte „Dritte Wiener Schule der Psychotherapie" (Hofstätter 1957, 297) in den dreißiger Jahren als Ergänzung zur Tiefenpsychologie Freuds und Adlers, von denen er sich damit auch abgrenzte. Während des Zweiten Weltkriegs wurde Frankl in ein Konzentrationslager deportiert (vgl. seinen eindrucksvollen Bericht 1988). Nach seiner Befreiung schrieb er eine große Zahl von Büchern und Artikeln und entfaltete eine rege Vortragstätigkeit an über 200 Universitäten in allen Kontinenten. Besondere Verbreitung fand sein Gedankengut in Nord- und Südamerika. Erst 1983 wurde in Wien ein Logotherapie-Institut eröffnet und eine Gesellschaft für Logotherapie und Existenzanalyse gegründet. Seither werden regelmäßige Ausbildungskurse in Österreich und Deutschland angeboten. In dieser Zeit kam es in Wien auch zur Entwicklung von spezifisch therapeutischen Methoden der Existenzanalyse, die über das logotherapeutische Sinnkonzept Frankls hinausgehen. Der existentielle Ansatz wurde dadurch für den Bereich der Persönlichkeitsstörungen psychotherapeutisch erweitert und die Existenzanalyse als eigenes psychotherapeutisches Verfahren begründet (vgl. Tagungsberichte der Gesellschaft für Logotherapie und Existenzanalyse seit 1986; Längle 1988).

## *Ziele und Aufgaben*

„Existenz" meint als Fachterminus wirklich vollzogenes, „ganzes" Leben. „Ganz" ist der Mensch der Existenzanalyse zufolge nicht aus sich selbst. „Ganz Mensch ist der Mensch eigentlich nur dort, wo er ganz aufgeht in einer Sache, ganz hingegeben ist an eine andere Person" (Frankl 1982, 160). Darin unterscheidet sich das Menschenbild der Existenzanalyse von jenen psychotherapeutischen Menschenbildern, die diese existentielle Dimension des Menschseins ausblenden.
Durch das spezifische Verständnis der existentiellen Wirklichkeit des Menschen ergibt sich die praktische Aufgabenstellung der Existenzanalyse: sie ist „Analyse" – besser „Erhellung, Klärung" – der Lebensumstände auf lebenswerte Möglichkeiten hin. Ihre Verwirklichung nennen wir „Existenz". Weil Leben immer nur in der Gegenwart geschieht, ist das „Aktuelle" der Ausgangspunkt der Existenzanalyse. Im Mittelpunkt aber steht die Zukunft, die künftige Lebensgestaltung.
„No future" – das heißt: keine Möglichkeit sehen, zum Leben zu kommen. Die Existenz ist verbaut – wie kommt es dazu?

a.) Nicht selten ist dies der Fall, weil die „Vergangenheitslast" die Gegenwart verdeckt. In solchen Fällen bedient sich die Existenzanalyse der *biographischen Methode* – der phänomenologischen Analyse und Aufarbeitung nicht bewältigter Widerfährnisse. Im Gegensatz zur Psychoanalyse ist Existenzanalyse keine „Archäologie" (Freud), kein Historismus, sondern Projektanalyse, will heißen: Erhellung jener Bereiche, die sich im heutigen Leben als hinderlich erweisen (statt systematischer, zeitaufwendiger Durchforstung der Vergangenheit). Doch wird das Leid nur so weit Gegenstand existenzanalytischer Arbeit, als es den Lebensvollzug behindert. Es sind aber nicht nur Traumata, die zu erhellen sind, sondern oft finden sich lang beibehaltene, „lebensquere" Einstellungen, die zu schmerzlichen Versäumnissen führen.

b.) Traumata und verzerrte Einstellungen stellen jedoch nicht die einzige Ursache eines unerfüllten Lebens dar. Fast immer zeigt sich, daß jemand, der Fremdhilfe sucht und auf Außensteuerung angewiesen ist, nicht genügend Bescheid weiß um seine eigenen Fähigkeiten und Kompetenzen. „Wie kann ich wissen, was ich will?" – „Kann ich mich auf meine Gefühle verlassen?" – „Ich fühle mich immer unsicher, kann mich nicht durchsetzen." In diesen Fällen geht es in der Existenzanalyse um die Förderung der personalen Fähigkeiten des Menschen, um seine Gefühle, sein Wollen, seine Selbstannahme und seinen Umgang mit sich selber.

c.) Manchen Menschen fehlt etwas ganz anderes. Sie leiden nicht an ihrer Biographie und auch nicht wegen Unkenntnis ihrer Fähigkeiten. Was ihnen fehlt, ist ein „Wozu" im Leben. Es ist die Orientierungslosigkeit, die sie krank macht. Alles ist leer geworden, ist sinnlos für sie. „Sie haben zwar alles, wovon sie leben können, doch nichts, wofür sie leben könnten" (vgl. Frankl 1985, 34). Die Wohlstandsgesellschaft fördert das Leiden am „existentiellen Vakuum" (Frankl 1983, 10). Aber auch schwere Verluste und Krisen können in diese Engstellen des Lebens führen.

Wo die Existenz behindert ist, suchen wir im existenzanalytischen Gespräch die eigene Lebensspur, bemühen uns um die Bewältigung behindernder Traumata und um die Freilegung des authentischen Gespürs. Sobald es um die Suche nach neuen Möglichkeiten sinnvoller Lebensgestaltung geht, schlägt Existenzanalyse um in *„Logotherapie"* – in die Behandlung der Störung durch konkreten Beistand in der Sinnfindung und Sinnrealisierung. „Logos" bedeutet im Zusammenhang mit Logotherapie einfach „Sinn" – Logotherapie ist demnach „sinnzentrierte Psychotherapie" (Frankl). Als solche sehen wir heute die Logotherapie als ein spezielles Segment der Existenzanalyse an, das Viktor Frankl vor allem am Herzen lag (er sprach nach dem Krieg von der Notwendigkeit „ärztlicher Seelsorge") und das er daher besonders entwickelt hat. Die Stärke der Logotherapie liegt in der Hilfe für die Bewältigung schwieriger, unausweichlicher Lebenssituationen (unheilbare Krankheiten, Verluste), gemäß einem Gedanken von Nietzsche (Frankl 1982, 63): „Wer ein Warum zum Leben hat, erträgt fast jedes Wie." Andererseits hat Logotherapie besondere Bedeutung in der Prophylaxe, Erziehung und Sozialarbeit. Kurz gesagt geht es in der Existenzanalyse um „Lebensfindung" und in der Logotherapie um „sinnvolle Lebensgestaltung".

## Der theoretische Hintergrund

Die Existenzanalyse sieht den Menschen als unablösbar eingebettet in seine Lebensumstände. Der Mensch ist nur verstehbar aus seinen Zusammenhängen. Und er ist – in einem vollmenschlichen Sinn – nur behandelbar über seine mitmenschlichen Beziehungen und seine Umweltbezüge. Seelische Krankheit entsteht im existenzanalytischen Verständnis durch eine partielle Isolierung (gestörter Dialog und Austausch). Zu dieser Isolierung kommt es durch eine Partikularisierung und Verabsolutierung von Teilstrebungen des Menschen (im weiter unten dargestellten Fallbeispiel: Partner- und Kinderwunsch). Wenn nun eine Psychotherapie den Menschen künstlich herauslöst aus seinen Lebensbezügen (z.B. durch einseitige Konzentration auf Triebe, Gefühle, Vorstellungen, Wünsche, Gedanken), dann führt das nach Ansicht der Existenzanalyse zu einer Verfälschung des menschlichen Wesens. Gegen solche Reduktionismen in der Psychotherapie (vgl. z.B. Frankl 1982, 26 ff) trat die Logotherapie historisch gesehen an. Es ging Frankl um die „Rehumanisierung der Psychotherapie" (vgl. 1982, 242), also um die Wiedereinführung der „existentiellen Dimension". Dies bedeutet, daß im Menschen mehr gesehen werden muß als sein Körper und seine psychischen (Trieb-)Kräfte. Er ist vor allem Person, also entscheidungsfähig, liebesfähig und verantwortungsfähig (im Fallbeispiel: zu seinem Leben stehen wie zu einem Partner). Dank seiner existentiellen Dimension ist er in der Lage, sich mit dem Leiblichen und Seelischen an ihm auseinanderzusetzen („Selbst-Distanzierung", im Fallbeispiel durch paradoxe Vorgehensweise induziert). Dies schafft die Voraussetzung, daß er sich auf seine Welt einlassen und seine persönliche Wirkung in ihr entfalten kann: Er gelangt zur „Existenz". Person und Existenz sind die Zentralthemen der Existenzanalyse.

Motivationstheoretisch gesehen geht es dem Menschen letztlich nicht um Sexualität, Macht, Ausgeglichenheit, Spannungsfreiheit. Hinter diesem Vorletzten steht sein eigentliches Streben. Er will zutiefst Sinn. Ist dieser „Wille zum Sinn" (Frankl 1982, 221) frustriert, wird das Leben langweilig, enttäuschend und leer (vgl. die Selbstmordgedanken der Frau). Durch diese Motivationslehre zeichnen sich Existenzanalyse und Logotherapie als Verlängerung und Vertiefung anderer Psychotherapierichtungen aus. Ihr theoretisches Gerüst beruht auf der Existenzphilosophie, vor allem jener von Max Scheler, und weist eine große Nähe zu Karl Jaspers und zu Martin Bubers dialogischer Anthropologie auf.

## Existenzanalyse in der Praxis: Ein Beispiel

Eine 40jährige, alleinstehende Frau leidet seit Jahren an Depressionen. „Eines Tages werde ich mich sicher umbringen. Der Tag ist nicht mehr fern. Es nutzt eh alles nichts."

Wir sprechen lange über ihre Verzweiflung. Dabei fällt das „Nutzt nichts" auf. Sie glaubt, daß nur Sinn hat, was nützlich ist. Nützlich für wen? Nützlich ist für sie, was ihren eigenen Vorstellungen entspricht. Leben also als Dienstleistung und Versorgungseinrichtung? Die Spur greift und fördert ihre „vorexistentielle" Lebenshaltung zutage: „Das Leben muß gefälligst so sein, wie ich es will: Sonst mache ich nicht mit." In ihrem Ärger und Trotz kommt sie auf Selbstmordgedanken.

Zeigt diese Haltung nicht eine depressive „Vergewaltigung des Lebens" auf, die Unmöglichkeit, zum Leben zu kommen? Denn wer liebt schon, was er vergewaltigt? Wir sprechen darüber, daß das Leben sich unseren Bedingungen nicht beugt. Es steht nicht zu meinen Diensten; denn eigentlich bin ich für das Leben da – bin ich da, um mein Leben anzugehen, statt auf es zu warten („existentielle Wende"). „Es ist fürchterlicher Ärger in mir, daß das Leben so ist. Denn ich habe mich ja nicht selbst in die Welt gebracht. Das ist unerhört: Jetzt bin ich da, ungefragt, und kann nicht einmal etwas erwarten." – Wir ringen um die neue Lebenseinstellung.

Da sind seit 20 Jahren ihre Bedingungen, um das Leben annehmen zu können: Sie will einen Partner haben. Sie wartet noch immer. Und Kinder natürlich. Inzwischen ist sie in ihrer Verärgerung erstarrt. Nach den langen Jahren der Enttäuschung sucht sie Ruhe in Alkohol und Tranquilizern, und da selbst diese die Ruhe nicht geben, sehnt sie sich nach dem Tod.

Die existenzanalytische Arbeit bemüht sich in Fällen solcher massiver Verfestigung zunächst um das Verstehen der Lebensgeschichte und der Erfahrungen, die zu dieser Lebenshaltung geführt haben. Es ist heilsam, wenn die Frau selbst verstehen kann, warum sie so geworden ist. Wie sollte sie sonst diese Haltung aufgeben können, mit der der Großteil ihres Lebens und Scheiterns aufs engste verbunden ist? Wesentlich bei dieser existenzanalytischen biographischen Arbeit ist das Herausschälen ihres echten Ringens um sinnvolles Leben. Daß es ihr nicht wirklich gelang, ist nun erstmals kein einseitiges „Versagen" von ihr, sondern wird verstehbar ob der vielen Schläge und Schicksalsschläge. Erstmals wird auch einsichtig, wie ihr Leben gelingen kann.

Um die lebensnotwendige Distanz zu den eigenen Forderungen zu bekommen, wird auch paradox gearbeitet. „Was würden Sie tun, wenn Sie von dieser Stunde an wüßten, daß Ihre Forderung nie in Erfüllung gehen wird?" – „Ich habe eigenartigerweise öfters den Gedanken: Wenn ich wüßte, ich müßte mein Leben lang allein sein, dann könnte ich besser leben. Manchmal ärgere ich mich darüber, daß der Wunsch so stark in mir ist." Zögernd und tastend läßt sich die Patientin an die neue Einstellung heranführen, dieses Leben erst einmal zu nehmen, wie es ist. Erst dann kann mit ihm sinnvoll umgegangen werden. Wir versuchten den existentiellen Sinn des Lebens: aus dem Gegebenen das Beste zu machen. „Möchten Sie heute einmal versuchen, zu diesem Leben ,Ja' zu sagen – dieses Ihr Leben, wie es gerade ist, mit Ihrem ,Ja' gleichsam zu Ihrem langersehnten Partner zu machen?" – Der zunächst zögernde Entschluß, nur für einen Tag auf jeglichen Mann zu verzichten und bewußt für sich allein zu leben, schaffte ihr Luft. Aus dem einen Tag wurden bald mehrere Tage. Sie begann jene Ruhe zu spüren, nach der sie sich gesehnt hatte. Es war nicht die Ruhe in der Auslöschung, sondern eine Ruhe im Schutz vor der Bedrängnis ihrer bedingungslosen Wünsche. Durch diese Haltung hatte sie Leben verdrängt. Die nun neuerlangte innere Gelassenheit ließ endlich Leben zu.

Ein solcher Prozeß kann Monate dauern, manchmal – bei besonders verfestigten Haltungen – auch Jahre.

## Methode und Anwendung

Das Vorgehen der Existenzanalyse ist phänomenologisch (d.h. von der Aussage des Patienten geleitet, nicht deutend, sondern verstehend) und dialogisch (den Patienten in Austausch mit seiner Welt bringend). Neben der Existenzanalyse als psychotherapeutischer Anwendung kommt Logotherapie hauptsächlich in der Beratung und Prophylaxe zum Tragen. Beide Formen werden in Einzelgesprächen in sitzender Weise oder (seltener) in Gruppen angewendet. In der Regel vereinbart man eine Stunde pro Woche. Der Therapeut verhält sich nur zeitweise abstinent. Er ist Dialogpartner, der auch seine Ideen (auf der Basis des existenzanalytischen Vorwissens) und seine Eindrücke freimütig und gezielt mitteilt. Rund ein Dutzend spezifischer Techniken und Methoden stehen ihm zur Verfügung, wobei eine grundsätzliche Offenheit zum Einsatz von Techniken anderer Therapierichtungen gegeben ist, sofern er sie beherrscht und angebracht findet.

Der Anwendungsbereich ist, wie oben ausgeführt: Neurosen, Gefühle der Lebenshemmung, Insuffizienz- und Unsicherheitsgefühle, Begleitung von Psychosen, psychosomatische Störungen, Sexualstörungen, Sucht, Persönlichkeitsentfaltung, Sinnlosigkeitsgefühle, Krisen.

**Literatur**

Frankl, V. (1982): Ärztliche Seelsorge. Wien

Frankl, V. (1983): Theorie und Therapie der Neurosen. München

Frankl, V. (1985): Die Sinnfrage in der Psychotherapie. München

Frankl, V. (1988): ... Trotzdem ja zum Leben sagen. Ein Psychologe erlebt das Konzentrationslager. München

Gesellschaft für Logotherapie und Existenzanalyse (GLE): Tagungsberichte ab 1986. Wien

Hofstätter, P.R. (1957): Psychologie. Frankfurt

Längle, A. (Hg.) (1988): Entscheidung zum Sein. Logotherapie in der Praxis. München

**Weiterführende Literatur**

Dienelt, K. (1973): Von der Metatheorie der Erziehung zur „Sinn"-orientierten Pädagogik. Frankfurt/M.

Frankl, V. (1987): Das Leiden am sinnlosen Leben. Freiburg

Frankl, V. (1987): Logotherapie und Existenzanalyse. Texte aus fünf Jahrzehnten. München

Frankl, V. (1988): Der unbewußte Gott. München

Frankl, V. (1989): Der leidende Mensch. Anthropologische Grundlagen der Psychotherapie. München

Längle, A. (1988): Sinnvoll leben. Angewandte Existenzanalyse. St. Pölten

Lukas, E. (1983): Von der Tiefen- zur Höhenpsychologie. Freiburg

**Zeitschriften**

Bulletin der Gesellschaft für Logotherapie und Existenzanalyse (GLE). GLE-Verlag, Wien; erscheint 4mal im Jahr

Journal des Viktor-Frankl-Instituts. Viktor-Frankl-Institut, Wien; erscheint 2mal im Jahr

International Forum for Logotherapy. Institute of Logotherapie, Saratoga, Calif.; erscheint 2mal im Jahr

*Helmuth Vetter & Hans-Dieter Förster\**

# Daseinsanalyse

An der Ausbildung der Daseinsanalyse war eine Reihe von Forschern aus dem Bereich der „anthropologischen" Psychiatrie beteiligt, darunter Viktor von Weizsäcker, Erwin Straus und Viktor von Gebsattel. Diese nahmen ihrerseits Anstöße aus der Philosophie auf, vor allem aus der von Edmund Husserl (1859–1938) begründeten Phänomenologie (Husserl 1950). Dazu kam der wachsende Einfluß von Husserls bedeutendstem (und abtrünnigem) Schüler, Martin Heidegger (1899–1976). Entscheidend für die weitere Entwicklung wurde Ludwig Binswanger (1881–1966), der 1941 den Begriff „Daseinsanalyse" prägte (Condrau 1989). Als sein Hauptwerk gilt „Grundformen und Erkenntnis menschlichen Daseins" (Binswanger 1964).

Binswanger nannte später seine eigene Heideggerrezeption ein „produktives Mißverständnis", was ihn zunehmend veranlaßte, von einer Anwendung dieser Philosophie auf seine Arbeit abzusehen; zugleich gewann Husserl wieder mehr an Bedeutung. Das hatte zur Folge, daß sich die daseinsanalytische Bewegung spaltete und Boss sowie einige seiner Schüler (unter ihnen Gion Condrau, der heutige Präsident der IVDA) 1971 in Zürich das „Institut für daseinsanalytische Psychotherapie und Psychosomatik" gründeten.

Als Daseinsanalytiker oder der Daseinsanalyse nahestehend verstehen sich außerdem einzelne Forscher, die sich unterschiedlich mehr an Husserl (Wolfgang Blankenburg) oder an Heidegger (Hubertus Tellenbach) orientieren (Blankenburg 1971; 1977; Tellenbach 1983; 1987).

## *Philosophische Voraussetzungen*

Die Zürcher Schule der Daseinsanalyse ist ihrer eigenen Auffassung zufolge durch zwei Hauptmomente gekennzeichnet: 1. Sie setzt aus sachlichen Gründen an die Stelle des Begriffs der „Psyche" (Freuds „Psychoanalyse") den von Heidegger geprägten Terminus „Dasein" (Heidegger 1977); 2. sie entwickelt keine spezielle Theorie des Menschen, sondern nimmt die Phänomenologie Heideggers zu Hilfe, um das eigene therapeutische Tun besser verstehen zu können (Boss 1975 a).

Entscheidend für Selbstbezeichnung und Selbstverständnis der daseinsanalytischen Psychotherapie ist die Auslegung des Menschen als Dasein (Condrau 1992; Vetter 1992). Dies bedeutet ein Mehrfaches: Der Mensch ist

---

*\*Der erstgenannte Autor zeichnet für die ersten beiden Abschnitte verantwortlich. Der Abschnitt zur Praxis der Daseinsanalyse stammt von Hans-Dieter Förster.*

wesentlich durch seine Offenheit gegenüber den Phänomenen (Weltoffen-
heit) bestimmt, d.h. dadurch, daß er für Mitmenschen und Dinge „da" ist.
Er ist konstituiert durch Stimmungen (die Art, „wie einem ist" – ein wesentlicher Zugang zur Welt), durch Verstehen („sich auf etwas verstehen",
„können"), durch Sprache und durch Zeit (in der Öffnung auf Zukunft hin
zeigt sich u.a. die Bedeutung des Todes). Diese Momente müssen phänomenologisch, d.h. in ihrem eigenen Bedeutungsgehalt interpretiert werden;
sie sind immer auf das Ganze einer Lebensgeschichte zu beziehen. Therapeutische Anwendung findet diese Sicht im besonderen in Psychosomatik
und Neurosenlehre (Boss, Condrau & Hicklin 1977).

Boss und seine Nachfolger halten sich bei der Begründung ihrer praktischen Arbeit streng an die Vorgaben der Phänomenologie Heideggers. Entscheidend ist die Beachtung der phänomenologischen Maxime: „Das, was
sich zeigt, so wie es sich von ihm selbst her zeigt, von ihm selbst her sehen
lassen" (Heidegger 1977). Eine Schlange z.B., von der eine Patientin immer
wieder träumt, ist daseinsanalytisch weder Symbol (Phallus) noch Ar-
chetyp (schlangenhafte Seite der Träumerin), sondern Phänomen – eine
Schlange; die Schlangenträume verraten sehr viel über die Stimmung der
Träumerin (Panik) und die Verengung ihrer Weltsicht auf Schlangen und
ähnliche Tiere (Condrau 1974). Wesentlich ist außerdem hier wie insgesamt
in der therapeutischen Arbeit der Vorblick auf den „ganzen", gesunden
Menschen: „Sofern Sie es mit der Krankheit zu tun haben, haben Sie es in
Wahrheit mit der Gesundheit zu tun, im Sinne von fehlender und wieder
zu gewinnender Gesundheit" (Heidegger 1987).

## Zur Praxis der Daseinsanalyse

Geleitet von der phänomenologischen Einsicht, daß das, was „ist", sich von
sich selbst her zeigt und daher keiner Sinngebung von einem anderen her
bedarf, geht es in der daseinsanalytischen Praxis nicht um hinter den Phänomenen liegende Strebungen, sondern um die Phänomene selbst. In den
Blick kommt der faktische Vollzug des „In-der-Welt-Seins" des Kranken.
Kernstück und tragendes Fundament der Therapie ist dessen Beziehung
zum Therapeuten. Von allem Anfang sind Therapeut und Analysand in
eine ursprüngliche mitmenschliche Beziehung eingelassen, zu der jeder
das Seine beiträgt. Analytiker wie Analysand sind aus dem Ganzen einer
Welt eingefügt in ein Geschehen, das die Entwicklung der Beziehung beider bestimmt, den Analysanden zur Eigenständigkeit führt und ihm seinen
Ort in der Welt zuweist.

Durch Entwicklungsstörungen kommt es zu einem eingeschränkten Aus-
trag der dem Kranken im Grunde gegebenen Beziehungsmöglichkeiten,
der sich in neurotischen, psychosomatischen und psychotischen Störungen
zeigt. Die Aufgabe des Analysanden ist es, sich in die entstehende Beziehung zum Therapeuten einzulassen, um in dieser nachzureifen. Aufgabe

des Therapeuten ist es, 1. einen Einblick in die gelebten und leibhaften Austragungsweisen jener dem Menschen gegebenen Möglichkeiten zu erhalten, die konstitutiv für sein Wesen sind und von Heidegger als „Existenzialien" bezeichnet wurden, und 2. der sich entwickelnden Beziehung zum Analysanden zu entsprechen.

Aus dieser Sicht können die neurotischen Beziehungsmöglichkeiten, die in der analytischen Praxis zutage treten, nicht mehr lediglich als „Übertragungen" gedeutet werden, da sie dadurch ihrer lebensgeschichtlichen Einheit beraubt würden. Die Daseinsanalyse geht vielmehr davon aus, daß auch Liebes- und Haßgefühle während der Therapie dem Therapeuten gelten und nicht einer anderen Person zugeschoben werden können.

So unterscheidet sich die Daseinsanalyse von anderen Formen der Therapie in ihrem Verständnis der Übertragung wie auch z.B. von Schuld, Angst und Träumen. Schuldgefühle gründen in einem Sich-schuldig-geworden-Sein nicht gelebter Verhaltensmöglichkeiten; von unbewußten Schuldgefühlen und Schuldbewußtsein wird weitgehend abgesehen. Die Angst bringt den Menschen vor die Möglichkeit der Einbuße seiner Existenz und wird daseinsanalytisch von deren Ganzheit – also weder als isolierbares Gefühl noch als unbedingt identisch mit Krankheit – verstanden (Condrau & Gassmann 1989). Auch für die Daseinsanalyse sind die Träume ein unumgänglicher Weg der Therapie, doch fallen Suppositionen wie Freuds Annahme, jeder Traum sei eine Wunscherfüllung, oder seine Unterscheidung von manifestem und latentem Trauminhalt weg.

Setting: Die Therapie erfolgt im Liegen auf der Couch mit mehreren Sitzungen pro Woche. – Anwendungsbereich: Neurotische, psychosomatische und psychotische Störungen.

### Literatur

Binswanger, L. (1964): Grundformen und Erkenntnis menschlichen Daseins. 4. Aufl. München, Basel

Blankenburg, W. (1971): Der Verlust der natürlichen Selbstverständlichkeit. Ein Beitrag zur Psychopathologie symptomarmer Schizophrenien. Stuttgart

Blankenburg, W. (1977): Daseinsanalyse. In: Die Psychologie des 20. Jahrhunderts. Bd 3, 941–963

Boss, M. (1974): Der Traum und seine Auslegung. 2. Aufl. München

Boss, M. (1975a): Grundriß der Medizin und der Psychologie. 2. Aufl. Bern u.a.

Boss, M. (1975b): „Es träumte mir vergangene Nacht ..." Sehübungen im Bereiche des Träumens und Beispiele für die praktische Anwendung eines neuen Traumverständnisses. Bern u.a.

Boss, M., Condrau, G. & Hicklin, A. (1977): Leiben und Leben. Bern

Condrau, G. (1974): Einführung in die Psychotherapie. Geschichte, Schulen und Methoden. 3. Aufl. München

Condrau, G. (1989): Daseinsanalyse. Freiburg/Schweiz u.a.

Condrau, G. (1992): Sigmund Freud und Martin Heidegger. Freiburg/Schweiz u.a.

Condrau, G. & Gassmann (1989): Das verletzte Herz. Zürich

Heidegger, M. (1977): Sein und Zeit. Gesamtausgabe 2. Frankfurt

Heidegger, M. (1987): Zollikoner Seminare, Hrsg. von Medard Boss. Frankfurt

Husserl, E. (1950): Ideen zu einer reinen Phänomenologie und phänomenologischen Philosophie. Husserliana III. Haag

Tellenbach, H. (1983): Melancholie. Problemgeschichte – Endogenität – Typologie – Pathogenese – Klinik. 4. Aufl. Berlin u.a.

Tellenbach, H. (1987): Psychiatrie als geistige Medizin. München

Vetter, H. (1992): Heideggers Denken und die Psychotherapie. In: Kühn R. & Petzold, H. (Hg.): Psychotherapie & Philosophie, 225–256

**Zeitschrift**

Daseinsanalyse. Zeitschrift für phänomenologische Anthropologie und Psychotherapie. Hg.: Daseinsanalytisches Institut für Psychotherapie und Psychosomatik; S. Karger Verlag, Zürich; erscheint 4mal im Jahr

# 5. Suggestive Verfahren und Methoden der Trancearbeit

*Die hierunter subsumierten Verfahren zeichnen sich durch die teilweise Umgehung rationaler Anteile beim Patienten aus. Es wird ein direkterer Zugang zum Unbewußten, zur somatisch-vegetativen Ebene der Person gesucht. Während die theoretischen Grundlagen (Persönlichkeitsmodell, Neurosenlehre) weitgehend auf tiefenpsychologischen Annahmen beruhen, zeichnet sich die Praxis durch übende und suggestive Prinzipien aus. So wird in der Hypnose mittels Trance, eines „empfänglichen Wachzustandes" des Klienten, versucht, starre Muster aufzulösen und die Handlungs- und Erlebnismöglichkeiten zu erweitern.*

*Die Beeinflussung kann indirekt oder direkt über hypnoide Zustände auf der Basis der Suggestibilität der Menschen erfolgen. Der „Rapport" zwischen Therapeuten und Klienten, d.h. die affektive Beziehung zwischen ihnen, ermöglicht die Übernahme von Einstellungen und Verhaltensweisen, die für den Patienten nützlich sind. In einem gewissen Sinn wird über die Suggestion eine „Überlistung" des Symptoms bzw. des Konflikts, in dem sich die Person befindet, angestrebt. Hierin liegt auch eine Nähe zu zudeckendem und manipulativem Vorgehen.*

*Neben der Suggestion und Katharsis der klassischen Hypnose werden in der modernen Hypnose noch weitere Prinzipien eingesetzt: z.B. Arbeit mit Ressourcen, Dialog mit Teilen, systemisch-strategisches Vorgehen, Lösungs- und Zielorientierung, Metaphern, Imagination und Visualisierungsübungen.*

*Die klassische Hypnose und die Hypnotherapie nach Milton Erickson sind heterosuggestive Verfahren, d.h., die Suggestion erfolgt durch eine andere Person. Im Autogenen Training werden die verschiedenen Übungen der Unterstufe im entspannten Zustand zunächst durch eine andere Person gelehrt, es ist aber die eigenständige Fortsetzung durch den Patienten vorgesehen. In diesem Fall spricht man auch von einem autosuggestiven Verfahren. Die Haltung, die die Person sich selbst gegenüber einnimmt, ist jedoch dieselbe. Im Vordergrund steht neben der Aufdeckung von Konflikten und Einsichtsorientierung, die suggestive Beeinflussung von Symptomen bzw. Verhaltensweisen.*

*Beim NLP handelt es sich um ein eklektisches Verfahren, d.h., es wurden aus verschiedenen anderen bereits bestehenden Verfahren einzelne Elemente entnommen und zu einem „neuen" Ansatz komponiert.*

**Literatur**

Erickson, M.H. & Rossi, E.L. (1981): Hypnotherapie. München
Grinder, J. & Bandler, R. (1987): Therapie in Trance. Stuttgart
Hoffmann, B. (1977): Handbuch des Autogenen Trainings. München
Revenstorf, D. (Hg.) (1993): Klinische Hypnose. 2. Aufl. Berlin

*Wir danken Wolfgang Ladenbauer für seine Mithilfe.*

*Erik Bölcs*

# Hypnose und Hypnosetherapie

Hypnose ist ein in ihren Wurzeln bis in die Urzeit der Menschheitsgeschichte zurückzuverfolgendes Phänomen, das seit jeher schon zu Heilzwecken benutzt wurde. Sie verkörpert die älteste Form psychotherapeutisch wirksamer Einflußnahme auf den Menschen.
Jaspers (1948) meint, daß es sich bei den hypnotischen Zuständen „um ein Urphänomen des leiblich-seelischen Lebens" handelt, „das sich in einer Veränderung des Bewußtseinszustandes zeigt."

## Geschichte der Hypnose

In frühester Zeit waren es die magisch-mystischen Zeremonien und Rituale, bei denen man sich hypnoider Zustände bediente. Spuren solcher sakral gefärbter aktiver Hypnotherapie lassen sich in Mesopotamien ins 7. Jahrtausend v. Chr. zurückverfolgen. Hinweise auf uralte hypnotische Formeln fanden sich in dem von Georg Moriz Ebers 1873 in Luxor (Ägypten) erworbenen Papyrus, das aus 1550 v. Chr. stammt. Diesbezügliche Forschungen erlauben die Annahme, daß die Anwendung hypnotischer Formeln bis in die vorgeschichtliche Frühzeit Ägyptens zurückreicht.
Hypnose fand auch bei den „heilsamen Tempelschlafkuren" des Asklepioskultes der Griechen in der Antike Verwendung (sog. Traumheilung) (vgl. Jovanovic 1988). Schamanistische Heilwirkungen basieren ebenfalls – zumindest teilweise – auf hypnotischer Einflußnahme. In den Praktiken der Yogis, aber auch Sufis, spielen selbsthypnotische Techniken eine nicht unwesentliche Rolle.
Die wissenschaftliche Ära der Hypnose beginnt mit F.A. Mesmer (1734–1815). Er vertrat die sogenannte Fluidumtheorie und hielt Hypnose für Magnetismus (Theorie des animalischen Magnetismus). Auch wenn er von falschen Annahmen ausgegangen ist, war er dennoch der erste, der um eine wissenschaftliche Erklärung der hypnotischen Phänomene bemüht war und diese in der medizinischen Wissenschaft zu etablieren versuchte.
Der Begriff Hypnose stammt aus der Mitte des vorigen Jahrhunderts (1843) von dem englischen Augenarzt James Braid. Er verwendete die Bezeichnung Hypnose (Hypnos = griechisch: Schlaf) als Hinweis darauf, daß es sich bei dieser Heilmethode um einen schlafähnlichen Zustand handelt, was den physiologischen Charakter dieses Phänomens unterstreichen soll. Der Ausdruck ging in die Wissenschaft ein und fand allgemeine Verbreitung. Er wurde auch dann noch beibehalten, als sich die Vorstellung über das Wesen der Hypnose durch neuere Erkenntnisse wandelte, z.B. daß alle hypnotischen Phänomene auch ohne „*hypnotischen Schlaf*" erzielt werden können (Bernheim 1888).

Etabliert hat sich die wissenschaftliche Hypnose zuerst in Frankreich, wo sie durch namhafte Mediziner wie Liebault, Bernheim (1. Schule von Nancy) sowie Charcot (Schule von Paris – um 1880) auf universitärem Niveau vertreten wurde. (Die 2. Schule von Nancy knüpft sich an die Namen Bodoun und Coué.) Charcot – Neurologieprofessor an der Salpetrière in Paris – führte um 1880 an seiner Klinik zahlreiche Hypnosen durch. Freud sah ihm bei seiner Arbeit zu und ließ sich von ihm inspirieren. Charcot stellte die These auf, daß der hypnotische „Schlaf" verschiedene Stadien habe. Dabei nahm er auch eine erste Klassifikation von hypnotischen Phänomenen vor. Charcot war aufgrund der Beobachtungen an hysterischen Patienten seiner Klinik irrtümlich zur Auffassung gekommen, daß Hypnose eine Äußerungsform der Hysterie sei. Den wahren therapeutischen Wert der Hypnose hat H. Bernheim, ein Kollege Charcots in Nancy, erkannt und propagiert.

Sigmund Freud lernte bei Bernheim Hypnose und übersetzte dessen Buch „Die Suggestion und ihre Heilwirkung" aus dem Französischen ins Deutsche. Nach anfänglicher überschwenglicher Begeisterung – „Der wissenschaftliche Gewinn, den die Bekanntschaft mit den hypnotischen Tatsachen Ärzten und Seelenforschern gebracht hat, kann nicht leicht überschätzt werden" (Freud 1890) – war Freud später von der Hypnose enttäuscht. Die Grenzen des hypnotischen Verfahrens bei der Aufdeckung und Beseitigung von seelischen Ursachen psychischer (hysterischer) Störungen führten Freud letztlich zur Abkehr von dieser Technik. Aus diesem „Versagen" heraus entwickelte er dann bekanntlich die Technik der freien Assoziation und in der Folge die Psychoanalyse. „Die Mißbilligung der Hypnose durch Freud hat vermutlich dazu beigetragen, daß dieses Verfahren lange von der Psychotherapie wenig ernstgenommen wurde und erst jetzt wieder mehr Beachtung findet", schreibt Revenstorf (1983).

Ich glaube, daß alte Vorurteile der Hypnose gegenüber ebenfalls das Ihre dazu beigetragen haben, daß die Hypnose lange Zeit in Mißkredit gestanden ist. Die magisch-mystische Wurzel hypnoider Trancezustände früherer Zeiten, die Unerklärbarkeit der hypnotischen Phänomene und der varietéhafte Mißbrauch der Technik schufen lange Zeit eine mißtrauische Haltung der Hypnose gegenüber. Infolge besserer Aufklärung über die Möglichkeiten und Erfolge der Hypnose und ihrer Weiterentwicklung hat diese Behandlungsform in letzter Zeit an Bedeutung gewonnen.

## Der Hypnosebegriff

Die Vorstellung über die Hypnose hat sich im Laufe der Zeit ziemlich gewandelt. Jede Zeit versuchte die außerordentlich faszinierenden und vielfältigen Erscheinungen hypnoider Zustände auf ihre Weise und ihrem soziokulturellen und wissenschaftlichen Stand entsprechend zu erklären.

„Alle Hypnosetheorien bemühen sich immer, die alten Erfahrungen mit den jeweils gültigen Theorien der Psychologie zu koordinieren. Eine evi-

dente Theorie kann niemals zustande kommen, weil eben unser psychologisches Einfühlungsvermögen die Grenze der artifiziellen Ich-Spaltung in
der Hypnose nicht überschreiten kann" (Hattingberg, zitiert nach Stokvis
& Pflanz 1961). Alle Definitionen vermögen wegen der außerordentlichen
Vielgestaltigkeit und Vielfältigkeit dieses Phänomens lediglich Teilaspekte
zu erfassen (vgl. auch Kossak 1989).

## Suggestion, Suggestibilität und Trance

Suggestion heißt wörtlich eingeben, unterschieben (subgerere) und meint
die Induktion eines unbewußten Impulses durch eine Vorstellung, die
durch Wort, Bild oder Gebärde im Unbewußten einer Person erzeugt wird
und eine sinngemäße Reaktion hervorruft. Suggestion kann primär in einer
Person selbst entstehen (Autosuggestion) oder von außen her induziert
sein (Heterosuggestion), direkt oder indirekt erfolgen (direkte oder indi-
rekte Suggestion), beabsichtigt oder unbeabsichtigt sein.

Suggestibilität ist eine Grundfähigkeit des Menschen. Vorstellungen lösen
zumindest ansatzweise Antwortreaktionen aus. Die Suggestibilität ist von
verschiedenen Faktoren (personalen und situativen) abhängig. Die Fremd-
suggestibilität einer Person nimmt mit dem Vertrauen, der Einengung des
kritischen Bewußtseins und bei positiver Haltung zu.

Trance ist ein veränderter Bewußtseinszustand, bei welchem die Aufmerksamkeit auf äußere Umstände vermindert und in erhöhtem Masse der inneren Vorstellungs- und Erlebniswelt zugewendet ist. Trance kann spontan auftreten (Alltagstrance, z.B. das In-Gedanken-Versunkensein) oder
herbeigeführt werden (induzierte Trance). In Trance können auch sinnvolle komplexe Handlungsabläufe stattfinden, wobei diese von unbewußten,
unwillkürlichen Impulsen her gesteuert werden. Die Trance kann verschiedene Tiefengrade erreichen. Hypnose kann auch als ein künstlich herbeige-
führter Trancezustand betrachtet werden.

## Erscheinungsbild der klassischen Hypnose

James Braid (1794–1860) verstand unter Hypnose einen schlafartigen, stu-
porähnlichen Zustand, den er durch Fixierenlassen eines Gegenstandes mit
gleichzeitiger Verbalsuggestion der Müdigkeit und Schläfrigkeit hervor-
rief. Die natürliche Ermüdung der während der Fixation nach oben innen
gerichteten Augen benützte er dabei als Basisempfindung zur suggestiven
Förderung eines schlafähnlich anmutenden, mehr oder minder herabge-
setzten oder gar aufgehobenen Bewußtseinszustandes.

Die klassischen hypnotischen Phänomene sind:

Suggestiv bewirkte, aber auch spontane unwillkürliche Reaktionen im Bereich der Willkürmotorik: wie automatischer Augenschluß, Levitation (autonome Bewegung einer Extremität nach oben), Katalepsie (durch erhöh-

ten Muskeltonus bedingte Muskelsteifheit), unbewußte motorische Signale, Bewegungsautomatismen.

Im Bereich der Sensorik: Analgesie (Aufhebung der Schmerzempfindung) und Anästhesie (Schmerzunempfindlichkeit), Hyperästhesie (Überempfindlichkeit), positive und negative Halluzinationen, weiters mentale Reaktionen, Veränderung der Raum-, Zeit- und Körperwarnehmungen wie Amnesie (Aufhebung der Erinnerung) und Hypermnesie (gesteigertes Erinnerungsvermögen), gezielte Altersregression sowie das Phänomen der Posthypnose (Verwirklichung von in der Hypnose gesetzten Suggestionen außerhalb des hypnotischen Zustandes, was für die therapeutische Suggestion von besonderer Bedeutung ist). In neuerer Zeit wird die Dissoziation (Trennungsprozesse im Bereich des Erlebens und Wahrnehmens) für eine der wesentlichsten Erscheinungen in der Hypnose erachtet. „Der gemeinsame Nenner vieler hypnotischer Phänomene ist die Dissoziation" (Hilgard 1977).

## Theorie und Praxis der Hypnose im heutigen Sinn des Wortes

Hypnose ist im heutigen Sinn des Wortes eine methodisch bewirkte Veränderung des Bewußtseinszustandes, welche mit leib-seelischen Umschaltvorgängen einhergeht. Es kommt während der Hypnose zu einem ganzheitlichen Umschaltprozeß des Organismus (sogenannte „organismische Umschaltung" nach J.H. Schultz 1979). Es handelt sich dabei um eine Entspannung im Sinne Wiesenhütters (vgl. Stokvis & Wiesenhütter 1961). Das Vegetativum befindet sich in seiner trophotropen Phase (Energieaufbauphase). – Dies gilt zumindest für die klassische Ruhehypnose. In der klassischen Hypnose sprach man von verschiedenen Hypnosestadien bzw. Hypnosetiefen, wobei nochmals darauf hingewiesen werden soll, daß ein schlafähnlicher Zustand kein Kriterium für Hypnose ist. Schlafartig mutet die Hypnose nur dann an, wenn entsprechende Suggestionen gegeben werden. Der „hypnotische Schlaf" ist ein Sonderzustand und läßt sich auch nur bei einem geringen Prozentsatz der Personen ohne weiteres hervorrufen. James Braid zielte mit seinen Suggestionen darauf ab, daß sich ein schlafähnlicher Zustand einstellt, weil man seinerzeit noch annahm, daß dies zum Erreichen der typischen hypnotischen Phänomene, sowie zur Verwirklichung der in der Hypnose gegebenen posthypnotischen Suggestion vonnöten sei.

Bei der Fremd-Hypnose handelt es sich um eine vielschichtige interpersonale Beziehung (Conn 1949). Vertrauen und Einverständnis sind unerläßliche Vorbedingungen, um jemanden in Hypnose versetzen zu können. Die Anwendung von Suggestionen nimmt bei der Hypnose eine zentrale Rolle ein. Hierbei ist das Hervorrufen imaginativer Vorstellungen ein wesentlicher Faktor. Durch Bündelung der Aufmerksamkeit wird der Geist nach innen gerichtet und das induktive Denken dem deduktiven Denkprozeß gegenüber begünstigt (Alexander 1972). (Induktion des primärprozeßhaften Denk-Erlebens, gegenüber dem kritisch-rationalen, sekundärprozeßhaften Denken).

Das kritisch-analytische Denken und Bewußtsein ist fortschreitend mit der Hypnosetiefe vermindert, das Bedürfnis nach Realitätsprüfung nimmt ab, die Suggestibilität ist erhöht. Erickson (1958) meint, daß Hypnose sogar ein Zustand intensiverer Aufmerksamkeit und Aufnahmefähigkeit ist; außerdem sei auch die Reaktionsbereitschaft erhöht. Auf diese Weise können körperliche, psychische und mentale Reaktionen und Fähigkeiten verbal-suggestiv über das gewöhnliche Ausmaß hinaus beeinflußt und verändert werden. Darin ist die therapeutische Breite der Anwendbarkeit der Hypnose begründet.

Während jedoch die klassische Hypnose (Langen1972) einen relativ hohen Unsicherheitsfaktor aufzuweisen hatte, ist die neue Hypnosetechnik durch eine viel größere Anwendungsbreite und Treffsicherheit ausgezeichnet. Sie orientiert sich vor allem am Erleben des Hypnotisanden; Imaginationen und spezifische Sprachmuster spielen eine besondere Rolle. Man nimmt an, daß es dabei zu einer Verlagerung der Hemisphärenaktivität kommt (mehr subdominant hemisphärische, d.h. bei Rechtshändern rechtshemisphärische Prozesse). Neuere Forschungsergebnisse lassen an dieser Theorie allerdings eher zweifeln.

Erwähnung finden soll unter den moderen Hypnosebehandlungsformen – neben der wohl bedeutendsten, der Ericksonschen Hypnosetherapie – auch die sogenannte „neue Hypnose" nach Araoz (1989). Dieser will den humanistischen Ansatz der modernen Hypnose noch mehr erweitert sehen und die hypnotischen Prozesse weitgehend aus dem hypnotischen Zustand herausgelöst wissen (sozusagen Hypnosebehandlung ohne Hypnose).

## Hypnotherapie nach M. Erickson

Milton H. Erickson (1901–1980), Psychiater und Psychotherapeut aus Phönix, Arizona, USA, gilt als der Begründer der modernen Hypnosetherapie. Er entwickelte eine sehr spezifische Form der Handhabung der Hypnose, mit einer grundsätzlich geänderten Haltung und Einstellung dem Patienten und seiner Störung gegenüber. Anstatt Krankhaftes und Krankmachendes zu suchen und „normalisieren" zu wollen, richtete Erickson sein Augenmerk auf einen ganzheitlichen Ansatz. Fehlhaltungen oder Fehlfunktionen begriff Erickson als eine von zahlreichen Reaktionsmöglichkeiten, die er durch Zunutzemachen vorhandener Fähigkeiten und Möglichkeiten mit Hilfe hypnotischer Einflußnahme zu verändern verstand. Er entwickelte mit genialem Einfallsreichtum und Kreativität zahlreiche unkonventionelle Interventionstechniken, bei denen ein indirektes Vorgehen eine Schlüsselrolle spielt. Weiters gehen folgende Innovationen auf ihn zurück:

das Prinzip der Nutzbarmachung der vorhandenen Gegebenheiten (Utilisation und Inkorporation), Induktion positiver Aufnahmebereitschaft für Suggestionen durch die Technik der „Ja-Haltung", Vermeidung des Auftretens von Widerstand durch das Abdecken aller Möglichkeiten, Umdeutung, Schaffung eines neuen Bezugsrahmens (Reframing), Technik der Dissoziation, Prozeßinduktion, Anregung von unbewußten Suchprozessen für die Problemlösung, Anwendung von Metaphern in der Hypnose und vieles mehr (Erickson, Rossi & Rossi 1978; Erickson & Rossi 1981; Zeig 1985).
Erickson hat trotz oder gerade wegen vielfacher Behinderungen (er hatte mit 17 Jahren Kinderlähmung, der mit 35 Jahren ein sog. Postpolyomyelitissyndrom folgte) unglaubliche Fähigkeiten entwickelt, die ihm bei seiner Behandlungstechnik zugute kamen. Er war sicherlich eine einmalige charismatische Persönlichkeit, deren Genie sich nicht nachahmen läßt. Durch seine Arbeiten hat er aber der Auffassung von Krankheit und deren Behandlung eine völlig neue Sichtweise gegeben, die die Psychotherapie nachhaltig beeinflußt hat. Durch die Wirkung Ericksons ist Hypnose heute nicht nur eine therapeutische Technik, sondern auch ein therapeutisches Verfahren. Es werden psychische Prozesse gefördert, die dem Behandelten einen Zugang zu seinen unbewußten Potentialen und Ressourcen eröffnen und eigene kreative Umstrukturierungsprozesse im Unbewußten in Gang setzen. Dies ermöglicht ein höchst individuelles, klientenzentriertes Eingehen auf die intrapsychischen Gegebenheiten jedes einzelnen Patienten.
Die Ericksonsche Hypnosetherapie stellt per definitionem eine Vielfalt in der Technik dar (Thompson 1950). Um eine Ericksonsche Hypnosebehandlung erfolgreich anwenden zu können, genügt es nicht, sich technische Details anzueignen, sondern es bedarf auch seiner Werthaltung und eines hohen Maßes an Einfühlungsvermögen in Verbindung mit klaren diagnostischen Überlegungen, kritischen Analysen und einer wohlüberlegten Planung (Kossak 1989; Hammond 1986).
All das erfordert umfangreiche fachliche Kenntnisse, gepaart mit hinreichender Selbsterfahrung und Selbstkenntnis.
Gerade für die Hypnosebehandlung gilt im besonderen Maße, daß jede Methode so gut ist, wie derjenige, der sie anwendet.

## Anwendungsmöglichkeiten der Hypnose und Hypnotherapie

Die Indikationsbreite der Hypnose (vgl. Leuner & Schröter 1975) ist naturgemäß sehr weit gespannt. Hypnose kann in verschiedensten Gebieten der Medizin und der Psychotherapie eingesetzt werden, insbesondere zur Behandlung von Störungen, die mit unbewußten vegetativen und erlebnismäßigen Bereichen eng gekoppelt sind: z.B. bei Erkrankungen im Bereich von Herz-Kreislauf, Atmung, Verdauung, Haut und Sexualorganen sowie bei gynäkologischen Beschwerden und im Rahmen der Geburtshilfe, aber auch bei Störungen im Bereich des psychischen Erlebens und Verhaltens.

- Akute und chronische Schmerzzustände: Schmerzausschaltung in der Chirurgie (bei Operationen), Zahnheilkunde, Geburtshilfe (Geburt in Hypnose), Kopfschmerz, Migräne, Myalgien, Phantomschmerzen, rheumatische Schmerzen, krebsbedingte Schmerzzustände und ähnliche mehr (Technik der Ablationshypnose – Ericksonsche Schmerzbehandlung durch Tiefentrance und Dissoziationstechnik)
- In der Anästhesie hilft Hypnose, Narkosemittel erheblich einzusparen, den postoperativen Verlauf zu erleichtern, die Wundheilung zu beschleunigen und zu verbessern
- Funktionelle Störungen (psychisch bedingte Mißempfindungen und Fehlsteuerungen): psychogener Tremor, Lähmungen, Ticks, Schreibkrampf, Herzsensationen, Schluckstörungen (z.B. Luftschlucken), Verdauungs- und Ausscheidungsstörungen (Diarrhoe, Obstipation, Miktionsbeschwerden), Sexualstörungen (Impotenz, vorzeitiger Samenerguß, Vaginismus), Schlafstörungen, psychisch bedingte Blindheit, Taubheit usw., um nur einige Beispiele zu nennen
- Psychosomatische Krankheiten: Respiratorische Störungen (Asthma), Magen-Darm-Erkrankungen (Ulcus, Colitis), Dermatosen und Hauterscheinungen (Urticaria, Herpes, Warzen, Dermatitis, Psoriasis, Akne, Keratosen, Allergien usw.), Blutdruckregulationsstörungen (Bluthochdruck, niedriger Blutdruck), Eßstörungen (Anorexie und Bulimie)
- Über obige Bereiche hinaus wären noch weitere Anwendungsmöglichkeiten aufzuzählen: z.B. Wundheilung, Verbrennungen, Immunologie, Krebserkrankungen, z.B. Simonton-Methode
- Psychische Bereiche:
  Ängste und Angstsyndrome (wie Prüfungsangst, Versagensängste, Redeangst, Flugangst usw.), Panikattacken
  nervöse Spannungen (Nervosität), Unruhezustände
  Phobien (Agoraphobie, Klaustrophobie, herzphobische Zustände, verschiedenste Tierphobien usw.)
  Schlafstörungen
  Verhaltensstörungen (z.B. Nägelbeißen, Haarezupfen, Daumenlutschen, Bettnässen, Stottern, Eßunlust, Freßlust)
  Abhängigkeiten und Süchte (Nikotin, Alkohol, Medikamente, Drogen, Spielertum usw.)
- Hypnose kann aber auch als einfache Ruhehypnose zu Beruhigung, Streßabbau, Ich-Stärkung (durch entsprechende Suggestionen) verwendet werden
- Randbereiche der Anwendung sind z.B. Verbesserung des Erinnerungsvermögens in der Hypnose, das wiederum vielfältige Möglichkeiten eröffnet, z.B. Altersregression, Wiedererleben oder Erinnern von Traumen und deren sekundäre psychotherapeutische Aufarbeitung (Hypnoanalyse).

Die Anwendbarkeit erstreckt sich durch die moderne Handhabung der Hypnose sogar auf psychotische und psychosenahe Zustände (Alberts

1990), die früher eine absolute Kontraindikation darstellten (Langen 1972).
Als eine zusätzliche Bereicherung der Anwendungsmöglichkeiten der
Hypnose sollte die Methode der Selbsthypnose noch Erwähnung finden.
Die moderne Hypnotherapie versteht sich als eine Anwendung der thera-
peutischen Möglichkeiten der Hypnose im Rahmen eines therapeutischen
Prozesses.

## Gegenwärtiger Stand – Ausblick

Die Hypnosebehandlung hat durch das Wirken Milton H. Ericksons unge-
ahnten Aufschwung und Verbreitung erreicht. Dies läßt sich auf folgende
Ursachen zurückführen:
- Eine Wandlung in der therapeutischen Grundhaltung innerhalb der
  Hypnosetherapie (die frühere starre, mehr therapeutenzentrierte, auto-
  ritär-direktive Hypnosetechnik wich der klienten- und erlebnisorientierten, nicht-direktiven Hypnoseform)
- Bessere Kenntnisse über das Wesen der Hypnose und hypnotischer Phänomene sowie ihrer Gesetzmäßigkeiten durch systematische Forschungen
- Erhöhter therapeutischer Wirkungsgrad bei vermehrter Wirkungsbreite,
  Vermeidbarkeit des Widerstandes und der Symptomwandlung (Res-
  sourcenorientiertheit sowie Ziel- und Lösungsorientiertheit)
- Vollkommen neues methodisches Vorgehen bei der neuen Hypnosebehandlung mit einer Fülle an innovativen Techniken: So z.B. hat sich die
  Ericksonsche Hypnosetechnik als eigenständiges Psychotherapieverfahren etabliert; dieser Umstand soll auch durch die Benennung „Hypnotherapie" verdeutlicht werden.

## Hypnose und andere Psychotherapieformen

Die Hypnosetherapie ist eine eigenständige Psychotherapiemethode. Darüber hinaus bietet die moderne Hypnosetherapie zahlreiche Kombinati-
onsmöglichkeiten mit anderen Psychotherapiemethoden wie z.B. imaginative Techniken, Familientherapie (Haley 1978), Gesprächstherapie, Verhaltenstherapie, Sexualtherapie, Gestalttherapie, Neurolinguistisches Programmieren.
Weiters läßt sich die Hypnose auch bei tiefenpsychologisch orientierten
Methoden nutzbringend einsetzen (aufdeckende Hypnose).
So spannt sich der Bogen der Hypnosetherapie von den Urzeiten herauf bis
in die Gegenwart der „therapeutischen Hypnose", „Hypnotherapie" und
„neuen Hypnose" zu einem modernen therapeutischen Verfahren, welches
sowohl bei organischen als auch psychischen Leiden erfolgreich angewandt wird.

**Literatur**

Alberts, H. (1990): Psychose. In: Revenstorf, D. (Hg.): Klinische Hypnose. Berlin

Alexander, L. (1972): Hypnotically induced hallucinations. American Journal of Clinical Hypnosis 15, 66

Araoz, D.L. (1989): Die neue Hypnose. Paderborn

Bernheim, H. (1888): Die Suggestion und ihre Heilwirkung. Leipzig, Wien

Conn, J.A. (1949): Hypnosis as a unifying interpersonal experience. Journal of Nervous Mental Disorders 109, 9

Erickson, M.H. (1958): Hypnosis in painful terminal illness. American Journal of Clinical Hypnosis 1, 117–121

Erickson M.H. & Rossi E.L. (1981): Hypnotherapie. Aufbau – Beispiele – Forschungen. München

Erickson, M.H., Rossi, E. & Rossi, S. (1978): Hypnose. Induktion – Psychotherapeutische Anwendung – Beispiele. München

Freud, S. (1890): Psychische Behandlung (Seelenbehandlung). (Studienausgabe. Ergänzungsband, Frankfurt 1975)

Haley, J. (1978): Die Psychotherapie Milton Ericksons. München

Hammond, D.C. (1986): Mythen um Erickson und die Ericksonsche Hypnose. Experimentelle und Klinische Hypnose 2 (1), 5–16

Hilgard, E.R. (1977): The divided consciousness. New York

Jaspers, K. (1948): Allgemeine Psychopathologie. Berlin

Jovanovic, U.J. (1988): Methodik und Theorie der Hypnose. Stuttgart

Kossak, H.C. (1989): Hypnose – ein Lehrbuch. München

Langen, D. (1972): Kompendium der medizinischen Hypnose. Basel

Leuner, H. & Schröter, E. (1975): Indikationen und spezifische Applikationen der Hypnosebehandlung. Bern

Revenstorf, D. (1983): Psychotherapeutische Verfahren. Bd 3 Stuttgart

Schultz, J.H. (1979): Das Autogene Training. 14. Aufl. Stuttgart

Stokvis, B. & Pflanz, M. (1961): Suggestion. Basel

Stokvis, B. & Wiesenhütter, E. (1961): Der Mensch in der Entspannung. Stuttgart

Thompson, C. (1950): Psychoanalysis. Its evolution and development. New York

Zeig, J. (1985): Meine Stimme begleitet sie überall hin. Stuttgart

**Zeitschriften**

Experimentelle und klinische Hypnose. Deutsche Gesellschaft für Hypnose; Verlag Dr. Dieter Winkler, Bochum; erscheint 3- bis 4mal im Jahr

Hypnose und Kognition. Zeitschrift für die Grundlagen und klinische Anwendung von Hypnose und kognitive Psychologie. Hg.: Peter, B. & Kraiker, C.; Steinbauer & Rau, München; erscheint 2mal im Jahr

## Martina Hexel

# Autogenes Training

### *Geschichte und Entwicklung*

J.H. Schultz hat das Autogene Training aus der Heterohypnose entwickelt. Bereits 1909, während seiner Assistenzzeit an der Breslauer Medizinischen Poliklinik, wo er sich vor allem praktisch mit der Hypnose beschäftigte, fielen ihm bei Berichten von hypnotisierten Patienten eigenartige körperliche Erscheinungen auf. Die Patienten berichteten von Schwere und Wärme in den Extremitäten, verbunden mit wohliger Behaglichkeit. Diese Phänomene verstand Schultz als zentrale Umschaltung und betrachtete die Hypnose als psycho-physiologisches, gesamt-organismisches Geschehen. Aus diesen Beobachtungen heraus entwickelte er die Konzeption des Autogenen Trainings, indem er schlußfolgerte, daß dieser Zustand durch eine gedankliche Vorstellung selbst herbeizuführen sei.

Am 3. 4. 1926 berichtete er in einem Vortrag in der Medizinischen Gesellschaft in Berlin erstmals öffentlich über „autogene Organübungen". 1927 bezeichnete er diese dann als „rationalisiertes autosuggestives Training", bis dann 1928 erstmals der Name „Autogenes Training" auftauchte. In seinem Standardwerk über das Autogene Training verwendet Schultz den Untertitel „Konzentrative Selbstentspannung". Diese Bezeichnung setzt er anstelle von „autosuggesiv".

Schultz legte dabei den Schwerpunkt auf „autogen", das heißt „aus sich selbst heraus entstehend". Dies geschieht ohne heterogene Beeinflussung; jeder einzelne lernt das Autogene Training selbständig seinem Eigenrhythmus entsprechend, und es stellt sich bei jeder Person derjenige Entspannungszustand ein, der der Persönlichkeit entspricht.

Das Autogene Training wird allgemein in 3 Abschnitte eingeteilt:
1. Das Autogene Training – Grundstufe
2. Die Mittelstufe mit ihren formelhaften Vorsatzbildungen
3. Das Autogene Training – Oberstufe (autogene Imagination)

### *Grundstufe*

Die Wirkungen des *Autogenen Trainings in der Grundstufe* bestehen vorerst auf der körperlichen Ebene in einem Abbau von Spannung und Verkrampfung. Mit Hilfe von sechs Standardformeln wird gelernt, die Muskulatur zu entspannen. Durch das Einüben dieser Formeln kommt es zu einer Lockerung der Muskulatur und gleichzeitig damit auch zu einer ganzheitlichen Entspannung. Da zwischen körperlicher Anspannung und psychischem Empfinden immer ein Zusammenhang besteht, kommt es durch die Entspannung auch zu einer Verminderung von psychischer Anspannung. Bei innerlicher Ruhe und Erholung kann mit Problemen des Alltags besser umgegangen werden.

Die Grundvoraussetzung für das Erlernen ist das Selbstüben. In entspannter Körperhaltung sprechen Patienten sich selbst, nur in der Vorstellung, die Formeln vor. Jede Person wählt auch selbst die Tiefe und die Dauer ihres Entspannungszustandes.

Während der Entspannung vollzieht sich ein Funktionswandel von einem ergotropen Aktivitätsniveau – vom Sympathikus getragen – auf einen trophotropen Entspannungszustand – wo die Funktion des Parasympathikus überwiegt. Blutgefäße erweitern sich, wir spüren dies subjektiv als Wärme, die Darmmotilität nimmt zu, Herz- und Atemfrequenz vermindern sich. Neurophysiologisch betrachtet vollzieht sich die Umschaltung über das vegetative Nervensystem. Schultz spricht von „trophotroper Umschaltung".

Bei der Entspannung verändert sich auch der Bewußtseinszustand. Indem die Aufmerksamkeit nach innen auf eine bestimmte Formel gelenkt wird, verlieren gleichzeitig damit Reize, egal ob von außen oder innen kommend, ihre Bedeutung. Damit kann diese Methode auch wirksam in der Schmerztherapie angewandt werden.

Körperlich stellt sich ein schlafähnlicher Zustand ein, auf psychischer Ebene entstehen angenehme, harmonische Gefühle und Empfindungen. Dieser Zustand kann auch, wie von Kris (1952) beschrieben, als eine Regression im Dienste des Ichs angesehen werden. Durch die Zuwendung zu den körperlichen Vorgängen, die Schultz als „Somatisierung" bezeichnet, erfolgt im Autogenen Training der bewußte Zugang zu einer differenzierten Körper- und Gefühlswahrnehmung. Das führt auch zu einem Bewußtwerden von eigenen körperlichen und emotionalen Bedürfnissen. Dieses bewußte Erleben hat auch Auswirkungen auf die Persönlichkeitsentwicklung. Schultz spricht in diesem Zusammenhang von einer „Erweiterung des Leib-Ichs".

Die Grundstufe des Autogenen Trainings kann somit nicht nur als rein somatisch orientiertes Entspannungsverfahren angesehen werden, sondern es ist bereits der erste Baustein einer Psychotherapiemethode, die eine umfassende Rekonstruktion der Persönlichkeit ermöglicht.

## Mittelstufe

Zusätzlich zu den Standardformeln können zu einem späteren Zeitpunkt auch individuelle Formeln – sogenannte *formelhafte Vorsatzbildungen* –, die auf die Bedürfnisse der einzelnen Personen ausgerichtet sind, angeboten werden. Die Formeln werden mit dem Patienten gemeinsam erarbeitet. Sie basieren auf Gedanken, Gefühlen und Bildern aus einem inneren Zustand und werden im Nachgespräch therapeutisch zugänglich und für die einzelnen formelhaften Vorsatzbildungen genützt.

Die formelhaften Vorsatzbildungen im Autogenen Training können analog zu den posthypnotischen Suggestionen in der Hypnose gesehen werden.

Der Unterschied ist jedoch, wie bereits erwähnt, daß sich hier Patienten ganz alleine, selbständig entspannen und nicht, wie bei der Hypnose, heterosuggestiv geführt werden. Im Zustand der Entspannung, in einem veränderten Bewußtseinszustand sind wir autosuggestiven Anweisungen gegenüber empfänglicher.

Sowohl bei den formelhaften Vorsatzbildungen als auch bei den sechs Standardformeln der Grundstufe müssen die Formeln für den Betreffenden emotional stimmig sein. Ein Vorsatz, der gefühlsmäßig nicht paßt, wird Widerstände erzeugen und sich nicht bewähren. Günstig erweisen sich Formeln, die kurz und klar formuliert sind und in der Sprache des Patienten gehalten werden. Positiv dargebrachte Formeln eignen sich besser als negative.

Die Grund- und die Mittelstufe des Autogenen Trainings sind ein in sich geschlossenes therapeutisches Geschehen, das an sich bereits tiefgreifende psychotherapeutische Wirkung hat.

## Oberstufe

Die *Oberstufe des Autogenen Trainings* setzt zusätzlich die Imagination ein. Sie ist eine Tagtraumtechnik. Für ihre Anwendung wird das Autogene Training – Grundstufe als Basiszustand verwendet. Die Patienten entspannen sich und beginnen zu meditieren. Schultz entwickelte die Oberstufe aus dem Autogenen Training – Grundstufe (damals noch Unterstufe genannt). Er betonte schon 1926, daß es bereits bei den prophylaktischen Ruhehypnosen von O. Vogt zur „Selbstanalyse" kommt, 1927 schrieb er von der mehr oder weniger elementaren Psychoautoanalyse, dann 1929 vom „freien Assoziieren" und von der Autopsychokatharsis und der Autopsychoanalyse bis zu oft überraschender Tiefe und betonte überdies die Möglichkeit der eingehenden Bearbeitung des Widerstandsphänomens. Bezeichnete er die Oberstufe 1929 vorerst als eine „gehobene Aufgabenstufe im Autogenen Training, so betonte er 1932 bereits den meditativen Charakter, indem er sie auch als „Autogene Bilderschau" bezeichnete.

In seinen späteren Arbeiten bezeichnet er die Oberstufe als ein tiefenpsychologisch fundiertes, imaginativ-meditatives Verfahren, dessen Anwendung die „gründliche analytische Schulung des Arztes" voraussetzt (Schultz 1973).

Schüler und Mitarbeiter von Schultz gaben je nach der eigenen wissenschaftlichen Ausrichtung der Oberstufe eine unterschiedliche Ausrichtung:

Werden in der Grundstufe und in der Mittelstufe des Autogenen Trainings die Schwerpunkte auf die bewußte Wahrnehmung der körperlichen und psychischen Empfindungen gelegt, so ermöglicht das Aufkommen von Bildinhalten in der Oberstufe die vertiefte Innenschau in den psychischen Bereich.

Bilder und deren Symbolik, die im imaginativen Verfahren der Oberstufe des Autogenen Trainings zutage kommen, können immer als Ausdruck subjektiver Erfahrungen bzw. Erlebnisse angesehen werden. Sie sind die Summe unserer emotionalen Erfahrungen vom Beginn unserer Existenz an. Diese Bildinhalte aus dem Unbewußten kommen durch die Imagination in der Oberstufe des Autogenen Trainings zum Vorschein. Die darauf gerichtete psychotherapeutische Technik bringt dieses unbewußte, tiefliegende psychische Material auf eine gehobene vorbewußte Ebene. In der nachträglichen assoziativen Beschäftigung damit werden diese Inhalte allmählich emotional bewußt und dienen somit zur Bewältigung von Konflikten. Die Behandlungstechnik der Oberstufe erfolgt nach tiefenpsychologischen Richtlinien mit den drei klassischen Schritten der analytischen Technik: Erinnern, Wiederholen, Durcharbeiten.

Das Wesentliche des Autogenen Trainings als Psychotherapieform ist daher nicht nur die Entspannung und die Autosuggestion, sondern die gestufte Heranführung an die Bearbeitung belastenden psychischen Materials.

Die Oberstufe im Autogenen Training unterscheidet sich von der Katathym Imaginativen Psychotherapie (K.I.P.) (siehe Beitrag in diesem Buch) unter anderem dadurch, daß Patienten alleine in der Entspannung imaginieren und erst in der Nachbesprechung ihre Bildinhalte der Gruppe und dem Therapeuten mitteilen. Deshalb sollte die Oberstufe des Autogenen Trainings bei eher psychisch stabileren Menschen angewandt werden.

## Therapeutenverhalten

Beim Erlernen des Autogenen Trainings – Grundstufe kommt es zu Übertragungsphänomenen, die einer sehr frühen Stufe der zwischenmenschlichen Beziehung (Objektbeziehung) entsprechen. Sie entspricht einer Mutter-Kind-Dyade in den ersten Lebensjahren, also noch im präverbalen Bereich. Durch die Herstellung einer Atmosphäre freundlichen Wohlwollens, bedingungsloser Akzeptanz, Empathie, wo aber auch Sicherheit vermittelt wird, kann ein Klima des Vertrauens entstehen. Es entspricht dem, was Winnicott als „holding function" bezeichnet hat.

Unter Widerstandsphänomenen im Autogenen Training verstehen wir diejenigen Schwierigkeiten, die der Patient beim Erlernen und Einüben dieser Entspannungsmethode erfährt, soweit sie ihren Ursprung in unbewußten nicht gelösten Konflikten haben. Der Umgang mit Widerständen in der Psychotherapie mit Methoden des Autogenen Trainings setzt daher fundierte tiefenpsychologische Kenntnisse voraus.

Damit in der Psychotherapie mit dem Autogenen Training nicht unkontrollierte Gegenübertragungsphänomene entstehen, ist eine ausreichende Selbsterfahrung und fundierte Ausbildung für diese Methode unumgänglich.

# Setting

Autogenes Training kann sowohl als Einzel- als auch als Gruppentherapie angeboten werden. Die Entscheidung, in welcher Form es dem Patienten vermittelt wird, wird im vorbereitenden Einzelgespräch getroffen.
Im allgemeinen wird es jedoch in der Gruppe angeboten, da die Erfahrung gezeigt hat, daß die Gruppe für den einzelnen beim Erlernen eine Verstärkerwirkung ausübt. Die Gruppe besteht aus 10–15 Teilnehmern. Da die Vermittlung in aufbauender Form erfolgt, wird mit geschlossenen Gruppen gearbeitet, d.h., es sind immer dieselben Personen in einer Gruppe.
Nur in Einzelfällen, wo es aufgrund der Symptomatik des Patienten nicht ratsam wäre, Autogenes Training in der Gruppe zu vermitteln, erfolgt eine Einzeltherapie.
Die Therapie findet meist 1mal wöchentlich statt und dauert für die Grund- und Mittelstufe 7–8 Wochen. Daran anschließend sind kontinuierliche Gruppen über einen längeren Zeitraum empfehlenswert, wo die Patienten immer wieder die Möglichkeit haben, über ihr Erleben zu berichten, und wo sie psychotherapeutisch geführt werden können.
Die Oberstufe des Autogenen Trainings wird erst dann vermittelt, wenn die Grund- und gegebenenfalls die Mittelstufe schon längere Zeit praktiziert wurde. Die Psychotherapiedauer variiert je nach Symptomatik von 7 Therapiestunden bis hin zu einer Jahresgruppe.

# Indikation

Autogenes Training – Grund- und Mittelstufe: als Psychotherapie bei psychophysischen Leidenszuständen, als Hilfe bei der Bewältigung von Alltagsproblemen, Streßkrankheitsprophylaxe, zur Schmerzverminderung; Autogenes Training als Psychohygiene (verringerte Krankheitsneigung).
Autogenes Training – Oberstufe: neurotische Störungen bei Patienten mit relativer Ich-Stärke.

**Literatur**
Kris, E. (1952): Psychoanalytic Explorations in Art. New York
Schultz, J.H. (1973): Das Autogene Training. Stuttgart

**Weiterführende Literatur**
Binder, H. & Binder K. (1989): Autogenes Training. Basis-Psychotherapeutikum. Köln
Gerber, G. & Sedlak, F. (1990): Autogenes Training – Mehr als Entspannung. München, Basel
Hoffmann, B. (1977): Handbuch des Autogenen Trainings. München
Kraft, H. (1989): Autogenes Training. Stuttgart
Schultz, J.H. (1919): Die seelische Krankenbehandlung. Jena
Schultz, J.H. (1927): Über rationalisiertes autosuggestives Training (autogene Organübungen). In: Bericht über den 2. allg. ärztlichen Kongreß der Psychotherapie in Bad Nauheim, 27.–30. 4. 1927. Leipzig

Schultz, J.H. (1929): Gehobene Aufgabenstufen im autogenen Training. Leipzig

Wallnöfer, H. (1986): Seele ohne Angst. Autogenes Training, Hypnose – Wege zur Entspannung. Zürich

Winnicott, D.W. (1974): Reifungsprozesse und fördernde Umwelt. München

**Zeitschrift**

Imagination (vormals: Ärztliche Praxis und Psychotherapie). Österr. Gesellschaft für Autogenes Training und allgemeine Psychotherapie (ÖGATAP); Wiener Universitätsverlag, Wien; erscheint 4mal im Jahr

*Helmut Jelem*

# Neurolinguistisches Programmieren (NLP)

## Historische Entwicklung und Quellen

Als Begründer der Methode gelten *Richard Bandler* und *John Grinder,* deren Zusammenarbeit Anfang der 70er Jahre begann. Grinder hatte sich als Professor für Linguistik vor allem mit der Wiedergabe der inneren Erlebniswelt, wie sie in der Kommunikation zwischen Menschen entsteht, befaßt. Bandler brachte seine Kenntnisse der Gestalttherapie des Fritz Perls und die Lebenserfahrung eines Mannes ein, der sich aus schwierigen sozialen Verhältnissen emporgearbeitet hat. Gemeinsam stellten sie sich die Frage, woran es liegen könnte, daß manche Menschen die Gabe haben, sich so zu verhalten, daß sie fördernd auf die Fähigkeiten anderer wirken und die Wahrscheinlichkeit von Problemlösungen erhöhen. Sie machten es sich zur Aufgabe, herauszufinden, was an der komplexen Interaktion von Menschen wesentlich ist und was weggelassen werden könnte, um trotzdem zum gewünschten Ziel zu gelangen.

Gewählt wurde der pragmatische Ansatz der Beobachtung und Analyse des Kommunikationsverhaltens von Personen, welche erwiesenermaßen die Fähigkeit der Ressourcenförderung bei anderen Menschen besaßen. Gemeinsam mit einer kleinen Gruppe interessierter Studenten beobachteten sie Milton Erickson, Fritz Perls und Virginia Satir (siehe die Beiträge über Hypnosetherapie, Gestalttherapie und Familientherapie) sowie auch manches unbekannte Naturtalent und manchen Straßenkünstler. Es gelang, äußeres und inneres Verhalten in ein System zu bringen, welches ein konkretes Nachvollziehen durch andere Personen ermöglichte. Bewußtes und unbewußtes Verhalten wurde strukturell gegliedert und in Schritte zerlegt, die es erlauben, in die Fußstapfen des Modells zu treten (*„Modelling")*. Die jeweils modellierten Personen konnten bestätigen, daß die von Bandler und Grinder entworfenen Strukturmodelle tatsächlich ihr individuelles Erleben abbildeten. Eine Kurzdefinition von NLP lautet daher: „Study of the Structure of Subjective Experience" („Erforschung der Struktur der subjektiven Erfahrung") (vgl. Dilts et al. 1989).

Durch den Modellierungsprozeß anhand der Vorbilder Fritz Perls, Milton Erickson und Virginia Satir wurden deren *theoretische Konzepte* sozusagen implizit eingebracht. An der Wiege des Neurolinguistischen Programmierens (NLP) standen deshalb viele Methoden wie z.B. Gestalttherapie, Hypnotherapie, Familientherapie, strategische und systemische Therapie sowie Verhaltenstherapie. Der Einfluß von Bateson ist ebensowenig wegzudenken wie die Namen Watzlawick, Weakland oder Haley (vgl. Bandler & Grinder 1984; Bandler, Grinder & Satir 1987). Bandler und Grinder fanden einen Weg, komplexes, oft charismatisches oder idiosynkratisches Verhalten lehr- und lernbar zu machen.

## Theoretische Konzepte und Arbeitsweisen

Die Aufgabe des NLP-Therapeuten besteht darin, ausgehend von der Welt des Klienten, die Wahrscheinlichkeit zu erhöhen, daß dieser neue Wege geht. Therapie kann als zielgerichtete Kommunikation zur Lösungsfindung aufgefaßt werden. Rückschläge und Mißerfolge werden als wichtige Informationsquellen auf der Suche nach besseren Lösungen genutzt. Der NLP-Ansatz ist von der Überzeugung getragen, daß sich in der Tat auch in ausweglos erscheinenden Situationen neue Perspektiven finden lassen, und daß *eigene Fähigkeiten* (Ressourcen) dazu vorhanden sind (vgl. Bandler & Grinder 1987). Therapeut und Klient suchen gemeinsam nach besseren Möglichkeiten, ohne die vorhandenen außer Kraft zu setzen. Eine Erweiterung der inneren Wahlmöglichkeit wird angestrebt. Krankheitsverhalten ist, pointiert ausgedrückt, die Einengung auf eine sich als ungünstig erweisende Lösungsmöglichkeit. Ein Freund von mir drückte es einmal so aus: „Eine Möglichkeit zu haben, nennt man Einbahn; zwei Möglichkeiten nennt man Dilemma; ab drei Möglichkeiten beginnt das Leben."

Für das NLP-Modell ist eine ausgeprägte *Zielorientiertheit* charakteristisch. Voraussetzung einer zielgerichteten Therapie ist es, Ziele zu formulieren, deren Erreichen sowohl für den Klienten als auch für den Therapeuten erkennbar ist. Dies geschieht durch das Festlegen von durch die Sinnesorgane spezifisch wahrnehmbaren Kriterien.

Grundlage von effizienter Kommunikation und Therapie ist die Fähigkeit, *Rapport* herzustellen. Der aus der Hypnotherapie stammende Begriff bedeutet einen intensiven, sich flexibel gestaltenden, wechselseitigen Kontakt auf sprachlicher und nicht-sprachlicher Ebene. Ist dieser „Draht" zueinander gefunden, kann eine gemeinsame therapeutische Realität aufgebaut werden, in der sich Klient und Therapeut bewegen und eine gemeinsame Sprache benutzen.

Das NLP-Modell geht davon aus, daß die *Wahrnehmung* der Welt durch die *Sinnesorgane* erfolgt und auch die weitere Verarbeitung sinnesspezifischen Qualitäten entspricht. Wir Menschen sehen Bilder, können aber auch in Bildern denken *(visuelles Repräsentationssystem);* wir hören jemanden etwas sagen, registrieren aber auch innere Stimmen, denen wir Gehör schenken *(akustisches Repräsentationssystem);* wir fühlen Berührung von außen, lassen aber auch Gefühle im Inneren entstehen, die sinnesspezifische Qualitäten haben *(kinästhetisches Repräsentationssystem).* Das Gleiche gilt für Geruch und Geschmack. Die Sprache gibt das innere Erleben oft getreu wieder. Die Formulierungen „sich nicht heraussehen", „daran keinen Geschmack finden" oder „sich schwer tun" sind Beispiele einer visuellen, gustatorischen (d.h. geschmacklichen) und kinästhetischen (körper- und gefühlsorientierten) inneren Repräsentation eines Sachverhaltes, der etwas abstrakter auch als Ausdruck der Abneigung oder des Nichtkönnens bezeichnet werden könnte (vgl. Bandler & Grinder 1981; 1982; 1987).

Der NLP-Therapeut interveniert in diesem strukturellen Prozeß der Verarbeitung, indem er den Klienten auffordert, sinnesspezifische Änderungen an der Art und Weise, wie die Außenwelt innerlich repräsentiert wird, vorzunehmen. In dieser Arbeit mit sogenannten *Submodalitäten* erlaubt sich der Klient bewußt, seine Erinnerung zu modifizieren, ohne dabei vergessen zu müssen, wie es „wirklich" gewesen ist (vgl. Bandler 1987). Es kann manchmal bereits die Variation einer Farbe eines inneren Bildes genügen, um eine emotionale Begleitreaktion so zu modifizieren, daß an die Stelle der bisherigen Blockiertheit Handlungs- oder Gesprächsfähigkeit tritt.

Die Erfahrung, daß Wahrnehmungsreize von außen, wie das Hören einer Stimme, das Sehen eines Bildes oder das Riechen eines Geruchs, tiefe Gefühle auslösen können, oder längst vergessen geglaubte Erinnerungen wachrufen, wird im NLP in der Technik des *Ankerns* angewandt. Positive Erinnerungen und erprobte Fähigkeiten einer Person werden zum therapeutischen Nutzen mit äußeren Reizen verknüpft, wodurch der Zugang zu diesen Ressourcen erleichtert wird und dadurch das Einbringen in neue Kontexte erlaubt (vgl Bandler & Grinder 1987; Cameron-Bandler 1987).

Jedem Verhalten – und Krankheitssymptome werden als eine spezifische Form des Verhaltens aufgefaßt – wird im NLP unterstellt, trotz erwiesener negativer Auswirkungen, auch positive Seiten zu haben. Symptome werden als Ausdruck eines Teils der ganzen Person aufgefaßt, dem es an einer besseren Möglichkeit der Realisierung des Grundanliegens mangelt. Intrapsychische Konflikte und Ambivalenz können ebenfalls als Interaktionen von solchen *Teilen (Parts)* aufgefaßt werden, die keinen Interessensausgleich finden können. Die bestehende Inkongruenz führt zu Symptombildung. Das *Teile-Modell* erlaubt die Wertschätzung auch abgelehnter Ich-Anteile und vermag Gegensätze aufzulösen.

Es zeigt sich oft, daß, obwohl die bewußte oder kognitive Bedeutung eines Symptoms im Dunkeln bleibt, trotzdem unter Umgehung der vollständigen Bewußtmachung alternative Wege im Therapieprozeß entstehen und Symptome abgelegt werden. Die Erschließung unbewußter Ressourcen wird durch die Orientierung des Therapeuten an rein strukturellen Elementen der Kommunikation und Beobachtung der Körpersprache (unbewußte vegetative Signale) möglich und erlaubt fallweise den Verzicht auf die inhaltliche Ebene (vgl. Bandler & Grinder 1984).

*Beliefs* nennt man im NLP die *Identität betreffende Grundannahmen,* welche die Selbsteinschätzung und das Verhalten eines Menschen *unbewußt* steuern. Jemand glaubt zum Beispiel: Ich werde niemals erfolgreich sein; oder: Alle anderen sind besser als ich; oder aber: Wo sich eine Türe schließt, geht eine andere auf. Beliefs formen sich zumeist in früheren Entwicklungsphasen in durch gewisse Umstände dazu prädestinierten, prägenden Situationen. Einengende Beliefs entstehen zumeist durch das subjektive Erlebnis der Auslieferung oder Bedrohung. Die eingeengte Sicht- und Erlebnisweise von damals generalisiert zur Prämisse oder Weltanschauung. Nach gezieltem Zurückführen in die prämissenprägende Situation wird durch das Einbringen zusätzlicher Ressourcen aus dem gesamten Lebenserfahrungsschatz des Klienten das ursprüngliche Erlebnis so weit angereichert, daß eine Neubewertung stattfindet und sich dadurch Alternativen eröffnen können.

In der Therapie entwickelte Alternativen werden grundsätzlich hinsichtlich ihrer Auswirkung in konkreten Zukunftssituationen überprüft und im therapeutischen Prozeß in allen sinnlichen Repräsentationssystemen erlebt *(Future-pacing)* (vgl. Bandler & Grinder 1987; Cameron-Bandler 1983).

*Ökologische Abklärung* heißt das Durchspielen jeder Veränderung sowohl in bezug auf die Bewertung durch intrapsychische Teile der Person, als auch bezüglich der Auswirkung auf Familie, Beruf, Lebensumstände und insbesondere Beziehungsgeflechte. Dabei eventuell auftretende unangenehme Gefühle oder widersprüchliche Kommunikationsbotschaften werden als willkommenes Feed-back aufgefaßt und als Korrektiv in den Prozeß integriert (vgl. Bandler & Grinder 1984).

Zum Training eines NLP-Therapeuten gehört es, die Wahrnehmung so weit geschärft zu haben, daß körperliche Veränderungen, die mit dem Ablauf eines inneren Prozesses einhergehen, eindeutig erkannt werden. Als Orientierungspunkte dienen dabei Veränderungen von Atmung, Hautfarbe, Körperhaltung, Gestik oder Sprache.

Unwillkürliche Augenbewegungen lassen gezielte Rückschlüsse auf das gerade benutzte Repräsentationssystem zu. Der Therapeut vermag sich auf sein Gegenüber spezifisch einzustellen. Dadurch wird das für viele Techniken notwendige flexible, feedback-orientierte Reagieren möglich.

Aus der *Selbstdefinition* der Methode als *Modell,* welches sich an praktischen handlungsrelevanten Kriterien orientiert, ergibt sich die bewußte Reduktion einer unendlich komplexen äußeren und inneren Welt auf Strukturen, die weniger komplex, dafür aber handhabbar sind. Zwischen Klient und Therapeut wird eine gemeinsame Landkarte entwickelt, die zur Orientierung und Zieldefinition dient. Probleme *und* Erfolge des Lebens werden als Möglichkeiten aufgefaßt, Informationen zu gewinnen, die letztlich zur Lösung beitragen. Der Therapeut muß die Fähigkeiten mitbringen, in der jeweiligen Landkarte des Klienten orientierungs- und handlungsfähig zu sein. Vorschläge zu Veränderungen der inneren Landkarte können durchaus vom aktiv operierenden Therapeuten ausgehen, müssen jedoch immer zur Entscheidung und Durchführung an den Klienten zurückgegeben werden.

Das NLP ist unter anderem dadurch bekannt, daß für gewisse Problemkonstellationen eigene Techniken entwickelt wurden. Diese sind als Matrix aufzufassen, die der Struktur des individuellen Erlebens angepaßt werden muß.

## Anwendungsmöglichkeiten

Da die Technik auch kurzfristige Interventionen erlaubt, können Elemente der Methode in Situationen nützen, in denen nur relativ wenig Zeit zur Verfügung steht, wie zum Beispiel bei Beratungen oder in ärztlichen Ordinationen. Die Tendenz des NLP, sich auf einige wesentliche Merkmale der Landkarte zu konzentrieren, ohne den Fehler zu begehen, die Landkarte für die Landschaft zu halten, bedeutet eine besondere Eignung für Kurzzeittherapie. Es ist auch möglich, sich auf die Behandlung einzelner Symptome zu beschränken. Eigene Techniken wurden zum Beispiel für Phobien, Allergien, traumatische Erlebnisse oder Entscheidungssituationen entwickelt. Längerfristige therapeutische Prozesse sind kein Widerspruch und ergeben sich aus der Formulierung immer neuer Ziele.

**Literatur**

Bandler, R. (1987): Veränderung des subjektiven Erlebens. Paderborn

Bandler, R. & Grinder J. (1981): Metasprache und Psychotherapie (Struktur der Magie 1). Paderborn

Bandler, R. & Grinder, J. (1982): Kommunikation und Veränderung (Struktur der Magie 2). Paderborn

Bandler, R. & Grinder, J. (1984): Reframing – ein ökologischer Ansatz in der Psychotherapie. Paderborn

Bandler, R. & Grinder, J. (1987): Neue Wege zur Kurzzeittherapie. Paderborn

Bandler, R., Grinder J. & Satir, V. (1987): Mit Familien reden. München

Cameron-Bandler, L. (1983): Wieder zusammenfinden. Paderborn

Dilts, R., Grinder, J. & Delozier, J. (Hg.) (1989): Strukturen subjektiver Erfahrung. Ihre Erforschung und Veränderung durch NLP. 3. Aufl. Paderborn


**Weiterführende Literatur**

Andreas, S. & Andreas, C. (1990): Gewußt wie – Arbeit mit Submodalitäten. Paderborn

Bandler, R. & Grinder J. (1989): Therapie in Trance – Hypnose: Kommunikation mit dem Unbewußten. 4. Aufl. Stuttgart

Bateson, G. (1985): Die Ökologie des Geistes. Frankfurt

Bateson, G. (1987): Geist und Natur. Frankfurt

Dilts, R. (1991): Identität, Glaubenssysteme und Gesundheit. NLP-Veränderungsarbeit. Paderborn

Dilts, R. (1991): Tools for Dreamers. Cupertino

Gordon, D. (1987): Therapeutische Metaphern. Paderborn

Haley, J. (1978): Die Psychotherapie Milton. H. Ericksons. München

James, T. & Woodsmall, W. (1992): Time-Line. NLP-Konzepte. Paderborn

Jonas, A.D. (1981): Kurz-Psychotherapie in der Allgemeinmedizin. Stuttgart

Watzlawick, P., Weakland, J.H. & Fisch, R. (1988): Lösungen – Zur Theorie und Praxis menschlichen Wandels. 4. Aufl. Bern, Wien.

Weerth, R. (1992): NLP und Imagination. Grundannahmen, Methoden, Möglichkeiten und Grenzen. Paderborn

**Zeitschriften**

Anchor Point. Cahill Mountain Press, Francktown, USA; erscheint monatlich

Multi-Mind, NLP-Aktuell. Zeitschrift für Neurolinguistische Kommunikation. Junfermann, Paderborn; erscheint 6mal im Jahr

NLP-Connection. The Journal of the International Society of NLP; erscheint 6mal im Jahr

# 6. Systemische Ansätze

*Mit der Entwicklung systemischer Ansätze in der Psychotherapie wurde eine Weiterentwicklung des interaktiven Verständnisses psychischer Probleme und Symptome vollzogen. Nicht die Einzelperson, sondern Beziehungssysteme stehen im Mittelpunkt der therapeutischen Arbeit. Systemische Sichtweisen sind darum bemüht, die Probleme von Menschen in ihrer Vernetzung mit biographisch bedingten Entwicklungen sowie ihren Beziehungen in Partnerschaft und Familie, im sozialen Netzwerk und ihrer Arbeitswelt zu verstehen.*

*Systemische Therapie wurde stark von den Entwicklungen der Familientherapie geprägt, die in den letzten 40 Jahren von einer Reihe von Pionieren entwickelt wurde (vgl. die Übersichtstabelle auf S. 335). Neben die zunächst analytisch orientierte Familientherapie und später die entwicklungsorientierte Richtung (Virginia Satir) traten die auf die Forschergruppe um Gregory Bateson zurückgehenden systemischen Schulen. Diese differenzieren sich in strategische, paradoxe, strukturelle und zuletzt konstruktivistische Ansätze (vgl. die Tabelle auf S. 225). Mit dem Begriff „systemisch" weist die Familientherapie über den Bezugsrahmen Familie hinaus und stellt Zusammenhänge zur allgemeinen Systemtheorie her.*

*In die theoretische Diskussion sind in den letzten zwei Jahrzehnten Modelle aus der Biologie, Soziologie, Biokybernetik, Kommunikations- und Erkenntnistheorie eingeflossen; Konzepte wie Zirkularität, Autonomie und Selbstorganisation von Systemen und Konstruktivismus fordern zu einem grundsätzlichen Umdenken heraus:*

*So steht der Annahme linearer Kausalität mit ihrer Forschung nach Ursachen in der systemischen Betrachtungsweise das Konzept der Zirkularität gegenüber. Danach kann in komplexen Prozessen (wie etwa dem Geschehen in einer Familie) keine klare Unterscheidung zwischen „Ursache" und „Wirkung" getroffen werden. Jedes Verhalten einer Person wirkt auf das der relevanten Mitglieder ihrer Umwelt ein, deren Reaktionen wiederum auf die Person zurückwirken; die Frage nach dem „Wie" wird wichtiger als die nach dem „Warum" von (problematischen) Verhaltensweisen. Veranschaulichung und Veränderung von Kommunikationsstrukturen sind somit ein wesentliches Ziel systemorientierter Psychotherapie.*

*Interesse für die Art und Weise, wie Menschen aus dem, was ihnen geschieht, Sinn erzeugen, wurde durch die sogenannte „konstruktivistische Wende" in der systemischen Therapie eingeführt. Therapie wird als eine Form der Gesprächsführung konzipiert, in der Menschen ihre Erfahrungen und Erlebnisse in Form von Geschichten – als Konstruktionen ihrer individuellen Wirklichkeit – präsentieren. Therapeutische Dialoge führen zu modifizierten Bedeutungsgebungen dieser subjektiven Geschichten.*

*Auch klinische Probleme werden als psychische oder soziale Konstruktionen interpretiert. Damit wird auch die Vorstellung aufgegeben, daß „in der Familie" oder „in der Person" eine pathologische Störung stecke, die beurteilt, diagnostiziert und*

*Wir danken Andrea Brandl-Nebehay für die Mitwirkung bei der Gestaltung dieses Vorspanns.*

beseitigt werden müsse. Der Therapeut interessiert sich für die Eigen-Logik der verschiedenen Wirklichkeitskonstruktionen und versucht deren Nützlichkeit für die Lebenspraxis seiner Klienten wertzuschätzen. Durch Anregung von Zukunftsvorstellungen, die aus der „Problemtrance" herausführen, können multiple Wirklichkeitsideen und neue Denk- und Fühlweisen hypothetisch durchgespielt werden („Was wäre, wenn ..."). Das systemische Verständnis der Zusammenhänge gibt die Möglichkeit, Bekanntes unter einem neuen Blickwinkel zu sehen, anders als bisher zu reagieren und immer wieder ablaufende Verhaltensmuster zu verändern. Die Methoden systemischer Therapie sind vielfältig: Neben einer speziellen Fragetechnik (zirkuläre, hypothetische, zukunftsorientierte Fragen) werden Techniken wie Umdeutung, Arbeit mit Metaphern, positive Konnotationen und Komplimente, Stellen von (Familien-)Skulpturen und andere erlebnisaktivierende Methoden eingesetzt; besonderes Augenmerk gilt auch Fragen der Zu- und Überweisung zur Therapie. Systemische Therapie ist, insbesondere in stark problem- und lösungsorientierten Richtungen, tendenziell Kurzzeittherapie; Einzeltherapien werden durchaus auch als längerfristig vereinbart. In Übereinstimmung mit den am Therapieprozeß Beteiligten können – um zusätzliche Perspektiven und Ressourcen zu gewinnen – fallweise auch andere Bezugspersonen in den Prozeß einbezogen werden, etwa Angehörige, die Lehrerin eines Kindes, ein niedergelassener Arzt oder andere psychosoziale Helfer.

Systemische Praxisformen haben sich nicht nur als Einzel-, Paar- und Familientherapie, sondern auch in Supervision und Organisationsberatung etabliert. Systemische Therapie hat in den letzten Jahren sehr an Verbreitung gewonnen und gehört in Österreich zu den am zahlreichsten vertretenen Methoden.

**Literatur**

Reiter, L., Brunner, E.J. & Reiter-Theil, S. (Hg.) (1988): Von der Familientherapie zur systemischen Perspektive. Berlin, Heidelberg

*Egbert Steiner, Joachim Hinsch &Andrea Brandl-Nebehay*

# Systemische Therapie

Systemisch orientierte Therapieformen haben ihre Wurzel in der Familientherapie, sie bilden sowohl einen Teil dieser Bewegung, gehen über diese im Sinne einer Verallgemeinerung des therapeutischen Zuganges jedoch hinaus. Im familientherapeutischen Feld, wie es nach dem Zweiten Weltkrieg in den USA entstand, wurden neben psychoanalytischen und verhaltenstherapeutischen Grundlagen sehr rasch Konzepte aus Systemtheorie und Kybernetik rezipiert; vor allem das Mental Research Institute (MRI) in Palo Alto war hierbei führend (Watzlawick und Weakland, 1980). Die Hauptleistung dieser Forschergruppe lag darin, ein neues Verständnis davon zu gewinnen, wie das symptomatische Verhalten einer Person mit der Organisation ihrer Familie zusammenhängt. Mit den Konzepten des „double bind" und der „Familienhomöostase" wurde die Familie als System begriffen, das Information auf sich selbst als Symptom bzw. als abweichendes Verhalten eines oder mehrerer Mitglieder zurückwirken läßt. Dieses negative Feedback funktioniert als Steuerungsmechanismus, der Veränderung verhindert. Symptomatisches Verhalten, das eine Person zeigte, wurde somit aber nicht mehr nur negativ und korrekturbedürftig gesehen. Es erfüllt auch eine wichtige Funktion für die übergeordnete Einheit; es steht im Dienste der Sicherung der Kontinuität und Stabilität der Familie. Diese Position läßt sich kurz als „Symptom-hat-Funktion-Modell" kennzeichnen und ermöglichte es, eine dysfunktionale Familie in Systembegriffen und nicht in denen psychischer Strukturen – wie in der analytischen Familientherapie – zu beschreiben. Folgerichtig wurde der Leidende auch als „Indexpatient" (IP) bezeichnet, der auf die zugrundeliegende Störung der Struktur bzw. Kommunikation der Familie verweist (vgl. dazu den Beitrag über Familientherapie in diesem Buch).

Ende der 70er Jahre entstand, mit angeregt durch neue Entwicklungen in Systemtheorie, Physik und Biologie, eine grundlagentheoretische Diskussion unter Familientherapeuten. Diese Phase war auch durch eine zweite Generation von Therapeuten, die die Gründergeneration abzulösen begannen, gekennzeichnet (Hoffman 1982). Der programmatische Titel eines oft zitierten Aufsatzes von G. Guntern aus dem Jahre 1980 charakterisiert die in diese Entwicklung gesetzten Hoffnungen: „Die kopernikanische Revolution in der Psychotherapie: Der Wandel vom psychoanalytischen zum systemischen Weltbild". Dieser Aufsatz markiert gleichzeitig das Ende der einzigen bedeutenden eigenständigen Entwicklung im deutschen Sprachraum – H.E. Richters psychoanalytisch orientierter Paar- und Familientherapie –, die nach einer Wegbereiterphase Ende der 60er Jahre an Einfluß verloren hat (Richter, Strotzka & Willi 1976; Reiter 1988). Die sich rasch durchsetzenden systemisch orientierten Therapieansätze lassen sich zwei grundlegenden Typen zuordnen, die historisch aufeinander folgen. Die an anderer Stelle beschriebene strukturelle Familientherapie von Minuchin ist ein Beispiel für das sogenannte *Kontrollmodell*. Dieser Ansatz bietet dem Therapeuten ein sehr umfassendes Konzept des Gegenstandsbereiches, in dem Ätiologie, Pathologie, Diagnostik und Therapie der Störungen beschrieben werden. Die Abweichung von der Norm wird anhand von Indikatoren festgestellt, und das Therapieziel besteht darin, die Familienstruktur aus einem als pathologisch definierten Bereich in den Normalbereich zu bringen, womit „automatisch" die Beschwerde, die sich am Indexpatienten manifestiert, verschwindet. Dieser Therapieansatz ist bei Vorliegen der Voraussetzungen – d.h., daß eine einigermaßen vollständige Familie vorhanden ist – sehr effizient, der „pädagogische" Anteil rief aber auch Widerstand bei den Klienten hervor, und es kam daher leicht zu einer „Rauferei" zwischen Therapeut und Klienten. Diese zu gewinnen war für den Therapeuten nicht immer ganz leicht und dämpfte etwas deren anfängliche Begeisterung für dieses Modell. In dieser Situation kam es zur Rezeption der neu auf dem „Markt" erscheinenden und in diesem Beitrag dargestellten Konzepte der „lösungsorientierten Kurztherapie" nach Steve de Shazer, des „Problemsystems" nach Harold Goolishian und des „Reflecting Teams" nach Tom Andersen. Diese Ansätze sind Beispiele für den zweiten Typus von systemisch orientierten Therapien, dem *Konversationsmodell* (Reiter & Steiner 1986). Die zweite Hälfte der 80er Jahre war sowohl durch eine Suche nach fundierenden Theorien als auch durch das Auftauchen dieser pragmatischen und für die Klienten weniger aufwendigen Therapieformen gekennzeichnet. Es fanden wiederholt gemeinsame Tagungen von Familientherapeuten und Forschern aus den Bereichen der Biologie, Physik und Systemtherorie statt, und ähnlich wie in der Soziologie kam es zur raschen Rezeption der sogenannten Kybernetik 2. Ordnung, der Beobachtung von Beobachtung (vgl. dazu Luhmann 1984; Maturana 1982; Foerster 1985). Bekannte Therapeuten, die diese Linie repräsentieren, sind neben den oben genannten Steve de Shazer und Harry Goolishian in den USA sowie Tom Andersen in Norwegen auch Michael White in Australien sowie Kurt Ludewig und die Heidelberger Gruppe in Deutschland. Erstmals scheint damit auch eine Phase zu beginnen, wo Neuentwicklungen nicht mehr nur aus Amerika kommen.

Therapie wird in den meisten dieser Ansätze als „Sprachspiel" verstanden. Es findet eine Konversation von Klienten – zunehmend auch als Kunden bezeichnet – und Therapeuten – auch Konsulenten genannt – über das Thema „Problem" statt. Veränderung ist die Herausbildung eines neuen „Sprachspiels", in dem das, was beobachtet wird, nicht mehr den früheren Beschreibungen entspricht. Es gibt keine Norm für „Sprachspiele", an die die Klienten herangeführt werden könnten und bezüglich der eine Abweichung diagnostizierbar wäre. Daher interessieren sich Therapeuten, die

dem Konversationsmodell folgen, auch nicht besonders für die Problemgeschichte (Ätiologie) und haben auch kein Konzept von Pathologie sowie
Diagnostik (Ludewig 1987). Veränderung ist für sie die klinisch relevante
und für den Klienten befriedigende Differenz von Merkmalen zu Beginn
und zu Ende der Therapie (de Shazer 1988).

Diese Entwicklung machte den Therapeuten von einem wissenden Experten zu einem gleichwertigen Mitglied des „therapeutischen Systems". Seine Theorien und Beobachtungen hatten ihren privilegierten Status plötzlich verloren. Das alte Sprichwort: Was Peter über Paul sagt, sagt mehr über
Peter als über Paul aus, galt plötzlich auch für den Therapeuten. Die anfängliche Verwirrung wich einer großen Erleichterung. Der Therapeut
mußte nicht mehr wissen, welche Lösung richtig war, was die Familie tun
mußte etc.; seine Aufgabe war es, „nur" noch für den Fortgang des therapeutischen Prozesses zu sorgen und das System zu „verstören". Die zweite
Umwälzung infolge dieser neuen Theorien bestand darin, daß nicht mehr
die Familie als Ort des Problems fokussiert wurde, sondern das „Problemsystem". Problemsysteme entstehen nicht durch falsche Strukturen oder
dysfunktionale Subsysteme, sondern durch die am Problem Beteiligten.
Ein Problem ist dann gegeben, wenn jemand ein bestimmtes Verhalten als
problematisch bezeichnet und sich damit bei dem durchsetzen kann, der
dieses Verhalten zeigt. Aus dieser kurzen Skizze wird deutlich, daß es damit auch nicht mehr notwendig war, alle Familienmitglieder einzuladen.
Es wurde möglich, mit Einzelpersonen zu arbeiten, weil ja der einzelne seine Betrachtungsweise des problematisierten Verhaltens ändern kann. Das
„zirkuläre Fragen" – von der Mailänder Gruppe systematisiert – fand nun
allgemeine Verbreitung, weil damit Beziehungsdefinitionen von Klienten
und Therapeuten gut erfaßt werden konnten. Es war nun klar: Das Bild, die
Diagnose, die Beschreibung, die der Therapeut macht, ist eine Aussage
über den Zugang des Therapeuten zum Problem und nicht ein Verstehen
des Klienten. Nach de Shazer (1988) ist alles, womit ein Therapeut zu tun
hat, seine Konstruktion davon, wie der Klient seine eigene Realität konstruiert; ausgehend von diesen beiden Konstruktionen bauen Klient und
Therapeut gemeinsam die therapeutische Realität auf.

Jede Frage, die der Therapeut dem Klienten stellt, ergibt sich aus seinem
Zugang zum Problem. Hierarchie, wie sie in der strukturellen Familientherapie als gültige Beschreibung angenommen wurde, ist damit nur
eine Metapher neben anderen (Steiner & Hinsch 1988). Es gibt noch weitere – und oft hilfreichere – Metaphern: Raum, Geschwindigkeit, Emotio-
nalität/Rationalität. Ein Beispiel soll das deutlich machen: Eine Mutter
kommt mit ihrer Tochter in Therapie, weil es an jedem Morgen einen rie-
sigen Krach zwischen beiden gab. Die Mutter war verzweifelt und er-
zählte von der Strumpfhose, die ihrer Tochter nie paßte. Vom Wort „nicht
passen" tastete sich der Therapeut langsam vor, bis er das Bild fand, daß
die Tochter glaubt, zuwenig Platz bzw. „zuwenig Platz im Herzen der

Mutter" zu haben. Über diese Beschreibung konnte dann ausführlich gesprochen (Wieviel Platz sie brauche? Woran man wohl merken könne, daß sie jetzt genügend Platz habe?) und das Problem aufgelöst werden. Im strukturellen Ansatz wäre dasselbe Problem mit Kompetenzsteigerung der alleinstehenden Mutter zu lösen versucht worden, was sicherlich anstrengender für alle Beteiligten gewesen wäre. Eine Metapher, die der Therapeut einführt, muß Kategorisierungen und Pathologisierungen der Klienten vermeiden und das Problem verhandelbar machen, es in einen neuen Rahmen setzen und so auflösen. Metaphern sind Konstruktionen des Therapeuten. Wenn er ein Hierarchieproblem, ein Raumproblem, eine psychische Krankheit oder eine Schwierigkeit in der unterschiedlichen emotionalen Bewältigung von Problemen sieht, dann ist es jeweils seine Art, einen Raster über das von ihm Beobachtete zu legen, um Zusammenhänge „erkennen" zu können. Die im folgenden dargestellten drei Modelle systemischer Therapie, „Problemsystem", „Reflecting Team" und „lösungsorientierte Kurztherapie", sind nur ein Ausschnitt aus der Vielfalt systemischer Verfahren, es sind aber jene, die im deutschen Sprachraum die weiteste Verbreitung gefunden haben (siehe Tabelle Seite 225).

## Das Problemsystem

Goolishian und Anderson (1988) sehen menschliche Systeme als sprach- und meinungserzeugende Systeme, die in und durch Sprache innerhalb eines Bereiches, der durch das Problem als Thema des Gespräches definiert ist, abgegrenzt werden. Therapie ist nach diesen Autoren (Anderson und Goolishian 1992) durch folgende Merkmale bestimmt:
1. Menschliche Systeme und daher auch therapeutische Systeme sind Kommunikations- oder Sprachsysteme. Soziale Systeme sind immer Ergebnis von Kommunikation, nicht umgekehrt (vgl. dazu Luhmann 1984).
2. Bedeutung und Verstehen sind soziale, nicht psychische Phänomene. Wir können nur verstehen und erkennen, wenn wir kommunizieren, d.h. uns in der Gemeinschaft, in der für uns Bedeutung und Verstehen relevant ist, am Diskurs beteiligen.
3. Jedes therapeutische System organisiert sich um ein Problem als Thema und entwickelt eine eigene Sprache und spezifische Bedeutungen, innerhalb derer das Problem charakterisiert wird und auch aufgelöst werden kann.
4. Therapie ist Sprachhandeln. Das therapeutische Gespräch besteht in der wechselseitigen Exploration im Dialog, es findet ein Austausch und ein Sammeln von Ideen statt, wodurch sich immer neue Bedeutungen entwickeln, die hin zur Auflösung des Problems und damit zur Auflösung des sozialen Systems Therapie führen. Therapeutische Systeme sind daher problem-organisierende und problem-auflösende Systeme.

# Richtungen der Systemischen Therapie

| | STRATEGISCH (Palo Alto) | PARADOX (Mailand) | STRUKTURELL | KONSTRUKTIVISTISCH |
|---|---|---|---|---|
| Zeitperspektive | Gegenwart, unmittelbare Vergangenheit (Geschichte des präsentierten Problems/Symptoms) und nahe Zukunft | | | |
| Gemeinsamkeiten | Allgemeine Systemtheorie, „zirkuläres", nicht-lineares Denken Kommunikationstheorie | | | |
| Kybernetik | Kybernetik 1. Ordnung (Beobachtung unabhängig vom Beobachter) | | | Kybernetik 2. Ordnung (Systeme beobachten Systeme) |
| theoretische Konzepte und Schwerpunkte | Regeln der Kommunikation „Double Bind" Lösungsversuche halten das Problem aufrecht Minimale führen zu großen Veränderungen (Domino-Effekt) | paradoxe Interventionen Symptomverschreibungen Hypothesen über die Funktion des Symptoms Arbeit mit Einwegspiegel zirkuläres Fragen | Normvorstellung von funktionalen Familienstrukturen Diagnose dysfunktionaler Strukturen Arbeit mit Subsystemen, Systemgrenzen, Triangulierungen | Radikaler Konstruktivismus keine Diagnostik ressourcenorientiert zirkuläre und reflexive Fragen Therapie als „Konversation" Suche nach neuen Beschreibungen und Bedeutungen problematischer Situationen |
| Bedeutung des Problems/Symptoms | Lösungsversuch ist das Problem | Dysfunktionale Familie erzeugt Problem/Symptom | | Problem „erzeugt" ein System |
| Ziel | neue Lösungen finden | Umstrukturierung des Familiensystems | | Auflösung des „Problemsystems" |
| Rolle des Therapeuten | aktiv-direktiv, in „up"-Position, wirkt als Experte und „Dramaturg" („Familientanz") | | | Therapeut ist Teil des Systems; Experte für den Prozeß, nicht für Lösungen |
| Therapiedauer | kurz bis mittel; bei Paar- und Familientherapien meist in größeren Abständen | | | |
| Vertreter | G. Bateson D. Jackson P. Watzlawick J. Weakland R. Fish J. Haley | M. Selvini-Palazzoli G. Prata L. Boscolo G. Cecchin | S. Minuchin G. Guntern G. Steininger | S. de Shazer H. Goolishian C. Tomm T. Anderson M. White K. Ludewig R. Welter-Enderlin L. Reiter H. Merl |

5. Der Therapeut ist ein teilnehmender Beobachter und ein teilnehmender Manager („Konversations-Künstler") in der therapeutischen Konversation. Seine Aufgabe besteht darin, den Raum für therapeutische Konversation zu schaffen und aufrechtzuerhalten.

6. Der Therapeut stellt therapeutische Fragen, die das Hauptinstrument für die Aufrechterhaltung des Prozesses sind. Er stellt seine Fragen aus einer Position des „Nicht-Wissens" und nicht aus einer des diagnostischen oder prognostischen Wissens.

7. Probleme, wie sie in der Therapie auftauchen, sind Beschreibungen von Handlungsfolgen, die die Einschränkungen in der Bewegungsfreiheit des Betroffenen zum Ausdruck bringen. Das Problem und sein Kontext sind jeweils einmalig, und es ist der Protest gegen eine Situation, für die keine angemessene Antwort verfügbar ist.

8. Veränderung in der Therapie geschieht im Erfinden neuer Geschichten mit neuen Handlungsmöglichkeiten im Dialog (vgl. Steiner & Hinsch 1988). Neue Geschichten haben die Kraft, Ereignisse in ein anderes Licht zu rücken und dadurch zu verändern. Die Identität von Personen entwickelt sich durch wechselseitiges Erzählen von Geschichten und die Bezugnahme darauf im fortgesetzten Geschichtenerzählen, – das heißt aber, daß Identität eine soziale und veränderbare Konstruktion ist. Die Kunst des Therapeuten besteht darin, an diesem Prozeß fördernd teilzunehmen.

Therapie besteht nach Ansicht dieser Autoren in einem wechselseitigen Rätselraten und Untersuchen davon, was der Klient dem Therapeuten eigentlich klarmachen will. Ein Verstehen davon läßt sich am ehesten erreichen, wenn der Therapeut nicht von vorgefaßten Überzeugungen („Vor-Urteilen") ausgeht. Dies erfordert, daß das Verstandene in der Sprache der Klienten artikulierbar ist und nicht allein in der Fachsprache der Therapeuten.

Die Haltung des „Nicht-Wissens" fördert diesen Zugang durch die notwendige Konzentration auf den zeitlich und örtlich lokalisierten Austausch in der je konkreten Therapiesitzung. Verstehen in der Therapie ist immer ein Verstehen im Kontext des Gesagten und nicht – wie in der Wissenschaft und auch Medizin – eine Entkontextualisierung und Enttemporalisierung. Erfolgreiche Therapie ist das gemeinsame Konstruieren und Entfalten von bisher noch nicht erzählten Geschichten, die Schaffung neuer Biographien und damit einhergehend die Herstellung von Handlungsmöglichkeiten, die vorher nicht vorhanden waren.

## Das Reflecting Team

Die zweite dem Konversationsmodell zugehörige Therapieform und dem „Problemsystem" auch theoretisch ähnlich ist das „Reflecting Team" nach Tom Andersen (1990). Das dabei als therapiewirksam betrachtete Element ist das gemeinsame laute „Reflektieren" von in der Regel mehreren Therapeuten direkt vor den Klienten. Dies ist technisch auf mehrere Weisen durchführbar, so mit Hilfe des Einwegspiegels und Wechseln des Raumes, wobei die Klienten hinter dem Spiegel sitzen, aber auch innerhalb nur eines Raumes, wo sich die Therapeuten in dieser Phase von den Klienten abwenden, zueinander schauen und miteinander reden. Auch Andersen unterscheidet zwischen Veränderung durch instruktive Interaktion (Ratschlag, Interpretation), die beschränkend wirkt, und Veränderung durch konversationale Interaktion, die Entwicklung ermöglicht. Er bezieht sich mit dieser Unterscheidung auf die Kognitionstheorie von Maturana und Varela (1987), die im Bereich der Systemtherapie beträchtlichen Einfluß hatte. Diese Vorstellung über die mögliche Wirkung von instruktiver Interaktion ist mit ein Grund, warum der Therapeut als seine bevorzugte Redeform „Fragen" verwenden soll; damit lassen sich Stellungnahmen und folglich Parteinahme am ehesten vermeiden.

Ähnlich wie Anderson und Goolishian (1992) sieht er das Problemsystem als eine Arena der Kommunikation. Jeder neigt dazu, an seiner Beschreibung des Problems festzuhalten, eine Erklärung dafür zu haben sowie eine Vorstellung davon, wie es gelöst werden kann. In bestimmten Situationen neigen Menschen dazu, anstelle der Ansicht anderer mehr auf ihre eigene Ansicht über die Ansicht der anderen zu hören. Diese Situation muß der Therapeut auflösen. Es geht daher auch bei dieser Methode – wie bei allen anderen Therapieformen des Konversationsmodells – um die Etablierung einer therapeutisch wirksamen Differenz zu bereits bestehenden Beschreibungen und Sichtweisen der Klienten. Menschen, die sich in einer problematisch erlebten Situation festgefahren sehen, sind es gewohnt, immer wieder dieselben unproduktiven Fragen zu stellen. Zu einem veränderten Verständnis des Problems tragen die Therapeuten dadurch bei, daß für jeden Beteiligten die Möglichkeit erzeugt wird, sich neue Fragen zu stellen. Die zentrale therapeutische Leistung des „Reflecting Team" (RT) besteht daher darin, neue Ideen zu schaffen, selbst wenn manche dieser Ideen von den Familienmitgliedern als uninteressant beurteilt und übergangen werden oder auch direkt zurückgewiesen werden. Es darf dabei aber nicht so getan werden, als wenn diese Verhaltensmuster nur auf Klienten passen würden. Auch Therapeuten neigen dazu, anstelle der Ansicht anderer mehr auf ihre eigene Theorie zu hören, d.h., nicht zuzuhören sondern zu wissen. Das Reflektieren mit anderen Therapeuten hilft, aus dieser Expertenrolle des Wissenden herauszukommen.

## Welchen Regeln folgt nun ein Reflecting Team?

1. Das RT hat nicht die Aufgabe, zu einem einheitlichen Verstehen oder einer Diagnose der Klientenbeschwerden zu kommen.
2. Das RT soll die Sprache der Klienten verwenden.
3. Das Ziel des RT ist die Erweiterung bzw. Veränderung der Sichtweisen.

4. Die RT-Mitglieder sollen ihre individuellen Ideen äußern und nicht gemeinsam kohärente Geschichten entfalten.
5. Das Ziel ist, die Anzahl der Ideen zu maximieren, mit denen dann gearbeitet werden kann.
6. Dies ist in kleinen Schritten zu erreichen. Es geht nicht um eine umfassende Metapher oder Geschichte.
7. Die RT-Mitglieder sollen in ihren Äußerungen den Zusammenhang mit den Geschichten der Klienten aufrechterhalten.
8. Es ist nicht notwendig, eine positive Konnotation für alle Äußerungen der Klienten zu finden. Dies führt häufig zum Versuch, den Klienten die Probleme auszureden.
9. Die RT-Mitglieder sollen jedoch negative Konnotationen oder Kritik von wesentlichen Positionen irgendeines Mitgliedes in der Therapie – Klienten und Therapeuten – vermeiden.
10. Das „Experten-Wissen" liegt bei den Klienten, die Therapeuten haben die Aufgabe, eine Konversation darüber aufrechtzuerhalten, was für die Klienten wichtig ist.

### Die lösungsorientierte Kurztherapie

Im lösungsorientierten Kurztherapieansatz nach de Shazer (1988; 1991) ist die zu Therapiebeginn geäußerte Klage nicht Ausdruck einer gestörten und zu diagnostizierenden latenten Struktur, sondern die Antwort auf die Frage „Warum sind Sie hier?". Eine wirksame Therapie ist über das Finden oder Konstruieren von Zielen für den Klienten, die für diesen erwünschte und unproblematische Zustände darstellen, möglich. Über das Erreichung bzw. die Annäherung an ein verhaltensnah definiertes Ziel kann sowohl Klient als auch Therapeut erkennen, ob das Leben des Klienten anders und für ihn befriedigender geworden ist. Damit erst wird eine Einschätzung des Erfolges oder Mißerfolges der Therapie als Bedingung für ihre Beendigung möglich; ohne Ziele könnte die Therapie für immer andauern. Die lösungsorientierte Kurztherapie gliedert sich in vier „Sprachspiele":
1) eine Klage als Begründung oder Erklärung für die Therapie
2) ein Ziel das festlegt, wie die Therapie zu beenden ist
3) ein therapeutisches Gespräch, das den Klienten zur Zielerreichung führt
4) die Beendigung der Therapie.
Im Kurztherapieansatz konzentriert sich der Therapeut auf die Konstruktionen und die Ressourcen der Klienten. Wenn er z.B. als eine Hauptinterventionstechnik die Ausnahmen bei einem Problem erfragt, geht es nicht um Verhaltensweisen, die nach seiner Ansicht Ausnahmen sind, sondern nach Ansicht des Klienten. Beim obigen Beispiel mit dem Mädchen und dem ungenügenden Platz hätte dieser Therapeut z.B. gefragt, wie Mutter und Tochter eigentlich den Streit beenden, ob sie ihn manchmal schon nach kurzer Zeit stoppen können, wie sie das tun etc.? Das nötigt den Therapeu-

ten, sich auf die Worte und die Sinngebungen des Klienten zu konzentrieren. Dies entspricht auch der von Anderson und Goolishian vertretenen Position des „Nicht-Wissens" und zielt darauf ab, aus einem Diskurs über das Problem in einen über Lösungen zu kommen und in diesem zu bleiben. Die zweite, ebenfalls dieses Ziel verfolgende Intervention ist die sogenannte „Miracle Question". Diese wird bereits in der ersten Sitzung kurz nach der Begrüßung und einer kurzen „Anwärmphase" gestellt, bevor überhaupt noch das Problem ausführlich thematisiert wird. Sie lautet folgendermaßen: „Stellen Sie sich vor, daß über Nacht, während Sie schlafen, ein Wunder geschieht und das Problem, wegen dem Sie hierhergekommen sind, gelöst ist: Was wäre am nächsten Morgen anders, sodaß Sie daran erkennen könnten, daß ein Wunder geschehen ist? Woran könnte es Ihr Gatte feststellen?" etc. Die mit Fragen nach Ausnahmen bzw. vorgestellten Zuständen erreichte – zunächst oft abstrakte – Zielformulierung wird mit einer Reihe von Folgefragen (z.B. Skalierungsfragen, „Was noch"-Fragen etc.) zu möglichst konkreten Handlungen oder Ereignissen verdichtet, deren Eintreffen oder Nichteintreffen auf der Verhaltensebene beurteilbar ist. Der Fortschritt in der Therapie wird nicht in großen Veränderungen, sondern in kleinen Schritten, die im Kontext des Lebens der Klienten auch möglich sind, definiert. Veränderung wird als hartes Stück Arbeit, die durch den Klienten erbracht wird und das seine Leistung ist, beschrieben. Therapeuten des „Konversationsmodells" verstehen sich nicht mehr als Experten, sondern sehen sich als Zuständige dafür, einen neuen und erweiternden Dialog über das Thema, das Problem genannt wird, zu führen. Durch behutsames Eingehen und Nachfragen, durch „Ko-Autorschaft", versuchen sie mit ihren Kunden neue Perspektiven und damit Lösungsideen zu finden. Ihre Fragen sollen nicht mehr Zusammenhänge klären. Unterschiede müssen nicht mehr durch ein übergeordnetes Prinzip aufgelöst werden. Im Gegenteil: Unterschiede erweitern die Perspektiven und Möglichkeiten, sie sind eine Bereicherung. Die Geschichte der systemischen Familientherapie enthält ein recht witziges Paradoxon: Der Familientherapeut hat sich nicht um das Individuum, sondern um ein System – die Familie – gekümmert. Er hat Subsysteme und nicht Personen therapiert. Die systemische Therapie hingegen beschäftigt sich immer weniger mit Systemen und statt dessen immer mehr mit Personen und ihren Geschichten. Diese Geschichten weisen auch einen Weg für die Paartherapie. Seit Willi (1975), der ein analytisches Konzept vertrat, ist kein neuer therapeutischer Ansatz der Paartherapie auf den „Markt" gekommen. Die Kurztherapie nach de Shazer mit seiner Miracle-Question und den Fragen nach Ausnahmen vom Problem wie auch die „Reflektierer" mit ihren Geschichten bieten wieder Zugänge, die nahtlos in die Paartherapie aufgenommen werden können.

**Literatur**

Andersen, T. (1990): Das Reflektierende Team. Dortmund

Anderson, H. & Goolishian H. (1992): Therapie als ein System in Sprache: Geschichte erzählen und Nicht-Wissen in Therapien. Systeme 6, 15–21

de Shazer, S. (1988): Clues. Investigating Solutions in Brief Therapy. New York. (dt.: Der Dreh. Überraschende Wendungen und Lösungen in der Kurzzeittherapie. Heidelberg 1991)

de Shazer, S. (1991): Putting Difference to Work. New York. (dt.: Das Spiel mit den Unterschieden. Wie therapeutische Lösungen lösen. Heidelberg 1992)

Foerster, H. von (1985): Sicht und Einsicht. Braunschweig

Goolishian, H. & Anderson H. (1988): Menschliche Systeme. In: Reiter, L., Brunner, E.J. & Reiter-Theil, S. (Hg): Von der Familientherapie zur systemischen Perspektive. Heidelberg, 189–216

Guntern, G. (1980): Die kopernikanische Revolution in der Psychotherapie: Der Wandel vom psychoanalytischen zum systemischen Paradigma. Familiendynamik 1, 1–41

Hoffman, L. (1982): Grundlagen der Familientherapie. Hamburg

Ludewig, K. (1987): Vom Stellenwert diagnostischer Maßnahmen im systemischen Verständnis von Therapie. In: Schiepek, G. (Hg): Systeme erkennen Systeme. München, 155–173

Luhmann, N. (1984): Soziale Systeme. Grundriß einer allgemeinen Theorie. Frankfurt/M.

Maturana, H. (1982): Erkennen: Die Organisation und Verkörperung von Wirklichkeit. Braunschweig

Maturana, H. & Varela, F. (1987): Der Baum der Erkenntnis. Bern

Reiter, L. (1988): Über die Anfänge. I. Ziele und Zielkonflikte in der Internationalen Arbeitsgemeinschaft für Familienforschung und Familientherapie. System Familie 1, 23–32

Reiter, L. & Steiner, E. (1986): Paradigma der Familie: Turings Maschine oder autopoietisches System. Familiendynamik 11, 234–248

Richter, H.E., Strotzka, H. & Willi, J. (1976) (Hg): Familie und seelische Krankheit. Reinbek

Steiner, E. & Hinsch, J. (1988): Therapie: Ordnungskunst zwischen Finden und Erfinden. Zur Verwendung von Metaphern. Familiendynamik 13, 204–219

Watzlawik, P. & Weakland, J.H. (1980) (Hg): Interaktion. Bern

Willi, J. (1975): Die Zweierbeziehung. Reinbek


**Weiterführende Literatur**

Keeney, B.P. (1987): Ästhetik des Wandels. Hamburg

Reiter, L. & Ahlers, C. (Hg.) (1991): Systemisches Denken und therapeutischer Prozeß. Heidelberg

Wynne, L.C., McDaniel, S.H. & Weber, T.T. (Eds.) (1986): Systems Consultation. A New Perspective for Family Therapy. New York


**Zeitschriften**

Systeme. Interdisziplinäre Zeitschrift für systemtheoretisch orientierte Forschung und Praxis in den Humanwissenschaften. Hg.: Österreichische Arbeitsgemeinschaft für systemische Therapie und systemische Studien (ÖAS); Eigenverlag, Wien; erscheint 2mal im Jahr

System Familie. Forschung und Therapie. Springer Verlag, Berlin, Heidelberg; erscheint 4mal im Jahr

Zeitschrift für systemische Therapie. Verlag modernes Lernen, Dortmund; erscheint 4mal im Jahr

# 7. Transpersonale Ansätze

*Tiefenpsychologie und humanistische Psychotherapie sehen den Menschen – wie auch die meisten anderen klassischen Formen der Psychotherapie – hauptsächlich durch seine individuelle Lebensgeschichte geformt. Die transpersonale Psychologie und Psychotherapie geht davon aus, daß die Prägung der inneren Lebensbedingungen des Menschen über die Biographie hinausgeht und das Bewußtsein den Raum der abgegrenzten Persönlichkeit überschreiten kann.*

*Der Begriff trans-personal bezieht sich einerseits auf ein eingeschränktes und falsches Selbstbild (Persona bezeichnete die Maske, die Schauspieler im griechischen Theater trugen, von personare = hindurchtönen). Andererseits werden damit Erfahrungen zusammengefaßt, die in ihrer zeitlichen und/oder örtlichen Komponente über den biographischen Bereich zwischen Geburt und Tod eines Menschen bzw. dessen körperliche Grenzen hinausgehen (trans = jenseits von). Damit werden unter dem Begriff transpersonal außerkörperliche Wahrnehmung, Telepathie, Präkognition, Erfahrungen aus anderen Kulturen, früheren Leben, direkte Wahrnehmung geistiger Welten oder Archetypen etc. zusammengefaßt.*

*Den Verständnisrahmen für die transpersonale Psychotherapie bildet die transpersonale Psychologie, die Nahtodesforschung, die neue Physik, die Hirnforschung und die spirituellen und mystischen Traditionen. Sie ist einerseits Psychotherapie, kann aber andererseits auch als spirituelle Propädeutik gesehen werden. Hervorzuheben ist auch der erweiterte Begriff des Selbst: Das Selbst ist nicht nur Integrationskern der Persönlichkeit, sondern es ist seinem Wesen nach auch offen zum überpersönlichen Seinsmodus. Es wird als die tiefste und innerste Instanz des Menschen verstanden, die gleichzeitig mit allen anderen verbunden ist.*

*Weitere Grundprinzipien der transpersonalen Psychotherapie können wie folgt umrissen werden:*

- *Die Quelle der Weisheit liegt im Inneren.*
- *Der Mensch wächst in seiner Entwicklung über das Ego (nicht zu verwechseln mit den für die Lebensbewältigung notwendigen „Ichfunktionen") hinaus. Nicht mehr die Entwicklung eines möglichst starken, auf Selbstbehauptung ausgerichteten Ego steht hier im Mittelpunkt, sondern das Zurücktreten desselben zugunsten einer Öffnung für spirituelle Erfahrungen und Werte. Es geht um das bewußte Aufsuchen, Konfrontieren und Hintersichlassen von Bindungen an Vorstellungen von sich und der Welt, die als Ursache für wiederkehrende leidvolle Erfahrungen, für selbst- und gesellschaftsschädigende Verhaltensweisen erkannt werden.*
- *Unsere Existenz ist vernetzt und eingebettet; Inneres und Äußeres sind nicht voneinander zu trennen und ergänzen sich sinnvoll (Synchronizität).*
- *In jedem Teil ist das Ganze enthalten. Dies geht über den Satz „das Ganze ist mehr als die Summe seiner Teile" hinaus.*
- *Es gibt eine formgebende Entwicklungskraft in allem.*

*Wir danken Sylvester Walch und Reinhard Lasser für ihre Beiträge zur Gestaltung dieses Vorspanns.*

Transpersonal bedeutet nicht die Vernachlässigung des Personalen sondern dessen Erweiterung und Überschreitung. In diesem Sinne berücksichtigt transpersonale Psychotherapie und Selbst-Erfahrung auch den Erfahrungsschatz der personalen Therapieansätze. Zur Praxis transpersonaler Therapie gehört auch die Begleitung von Menschen mit „außergewöhnlichen Seinserfahrungen" und „psychotischen Bewußtseinsveränderungen" sowie in spirituellen Krisen (Dekompensationen infolge von außergewöhnlichen Bewußtseinserfahrungen).

Ausdrücklich werden spontane spirituelle Erfahrungen als potentiell heilsam erkannt und in ihrer Potenz, tiefgreifende Veränderungen auszulösen, gewürdigt. Wo solche Erfahrungen nicht spontan auftreten, werden sie durch entsprechende Techniken wie Hyperventilation, Meditation, Tanz, Musik etc. gefördert. Die holotrope Atmung als Technik hat eher Selbsterfahrungscharakter denn psychotherapeutische Zielsetzungen. Holotrope Therapie und Psychosynthese fallen unseres Erachtens in den Grenzbereich von Psychotherapie, weil die Praxeologie theoretische Schwächen aufweist (z.B. Theorie der Wirkfaktoren) und das Anwendungsfeld nicht die gesamte Bandbreite umfaßt, die für eine therapeutische Ausrichtung wünschenswert ist.

Transpersonale Anschauungen werden von der holotropen Therapie nach Stanislav Grof, der Psychosynthese nach Roberto Assagioli, von Jungschen Analytikern und anderen ausdrücklich vertreten. In zunehmendem Maße lassen aber auch Therapeuten anderer Richtungen wie der Gestalt- oder Familientherapie die Erfahrungen aus ihrer eigenen spirituellen Praxis in die Therapie einfließen.

**Literatur**

Boorstein, S. (Hg.) (1988): Transpersonale Psychotherapie. Bern

Zundel, E. & Fittkau, B. (Hg.) (1989): Spirituelle Wege und Transpersonale Psychotherapie. Paderborn

Sylvester Walch

# Holotrope Therapie

Die holotrope Therapie wurde von Stanislav Grof und Christina Grof in den letzten 15 Jahren in differenzierter Form ausgearbeitet. Den Hintergrund bildet dabei eine über dreißigjährige Forschungsarbeit mit außergewöhnlichen Bewußtseinszuständen. In seiner frühen Tätigkeit als Psychiater und Psychoanalytiker in Prag und später nach seiner 1967 erfolgten Auswanderung in die USA setzte er LSD als „psychoaktiven Katalysator" ein. Nachdem der Gebrauch dieser Substanzen gesetzlich verboten wurde, beschäftigte sich Grof mit psychoaktiven Techniken aus spirituellen Traditionen, die die Überschreitung des alltäglichen Raum-Zeit-Gefüges bewirken. So wurde die beschleunigte Atmung für den Eintritt in außergewöhnliche Bewußtseinszustände bedeutsam. Die Hyperventilation, unterstützt durch dynamisch-rituelle Musik und prozeßhafte Körperarbeit, ermöglicht somit ein Vordringen in unbekannte psychische Räume. Die dadurch aus dem Unbewußten freiwerdenden Erfahrungen helfen uns, Entwicklungsblockaden zu lockern und psychische Störungen zu überwinden.

## *Theorie*

Die seelische Struktur ist nach Stanislav Grofs „Kartographie der Psyche" (vgl. Grof 1987) nicht nur das Ergebnis lebensgeschichtlicher Erfahrungen, sondern in ihr finden auch perinatale, pränatale, archetypische und präexistentielle Einflüsse ihren Niederschlag. Auch wenn die orthodoxe Neurophysiologie („Myelisierung der Hirnrinde" wird erst nach der Geburt abgeschlossen) dem Erinnern von Erlebnissen, die vor dem ersten Lebensjahr liegen, nicht ganz traut, konnten in vielen Selbsterfahrungssitzungen ungewöhnliche, authentische Eindrücke, die z.T. durch nachträgliche Fremdanamnesen belegt wurden (vgl. Grof 1987; Walch 1994), ausgemacht werden. Der Zugang zu solchen inneren Erfahrungsräumen wird durch bewußtseinsverändernde Interventionen – z.B. durch beschleunigte Atmung (Hyperventilation) – ermöglicht. Wie aus körpertherapeutischen Verfahren bekannt ist, werden psychische Widerstände zumeist über die Beeinträchtigung des Atmens somatisch verfestigt (vgl. Reich 1978), sodaß vice versa über die Beschleunigung und Vertiefung des Atmens seelische Blockierungen abgebaut und gelöst werden können. Dies führt dann, wenn es intensiv praktiziert und durch ein therapeutisches Setting unterstützt wird, zu außergewöhnlichen Bewußtseinsstadien. „Die Arbeit mit dem Atem gehört seit jeher zu den profunden Rückhalten aller Mysterienschulen, da seit langer Zeit bekannt ist, daß man tiefgreifende Bewußtseinsveränderungen mit Hilfe von Techniken herbeiführen kann, die das Atmen beeinflussen" (Koosaka 1989, 23). Raum- und Zeitgrenzen werden dabei überschritten, und wir können, quasi wie in einem inneren Film, der uns emotional und körperlich in seinen Bann zieht, u.a. – unsere Geburt nochmals durcherleben – uns außerhalb des Körpers aufhalten – plötzlich in andere und frühere Kulturen eintauchen – in die Zukunft sehen – Identifikation mit Tieren erlangen – umfassende innere Verbundenheit mit dem Kosmos direkt erfahren.

## Die Geburt

Grof fand nun heraus, daß in Zuständen veränderten Bewußtseins häufig Erfahrungen rund um die Geburt auftreten. Die Geburt – ein Schnittpunkt der menschlichen Existenz – vermittelt uns in seiner leiblichen und bildhaft-symbolischen Dramaturgie einen kleinen Einblick in die Dynamik unserer Lebensentfaltung. Er ordnet das in langjährigen Forschungen gefundene Material in vier „perinatale Matrizen" (vgl. Grof 1978, 1985, 1987):

Die erste Phase oder die *erste perinatale Matrix* siedelt er kurz vor der Geburt an. Der Fötus erfährt die ursprüngliche symbiotische Einheit mit der Mutter – ein Zustand umfassender Versorgung. Bilder und Empfindungen von ozeanischen Zuständen, Gefühlen von Allverbundenheit und Einheit und ein Fehlen von Beschränkungen, Hindernissen und Grenzen können erlebt werden. In ungünstigen Verläufen, wenn es zu somatischen oder seelischen Störungen kam, werden auch Erfahrungen von „verschmutztem Wasser" bzw. „unwirtlicher und verseuchter Natur" berichtet.

Das Erfahrungsmuster der *zweiten perinatalen Matrix* steht in Verbindung mit den ersten Anfängen der biologischen Geburt. Hier wird das ursprüngliche Gleichgewicht der intrauterinen Existenz gestört, zunächst durch alarmierende chemische Signale, dann durch Muskelkontraktionen. Der Fötus wird in periodischen Abständen durch Gebärmutterspasmen zusammengepreßt. Die Cervix (der Muttermund) ist geschlossen, und der Weg nach draußen ist noch nicht erkennbar.

Die innere Situation, in der es keinen Ausgang gibt, bringt oftmals Gefühle von Angst, Panik und Ausweglosigkeit hervor. Dieses Grundempfinden fließt dann in archetypische Visionen von „alptraumhaften Welten", „Eingeschlossensein in einem Käfig", „einem Strudel, in dem man untergeht", „Angriff von Riesenspinnen", „Höllenvisionen", „Kali, die böse Mutter-Göttin" etc. ein. Aber auch depressive Verstimmungen werden auf diesem Hintergrund direkt erlebbar und nachvollziehbar.

*In der dritten perinatalen Matrix* setzen sich die Gebärmutterkontraktionen fort, doch im Gegensatz zum vorhergehenden Stadium ist der Muttermund erweitert und ermöglicht eine allmähliche Fortbewegung des Fötus durch den Geburtskanal. Ein gewaltiger Kampf ums Überleben beginnt, dazu kommen massiver mechanischer Druck von außen (bis zu hundert Pfund) sowie häufig Sauerstoffmangel und drohendes Ersticken.

Aus der Sicht des Erlebens ist die dritte perinatale Matrix sehr weitläufig und intensiv: Neben dem realistischen Erleben des tatsächlichen Kampfes im Geburtskanal finden sich u.a.: Erfahrungen von „Konfrontationen mit Gewalt, Aggression, Feuer, Erdbeben, Stürme". Archetypische Motive wie „Titanenkampf", „Fegefeuer", „Jüngstes Gericht", „Helden und mythologische Kämpfe", „Dämonen und Engel", „Tod und Wiedergeburt" können ebenfalls bildhaft-symbolisch dazukommen.

In der *vierten perinatalen Matrix* erreicht das Vorwärtstreiben durch den Geburtskanal seinen Höhepunkt, und auf die extreme Steigerung von Schmerzen, Spannungen und sexueller Erregung folgen unmittelbar Entspannung und Erleichterung. Das Kind ist geboren und sieht nach langer Dunkelheit das erste Mal Licht. In dieser Phase können Lichtvisionen, das Hören von kosmischen Klängen, Gefühle von Harmonie, Entspannung und Befreiung auftreten.

In der Auseinandersetzung mit derartigen Schemata ist noch darauf hinzuweisen, daß diese nicht kausal zu verstehen sind: Nicht weil die Geburt so verlaufen ist, wie sie ist, sind wir, wie wir sind, sondern die Geburtserfahrung vermittelt uns in komprimierter Form Einsichten in unser Dasein.

## Transpersonale Erfahrungen

Neben authentischen biographischen Szenen (leibnahe Erinnerungen aus frühester Kindheit), pränatalen (u.a. Wiedererleben der Herzbildung und Zeugung) und perinatalen Zuständen kann es auch zu Erfahrungen kommen, die jenseits vertrauter existentieller Bezüge liegen. So können wir durch das Transzendieren der Raum-Zeit-Grenzen z.B. innere Einsichten von Tieren, anderen Kulturen, kosmischen Räumen, naturstofflichen Zusammenhängen etc. gewinnen, ohne daß wir uns jemals vorher damit beschäftigt haben. Auch Erfahrungen von möglichen früheren Leben und die umfassende Identifikation mit dem menschlichen Sein und den Gesetzen des Daseins sowie spirituelle Einsichten (Eins-Sein mit Allem) und die Begegnung mit spirituellen Meistern können uns direkt oder über Symbole vermittelt werden.

## Praxis

Stanislav Grof ist ein herausragender Pionier in der theoretischen und praktischen Fundierung des transpersonalen Therapieansatzes. Die holotrope Therapie („holotropic breathwork"), wie er seinen Ansatz nennt, basiert auf einem Zusammenspiel von beschleunigter Atmung, Musik und Körperarbeit und wird zumeist in Gruppen durchgeführt: Da es durch die beschleunigte Atmung – Hyperventilation – zu tiefgreifenden Prozessen kommt, steht für jeden Erfahrenden (mit geschlossenen Augen auf einer Matte liegend) ein Beisitzer (sitter) zur Verfügung. Die Gruppe wird so organisiert, daß abwechselnd die Hälfte in die Atemsitzung geht und die andere Hälfte begleitet und assistiert. Am Anfang der Erfahrung wird eine Entspannungsübung angeboten, um das Aufgeben der Kontrolle zu erleichtern, dann die Anweisung zu schnellerem und tieferem Atmen gegeben. Die Erfahrung wird durch Musik (im ersten Teil mit schnellen Rhythmen, im Mittelteil eher dramatische und ethnische Klänge, im Schlußteil mehr entspannende und spirituelle Variationen) begleitet. Im letzten Teil der Sitzung kann dann durch nährende und katalytische Körperarbeit der Erfahrungsprozeß weiter unterstützt werden. Von außen sieht die Szene manchmal furchterregend aus. Die Trancezustände bringen oft sonderbare Positionen und Bewegungen hervor, und es ist ein Schreien, Zittern, Weinen und Lachen gleichzeitig im Raum. Die Körperarbeit dient zur Vervollständigung der Erfahrung (grobstofflich und feinstofflich), wenn es zu Stagnationen und Unterbrechungen kommt.

Gegen Ende der Sitzung, die in der Regel zweieinhalb bis dreieinhalb Stunden dauert, wird die Erfahrung durch Malen (u.a. Mandalas) nochmals symbolisch verdichtet. Nach einer Pause erfolgt die Aufarbeitung im Sinne eines therapeutisch begleiteten Erfahrungsaustausches und mit Hilfe von rituellen Übungen. Die gemalten Bilder werden in die Gespräche miteinbezogen. So können die zumeist recht intensiven Erlebnisse weiter verstanden und in das alltägliche Leben integriert werden.

Es ist wichtig, daß die Seminarleiter darauf achten, daß die Arbeit in einer guten Atmosphäre stattfinden kann. Regelmäßige Meditationen, das Spielen von spiritueller Musik, auch in den Pausen, und die begleitende Unterstützung der Teilnehmer untereinander ermöglichen eine stille Vertiefung. Die Bereitschaft zum Loslassen, das Vertrauen in die innere Weisheit des Vorgangs, das Geschehenlassen von dem, was passiert, die Öffnung für Überraschendes wird immer wieder angesprochen und gefördert.

## Anwendung

Die holotrope Therapie, in der die beschleunigte Atmung als katalytisches Medium eingesetzt wird, kann in Gruppen- und in Einzelsitzungen durchgeführt werden.

Prinzipiell wird darauf geachtet, daß die Erfahrungs- (Atemsitzungen) und die Besprechungseinheiten (Vorbereitung, verbale Aufarbeitung, rituelle Übungen und Reflexion des anthropologischen Hintergrundes) zeitlich etwa gleich gewichtet sind. Im Prozeßverlauf ist mit der Zunahme des Vertrauens in veränderte Bewußtseinszustände eine fortschreitende Tiefung und Weitung in der Konfrontation unbewußten Materials zu beobachten. Werden in den ersten Sitzungen vor allem vertraute lebensgeschichtliche Bezüge mit heftigen emotionalen und körperlichen Reaktionen an die Bewußtseinsoberfläche treten, so werden im weiteren Geschehen, anfänglich eher bruchstückhaft, perinatale, pränatale und präexistentielle Zustände und Inhalte authentisch und hautnah durcherlebt. Wenn sich nach etwa 20 bis 30 Sitzungen eine allmähliche Beruhigung der körperlichen Reaktionen, eine auf Vertrauen gegründete emotionale Sicherheit und eine gelassene Registrierung der inneren Bilder einstellt, kann auch an eine vorläufige Beendigung dieses evokativen Prozesses gedacht werden. Weitere Gesprächskontakte können dann das Erlebte identitätsorientiert verankern und Veränderungen im Alltag produktiv unterstützen.

**Literatur**

Bohm, D. (1989): Die implizite Ordnung. In: Schaeffer M. & Bachmann A. (Hg.): Neues Bewußtsein – neues Leben. München

Bohm, D. (1985): Die implizite Ordnung. München

Capra, F. (1984): Das Tao der Physik. Bern, München, Wien

Grof, S. (1978): Topographie des Unbewußten. Stuttgart

Grof, S. (1985): Geburt, Tod und Transzendenz. München

Grof, S. (1987): Das Abenteuer der Selbstentdeckung. München

Horney, K. (1975): Neurose und menschliches Wachstum. München

Jung, C.G. (1971): Die Beziehungen zwischen dem Ich und dem Unbewußten. Olten

Koosaka, I.O. (1989): Rebirthing. Connection 5

Kübler-Ross, E. (1990): Über den Tod und das Leben danach. Neuwied

Moody, R. (1977): Leben nach dem Tod. Hamburg

Reich, W. (1978): Charakteranalyse. Frankfurt/M.

Ring, K. (1986): Den Tod erfahren und das Leben gewinnen. Bern, München, Wien

Talbot, M. (1992): Das holographische Universum. München

Vaughan, F. (1986): Die transpersonale Perspektive. In: Grof, S. (Hg.): Alte Weisheit und modernes Denken. München

Walch, S. (1994): Transpersonale Selbst-Erfahrung. (In Vorbereitung)

Wilber, K. (1987): Das Spektrum des Bewußtseins. München

Wilber, K. (1984): Wege zum Selbst. München

Winnicott, D.W. (1988): Reifungsprozesse und fördernde Umwelt. Frankfurt/M.

Zundel, E. & Fittkau, B. (Hg.) (1989): Spirituelle Wege und Transpersonale Psychotherapie. Paderborn


**Weiterführende Literatur**

Grof, St. (1990): Die stürmische Suche nach dem Selbst. München

Wilber, K. (1987): Halbzeit der Evolution. Bern, München, Wien

Wilber, K. et al. (1988): Psychologie der Befreiung. Bern, München, Wien

*Harald Walach*

# Psychosynthese

Psychosynthese ist ein transpersonales, humanistisch-psychologisches Modell, begründet durch den italienischen Psychiater Roberto Assagioli (1888–1974). Assagioli war anfangs Anhänger der neuen psychoanalytischen Bewegung und gehörte zu den Wegbereitern Freuds in Italien. Bald schon distanzierte er sich von der reduktiven Sicht der Analyse und entwickelte seine eigenen Ideen. Sein Hauptanliegen war, die „höheren" Bereiche der menschlichen Psyche, wie transpersonale Erfahrungen, Intuitionen und Erkenntnisse, geistige Werte wie Hingabe, Altruismus u.a., nicht aus Trieben wie Sexualität, Hunger, Aggression zu erklären, sondern sie als eigene Phänomene zu betrachten (Ferrucci 1986; Assagioli 1992).

## Zur Theorie der Psychosynthese

Das *Ziel der Psychosynthese* ist, wie es bereits der Name ausdrückt, die Synthese verschiedener Aspekte der Persönlichkeit um das Zentrum, den Kern der Person. Dieses Zentrum ist, in der Sprache der Psychosynthese, unser transpersonales Selbst. Dieses Selbst ist eine psychologisch-begriffliche Entsprechung dessen, was in den westlichen spirituellen Traditionen als Seele bezeichnet wird.

*Im Persönlichkeitsmodell der Psychosynthese* wird der Begriff des Unbewußten differenziert: Assagioli unterscheidet ein *tieferes Unbewußtes* (körperlich-organisch-physiologische Prozesse, Trieb- und Gefühlsenergien, Komplexe und Material der Vergangenheit), ein *mittleres Unbewußtes* (potentiell unmittelbar zugängliches Material; vergleichbar dem Vorbewußten Freuds) und ein *höheres Unbewußtes* (Quelle von Inspiration, Repräsentanz unseres noch unverwirklichten Potentials und als solches die Präsenz der Zukunft als Potentialität). Mit der Betonung des höheren Unbewußten als einer psychischen Wirklichkeit werden psychische Akte, die man normalerweise der Sphäre der kulturellen, künstlerischen, religiösen, humanitären oder wissenschaftlichen Leistungen zurechnet, als eigene Phänomene erkannt und ernst genommen. Weder werden sie als Kompensationen, Sublimationen oder Ersatzhandlungen für fehlende Triebabfuhr gewertet noch als kulturell-soziale Überformungen, sondern als zum Menschen gehörende Phänomene. Sie werden als transpersonale oder spirituelle Inhalte bezeichnet.

*Psychische Störungen* haben nicht bloß eine pathologische Seite, die zu beheben ist, damit das Funktionieren wieder gewährleistet ist. Sie können auch in ihrer Bedeutung relativ zur Selbstentfaltung gesehen werden. Alles, was

*Wir danken Aron Saltiel für seine Mitwirkung bei der Darstellung der Psychosynthese.*

als Pathologie erscheint, kann der verzerrte Ausdruck eines höheren Strebens sein, das es freizulegen und einzurichten gilt. Alles, was recht normal und angepaßt aussieht, kann eine latente lebenslange *Weigerung* sein, die eigene Selbst-Entfaltung oder Selbstwerdung zu *vollziehen.* Psychische Störung und Normalität sind relative Begriffe und auf das Ziel der organischen Selbst-Entfaltung hin zu sehen. Soweit diese behindert ist oder stagniert, werden Störungen behandelt. Das heißt nicht, daß man damit die bewährten Begriffe der Psychopathologie und die Neurosenlehre über Bord werfen müßte. Sie werden vielmehr relativiert und in ihrer Ausschließlichkeit angezweifelt.

## Zur Praxis der Psychosynthese

*Psychosynthese-Therapie* bzw. *-Beratung* ist prozeßbezogen und damit klientenzentriert (was Konfrontation nicht ausschließt, sondern manchmal geradezu bedingt). Sie anerkennt das transpersonale Selbst des Klienten und sucht mit dem Klienten nach möglichen konstruktiven Ausdrucksformen dieses seines Selbst. Sie unterscheidet Problembereiche und Einsatz von Methoden nach personaler und transpersonaler Arbeit, wobei es primär gilt, eine Persönlichkeit zu entwickeln, die sich ihrer Mitte bewußt ist. Sie verwendet die dem Klienten innewohnenden Heilungskräfte systematisch, indem sie diese als Ressourcen anspricht und mobilisiert. Sie arbeitet viel mit der Kraft der inneren Bilder (Imagination, geleitete Phantasie).

Psychosynthese stellt vor allem ein umfassendes theoretisches Persönlichkeitsmodell als Rahmen für die Therapie zur Verfügung. Typische Schwerpunkte einer Psychosynthese-Therapie sind Entspannung, Einsatz von kreativen Medien, freie oder geleitete Tagträume, Biographiearbeit, Arbeit mit Subpersönlichkeiten („parts"), die Schulung der Intuition. Das Modell ist mit den meisten Techniken der humanistischen Psychotherapien kompatibel und methodisch und nach Neigung und Fähigkeiten des Therapeuten für Inspiration anderer Therapierichtungen offen und in dieser Hinsicht unorthodox (Assagioli 1993).

*Anwendungsbereiche:* Lebens- und Sozialberatung, Psychotherapie, Pädagogik, Pflegeberufe und verwandte Sparten.

**Literatur**

Assagioli, R. (1992): Psychosynthese und transpersonale Entwicklung. Paderborn

Assagioli, R. (1993): Psychosynthese. Handbuch der Methoden und Techniken. Reinbek, Hamburg

Ferrucci, P. (1986): Werde, was du bist. Selbstverwirklichung durch Psychosynthese. Reinbek, Hamburg

# 8. Integrative Verfahren

*Die Geschichte der Psychotherapie ist reich an Abspaltungen, Differenzierungen und Weiterentwicklungen, worauf unter anderem die bestehende Heterogenität unter den Schulen zurückzuführen ist. Eine gegenläufige Bewegung greift auf bereits vorhandene Konzepte zurück und versucht diese auf eine Weise zu vereinbaren, daß – angereichert durch eigene Ergänzungen – qualitativ neue, integrative Ansätze entstehen.*

*Den Anspruch, Konzepte aus verschiedenen Schulen kombiniert zur Anwendung zu bringen, erheben viele Praktiker, ohne deswegen aber eine in sich konsistente theoretische Fundierung zu liefern. Vielfach werden einfach nur bewährte Konzepte in einer eklektischen Weise zusammengefügt, möglicherweise zum Nutzen des therapeutischen Prozesses, aber doch beliebig in Hinblick auf die Verträglichkeit mit theoretischen Grundannahmen.*

*Demgegenüber steht die Eigenständigkeit und theoretische Konsistenz integrativer Ansätze. Als Beispiele werden im folgenden die Integrative Therapie von Hilarion Petzold durch ihren Urheber selbst, die Dynamische Gruppentherapie durch einen ihrer Pioniere und profiliertesten Vertreter im deutschsprachigen Raum, Raoul Schindler, und die Emotionale Reintegration durch ihren Begründer, Peter Bolen, vorgestellt.*

*In der Integrativen Therapie nach Petzold werden tiefenpsychologische, konkreter psychoanalytische Konzepte mit existentialistischen Orientierungen und Konzepten aus der empirischen Psychotherapieforschung und dem therapeutischen Theater verbunden und durch eigenständige Beiträge bereichert.*

*Die Dynamische Gruppenpsychotherapie integriert Elemente aus der Gruppendynamik und Feldtheorie, aus Psychoanalyse und Neo-Analyse, aus dem Ansatz der therapeutischen Gemeinschaft, aus dem Psychodrama und selbst entwickelte Konzepte wie z.B. die Rangdynamik, die auf Schindler zurückgeht.*

*Die Emotionale Reintegration verknüpft vegetotherapeutische Konzepte nach Reich, gestalttherapeutische, primärtherapeutische und psychoanalytische Elemente. Der Anspruch der Emotionalen Reintegration, eine eigenständige psychotherapeutische Methode zu sein, erscheint anhand der wenigen Publikationen in der Fachliteratur noch nicht eingelöst: Neben einer eklektischen Bezugnahme auf eine Reihe von bewährten Ansätzen, ohne Ausformulierung ihrer theoretischen Konsistenz in diesem Zusammenhang, nimmt sich der eigenständige Beitrag (Gelenksarbeit) bescheiden aus.*

*Weitere Beispiele für Bemühungen um integratives Vorgehen geben Strupp, Garfield, Howard, Orlinsky und Grawe.*

*Zu beobachten ist ein Trend zu methodenübergreifenden Modellen: So stellen Blaser et al. (1992) Problem- und Patientenorientierung sowie Methodenpluralismus und strukturierendes Vorgehen als Kennzeichen ihres Ansatzes heraus, auch Grawe et al. (1994, 749–787) verweisen in diese Richtung, wenn sie mit der Intention einer aus der empirischen Forschung abgeleiteten „Allgemeinen Psychotherapie"*

---

*Wir danken Hilarion Petzold für seine Anregungen.*

*Problembewältigung, Klärung und Beziehung als unverzichtbare Grundelemente jedes erfolgreichen psychotherapeutischen Wirkens hervorheben.*

*Da das Wirken der genannten Autoren für die österreichische Praxis (noch) nicht in systematischer Weise Niederschlag gefunden hat, haben wir auf die nähere Darlegung dieser integrativen Konzeptionen verzichtet. Der interessierte Leser sei auf die einschlägige Literatur dazu verwiesen.*

**Literatur**

Blaser, A., Heim, E., Ringer, C. & Thommen, M. (1992): Problemorientierte Psychotherapie. Ein integratives Konzept. Bern, Göttingen

Grawe, K., Donati, R. & Bernauer, F. (1994): Psychotherapie im Wandel. Von der Konfession zur Profession. Göttingen, Bern

Norcross, J. (Ed.) (1986): Handbook of Eclectic Psychotherapy. New York

Norcross, J. & Goldfried, M. (Eds.) (1992): Handbook of Psychotherapy Integration. New York

Petzold, H. (Hg.) (1992/1993): Integrative Therapie. Modelle und Theorien einer schulenübergreifenden Psychotherapie. 3 Bde. Paderborn

## Hilarion Petzold

# Integrative Therapie

„Integrative Therapie" ist ein ganzheitliches therapeutisches Verfahren, das Psychotherapie, Leibtherapie, Soziotherapie und Arbeit mit „kreativen Medien" umfaßt und Mitte der sechziger Jahre von Hilarion Petzold begründet wurde (Rahm et al. 1993). Es wird von ihm und seinen Mitarbeitern seitdem systematisch als methodenübergreifender Ansatz weiterentwickelt. Ausgangspunkt war die Vorstellung, daß der „ganze Mensch" in seiner leiblichen, emotionalen und kognitiven Realität und in seinen sozialen und mikroökologischen Bezügen behandelt werden müsse und nicht nur seine „Psyche" – es wird deshalb auch von einer „Integrativen Humantherapie" gesprochen. Weiterhin war die Idee wesentlich, daß es allen Psychotherapieschulen gemeinsame Grundkonzepte und Wirkfaktoren (common factors) gibt, aber auch wichtige spezifische Elemente, die zusammengeführt werden müssen, um Einseitigkeiten zu überwinden und sich den wissenschaftlichen und klinischen Ertrag des gesamten psychotherapeutischen Feldes zunutze zu machen. Diese Grundidee wird von der neueren empirischen Psychotherapieforschung vollauf gestützt (Petzold 1988n, 1992a; Mahrer 1989; Norcross & Goldfried 1992; Grawe et al. 1994).

### Definitionen und Ziele des Integrativen Ansatzes

Für den Integrativen Ansatz können programmatisch folgende Zieldimensionen umrissen werden:
„Die Klarheit des erkenntnistheoretischen Standorts, die Konsistenz der anthropologischen Konzepte und die Eindeutigkeit der ethischen Position sind die Grundvoraussetzung jedes therapeutischen Handelns. Hier einen verläßlichen Boden zu gewinnen ist das Ziel der theoretischen Bemühungen in der Integrativen Therapie" (Petzold 1991a).
„Der Integrative Ansatz ist keine Kombination oder Aneinanderreihung therapeutischer Verfahren und Methoden, sondern er sucht in diesen nach spezifischen und allgemeinen Wirkmomenten und Konzepten, um auf dieser Grundlage eigenständige, schulenübergreifende Theoriekonzepte und Praxisstrategien zu entwickeln, in denen die besten Elemente der traditionellen Schulen – sich wechselseitig ergänzend – einbezogen sind und aus dieser Synergie eine neue, mehrperspektivische Sicht und ein neuer Weg der Behandlung entstehen kann: *Integrative Therapie*" (Petzold 1992a).
„Eine tragfähige Beziehung und empathisches Verständnis für erlebtes Leid, konkrete Hilfe in Problemlagen, Einsicht in die gesellschaftlichen Bedingungsgefüge der Biographie, des aktualen Lebens und der Zukunftsentwürfe, Bewußtheit für den eigenen Leib sowie Räume für emotionalen

Ausdruck und soziales Miteinander, das ist es, was unsere Patienten brauchen, um gesund zu werden, was Menschen brauchen, um gesund zu bleiben, und was Psychotherapie bereitstellen muß, um wirksam zu sein. Dabei müssen vielfältige, kreative Methoden und Medien eingesetzt sowie differentielle und integrative „Wege der Heilung und Förderung" beschritten werden. Dies ist die Richtung, die wir in der Praxis der Integrativen Therapie eingeschlagen haben" (Petzold 1993a).

In kompakten Definitionen kann der Integrative Ansatz unter drei Perspektiven gesehen werden:

1. als Metamodell,
2. als Verfahren klinischer Therapie und
3. als methodenintegrative Praxeologie.

Die Definitionen, die den entsprechenden Bänden des Grundlagenwerkes „Integrative Therapie – Modelle und Methoden zu einer schulenübergreifenden Psychotherapie" voranstehen (Bd. 1 „Klinische Philosophie", Bd. 2 „Klinische Theorie", Bd. 3 „Klinische Praxeologie"), machen die komplexe und umfassende Ausrichtung dieses Integrationsversuchs deutlich.

## Definitionen

Integrative Therapie als ein Metamodell angewandter Anthropologie und Erkenntnistheorie ist als Humantherapie einer „asklepiadischen Therapeutik" verpflichtet, d.h., sie versteht sich im Sinne des griechischen „therapeuein" als Verbindung von Heilkunst, Gesundheitsförderung und Kulturarbeit, die darauf gerichtet ist, Partikularisierung, Entfremdung, Verdinglichung und Kolonialisierung des Menschen und seiner Lebenswelt zu begegnen. Zu diesem Zweck stellt Integrative Therapie für die Zielfindung und Begründung von Interventionen aus dem Bereich „angewandter Humanwissenschaften" die theoretische Metafolie einer „klinischen Philosophie" bereit mit den Kernkonzepten der diskursiven Konsensfindung in Prozessen „intersubjektiver Ko-respondenz", einer „Anthropologie des schöpferischen Menschen", den Konzepten der „Kokreativität" und der Mehrperspektivität, durch die die „klinische Theorie" und die „Praxeologie" mit ihrem breiten Spektrum an psychotherapeutischen, leibtherapeutischen, kreativitätstherapeutischen, soziotherapeutischen und agogischen Methoden für die Arbeit mit einzelnen, Gruppen, Netzwerken und Institutionen fundiert wird.

Integrative Therapie als ein Verfahren klinischer Therapie ist an der „Entwicklungspsychologie der Lebensspanne" orientiert und vertritt einen schulenübergreifenden, differentiellen und methodenintegrativen Ansatz. Dieser verbindet auf der Grundlage vergleichender Psychotherapieforschung und metahermeneutischer Konzeptbildung tiefenpsychologisches Denken, sozialwissenschaftliche Reflexionen, kognitions-, emotions- und handlungstheoretische Überlegungen zu einer „hinreichend konsistenten"

„klinischen Theorie". In einem mehrperspektivischen Zugang werden Gesundheit und Krankheit kontextabhängig, karrierebezogen und multifaktoriell bestimmt gesehen, wobei negative Beziehungserfahrungen in Interaktion mit supportiven Erlebnissen, „stressfull live events" in Interaktion mit positiven Lebensereignissen zu „zeitextendierten Belastungen" (mit den sie begleitenden Überforderungsgefühlen und ihren Bewertungen in „subjektiven Theorien") führen können, die als krankheitsverursachend für die Persönlichkeit und ihre Strukturen „Selbst, Ich und Identität" betrachtet werden. Integrative Therapie schließt damit das medizinische Behandlungsmodell ein, überschreitet es aber deutlich, indem sie sich nicht nur mit Pathogenese und „Risikofaktoren", sondern auch mit Salutogenese und „protektiven Faktoren" befaßt.

Integrative Therapie als differentielle klinische Praxeologie, hat eigenständige behandlungsmethodische Entwicklungen und Elemente der aktiven und elastischen Technik der „Ungarischen Psychoanalyse", Konzepte kognitiver Therapieansätze, der emotionszentrierten, erlebnisaktivierenden Verfahren humanistischer Psychologie (z.B. Gestalttherapie, Psychodrama), der Leibtherapie und der Arbeit mit kreativen Medien zu einer originellen, konsistenten Behandlungskonzeption mit einer flexiblen, vielseitig zupaßbaren Methodik verbunden. Sie hat zum Ziel, den Menschen in seiner körperlich-seelisch-geistigen Ganzheit und mit seinem Lebenskontext / Kontinuum durch theoriegeleitetes, forschungsbasiertes und indikationsspezifisches Vorgehen im Rahmen einer ko-respondierenden und kooperativen therapeutischen Beziehung zu behandeln, um beschädigte Gesundheit und Identität wiederherzustellen, die Entwicklung der Persönlichkeit zu fördern, bei der Bewältigung von irreversiblen Schädigungen Copinghilfen oder palliative Stützung zu geben. Von den „Phänomenen zu den Strukturen und Entwürfen" im Lebensgeschehen und im therapeutischen Prozeß voranschreitend, sind Schwerpunkte der Therapie die Bearbeitung biographischer Defizite, Traumata, Konflikte und Störungen und ihrer Auswirkungen im gegenwärtigen Leben des Patienten, die Nach- oder Neusozialisation bei frühen Schädigungen und Negativkarrieren, das Aufdecken unbewußter Problematiken, das Bereitstellen alternativer bzw. korrektiver Erfahrungen und praktischer Hilfen bei der Bewältigung aktueller Lebensschwierigkeiten sowie das Entwickeln kommunikativer Kompetenz, tragfähiger Beziehungsstrukturen und positiver Zukunftsentwürfe. Dabei kommen für die jeweils spezifische Behandlung psychischer, psychosomatischer und sozialer Erkrankungen verschiedener Schweregrade Einzel-, Gruppen-, Familien- und Netzwerktherapie und vielfältige Methoden, Techniken und Medien im Rahmen eines Modelles „Integrativer Intervention" zum Einsatz.

## Quellen und historisches Herkommen

Die „Integrative Therapie" hat von Anfang an versucht, die großen Hauptströmungen der Psychotherapie zu verbinden: den tiefenpsychologischen Ansatz, der in Form der „aktiven und elastischen Technik" von Ferenczi übernommen wurde, den humanistisch-psychologischen Ansatz durch die Aufnahme von Konzepten und Methoden aus dem Psychodrama und der Gestalttherapie, den behavioralen Ansatz durch den Einsatz ausgewählter Techniken der Verhaltensmodifikation und der kognitiven Therapieformen. Versuche, einige dieser Richtungen zu kombinieren, hat es seit den vierziger Jahren gegeben, insbesondere für die Verbindung von Psychoanalyse und Verhaltensmodifikation (z.B. Dollard und Miller, French), aber auch Schulengründer wie Moreno und Perls versuchten in ihren Verfahren, die großen Strömungen der Psychologie und Psychotherapie einzubeziehen. Seit den fünfziger Jahren kamen zunehmend eklektische Ansätze in der Psychotherapie auf (z.B. Thorne, Garfield). Übergreifende Theorienbildungen und die systematischen Integrationen in theoretischer und praxeologischer Hinsicht finden sich erst seit Ende der sechziger Jahre (Petzold, Wyss, Prochaska & DiClemente). Sie versuchen, eklektische Positionen zu überwinden. Der Ansatz des Autors gilt als eines der frühesten und umfassendsten Modelle dieser Art (Petzold & Sieper 1988; Petzold 1992g).

## Menschenbild

In der „Integrativen Therapie" wird der Mensch als ein wesensmäßig Koexistierender, „être-au-monde", als ein „Körper-Seele-Geist-Wesen im sozialen und ökologischen Kontext und Zeitkontinuum" gesehen, als „Leibsubjekt in der Lebenswelt", das von „bewußten und unbewußten Strebungen bestimmt" ist und in „fundamentaler Korrespondenz mit der Welt und den Mitmenschen" steht (Petzold 1991e). Die Konsequenz aus einem so umfassenden Menschenbild für die Praxis der Therapie ist, daß nicht nur Psycho-Therapie betrieben werden kann, sondern daß der „Körper" einbezogen werden muß (durch bewegungs-, entspannungs- und kreativtherapeutische Ansätze), daß die „Seele", d.h. motivationales und emotionales Geschehen, durch psychotherapeutische Methoden behandelt wird und daß für Belange des „Geistes" (Fragen nach dem Lebenssinn, nach Zielen, Werten) meditative Wege oder das (sokratische) Sinngespräch aufgegriffen werden, daß schließlich für die Dimension Kontext/Kontinuum in der Bearbeitung sozialer Probleme soziotherapeutische, familientherapeutische, netzwerktherapeutische Ansätze zur Anwendung kommen und im Umgang mit (mikro-)ökologischen Problemen auf milieutherapeutische Strategien und Interventionen des „ecological modelling" zurückgegriffen wird. Der Leib als zentrale Möglichkeit der Wahrnehmung und des Ausdrucks steht zu allen Dingen der Welt, die in das Bewußtseinsfeld treten oder im

Handlungsraum liegen, in einer kreativen Bezogenheit. Der Mensch ist wesensmäßig Koexistierender und Gestaltender. Wir sprechen deshalb von einer „Anthropologie des schöpferischen Menschen" (Orth & Petzold 1993).

## Entwicklungstheorie und Persönlichkeitstheorie

Anthropologie, die Aussagen über das Wesen des Menschen macht, Persönlichkeitstheorie, die das Funktionieren der Person erklären will, müssen aufeinander abgestimmt sein. Wird der Mensch als wesensmäßig Koexistierender und Bezogener gesehen, so muß Persönlichkeit in ihrer Entwicklung interaktional bestimmt sein. Die „Integrative Therapie" greift deshalb auf interaktionistische und sozialisationstheoretische Konzepte der Persönlichkeitsentwicklung zurück und stützt sich besonders auf die moderne Baby- und Kleinkindforschung (Petzold 1993c), die zahlreiche Grundpositionen der traditionellen Psychoanalyse in Frage stellt und ein neues Paradigma bietet. Mensch wird man durch den Mitmenschen. Person wird man durch Interaktionsprozesse, durch Ko-respondenz. Dieses Prinzip gilt über die ganze Lebensspanne. Die Psychologie des Erwachsenenalters und des Alters, nicht nur die Entwicklungsstrecke der frühen Kindheit, wird als wesentlich angesehen (Petzold 1993a). Aus dem biologischen Organismus entwickelt sich schon im Uterus ein „archaisches Leib-Selbst". Es nimmt wahr, speichert, reagiert. Diese Möglichkeiten werden gegen Ende des ersten Lebensjahres zunehmend bewußter eingesetzt. Aus dem Leib-Selbst bildet sich ein „reflexives Ich": Ich sehe mich selbst. Das Ich des Kleinkindes, das mit 12 Monaten die Mutter im Spiegel erkennt, mit 18 Monaten sich selbst im Spiegel erkennt, das im zweiten und dritten Lebensjahr zunehmend auch bemerkt, „wie" es von anderen Menschen gesehen wird („Ich sehe, wie andere mich sehen"), konstituiert in diesem Prozeß „Identität". Ein Leib-Selbst, das über Ich und Identität verfügt, bezeichnen wir als „reifes Selbst". Identität verändert sich über das Leben hin, sie wird in starkem Maße vom sozialen Kontext bestimmt, aus dem „Identifizierungen" (Identitätszuschreibungen) kommen, die das Ich bewertet (valuiert), mit „Identifikationen" belegt und „internalisiert". Auf diese Weise entsteht eine persönliche Geschichte, eine Biographie. Die Persönlichkeitstheorie in der Integrativen Therapie verbindet Erkenntnisse persönlichkeitspsychologischer Forschung und Teilerkenntnisse verschiedener psychotherapeutischer Systeme zu einem integrativen Persönlichkeitsmodell (Petzold 1992a, 528 ff.).

## Krankheits- und Gesundheitslehre

Der Prozeß der Persönlichkeitsentwicklung und die beständige Formung der Identität durch die Umwelt – bis ins hohe Alter – machen deutlich: Der Mensch ist kein Selbstversorger, er ist eingebunden in soziale Bezüge. Sind diese gut, kann er sich entfalten, sind sie belastend oder schädigend, wird er eingeschränkt, verletzt, krank. Im integrativen Ansatz vertreten wir dezidiert, daß Gesundheit und Krankheit nicht voneinander isoliert betrachtet werden dürfen. Menschliche Persönlichkeit ist das Resultat aller positiven, negativen und Defiziterfahrungen. Sie wird bestimmt durch die Interaktion von Schutz- und Risikofaktoren, Ketten widriger, belastender Ereignisse (chains of adversive events) und Ketten positiver, stützender und schützender Ereignisse (chains of supportive/protective events, vgl. Petzold, Goffin & Oudhof 1993). Diese Sicht überschreitet das traditionelle, verkürzende „medizinische Modell" in der Psychotherapie. Sie wird durch Längsschnittforschung gut abgesichert. Man weiß, daß Ursachen für seelische Erkrankungen im Erwachsenenalter nicht nur in der frühen Kindheit liegen, nicht nur in traumatischen Einzelereignissen, sondern in Ereignisketten. Die Forschung zeigt, daß auch im Erwachsenenalter schwere seelische Schäden gesetzt werden können, aber auch Kompensation und Heilung erfolgt (Rutter & Rutter 1992). In der Integrativen Therapie haben wir damit eine sehr moderne, flexible Krankheitslehre, die in drei sich ergänzenden Modellen gründet:

1. das Modell der Entwicklungsschädigungen:
Traumata (Überstimulierung), Defizite (Unterstimulierung), Störungen (uneindeutige, unterbrochene Stimulierung), Konflikte (widerstreitende Stimulierung) können, wenn sie die Ressourcen, die Konfliktlösungs- und Bewältigungsmöglichkeiten (coping capacity) des Menschen überschreiten, krankheitsauslösend wirken;

2. das Modell der multiplen, zeitextendierten Belastung bzw. Überlastung:
Nicht nur ein Ereignis, sondern Ereignisketten, nicht nur eine kurzzeitige Einwirkung, sondern über längeren Zeitraum wirkender Streß sind in der Regel Ursache von Erkrankungen;

3. das Repressionsmodell der Krankheit:
Es besagt: Wenn expressive Impulse des Organismus (z.B. das Zeigen von Gefühlen) permanent gewaltsam unterdrückt werden oder keine Resonanz erhalten, können diese Situationen zur Ursache von Erkrankungen werden (Petzold 1993b).

Da die „Lebenskarrieren" von Menschen sehr unterschiedlich sind, ihre Familienkonstellationen und ihre Belastungserfahrungen sehr stark variieren, gibt es nach Auffassung der Integrativen Therapie – und das wird durch die Forschung gut gestützt – keine starren Schemata der Pathogenese. Jeder Lebensverlauf muß deshalb sehr sorgfältig mit dem Patienten untersucht werden, um die Ursachen und Hintergründe der Erkrankungen und ihrer Symptomatik zu erarbeiten und auf dieser Grundlage eine differentielle Behandlungsplanung zu ermöglichen sowie entsprechende therapeutische Maßnahmen und Methoden auszuwählen und einzusetzen. Die Mehrzahl der herkömmlichen Therapieformen (z.B. Psychoanalyse, Bioenergetik, Gesprächs- oder Gestalttherapie) arbeiten statt dessen monomethodisch und mit relativ wenigen, typisierten krankheitsverursachenden Konstellationen. Auch bei der Gesundheits- und Krankheitslehre, die – über die individuellen Ursachen hinausgehend – immer auch die Situation des sozialen Netzwerkes und das gesellschaftliche Bedingungsgefüge in den Blick nimmt (wir sprechen deshalb von einem „erweiterten" Gesundheits- und Krankheitsbegriff), haben wir also ein integratives, schulenübergreifendes Modell (Petzold & Schuch 1991).

## Die Praxis der Behandlung – Methoden, Techniken und Medien

Die Integrative Therapie verfügt auf der Grundlage der Breite ihres Ansatzes über ein reiches Repertoire an Methoden (Petzold 1993a), z.B. Integrative Leib- und Bewegungstherapie, Integrative Kunsttherapie, Integrative Musiktherapie (siehe die Beiträge in diesem Buch), Behandlungstechniken (z.B. Rollentausch, Identifikations- und Dialogtechnik, Lebenspanorama, Körperbilder) und Medien (z.B. Farben, Puppen, Kollagen, Ton usw.), die indikationsspezifisch und prozeßorientiert eingesetzt werden können (Petzold & Orth 1990). Sie stehen aber immer im Rahmen einer tragfähigen, empathischen therapeutischen Beziehung. Diese bildet die Grundlage der Heilung. Bearbeitet werden Probleme der gesamten „Lebensspanne", Belastungen aus der Kindheit, Schwierigkeiten im aktuellen Lebensvollzug, Befürchtungen für die Zukunft. Unbewußte Konflikte und bewußtes Material werden auf einer kognitiven, emotionalen und leiblichen Ebene angeschaut und durchgearbeitet. Dabei macht sich die „Integrative Therapie" die moderne Forschung zu „therapeutischen Wirkfaktoren" zunutze, denn Therapie wirkt, wenn in einer vertrauensvollen, empathischen und stützenden Therapeut-Patient-Beziehung emotionale Entlastung gegeben, Ausdruck von Gefühlen gefördert, rationale Einsicht vermittelt wird, wenn praktische Lebenshilfe gegeben werden kann, eine Förderung der leiblichen Selbstwahrnehmung erfolgt und man die „kommunikative Kompetenz" von Patienten/Klienten entwickelt. Andere Wirkfaktoren sind der Aufbau und die Entwicklung sozialer Netzwerke, die Eröffnung eines positiven Zukunftshorizontes, die Förderung des Sinn- und Identitätserlebens, des Problemlösungs- und Bewältigungsverhaltens usw. Werden diese Faktoren nicht mechanistisch, sondern organisch in den interpersonalen Prozeß der Therapie eingebaut und systematisch zur Wirkung gebracht, so sind die Chancen, daß eine Therapie ein positives Ergebnis hat, recht gut. Leider werden die Erkenntnisse der Prozeß- und Wirksamkeitsforschung von vielen Psychotherapeuten und Therapieschulen nicht oder wenig zur Kenntnis genommen, geschweige denn systematisch genutzt (Petzold 1992g). Der Integrative Ansatz unterstreicht indes die Bedeutung dieser Ergebnisse und wendet sich damit in seiner Praxis von Einseitigkeiten ab – etwa von der vorwiegenden Zentrierung auf Emotionen in der Gestalttherapie, der alleinig sprachlichen Ausrichtung in der Psychoanalyse, von der ausschließlichen Fokussierung auf physische Phänomene bei vielen Körpertherapien oder auf offenes Verhalten bei der klassischen Verhaltenstherapie. Vielmehr werden alle diese Aspekte einbezogen, denn sie sind – blickt man auf das komplexe Menschenbild unseres Ansatzes – wichtige Dimensionen des menschlichen Wesens, die nicht ausgeblendet werden dürfen. Darin liegt das Integrative Moment. Aus den verschiedenen Praxeologien der therapeutischen Verfahren haben wir in der Integrativen Therapie „vier Wege der Heilung" herausgearbeitet (Petzold 1988n). Der „erste Weg" zentriert auf die Sinnerfahrung und Vermittlung von Einsicht, der „zweite Weg" auf emotionale Nachsozialisation und Vermittlung von Grundvertrauen durch „korrigierende emotionale Erfahrungen und Parenting-Prozesse". Der „dritte Weg" zielt auf Erlebnisaktivierung und die Ermöglichung „alternativer Erfahrungen", z.B. durch Formen kreativtherapeutischer Gestaltung. Der „vierte Weg" will Solidaritätserfahrungen vermitteln und eine „exzentrische Sicht" auf krankmachende, gesellschaftliche Zusammenhänge. Soziotherapeutische Maßnahmen und Netzwerkarbeit sind hier wichtige Instrumente. Einzel- und Gruppentherapien mit dem Integrativen Verfahren beinhalten je nach Thematik und Prozeß emotionszentrierte Sequenzen mit z.B. Gestaltmethoden, konfliktzentriert-aufdeckender Arbeit auf tiefenpsychologischer Grundlage (z.B. mit Träumen) und leibtherapeutischer Bearbeitung von Ereignissen, die „in den Leib hinein" verdrängt wurden. Rollenspiele dienen dem Einüben neuen Verhaltens, Arbeit mit kreativen Medien zur Förderung der Wahrnehmungs- und Ausdrucksfähigkeit.

### Indikation und Anwendungsbereiche

Die Integrative Therapie wird aufgrund ihrer Ausrichtung an der „Psychologie der Lebensspanne" (Rutter & Rutter 1992; Petzold 1993a) in der Arbeit mit Kindern, Jugendlichen, Erwachsenen, alten Menschen und Hochbetagten eingesetzt (Petzold 1988n, Bd. 2; 1993a; Petzold & Orth 1990, Bd. 2). Außerdem kann sie aufgrund ihres komplexen theoretischen Ansatzes und ihres breiten behandlungsmethodischen und -technischen Instrumentariums bei einer Vielzahl von Erkrankungen und Patientenpopulationen zur Anwendung kommen. Ihre kreativtherapeutischen und leibtherapeutischen Möglichkeiten machen sie für die Behandlung psychosomatischer Störungen, nicht zuletzt bei Patienten aus benachteiligten Schichten mit eingeschränkter Verbalisationsfähigkeit, sehr geeignet. Die emotionszentrierten Methoden und die erlebnisaktivierende Praxis ermöglichen die erfolgreiche Behandlung des ganzen Spektrums neurotischer Erkrankungen (Petzold 1993b). Die Kombination verbaler und nonverbaler Vorgehensweisen schließlich bietet auch für ansonsten schwer zugängliche Patientenpopulationen mit psychiatrischen Erkrankungen, Drogen- und Rauschmittelabhängigkeit, psychischen Alterserkrankungen, Behandlungsmöglichkeiten (ebenda und Petzold & Orth 1990, Bd. 2). So finden sich im eigentlichen Sinne keine Kontraindikationen, sondern es ist von „spezifischen Indikationen" auszugehen, für die die entsprechenden Methoden, Techniken und Medien ausgewählt und zugepaßt werden müssen. Die verschiedenen Formen der Integrativen Therapie werden derzeit in freier Praxis, psychosomatischen und psychiatrischen Kliniken und Ambulatorien, in Allgemeinkrankenhäusern (z.B. in der Kranken- und Sterbebegleitung), aber auch in therapeutischen Wohngemeinschaften, Krisenzentren, Rehabilitationseinrichtungen und im Heimwesen (mit geistig Behinderten, mit gerontopsychiatrischen Patienten) in therapeutischer und rehabilitierender Ausrichtung eingesetzt. Sie kommen auch in der Selbsthilfebewegung, der Prävention, der gesundheitsfördernden und persönlichkeitsentwickelnden Erwachsenenbildung in Form von Selbsterfahrungsangeboten zur Anwendung, was durch eine reiche Literatur dokumentiert wird (Petzold & Vormann 1980; Petzold & Schobert 1991). Das kreative Potential der Integrativen Methoden hat schon früh dazu geführt, daß sie auch im pädagogischen Bereich Eingang fanden und sich Ansätze der „Integrativen Agogik" bzw. der „Gestaltpädagogik" entwickelten (Petzold & Brown 1977; Burow 1993).

## Ausbildung und Verbreitung

Die Integrative Therapie erfordert eine differenzierte und gründliche Ausbildung, in der Theorie, Methodik und Selbsterfahrung verbunden werden. Diese läuft in der Regel über fünf Jahre berufsbegleitend und umfaßt ca. 1.600 Stunden, davon 250 Stunden Lehranalyse, 100 Stunden Kontrollanalyse und 120 Stunden Supervision. Die übrige Zeit verteilt sich auf Theorie- und Methodikveranstaltungen. In einem elaborierten Ausbildungscurriculum, in dem Prinzipien der Integrativen Agogik und moderner berufsbezogener Erwachsenenbildung zum Tragen kommen, wird die „Methode durch die Methode gelehrt und gelernt". Diese theoriedidaktische Ausrichtung, die auch eine fundierte Ausbildung der Lehrtherapeuten als Hintergrund hat, ist ein Spezifikum des Integrativen Ansatzes, der mit seinem Ausbildungsmodell und seiner Theorie und Praxeologie der Supervision und Kontrollanalyse im Felde der Psychotherapie einzigartig dasteht (Frühmann & Petzold 1993; Schreyögg 1992). Die Integrative Therapie ist inzwischen international verbreitet, vorwiegend allerdings in den europäischen Ländern.

### Literatur

Burow, O.A. (1993): Gestaltpädagogik – Trainingskonzepte und Wirkungen. Ein Handbuch. Paderborn

Dollard, J., Miller, N.E. (1950): Personality and psychotherapy: An analysis in terms of learning, thinking and culture. New York

Frühmann, R., Petzold, H.G. (1993a): Lehrjahre der Seele. Paderborn

Grawe, K., Donati, R., Bernauer, P. (1994): Psychotherapie im Wandel. Von der Konfession zur

Profession. Göttingen

Mahrer, A.R. (1993): The integration of psychotherapies. New York

Norcross, J.C. & Goldfried, M.R. (Eds.) (1992): Handbook of psychotherapy integration. New York

Orth, I. & Petzold, H.G. (1993a): Zur Anthropologie des „schöpferischen Menschen". In: Petzold, Sieper (1993a)

Petzold, H.G. (1988n): Integrative Bewegungs- und Leibtherapie. Ausgewählte Werke Bd I/1 und I/2. Paderborn

Petzold, H.G. (1991a): Integrative Therapie. Modelle und Methoden zu einer schulenübergreifenden Psychotherapie. Ausgewählte Werke Bd II/1: Klinische Philosophie. Paderborn

Petzold, H.G. (1991e): Das Korrespondenzmodell als Grundlage der Integrativen Therapie und Agogik. In: Petzold (1991a), 19–90

Petzold, H.G. (1992a): Integrative Therapie. Ausgewählte Werke, Bd II/2: Klinische Theorie. Paderborn

Petzold, H.G. (1992g): Das „neue" Integrationsparadigma in Psychotherapie und klinischer Psychologie und die „Schulen des Integrierens" in einer „pluralen therapeutischen Kultur". In: Petzold (1992a), 927–1040

Petzold, H.G. (1993a): Integrative Therapie. Gesammelte Werke, Bd II/3: Klinische Praxeologie. Paderborn

Petzold, H.G. (1993a): Psychotherapie und Gefühl. Paderborn

Petzold, H.G. (1993c): Psychotherapie und Babyforschung. Paderborn

Petzold, H.G. & Brown, G. (Hg.) (1977): Gestaltpädagogik. München

Petzold, H.G., Goffin, J.J.M. & Oudhof, J. (1993): Protektive Faktoren und Prozesse – die „positive" Perspektive in der longitudinalen, „klinischen Entwicklungspsychologie" und ihre Umsetzung in die Praxis der Integrativen Therapie. In: Petzold (1993c)

Petzold, H.G. & Orth, I. (1990a): Die neuen Kreativitätstherapien, 2 Bde. Paderborn

Petzold, H.G. & Schobert, R. (1991): Selbsthilfe und Psychosomatik. Paderborn

Petzold, H.G. & Schuch, W. (1991): Grundzüge des Krankheitsbegriffes im Entwurf der Integrativen Therapie. In: Pritz & Petzold (Hg.) 371–486

Petzold, H.G. & Sieper, J. (1988b): Die FPI-Spirale – Symbol des „heraklitischen Weges". Gestalt und Integration, Gestalt-Bulletin 2, 5–33

Petzold, H.G. & Sieper, J. (1993a): Integration und Kreation. Paderborn

Petzold, H.G. & Vormann, G. (Hg.) (1980): Therapeutische Wohngemeinschaften, Erfahrungen – Modelle – Supervision. München

Pritz, A. & Petzold, H.G. (1992): Der Krankheitsbegriff in den psychotherapeutischen Schulen. Paderborn

Rahm, D., Otte, H., Bosse, S. & Ruhe-Hollenbach, H. (1993): Einführung in die Integrative Therapie. Grundlagen und Praxis. Paderborn

Rutter, M. & Rutter, M. (1992): Developing minds. Challenge and continuity across the life span. London

Schreyögg, A. (1992): Integrative Supervision. Paderborn

**Zeitschriften**

Integrative Therapie. Zeitschrift für vergleichende Psychotherapie und Methodenintegration. Hg.: Petzold, H.; Junfermann-Verlag, Paderborn; erscheint 4mal im Jahr

Gestalt und Integration. Zeitschrift für ganzheitliche und kreative Therapie. Gestalt-Bulletin. Zeitschrift der Deutschen Gesellschaft für Gestalttherapie und Kreativitätsförderung, Düsseldorf; erscheint 2mal im Jahr

Integrative Bewegungstherapie. Aulendorf, Düsseldorf

*Raoul Schindler*

# Dynamische Gruppenpsychotherapie

Dynamische Gruppenpsychotherapie ist eine Methode zur Anregung der Selbstgesundung auf der Basis der bestehenden Ressourcen. Sie benützt dazu die Organisationskraft des Gruppen-Settings und die Hilfestellung des Therapeuten. Sie entwickelte sich aus dem von R. Schindler intendierten Konzept der Organisation aller mit dem Phänomen „Gruppe" arbeitenden Methoden zu einem integrativen psychotherapeutischen Vorgehen. Im Unterschied zu eklektischen Verfahren geht es aber um ein ganzheitliches Modell, in dessen Mittelpunkt der Klient (Gruppen-Teilnehmer) selbst steht. Der Therapeut kommt ihm und der Gruppe bei ihrem Bemühen, sich optimal zu organisieren, zu Hilfe. Er benützt dabei grundsätzlich jede Technik, die der Gruppe hilft, ihre Prozeßfähigkeit (Dynamik) zu erhalten und dem Individuum darin seine Rolle zu entwickeln. Im besonderen haben sich dabei die Technik der Begegnung im Sinne Morenos (vgl. Moreno 1954), die Feedbacktechnik und das GD-Labor der Gruppendynamik-Bewegung (von Lewin bis Rogers)(z.B. Lewin 1963; Bradford et al. 1972), die Rangdynamik nach R. Schindler (Schindler 1973)(vgl. dazu auch den Beitrag über Gruppenpsychoanalyse im vorliegenden Buch) und kreative Darstellungstechniken (Rollenspiele und andere Interaktionsübungen) bewährt. Die Psychopathologie folgt dem analytischen Ansatz der Selbstorganisation und ihren Störungen (Freud 1948; Kohut 1979; Kernberg 1981) sowie dem Konzept der Gruppenfixierungen nach R. Schindler (Schindler 1966).

## *Theoretische Grundlage*

Das theoretische Konzept sieht in der „Gruppe" ein dynamisches Organisationsgeschehen einer Mehrzahl von Personen, gegenüber einem gemeinsamen „Anderen" (Gegner, Ziel, Tele bei Moreno) Ganzheit zu bilden, analog dem Organisationsbemühen des Ich, seine leiblichen und seelischen Elemente (Organe) gegenüber einer Umwelt zu einer Person zu integrieren. Dies geschieht durch Abgrenzung (Individuation) und Rollenbildung, die nach den Gesetzen der Rangdynamik und der Funktionalität erfolgt und sich im authentischen Handeln ausdrückt.

Störungen erfolgen durch Veränderungen der Außen- oder Innenwelt, zu denen auch das Wachstum zu rechnen ist, das allerdings wiederum Potenz erhöht. So ergibt sich ein unendlicher Prozeß des Wiederfindens optimaler Ganzheit (Anpassung) im Gleichgewicht zwischen inneren und äußeren Machtansprüchen. Geglückte Integration wird als Befreiung erlebt, verunglückende als Zwang oder Hemmung. Regeln erleichtern die Funktion komplexer Gebilde und erweisen sich im Moment der Kreation als entspannend. Ihre Erstarrung (Fixierung) führt aber zur Institutionalisierung und erweist sich rasch wieder als Zwang.

## Krankheitsbegriff

Der Krankheitsbegriff folgt der Beschreibung T. Parsons als einer sozialen Rolle (Parsons 1984). Krankheit eröffnet Hilfsangebote, macht aber abhängig von Hilfe. Sie kann verweigert werden, das bedeutet aber noch nicht Gesundheit. Dynamische Gruppenpsychotherapie achtet jedwedes Rollenangebot für die Gesundung gleichwertig willkommen, sofern es in der Auseinandersetzung mit Hemmung und Zwang den persönlichen Freiraum erweitert. Das Therapieziel ist keine Idealvorstellung von Gesundheit, sondern jeweils die Optimierung der Lebensvorgänge gegenüber den als Krankheit definierten Einschränkungen und Abwehrfiguren (Institutionalisierungen). Sie ermöglicht authentisches Handeln auf seelischer, leiblicher und sozialer Ebene. Dabei nennen wir „Heilung" die Auflösung umschriebener Störungen (Syndrome), „Besserung" die Optimierung der Lebensvollzüge in Teilbereichen. So kann z.b. im Rahmen der Rehabilitation auf sozialer Ebene durchaus Auflösung der sozialen Störungen erreicht werden, während oder weil auf seelischer oder leiblicher Ebene Beengungen oder Erstarrungen (z.b. Reaktionsbildungen, Verzichte, Prothesen usw.) akzeptiert werden. Oder es kann im Rahmen emanzipativer Entwicklungen seelische Optimierung mit Störungen der sozialen Rollenfindung einhergehen.

## Praxis

In der therapeutischen Praxis mischt sich der dynamische Gruppenpsychotherapeut in die Entscheidungen seiner Gruppenteilnehmer nicht ein, soweit sie nicht seine Person betreffen und er als Teilnehmer agiert. Er stellt die Gruppe durch sein Angebot zusammen, wobei vielfach der Umschreibung von Bearbeitungsfeldern (z.b. „Partnerprobleme", „Arbeitsprobleme" usw.) der Vorzug vor diagnostischen Kategorien gegeben wird. Probleme werden dabei nicht als Dauerbestimmungen angesehen, sondern als Anreiz, eine gegebene Ausgangssituation zu überschreiten. Die Anerkennung der Krankheitsrolle spielt nur dann eine Rolle, wenn die Mithilfe von Krankenkassen angestrebt wird. Das macht dann die Beschreibung der Ausgangslage in den Defizitbegriffen des üblichen medizinischen Jargons notwendig, wobei die Klassifikationshilfe des Therapeuten durch die Billigung des nunmehrigen Patienten erst ihre Ermächtigung erfährt.

# Indikation und Anwendung

Durch ihre neutrale Stellung zur Krankheit oder anderen Rollen persönlicher Einfügung in soziale Kommunikation, eignet sich die dynamische Gruppenpsychotherapie besonders für die Übergangsbereiche des subakuten oder chronischen Geschehens, für die Selbstorganisation nach psychotischen Schüben oder die Ganzheit des Körpers verändernden Operationen, für die Umformung von abhängigem Verhalten, sei es von Personen oder Stoffen (Medikamenten, Drogen, Alkohol, Nikotin usw.) oder Subkulturen (bis zur depressiven Reaktion im fremden Milieu oder bei Arbeitslosigkeit, Pensionierung, Partnerverlusten usw.) und nicht zuletzt zur Entwicklung des Ich bei narzißtischen Verengungen des Charakters (Borderline-Entwicklungen). Als relative Kontraindikation sind akute, unabgeklärte Krankheitserscheinungen und organische Verwirrtheit anzusehen. Sie bedürfen spezieller Therapien, doch ist die dynamische Gruppenpsychotherapie für zweckdienliche Kombinationen offen, sofern sie in Teamplanung erfolgt.

Der/die Teilnehmer/in gestaltet die Gruppe in Kommunikation mit allen anderen Teilnehmern aber in freier Kreativität, Einfühlung und Akzeptanz. Die Entwicklung des experimentellen Suchens zur persönlichen Rollengestaltung ist damit eine gemeinsame Leistung aller, der Erfolg des einzelnen gleichzeitig ein Erfolg aller.

Integration in ein Teamgefüge gehört zu den Ausbildungserfordernissen des dynamischen Gruppenpsychotherapeuten ebenso wie die Fähigkeit, sich in jeder Rangposition der Gruppe zurechtzufinden und sie für eine positive Rollenfindung kreativ zu nutzen. Er/Sie ist daher entweder in freier Praxis tätig und/oder in institutionellen Settings und stationären Einrichtungen (psychosomatischen oder psychiatrischen bzw. psychohygienischen Kliniken oder Beratungsstellen). Seine/Ihre Mitwirkung dort ist eine gute Chance zur Entwicklung eines Klimas der „therapeutischen Gemeinschaft" aller Professionen und des Patienten im Kampf gegen die Störung der psycho-physisch-sozialen Ganzheit (Krankheit).

**Literatur**

Bradford, L.P., Gibb, J.R. & Benne, K.D. (1972): Gruppentraining. T-Gruppentheorie und Laboratoriums-Methode. Stuttgart

Freud, S. (1948): Massenpsychologie und Ich-Analyse. G.W. XIII/72–161. London

Kernberg, O. (1981): Objektbeziehungen und Praxis der Psychoanalyse. Stuttgart

Kohut, H. (1979): Die Heilung des Selbst. Frankfurt

Lewin, K. (1963): Feldtheorie und den Sozialwissenschaften. Bern, Stuttgart

Moreno, J. L. (1954): Grundlagen der Soziometrie. Köln, Opladen

Parsons, T. (1984): Definition von Gesundheit und Krankheit ... usw. In: Mitscherlich, A. et al. (Hg.): Der Kranke in der modernen Gesellschaft. Frankfurt

Schindler, R. (1966): Zur Pathologie der fixierten Gruppenposition. Excerpta medica. Int. Congr. Ser. 150, Proc. IV. Int. World Congr. of Psychiatry. Madrid

Schindler, R. (1973): Das Verhältnis von Soziometrie und Rangordnungsdynamik. In: Heigl-Evers, A. (Hg): Gruppendynamik. Göttingen

**Weiterführende Literatur**
Jones, M. (1953): The therapeutic community. New York (dt.: Prinzipien der therapeutischen Gemeinschaft. Bern 1976)
Kreeger, L. (Hg.) (1977): Die Großgruppe. Stuttgart
Schindler, R. (1976): Gruppenpsychiatrie an psychiatrisch-klinischen Stationen oder Vom Kurhaus zur Gegenfamilie. Kindler-Lexikon: Die Psychologie des XX. Jahrhunderts, Bd VIII, 938–944
Schindler, R. (1986): Klinische Gruppenarbeit mit psychiatrischen Patienten. In: Petzold, H. & Frühmann R. (Hg.): Modelle der Gruppe in Psychotherapie und psychosozialer Arbeit. Paderborn
Stock-Whitaker, D. & Liebermann, A. (1965): Psychotherapy through the Group Process. London

**Zeitschrift**
Gruppenpsychotherapie und Gruppendynamik. Vandenhoeck & Ruprecht, Göttingen, Zürich; erscheint 4mal im Jahr

*Peter B. Bolen*

# Emotionale Reintegration

Emotionale Reintegration entwickelte sich aus der Neoreichianischen Tradition, wobei zu der Reichschen Charakteranalyse und Vegetotherapie psychoanalytische und Gestaltgrundlagen und die Theorie der Primärtherapie hinzukamen. Es handelt sich daher um einen *methodenintegrativen* Ansatz mit dem Schwerpunkt des körperlichen Zuganges. Eine Neuentwicklung stellt die spezifische Gelenksarbeit dar, wie sie vom Begründer der Emotionalen Reintegration, Peter B. Bolen, entwickelt wurde (Bolen 1993). Die Betonung der Wichtigkeit des historischen Materials, die Ansicht, daß Durcherleben der frühen Traumen und der mit ihnen verbundenen Schmerzen und ihre Reintegration und Verknüpfung in den Bereichen des Denkens, Fühlens und körperlichen Empfindens für die Heilung notwendig sind, charakterisieren die Methode.

Etwa 1988 wurde der Methode, die sich in den achtziger Jahren entwickelt hat, ein eigener Name gegeben, um sie deutlich von anderen Körpertherapien abzugrenzen und sie als *Körperpsychotherapie* zu deklarieren. *Emotionale Reintegration* wurde 1992 von der „Europäischen Assoziation für Körperpsychotherapie (EABP)" als eigene körperpsychotherapeutische Methode international anerkannt.

Psychoanalyse, Reichianische Arbeit und Gestalttherapie haben historisch gemeinsame Wurzeln. Die Gemeinsamkeit dieser Wurzeln führte bei der *Emotionalen Reintegration* zu einer in sich konsistenten Methode.

Der Zugang über den Körper wird als eine Bereicherung gegenüber rein verbalen Methoden angesehen, welche vor allem Zugänge zu frühen Traumen, die in der vorverbalen Zeit wurzeln, ermöglicht. Diagnostische Informationen und ein unmittelbarer Zugang zu Emotionen wird über den körperlichen Ansatz möglich. Wie bei anderen Schulen auch fand die historische Weiterentwicklung der klassischen Reichschen Körperarbeit vor allem bei den nicht muskulär gepanzerten Charakterstrukturen, den frühen Störungen, statt. Diese verlangen eine andere Behandlungstechnik als die späteren Störungen, wo die Skelettmuskulatur zur Abwehr mitverwendet wurde und die den Ansatzpunkt für die klassische Reichsche Körperarbeit mit dem Ziel der Entladung darstellen. Das bewußte Umgehen mit der Regression zu spezifischen Zeitpunkten und unter bestimmten Voraussetzungen der Therapie charakterisieren die Weiterentwicklung der Emotionalen Reintegration von dem reinen Arbeiten im Hier und Jetzt am Körper unter Vernachlässigung der persönlichen Kindheitsgeschichte des Klienten hin zu einer tiefenpsychologisch orientierten, aufdeckenden Psychotherapie, die auch einen starken körperlichen Zugang über Berührung, Haltung, Bewegung und Körperausdruck besitzt.

Ziel ist, die Erinnerung und das bisweilen schmerzhafte Wiedererleben abgespaltener und verdrängter Erlebnisinhalte aus der präverbalen und späteren Kindheit auf der kognitiven, emotionalen und somatischen Ebene zu fördern *(Regression)* und zu reintegrieren und sich das Wiederentdeckte im Hier und Jetzt bewußt wieder anzueignen und im Kontakt ausdrücken zu können *(Progression)*.

Die verbalen Interventionsformen haben sich aus dem analytischen und gestalttherapeutischen Ansatz heraus entwickelt, dienen der Bewußtmachung von Vermeidungsverhalten und der Erinnerung abgespaltener und verdrängter Persönlichkeitsanteile und verdrängter Erlebnisinhalte. Sie dienen ferner zur Widerstandsanalyse, zur Auf- und Durcharbeitung des bewußt gewordenen Materials auf der kognitiven und emotionalen Ebene und zu diagnostischen Zwecken. Auch die körperorientierten Interventionsformen, die sich auf die Reichsche Vegetotherapie und eigene Weiterentwicklungen, wie zum Beispiel die Gelenksarbeit, beziehen, dienen neben diagnostischen Zwecken der Bewußtmachung und Wiederaneignung von abgespaltenen und verdrängten Erlebnisinhalten, der Wiedererlangung des Zustandes der Selbstregulation und des freien, ungehinderten Pulsierens der Lebensenergie; weiters dem Zugang zu den Kerngefühlen und deren Ausdrucksfähigkeit, schließlich auch der Integration dieser Erfahrungen in das Hier und Jetzt des Erwachsenenlebens. Da es vornehmlich um abgespaltene emotionale Inhalte bei den frühen und wichtigsten Störungen geht, leitet sich aus der Wiedereingliederung und Wiederaneignung durch Bewußtmachung der Name der Methode *Emotionale Reintegration* ab.

## Methodik und Praxis

An ein ein- oder mehrstündiges Erstinterview zur diagnostischen Abklärung und zur Erstellung eines Therapieplanes schließt die mindestens zweijährige Therapie an, bei durchschnittlich einer Sitzung pro Woche, die besonders bei frühen Störungen auch häufiger stattfinden kann.

Bei genügend Ich-Stärke und Bewußtheit der eigenen Grenzen beginnt die Phase der Regression, vorwiegend in liegender Position auf der Matte. Mittels bestimmter verbaler und nonverbaler Techniken wird ein Wiedererleben früher und frühester Traumen bis zur Geburt oder früher angestrebt. Diese können gestützt durch die therapeutische Beziehung erstmalig mit allen Gefühlen erlebt werden. In diese Phase fällt auch die Arbeit an der Muskulatur und die Gelenksarbeit im Sinne der Reichschen Spannungs-Ladungs-Formel. In den jeweils folgenden verbalen Aufarbeitungen werden die Inhalte auch kognitiv verarbeitet. Auf die Phase der Regression folgt die Phase der Progression, wo die reintegrierten Inhalte im Kontakt ausgedrückt werden. Die Arbeit an der Kontaktgrenze geschieht im Sitzen oder im Stehen, der Klient lernt seine wiederentdeckten Fähigkeiten im Leben auch anzuwenden. Die Arbeit mit frühen Störungen beinhaltet zunächst ichstärkende Maßnahmen, das Lernen von Abgrenzung und das Halten von Gefühlen („Containment").

## Konkrete Anwendungen

Emotionale Reintegration ist eine Einzeltherapiemethode, die sich auch als Einzelarbeit in Gruppen eignet.

Die Zielgruppe stellen Erwachsene mit neurotischen und psychosomatischen Krankheitsbildern dar. Über Arbeit mit Kindern liegen noch zu geringe Erfahrungen vor.

Hinreichend Erfahrungen gibt es mit schizophrenen Krankheitszuständen, diese Krankheiten stellen aber für eine ambulante Behandlung nur eine Randindikation dar. Da Fähigkeit zur Selbstverantwortung eine der Voraussetzungen für die Therapie darstellt, ist bei Suchtverhalten diese Methode eher nicht indiziert.

**Literatur**
Bolen, B.P. (1993): Arbeit an den Gelenken. Energie und Charakter 7, 82–91

**Zeitschrift**
Pulsationen. Hg.: Arbeitskreis für Emotionale Reintegration, Brunn am Gebirge; erscheint 4mal im Jahr

# 9. Körperorientierte Psychotherapie

*Unter diesen Begriff wird eine Vielzahl von Ansätzen zusammengefaßt, die mit Ausnahme der Funktionellen Entspannung ihre theoretische Grundlage – mehr oder weniger offen deklariert – aus den bahnbrechenden Arbeiten Wilhelm Reichs beziehen. Reich beschrieb als erster Psychoanalytiker, wie sich die individuelle Lebensgeschichte im Körper des Menschen einprägt und wiederfindet. Aus der Fülle der reichianischen und neoreichianischen Ansätze haben wir im nachfolgenden Kapitel eine Auswahl nach dem Gesichtspunkt der Relevanz für Österreich getroffen. Sie finden eine gemeinsame Basis in folgenden Grundannahmen:*

- *Die Annahme einer Lebensenergie, ob sie nun Orgon-Energie wie bei Reich, Bio-Energie (Lowen) oder Radix (Kelley) genannt wird.*
- *Körper und Seele sind funktionell ident. Ein grundlegender Konflikt drückt sich auf der körperlichen Ebene in der Körperhaltung, einem speziellen Atemmuster, der Muskelspannung, der Gestik usw. aus und hat seine Entsprechung auf der seelischen Ebene u.a. in eingeschränkter emotionaler Erlebnis- und Kontaktfähigkeit.*
- *Der Körper wird konkret in die Therapie einbezogen (z.B. durch Lösung körperlicher Blockaden und Einflußnahme auf die Atmung).*

*Was die philosophische Ausrichtung betrifft, so ergeben sich Überschneidungen. Zum einen ist es die psychoanalytische Tradition, welche vor allem die analytische Bioenergetik prägt. Zum anderen finden sich wesentliche Grundannahmen der humanistischen Tradition (Vertrauen in die menschlichen Wachstumskräfte, Ganzheitlichkeit, Hier-und-Jetzt-Bezug ...).*

*Bei den neoreichianischen Ansätzen ergeben sich folgende spezifische Betonungen:*

- *Die Weiterentwicklung der Charakterologie durch eine systematisierte Zuordnung von Charakter- und Körperstruktur in der bioenergetischen Analyse durch Lowen sowie in Hakomi.*
- *Die Betonung der Position des Stehens sowie die Anwendung von Übungen in der bioenergetischen Analyse.*
- *Die eingehendere Beschreibung von Panzerung der Skelettmuskulatur, des Hautgewebes und des Viszeralsystems und der selbstregulatorischen Fähigkeiten von Organsystemen in der Biodynamischen Psychotherapie.*
- *Die Einführung einer spirituellen Dimension durch Pierrakos' Core Energetik.*
- *Die von David Boadella, einem Biographen von Wilhelm Reich, begründete Methode der Biosynthese ist wegen des theoretischen Beitrages zur Genese von Störungen aus körpertherapeutischer Sicht sowie der theoretischen Fundierung körperpsychotherapeutischer Methodik zu würdigen. Sie wird hier nicht näher vorgestellt, da sie in Österreich (noch) keine Anwendung findet.*

*Im wissenschaftlichen Diskurs körperorientierter Psychotherapeuten stehen sich zumindest zwei grundsätzliche Positionen gegenüber:*

*1. Konsequente Weiterführung der funktionalen Orgonomie nach Wilhelm Reich: Dabei wird „direkt am biologischen Kern" angesetzt und die Energiearbeit unter Betonung der vegetativen Identifikation sowie segmentaler Lösung von körperli-*

*cher Panzerung in den Vordergrund gerückt. Dies geschieht vor dem Hinter-*
*grund, daß damit Veränderungen auch auf den Ebenen des Denkens, Fühlens und*
*Handelns erzielt werden (Reichsche Körperarbeit).*
2. *Demgegenüber finden sich „Körperpsychotherapeuten" z.B. aus der Bioenerge-*
*tik oder aus der Biodynamischen Psychotherapie, welche die Körperarbeit basierend*
*auf zumeist psychoanalytischen Grundannahmen erlebnisaktivierend einsetzen,*
*um beispielsweise Haltungen zu verdeutlichen und zu lösen, nichtsprachlichen*
*emotionalen Ausdruck zu fördern bzw. durch die körperliche Kontaktnahme zwi-*
*schen Therapeut und Klient frühkindliche Beziehungsformen wiederzubeleben. Die*
*Körperarbeit wird zunächst gezielt und punktuell – oft in Form von Übungen –*
*eingesetzt. Danach folgt eine verbale Aufarbeitung des Erlebten.*
*Demgemäß lassen sich körperorientierte Ansätze u.a. hinsichtlich folgender Di-*
*mensionen differenzieren:*

- *Explosion versus Pulsation: Bei Betonung des kathartischen Charakters ist die*
  *Therapie vor allem auf Entladung und damit Befreiung von Blockaden ausge-*
  *richtet. Janovs Primärtherapie wäre hier einzuordnen, da sie die „Explosion"*
  *durch den Angriff auf den Panzer beharrlich provoziert.*
  *Auf der anderen Seite wird besonderes Augenmerk auf die Rhythmen des Kör-*
  *pers gelegt. Therapeut und Klient arbeiten mit der Pulsation. Es findet ein Sen-*
  *sibilisierungsprozeß statt, im Zuge dessen auch darauf Wert gelegt wird, wie*
  *man Erregung festhält, wie sie sich aufbauen kann und wie sie sich schließlich im*
  *Selbstausdruck äußert. Hier angesiedelt sind insbesondere die klassische Vegeto-*
  *therapie und Radix. Es ist generell eine Tendenz beobachtbar, von der kathargi-*
  *schen Ausrichtung etwas Abstand zu nehmen.*

- *Grad der verbalen Aufarbeitung und Analyse: Sie reicht von einer eindeutigen*
  *Akzentsetzung auf nichtsprachliche, energetische Arbeit über einen ausgewoge-*
  *nen Einsatz des sprachlichen Ausdrucks (Biodynamische Psychotherapie, Ana-*
  *lytische Bioenergetik) bis zu einer expliziten Hervorhebung der sprachlichen*
  *Ebene (Hakomi).*

*Wir haben die Primärtherapie in dieses Kapitel eingereiht, weil ihr therapeutisches*
*Handeln sich auf Grundannahmen von Wilhelm Reich stützt, auch wenn das von*
*Arthur Janov nicht ausgewiesen wird. Außerdem kommt dem Körper im Sinne des*
*kathartischen Ausagierens von Gefühlen eine entscheidende Rolle zu.*
*Die Funktionelle Entspannung zählt nicht zu den reichianischen bzw. neoreichia-*
*nischen Verfahren. Diese von Marianne Fuchs in ein analytisches Theoriegebäude*
*eingebettete Methode nützt die Selbstwahrnehmung leiblicher Funktionen, um*
*eine Änderung leib-seelischen Fehlverhaltens zu bewirken. Ansatzpunkt bilden*
*kleinste Bewegungen, welche mit einer Vertiefung des Atemrhythmus einhergehen*
*und somit ein Loslassen ermöglichen. Die theoretische Konsistenz der entlehnten*
*Annahmen mit der eigenen Praxis und vor allem die Praxeologie erfüllen unserer*
*Ansicht nach nicht zur Gänze den Anspruch, der an ein psychotherapeutisches*
*Verfahren zu stellen ist.*
*Auch für Hakomi ist die theoretische Fundierung nicht ausreichend, um von einer*
*vollwertigen Psychotherapiemethode ausgehen zu können.*

**Literatur**

Axthelm, D. (Hg.) (1991): Der Körper in der Psychotherapie. Oldenburg

Petzold, H. (Hg.) (1977/1992): Die neuen Körpertherapien. Paderborn/München

*Beatrix Wirth*

# Charakteranalytische Vegetotherapie (Reichsche Körpertherapie)

Wilhelm Reich gilt als der Vater körperorientierter Psychotherapie. Mit der Beschreibung der Lebensenergie, der Annahme von der funktionellen Identität von Körper und Seele und der Einbeziehung des Körpers in die Therapie hat er das Fundament für den Großteil körperorientierter Psychotherapie gelegt.

## Der Mensch Reich

„Es besteht ein wesentlicher Unterschied zwischen der wissenschaftlichen Arbeit, die bereits Bekanntes sortiert, standardisiert, detailliert, sich also in bekannten Gegenden abspielt, und der Forschungsarbeit, die alle sonst so wohltuenden Sicherheiten fürs erste entbehren muß. Ja, wo gerade die Unsicherheit und Fragwürdigkeit dessen, das man zu sehen glaubt, ein Grundkennzeichen der Arbeit ist" (Reich 1938, 91).

Der 1897 in Galizien geborene Wilhelm Reich, von welchem dieses Zitat stammt, begab sich zeitlebens auf dieses Gebiet der Unsicherheit und des Neuen. So verstand er sich nicht so sehr als Therapeut, wiewohl er bis zu seinem Lebensende therapeutisch tätig war, sondern als Forscher. Die „geistige Radikalität", womit Boadella (1983, 14) Reichs „zu den Wurzeln vordringendes Denken" beschreibt, zeigt sich in allen Ansätzen, die er unternahm, um die Frage „Was ist Leben?" zu klären.

Sein Bestreben nach intensiver Auseinandersetzung begann bereits während des 1919 begonnenen Medizinstudiums, in dessen Verlauf Reich ein sexualkundliches Seminar leitete und erstmals mit Schriften Freuds in Berührung kam.

Aufgrund seines Enthusiasmus und seines Engagements wurde Reich bereits mit 23 Jahren in die Wiener Psychoanalytische Vereinigung aufgenommen und begann noch im selben Jahr als Psychoanalytiker zu praktizieren. Seine Auseinandersetzung und Weiterführung der Libidotheorie mündete in eine „naturwissenschaftliche, experimentell fundierte Theorie der Sexualität" (Reich 1977, 13). Er faßte dieses Forschungsgebiet in den Begriff der Sexualökonomie. Sie nahm ihren Ausgang bei der Entdeckung der orgastischen Potenz – 1922 – und der Beschreibung des Orgasmusreflexes – 1935 – und fand in der Erforschung der Orgonstrahlung – 1939 – ihre naturwissenschaftliche Begründung. Reich nennt die auf diesen Grundlagen basierende Technik *Vegetotherapie*, obwohl ihm selbst der Ausdruck „Orgasmotherapie" treffender erschien – als Konzession an die „Schamhaftigkeit der Welt in sexuellen Dingen".

Reich stellte die Freud'sche Neurosenätiologie in Frage und entwickelte die Charakteranalyse, jenen Beitrag, welcher von psychoanalytischer Seite auch heute noch anerkannt wird. Seine Auseinandersetzung mit Fragen zum Widerstand in der psychoanalytischen Behandlung ließ ihn die charakteranalytische Technik entwickeln, welche in logischer Fortführung die Einbeziehung des Körpers in die Therapie nach sich zog.

Beeindruckend ist Reichs Fähigkeit, Zusammenhänge zu erkennen und zu beschreiben. Er erkannte jeweils ein „gemeinsames Funktionsprinzip": in allen Formen sexueller Störung – die orgastische Impotenz –, auf dem Gebiet der Charakterhaltungen das Prinzip der Bindung und Immobilisierung sexueller Energie, die Identität von Sexual- und Lebensprozeß, von Lebens- und kosmischer Energie sowie funktionelle Parallelen zwischen Charakterstruktur und Gesellschaftsstruktur.

Da es unmöglich ist, in diesem Zusammenhang auf alle Gebiete näher Bezug zu nehmen, auf die Reich im Laufe seines Lebens seine Forschungstätigkeit konzentrierte, sollen jene drei Bereiche genauer ausgeführt werden, welche zu den Grundpfeilern der Vegetotherapie zählen und daher auch für deren Weiterentwicklung, wie sie in den neoreichianischen Verfahren unternommen wurde, bedeutsam sind.

Unberührt bleibt hier der Beitrag, den Reich zur Klärung des Zusammenhangs von Gesellschaft und Individuum leistete. Das komplizierte Wechselspiel von Strukturen in der Gesellschaft, wie sie vor allem in der Erziehung wirksam werden, und der Charakterstruktur, die ihrerseits die Aufrechterhaltung der bestehenden Verhältnisse unterstützt, machte Reich zum Gegenstand seiner Faschismusanalyse (vgl. Reich 1974b). Von Interesse sind diese Fragen vor allem für die Neurosenprophylaxe, die bei Reich auf beiden Ebenen (der gesellschaftlichen durch politische Arbeit und der individuellen z.B. durch Einflußnahme auf Erziehungshaltungen) ansetzt.

Es soll auch hier nicht näher auf die Grundlegung der Orgon-Energie in den Bion-Experimenten und Untersuchungen zu den „Biopathien", insbesonders zur Krebserkrankung (vgl. Reich 1974a), die eine Weiterführung an der Arbeit zur Libidotheorie darstellen, eingegangen werden. Reich selbst war es wohl bewußt, daß er mit seinen Forschungen zur Lebensenergie ein für die Menschen höchst bedrohliches Terrain betrat – ein Umstand, der auch dafür verantwortlich sein mag, daß es nur wenige Analytiker und Naturwissenschaftler gab, die mit einer Art kritischer Distanz und dennoch mit Überzeugung Wegbegleiter waren. Zumeist fanden sich entweder erbitterte Feinde, zu welchen beispielsweise Reik zählte, oder unkritische Anhänger. Zu diesen gesellte sich eine Vielzahl von Theoretikern, die wesentliche Elemente aus der Charakteranalyse bzw. aus der Vegetotherapie übernahmen, ohne dies öffentlich kundzutun.

Reichs Lebensgeschichte ist eine Geschichte von Vertreibungen und Ausschlüssen. Sie ist geprägt vom oftmaligen Verlust seiner örtlichen (Wien – Berlin – Skandinavien – USA) und ideellen Heimat. Er wurde 1934 sowohl aus der Internationalen Psychoanalytischen Vereinigung wie auch aus der Kommunistischen Partei ausgeschlossen. Die „Hexenjagd" (Boadella 1983) gipfelte letztendlich im Verfahren, das die Food- and Drug-Administration gegen ihn wegen Erzeugung und Verwendung von Orgon-Akkumulatoren einleitete, und fand ihren Höhepunkt in der Bücherverbrennung und der Verurteilung Reichs zu einer Gefängnisstrafe, im Zuge welcher er 1957 starb (vgl. Boadella 1983; Sharaf 1983; Ollendorf-Reich 1975).

## Das energetisch-ökonomische Fundament – die Fortführung der Libidotheorie

Betrachtet man die Definition der Libido von Freud, wonach es sich hierbei um „etwas handle, das der Vergrößerung, Verminderung, der Verschiebung und der Abfuhr fähig ist und sich über die Gedächtnisspuren der Vorstellungen verbreitet, etwa wie eine elektrische Ladung über die Oberfläche der Körper" (Freud 1940, 74), so befindet sich hier der Ansatzpunkt für all die Versuche, die Reich unternahm, um eben dieses „etwas" genauer zu bestimmen.

Die Libidotheorie schien Reich vorallem in zwei wesentlichen Punkten ergänzungsbedürftig:

*Das Wesen der gesunden Sexualität:* Reich revidierte die damalige Vorstellung, daß die sexuelle Funktionsstörung ein Symptom unter vielen sei. Angeregt durch seine Erfahrung in der Behandlung neurotischer Patienten kam er zu dem Schluß, daß jede seelische Störung zugleich auch eine genitale Funktionsstörung ist und – was noch bedeutender ist – daß die genitale Störung das wichtigste Symptom der Neurose darstellt. Um das zu beweisen, war ein Infragestellen der Vorstellung vom Wesen der gesunden Sexualität notwendig, denn nicht alle Neurotiker waren impotent oder frigide. Nicht das einfache Funktionieren in der Sexualität, die Fähigkeit zum Vollzug des Geschlechtsaktes, sondern die „orgastische Potenz" ist das Zeichen gesunder Sexualität: „Sie ist die Fähigkeit zur Hingabe an das Strömen der biologischen Energie ohne jede Hemmungen, die Fähigkeit zur Entladung der hochgestauten sexuellen Erregung durch unwillkürliche lustvolle Körperzuckungen." (Reich 1977, 81).

*Sexuelle Erregung – Angst:* Im Konzept der Psychoneurosen, das Freud später entwickelt hat, liegt die Betonung auf dem seelischen Inhalt einer Neurose. Im Mittelpunkt dieses Ansatzes steht die „Deutung" des „Sinnes" der Symptome, die durch die eigentliche psychoanalytische Arbeit geleistet werden kann. Reich hin gegen betrachtet vor allem die somatische Quelle der Neurose, den Zusammenhang zwischen körperlichen und seelischen Vorgängen. „Es kann nicht anders sein, als daß ein geringer Konflikt, an sich normal, eine kleine Störung des sexuellen Energieausgleichs herbeiführt. Diese kleine Störung verstärkt den Konflikt und dieser wiederum die Stauung. Derart heben psychischer Konflikt und körperliche Erregungsstauung einander gegenseitig in die Höhe" (Reich 1977, 89).

Der Angst liegt nun nicht – wie Freud dies annahm – eine Verwandlung von sexueller Energie zugrunde. Dieselbe Erregung wird als Angst erlebt, wenn ihr die Wahrnehmung und Abfuhr verwehrt ist („Stauungsangst"). Der therapeutische Ansatzpunkt besteht darin, der Neurose die energetische „Nahrung" zu entziehen, was durch die Abfuhr der Sexualenergie möglich wird. Die Vegetotherapie konzentriert sich also nicht auf den Inhalt der Neurose, sondern auf die Energiefunktion.

Aufgrund seiner Forschungsarbeiten zur osmotischen Bewegung von Körperflüssigkeiten, der Beschreibung des sympathischen und parasympathischen Systems in ihren Auswirkungen auf Körperfunktionen und das Erleben von Angst und Lust und aufgrund der Untersuchung von Plasmabewegungen von Einzellern (Amöben) legte Reich das wissenschaftliche Fundament zur Charakterisierung der grundlegenden Rhythmen des Körpers – den Wechsel von Expansion und Kontraktion (vgl. Reich 1977).

## Das charakteranalytische Fundament – die Entwicklung der Charakteranalyse

Im Zuge der um 1924 innerhalb der psychoanalytischen Vereinigung aufkeimenden Diskussion um das „Problem Widerstand" in der Therapie, fanden sich kontroverse Standpunkte, die vor allem Möglichkeiten des Umgangs mit dem Widerstand zum Gegenstand hatten. Im Gegensatz zu Analytikern, welche die Auffassung vertraten, daß der Widerstand am besten zu umgehen sei, wenn eine positive Beziehung zum Patienten, eine Art Lehrer-Schüler-Verhältnis hergestellt wird, strebte Reich einen gänzlich anderen Weg an. In seiner therapeutischen Praxis bemerkte er immer wieder eine Art „geheimer Feindseligkeit", die von der offen bekundeten Kooperationsbereitschaft der Patienten verdeckt war.

Auch kristallisierte sich durch eingehendes Studium der Widerstandsformen im Rahmen des technischen Seminars zunehmend das „Charakteristische" des Widerstandes jedes einzelnen Patienten heraus, weshalb Reich diesen als „Charakterwiderstand" bezeichnet. Er schreibt (1977, 106): „Die Schwierigkeit der Genesung wird vom ‚Gesamtwesen' oder ‚Charakter' des Kranken gebildet. Die charakterliche Panzerung äußert sich in der Behandlung als Charakterwiderstand." Diese Tatsache nahm Reich zum Anlaß, nicht wie bislang in der analytischen Praxis üblich, Material in der Folge seines Auftretens zu deuten, sondern systematisch vom „Oberflächlichsten, dem bewußten Empfinden des Kranken Nächstliegenden her" (Reich 1977, ebd.).

Durch konsequentes Aufdecken von Widerständen, wie sie in der Analyse auftauchen, gelangte Reich zur Annahme einer „Panzerschichtung". Er versteht darunter ein geordnetes, historisches und strukturelles Gewebe.

„Es geht nicht allein darum, eine Schicht von Ich-Abwehr zu durchbrechen, um Unbewußtes ins Bewußtsein gelangen zu lassen; der Charakterpanzer muß vielmehr so verstanden werden, daß hier Triebwünsche und Ich-Abwehrfunktion ineinander verwoben die gesamte seelische Struktur durchsetzen" (Reich 1977, 113). Reich begreift somit die Charakterstruktur als erstarrte Lebensgeschichte. „Die gesamte Erlebniswelt der Vergangenheit lebt in der Form der charakterlich en Haltung in der Gegenwart. Das Wesen eines Menschen ist die funktionelle Summe aller vergangenen Erlebnisse" (Reich 1977, ebd.).

Jeder frühkindliche Konflikt läßt sich im Jetzt auffinden, in der Spur, in der er erhalten blieb, und die als Charakterverhärtung deutlich wird. Die Unterscheidung zwischen Bewußt und Unbewußt und die Beschreibung der frühkindlichen sexuellen Entwicklung kamen ihm bei der Charakteristik der verschiedenen Formen von Charakterpanzerung zugute: Er unterscheidet phallisch-narzißtische, passiv-feminine beim Mann, maskulin-aggressive und hysterische bei der Frau und zwanghafte Charakterstrukturen.

Die Abtragung der charakterlichen Panzerung erfolgt nach der Schichtung der neurotischen Mechanismen – am oberflächlichsten liegt das in der Kindheit am spätesten Verdrängte.

Schematisch vereinfacht ist die Persönlichkeit in drei „Schichten" darstellbar:
- *Äußere Schicht:* Oberfläche, Fassade der sozial erwünschten Seiten. Sie präsentiert sich oftmals in übermäßiger Höflichkeit.
- *Mittlere Schicht:* sozial unerwünschte, reaktive Haltungen, sogenannte negative Emotionen. Reich zufolge sind sie jedoch kein Hinweis auf die biologische Verankerung der Destruktivität, sondern Ausdruck der „Wut über die Versagung im Leben und den Mangel an sexueller Befriedigung"; sie stehen somit im Dienste des Lebensstriebes.
- *Der Kern:* Die primären Bedürfnisse. „In der Tiefe des neurotischen Mechanismus, hinter all den gefährlichen, grotesken, vernunftlosen Phantasien und Impulsen fand ich ein Stück einfacher, selbstverständlicher, anständiger Natur" (Reich 1977, 133).

Für Reich gilt es innerhalb der Therapie, diesen Teil der Persönlichkeit zu befreien. Er stellt sich damit in einen krassen Gegensatz zu den psychoanalytischen Theorien, die Natur (= Trieb, Sexualität) und Kultur (= Moral, Arbeit und Pflicht) für unvereinbar erklären und somit das Ausleben von Trieben für gefährlich und zerstörerisch halten. Reich stellt der moralischen Regulierung die ökonomische Selbststeuerung gegenüber: Die Natur steht zwar im Gegensatz zur moralischen Regulierung, die Pflichterfüllung und Triebverzicht fordert, nicht aber zur ökonomischen Selbststeuerung, die eine andere Art von Moral hervorruft. Eine Moral, die nicht gelenkt wird von Aufforderungen wie „Du sollst" oder „Du mußt", sondern aus den spontanen Bedürfnissen des Organismus entsteht.

Reich ordnet diesen beiden Prinzipien die Charaktertypen „neurotisch" und „genital" zu. Der genitale Charakter lebt nicht nach den ihm aufgetragenen Forderungen, sondern im Einklang mit seinen biologischen Interessen.

## Neurosenätiologie – Individuum und Gesellschaft

Reich kam zu der Erkenntnis, daß sich der Widerspruch zwischen den Triebbedürfnissen und den gesellschaftlichen Ansprüchen in der Psyche des einzelnen niederschlägt. Er machte gesellschaftliche und ökonomische Gründe für die sexuelle Unterdrückung – und damit für die Neurosenentstehung verantwortlich.

Kultur, Arbeit und Moral sind nach Freud abhängig vom Maß an Beherrschung der Triebe und deren Sublimation. Reich hingegen betont, daß gerade das Ausleben der sexuellen Bedürfnisse den Menschen zu einem sozialen und verantwortungsbewußten Wesen macht. Die Quellen der Sexualunterdrückung sind in der Familie zu suchen, wo die äußeren gesellschaftlichen Forderungen ihren Niederschlag finden: „Die Erziehung steht im Dienst der jeweiligen gesellschaftlichen Ordnung" und „... die Unterdrückung der kindlichen und jugendlichen Sexualität hat die Funktion, den Eltern die autoritäre Hörigkeit der Kinder zu erleichtern" (vgl. Reich 1972, 166). Dies bildet den massenpsychologischen Hintergrund für faschistische Entwicklungen. Faschismus ist für Reich (1974b) „Ausdruck des tragischen Widerspruches in den Menschenmassen, des Widerspruchs zwischen Freiheitssehnsucht und realer Freiheitsangst".

## Die Einbeziehung des Körpers in die Analyse (Vegetotherapie)

Die Vegetotherapie findet ihr Fundament in Reichs experimentellen Untersuchungen zur Physiologie (vgl. Reich 1977) sowie aus der charakteranalytischen Praxis. Reich spricht von der prinzipiellen Einheit von Körper und Seele. Körperliche Vorgänge sind nicht, wie früher angenommen, nur Folgeerscheinungen von seelischem Erleben, sondern diese Empfindungen auf körperlicher Ebene. Die Hemmung des biopsychischen Energieflusses und damit der Ausdruck von Gefühlen wie Angst, Haß und sexueller Erregung äußert sich demnach sowohl auf der körperlichen wie auch auf der psychischen Ebene – hier in der charakterlichen Hemmung, dort in der muskulären Verspannung.

„Jede muskuläre Verkrampfung, wo auch immer sie auftritt, ist nicht etwa nur eine Folge, ein Ausdruck oder eine Begleiterscheinung des Verdrängungsmechanismus ... (sondern) das wesentliche Stück am Verdrängungsvorgang. Die Verkrampfung der Muskulatur ist die körperliche Seite des Verdrängungsvorganges und die Grundlage seiner dauernden Erhaltung" (Reich 1977, 226).

Vegetotherapie bietet Reich zufolge die Möglichkeit, „den komplizierten Umweg über die psychischen Gebilde wenn nötig zu vermeiden und direkt von der körperlichen Haltung ins Gebiet der Triebaffekte durchzubrechen" (Reich 1977, 227).

Unter „Panzerung", ein Begriff, welcher zum Ausdruck bringt, daß im Körper ein Kriegszustand herrscht, der in der Krebserkrankung einen dramatischen Ausdruck findet (vgl. Reich 1974a), versteht Reich das Vorhandensein von chronischen Verkrampfungen. Davon unterschieden werden natürliche bzw. vorübergehende Kontraktionen. Körperliche Spannungszustände äußern sich in einer Funktionseinschränkung der Atmung, physischer Beweglichkeit und der emotionalen Erlebnisintensität. Hier setzt auch Reichs psychosomatisches Verständnis ein. Psychosomatische Symptome werden als direkter Ausdruck chronischer Verspannungen (Hypertonie) gesehen (vgl. Navarro 1986/88).

Der therapeutische Zugang erfolgt, der Vorstellung von der prinzipiellen Identität von Körper und Seele folgend, sowohl über das Auflockern von muskulären Verspannungen als auch über das Bearbeiten chronischer Charakterhaltungen. Aus der Beobachtung, daß Patienten schon in frühen Jahren den Atem anhalten, um vor allem sexuelle Erregung zu unterdrücken, räumt Wilhelm Reich dem Atmen eine zentrale Bedeutung ein – einerseits, was die Abwehr von Impulsen anbelangt, andererseits in der Verstärkung von Empfindungen.

Bei der Beschreibung des Muskelpanzers unterscheidet Reich sieben Segmente, worunter ringförmige Muskelgruppen einer funktionellen Einheit verstanden werden. Es sind dies: das Augen-, das Mund-, das Hals-, das Brustkorb-, das Zwerchfell-, das Bauch- und das Beckensegment.

Bei Panzerung des Augensegments sind beispielsweise die Sinneswahrnehmungen Sehen, Hören, Riechen betroffen, da sie die Muskeln um das Auge, Lider, Stirn und die an der Basis des Hinterkopfes liegenden umfaßt. Damit verbunden ist eine Einschränkung der Ausdrucksvielfalt z.B. durch stets aufgerissene Augen – ein Ausdruck der Angst bzw. des Schreckens. Eine Panzerung in diesem Bereich ist Ursache für Symptome wie Kopfschmerzen, Schwindel bzw. Beeinträchtigung der visuellen, akustischen, olfaktorischen Wahrnehmung (vgl. Baker 1980).

## Therapeutische Techniken

Die Lösung muskulärer Panzerung findet zum einen über die direkte Behandlung und Lockerung der betroffenen Bereiche statt, was jedoch nicht mit Massage im herkömmlichen Sinn zu verwechseln ist, da der Vegetotherapeut immer der weiter unten beschriebenen „Ladungsformel" folgt und leitender Gesichtspunkt stets die emotionale Funktion der Muskelspannung ist. Klassischerweise beginnt man mit der Lösung jener Blockade, welche dem Genitale am entferntesten liegt (Gesicht, Augen). Zum anderen wird das Strömen von innen nach außen durch besondere Beachtung der Atmung angeregt. Die Intensivierung der Atmung geschieht durch verbale Anweisung sowie durch Berührung bzw. Bewegungen.

Die „natürliche Atmung" ist mit einer vollen Beweglichkeit der Brust und des Bauches verbunden, der Atmungsvorgang geht dabei mit einer wellenförmigen Bewegung einher.

Mit zunehmender Lösung körperlicher Blockaden kommt es zu wahrnehmbaren Strömungsempfindungen, die fortschreitend bis ins Becken bzw. in die Beine reichen, welche letztendlich im Orgasmusreflex ihren Ausdruck finden. Der Orgasmusreflex ist gekennzeichnet durch eine einheitliche Bewegung des ganzen Körpers.

Der Organismus folgt einheitlich und total der Spannungs-Ladungsfunktion. Mechanische Spannung (Organe füllen sich mit Flüssigkeiten) – bioelektrische Aufladung – elektrische Entladung (durch Muskelzuckungen infolge des Orgasmus) – mechanische Entspannung (infolge des Rückflusses der Körperflüssigkeiten). Das Rückfluten der Körperflüssigkeiten erzeugt ein Gefühl von Glühen, Strömen und Schmelzen.

Auch der Vegetotherapeut folgt dem Muster Ladung – Entladung, was bedeutet, daß einer Phase der Aufladung durch intensiviertes Atmen, manuellen Druck oder Bewegung eine Phase der Entladung folgt, in welcher es auch zum Ausdruck von Gefühlen kommt.

Wesentlich ist, daß diese Reaktionen unwillkürlich sind. Reich unterstreicht das Kriterium der Unwillkürlichkeit und verweist darauf, daß willkürliche Bewegungen oftmals als Abwehr von unwillkürlichen funktionieren, was in bezug zur Bioenergetik beachtenswert erscheint. Die Qualität des Unwillkürlichen birgt das Moment des Unberechenbaren, Überraschenden. Das Lösen des Muskelpanzers ermöglicht ein unmittelbares, nicht auf gedankliches Assoziieren gegründetes Erleben, welches bisweilen von einem Erinnern frühkindlicher Erlebnisse begleitet ist.

## Therapeutische Haltung und therapeutisches Ziel

Ein Körpertherapeut bedient sich seiner Fähigkeit der „vegetativen Identifikation", das heißt der Fähigkeit, energetisch zu kommunizieren. „Energetisch kommunizieren" heißt: jenseits von Sprache, Gestik, Mimik und nur durch Aussenden, Ausdehnen des Energiefeldes anderen zu übermitteln, was wir fühlen, denken ..." (Neidhöfer 1991, 117) und „... andere als Energiefeld wahrzunehmen und die energetischen Botschaften zu verstehen" (ebd., 119).

Das therapeutische Ziel, wie es in der charakteranalytischen Technik in den Begriff des genitalen Charakters mit dem Wiederherstellen der orgastischen Potenz gefaßt ist, erfährt in der Vegetotherapie eine erweiterte Beschreibung um physiologische Aspekte. Die „vegetative Beweglichkeit", wovon der Orgasmusreflex nur ein Ausdruck ist, zeigt sich u.a. in einer Lebendigkeit und Beweglichkeit von Gesichtszügen, in vollständiger und tiefer Atmung, in einem ruhigen, regelmäßigen Puls und normalem Blutdruck (vgl. Raknes 1973). Sie hat ihre Entsprechung in Kontaktfähigkeit zu allen für den Menschen bedeutsamen Bezügen (zum eigenen Körper, zur Natur, zu anderen Menschen ...), „ferner die Fähigkeit, Eindrücke auf sich wirken zu lassen, der Mut und der Wille, es den Dingen und Ereignissen zu gestatten, Eindrücke hervorzurufen. Freiheit von Angst, wo keine Gefahr ist, und die Fähigkeit, auch in gefährlichen Situationen rational zu reagieren; der Mut, sich freiwillig in gefährliche Lagen zu begeben, wenn man vernünftige und wichtige Gründe dafür sieht. Ein tiefes und anhaltendes Gefühl von Wohlbefinden und Kraft, das auch spürbar ist, wenn man mit Schwierigkeiten zu kämpfen hat oder nicht allzu starke Schmerzen erleidet. Einige dieser Empfindungen lassen sich auf ein Lustgefühl in den Genitalien während der Atmung zurückführen" (Raknes 1973, 116).

Das Setting in der Vegetotherapie: Vegetotherapeutische Arbeit erfolgt im Liegen, die Knie sind angewinkelt (90°), der Klient soll durch den geöffneten Mund ein- und ausatmen. Diese Stellung fördert den ungehinderten energetischen Fluß.

Bisweilen gelangt ein Orgonakkumulator zur Anwendung; dies ist ein von Reich entwickelter Apparat, welcher durch eine Kombination von Metallteilen und organischen Schichten eine Intensivierung der Orgon-Strahlung ermöglicht.

## Anwendung

Wilhelm Reich hat seine Methode nicht nur bei neurotischen und vor allem psychotischen Personen angewandt, sondern auch bei einer Vielzahl von organischen Erkrankungen, insbesondere bei Krebserkrankungen, welche er als eine Erkrankung des Gesamtorganismus verstand und die in einem vegetativen und charakterologischen Unvermögen besteht, sich auszudehnen (vgl. Reich 1974a).

Außerhalb des klinischen Bereichs wird Vegetotherapie hauptsächlich von Menschen in Anspruch genommen, welche nach bisweilen langjährigen verbalen Therapien an die Grenzen ihrer Erlebnisfähigkeit stießen, was sich in einem Gefühl des Unerfülltseins ausdrückt.

**Literatur**

Baker, E. (1980): Der Mensch in der Falle. Das Dilemma unserer blockierten Energie. Ursachen und Therapie. München

Boadella, D. (1983): Wilhelm Reich. Leben und Werk des Mannes, der in der Sexualität das Problem der modernen Gesellschaft erkannte. Frankfurt

Freud, S. (1940): Gesammelte Werke. Bd 1. London

Navarro, F. (1986/88): Die sieben Stufen der Gesundheit. Eine psychosomatische Sicht der Krankheit. Bd 1 u. 2. Frankfurt

Neidhöfer, L. (1991): Intuitive Körperarbeit. Oldenburg

Ollendorf-Reich, I. (1975): Wilhelm Reich. München

Reich, W. (1938): Die Bione. Oslo

Raknes, O. (1973): Wilhelm Reich und die Orgonomie. Frankfurt

Reich, W. (1972): Der Einbruch der sexuellen Zwangsmoral. Köln

Reich, W. (1974a): Die Endeckung des Orgons. Der Krebs. Stuttgart

Reich, W. (1974b): Die Massenpsychologie des Faschismus. Frankfurt

Reich, W. (1976): Charakteranalyse. Frankfurt

Reich, W. (1977): Die Endeckung des Orgons. Die Funktion des Orgasmus. Frankfurt

Sharaf, M. (1983): Fury on Earth. A Biography of Wilhelm Reich. New York

**Weiterführende Literatur**

Neidhöfer, L. (1993): Die Disziplin der Lust. Oldenburg

**Zeitschriften**

bukkumatula – Informationsschrift des Wilhelm-Reich-Instituts, Wien; erscheint 6mal im Jahr

SKAN Reader. Hg.: Neidhofer, L. Endless Sky Publ., Hamburg, Santa Fé; erscheint 1mal im Jahr

Ströme. Rundbrief Reichianischer Körpertherapie. Hg.: Knapp-Diederichs, V.; Transform-Verlag, Oldenburg; erscheint unregelmäßig

*Beatrix Wirth*

# Bioenergetische Analyse

Bei der bioenergetischen Analyse, wie sie im folgenden charakterisiert wird, handelt es sich, wie schon der Name sagt, um ein analytisches Verfahren. Im Gegensatz dazu wird Bioenergetik oftmals unter Auslassung des analytischen Elements – Bearbeitung von Widerstand und Übertragung – angewandt. „Bioenergetik für Jeden" (Lowen & Lowen 1981) dient der Lockerung körperlicher Blockaden und der allgemeinen Vitalisierung.

## Entwicklung des Ansatzes

Die Urheber der bioenergetischen Analyse sind Alexander Lowen, John Pierrakos und William Walling. Bioenergetische Analyse ist aufgrund seiner zahlreichen Bücher eng mit dem Namen Alexander Lowens verknüpft, welcher das System auch weiterentwickelte. Er war selbst lange Zeit bei Wilhelm Reich in Ausbildung, entschloß sich später zum Medizinstudium und begann danach als „Reichscher Therapeut" zu praktizieren. Die Entwicklung der bioenergetischen Analyse erwuchs aus dem Unbehagen und der Kritik an der Orgontherapie Reichs, bei welcher nach Meinung Lowens die Charakteranalyse zu kurz komme. Zudem beobachtete Lowen, daß Reichs Therapien zuwenig Hilfe für die Bewältigung des Alltags gaben bzw. den Patienten nur ungenügend befähigten, sein Leben auf eigenen Füßen stehend befriedigend zu gestalten. Dies begründete eine therapeutische Vorgangsweise, welche nicht ausschließlich in der Behandlung des Patienten stattfindet, sondern in der die Patienten zu eigenständiger Aktivität ermuntert werden.

Gemeinsam mit Pierrakos und Walling erarbeitete Lowen eine Reihe von bioenergetischen Grundübungen. Daraus erschloß sich Lowen die zentrale Bedeutung des Auf-dem-Boden-Stehens, des „Erdens" („grounding").

## Theoretische Wurzeln

Lowen bezieht sich bei seinen theoretischen Überlegungen auf psychoanalytische Ansätze, insbesondere auf Arbeiten Sandor Ferenczis, Karl Abrahams und vor allem Wilhelm Reichs. Sandor Ferenczi stellte erstmals die analytische Abstinenzregel in Frage und bediente sich einer aktiveren Technik und erzieherischer Maßnahmen.

Karl Abraham, ein Mitarbeiter Freuds, erarbeitete aufgrund analytischer Studien zur Charakterologie eine Charakter-Typenlehre. Er trifft eine Zuordnung von Charakterzügen und Entwicklungsstufen der kindlichen Sexualität und erstellt eine charakterologische Hierarchie – oraler, analer und als entwickeltster Typus genitaler Charakter.

Darüber hinaus basiert das Theoriegebäude Alexander Lowens auf den grundlegenden Aussagen von Wilhelm Reich. Es sind dies insbesondere

• die Annahme von der grundlegenden funktionalen Identität von Körper und Seele; Muskelpanzer und Charakterhaltung werden bei Reich wie bei Lowen als funktionell ident verstanden;
• die Bedeutung des Atmens für die emotionale Erregbarkeit.

Weiters wurden von Lowen auch einige Grundannahmen der Reichschen Theorie verworfen: vor allem die Betonung des genitalen Primats. Er wirft Reich – aus einem meiner Ansicht nach eingeengten Verständnis – vor, die Rolle der Liebe in der Sexualität zu unterschätzen und die Erreichung des Orgasmusreflexes in seiner Bedeutung für den therapeutischen Erfolg zu überschätzen. Auch ist die empirische Beweisbarkeit der Orgonenergie für ihn im Gegensatz zu Reich nicht von Wichtigkeit. Lowen bleibt in seiner Arbeit bei der hypothetischen Annahme, daß es eine fundamentale Energie, die er Bio-Energie nennt, gibt.

Neben der Entwicklung des Grounding-Konzeptes ist es die Weiterentwicklung der Charakterologie, welche dem Ansatz theoretische Eigenständigkeit zukommen läßt.

## Das Energiekonzept

Lowen nimmt an, daß eine spezifische Energie, die die Grundlage aller Lebensvorgänge darstellt, ständige Ausdehnung und Kontraktion des Körpers bewirkt. Auch diese Annahme ist von Reich übernommen: mittels Experiment konnte Reich beweisen, daß eine erhöhte Oberflächenspannung der Haut mit biologischer Ausdehnung und mit Lusterleben einhergeht, während unangenehme Reize einen Energiefluß von der Peripherie zum Zentrum und damit „biologische Kontraktionen" und Angst- und Unlusterleben bewirken.

Die Energiebewegung vom Zentrum zur Peripherie erfolgt entweder mit dem Ziel der Aufladung (Atmung, Nahrungsaufnahme, ...) oder der Entladung. Lowen ortet die Energiebewegung mit Ladungsfunktion an der Körpervorderseite, sie ist an die Atmungsfunktionen gebunden und steht im Zusammenhang mit Gefühlen einer zärtlichen Qualität (Nächstenliebe, Glaube, Mitgefühl ...). Davon unterschieden beschrieb er eine Pendelbewegung entlang des Rückens. Die hier zugeordneten Empfindungen sind im Gegensatz zu den oben beschriebenen nicht geistig, sondern materialistisch orientiert, den Gefühlen haftet eine aggressive Qualität an. „Sie sind aggressiv, weil es ihr Zweck ist, den Organismus in Richtung auf Objekte zu bewegen, ... jede Handlung hat eine Komponente von beiden Aspekten des Individuums. In der Bewegung des Ausstreckens der Arme nach einem anderen Menschen z.B. sind Impulse von der Vorder- und der Rückseite vertreten. Die Qualität der Bewegung wird vom Verhältnis dieser beiden Elemente zueinander bestimmt" (Lowen 1981, 106). Bei den verschiedenen Charakterstrukturen ist jeweils eine Komponente dominierend. So kann eine Frau mit oraler Charakterstruktur zwar starke sexuelle Erregung verspüren (sensorisch-erotische Komponente), jedoch Schwierigkeiten haben, zum Orgasmus zu gelangen, da sie einen Mangel an Motilität im Rücken und in den Beinen zeigt (motorisch aggressive Komponente).

Neben der zentrifugalen Energiebewegung trifft Lowen eine Unterscheidung nach der longitudinalen Energiebewegung. Bewegt sich die Energie in Richtung Kopf, so spricht er von Ich-Trieben (Realitätsprinzip), findet eine Bewegung nach unten hin zu den Genitalien statt, so wird diese den Sexualtrieben (Lustprinzip) zugeordnet.

### Der körperliche Aspekt des Lust- und Realitätsprinzips

Auch Lowen bezieht sich auf die Theorie des Lustprinzips von Freud. Der Organismus sucht Lust und vermeidet Unlust. Im Sekundärprozeß ist er jedoch bereit, augenblickliche Unlust und Schmerzempfindungen zu tolerieren, um zu einem späteren Zeitpunkt mehr Lust zu erfahren.

Lowen ordnet den jeweiligen Körpersegmenten dabei bestimmte Funktionen zu. Er sieht drei Hauptsegmente: den Kopf, die Brust als Zentrum und das Becken, sowie zwei Verengungen, Hals und Taille. Um die Einschnürungen bei Hals und Taille kommt es zu Drehbewegungen und zu beschleunigtem Strömen von Körperflüssigkeiten, während die beiden Endsegmente Erweiterungen darstellen, „die als Reservoir oder Seen dienen, wo vor der Entladung durch die natürlichen Öffnungen in diesen Segmenten eine Verlangsamung und Ansammlung der Energie stattfindet" (Lowen 1981, 81). Die Fähigkeit, Energie zu speichern, stellt die Basis dafür dar, daß Entladung hinausgezögert werden kann mit dem Ziel, größere Lust zu erfahren. Das Becken dient primär dem Lustprinzip, also der Entladung der Energie, während der Kopf der Funktionsträger des Realitätsprinzips ist und so der Aufnahme von Energie (Nahrung, Wasser, Luft) dient.

### Psychopathologie und Charakterstruktur

Die bioenergetische Analyse ordnet – Reich folgend – bestimmten Charakterstrukturen spezifische Formen von Muskelpanzerungen zu. Die Muskulatur kann durch chronische Kontraktion den Fluß der Gefühle hemmen. Tut sie dies wiederholt, wird die Muskelspannung chronisch. Reich prägte dafür den Ausdruck Muskelpanzer. Die damit verbundenen Emotionen sind somit dem Bewußtsein des Menschen entzogen, ihr Ausdruck ist wesentlich gehemmt bzw. gänzlich verhindert. So ist beispielsweise das Weinen an das Freisein von Verspannungen im Bereich der Augen, des Mundes, der Kehle, der Brust und des Bauchraumes gebunden. Zum einen schränkt die Strukturierung die Erlebnisfähigkeit ein, zum anderen wird sie im Verständnis der bioenergetischen Analyse in der Art als sinnvoll erachtet, als sie es dem Menschen erlaubt, in frühkindlichen Abhängigkeiten zu überleben. Von Charakterstruktur wird dann gesprochen, wenn bestimmte Verhaltensmöglichkeiten fixiert sind, d.h. kein adäquates, flexibles Antworten auf die Anforderungen durch die Umwelt möglich ist. Die einzelnen Charaktertypen werden Entwicklungsphasen zugeordnet, in welchen jeweils ein wesentliches Grundbedürfnis unerfüllt bzw. mangelhaft erfüllt blieb (vgl. dazu Lowen 1981; Dietrich 1990).

Bei der Diagnose spezifischer Charakterstrukturen geht Lowen sowohl von biographischen Daten als auch von der Schilderung der gegenwärtigen Lebensumstände, vor allem aber von der körperlichen Erscheinung des Menschen aus, denn „der Körper lügt nicht" (Frank & Frank 1977). Lowen beschreibt aufgrund seiner Beobachtung fünf charakterologische Grundstrukturen:

• die schizoide Struktur
• die orale Struktur
• die masochistische Struktur
• die psychopathische Struktur
• die rigide Struktur.

Eine Charakterstruktur drückt sich auf der körperlichen Ebene in spezifischen Haltungen, welche die äußere Erscheinung prägen, aus, auf der seelischen Ebene in spezifischen Grundstimmungen (Leere, Langeweile, Verlassenheit ...), auf der rationalen Ebene in einer spezifischen Denkweise und Vorstellungen über das Leben und die Welt, auf einer sozialen Ebene in spezifischen Beziehungsmustern. Eine detaillierte und anregende Beschreibung der Charaktertypen findet sich bei Dietrich (1990). Lowen stellt den oben beschriebenen Charakterstrukturen keine Struktur des gesunden Charakters gegenüber, welche bei Reich im Begriff des genitalen Charakters gefaßt ist.

## „Grounding" und die Atmung

Das Grounding-Konzept repräsentiert in der Bioenergetik das Prinzip der Einheit im Gegengewicht zur charakteranalytischen Arbeit. „To be grounded" bedeutet das Herstellen einer bewußten Verbindung des einzelnen mit den wesentlichen Bezügen der menschlichen Existenz. Das sind der Organismus (Körper, Seele), die zwischenmenschlichen Beziehungen und die Umwelt (in Form der Beziehung des Menschen zum Boden), die eigene Vergangenheit und Zukunft. Das Grounding im Körper bedeutet, die volle Beweglichkeit und Ausdrucksmöglichkeit des Körpers aber auch dessen Verkrampfung in Erfahrung zu bringen. Das Grounding in der Seele bedeutet das Wissen um die eigene psychische Existenz, um das, was man ist und was man werden will. Das Grounding im Boden ist gleichzusetzen mit der Teilnahme an den lebendigen Prozessen der Umwelt. Lowen bringt den Boden mit Erde und Mutter in Verbindung und schließt demnach aus der Art, wie ein Mensch am Boden steht, auf die Beziehung zur Mutter. Das Grounding in der Sexualität stellt das Äquivalent zum Begriff der orgastischen Potenz von Reich dar und bezieht sich somit auf die freie genitale Funktion. Auch Lowen räumt der Atmung eine zentrale Funktion für das Erleben von Gefühlen und der Lebendigkeit des Menschen ein. Gesunde Atmung ist durch Vollständigkeit und Einheitlichkeit charakterisiert. Die tiefe Atmung bewirkt durch Sauerstoffzufuhr ein erhöhtes Energieniveau im Körper.

Die Bedeutung der Atmung für Psyche und Körper wird in der Folge: Energie = Motilität = Gefühl = Spontaneität = Selbstausdruck – dargestellt. Die zwei grundlegendsten Störungen in der Atemfunktion drücken sich einerseits in einem restriktiven Einatmen (= Ausdruck des Zustandes der Lähmung und des Entsetzens) und andererseits in der Unfähigkeit zum vollständigen Ausatmen aus.

## Die therapeutische Praxis

Bioenergetische Analyse, wie sie in der Einzeltherapie zur Anwendung gelangt, basiert immer auf der Erstellung einer Diagnose, welche auch den Körperausdruck interpretiert ("body reading"). Kufner (1990, 301) nennt als „das spezifische Behandlungskonzept im Vergleich mit anderen Therapieformen die Charakteranalyse, noch exakter die Charakteranalyse an und mit dem Körper, unter Beachtung und Nutzung von Widerstand und Übertragung."

Der therapeutische Zugang erfolgt wesentlich über den Körper mit folgenden Zielen:

- Das Bewußtmachen von Verspannungen (den Patienten mit sich und seinem Körper in Kontakt zu bringen, z.B. das Zurückhalten aggressiver Impulse als eine Funktion von Verspannungen in den Schultern).
- Das Erhellen der Geschichte bestimmter körperlicher Panzerungen stellt die analytische Seite der Bioenergetik dar. Bei Vernachlässigung der analytischen Seite bleibt der Mensch ohne Verbindung zu seiner Vergangenheit, und der niemals gelöste Konflikt speist seinerseits die muskuläre Spannung.
- Die Lösung der blockierten Impulse durch „geeignete Bewegung". In diesem Zusammenhang ist es notwendig, innerhalb des therapeutischen Settings Bedingungen zu schaffen, die ein Ausleben von Gefühlen möglich machen, ohne daß Personen zu Schaden kommen.

Man unterscheidet zwei Arten von Körpertechniken: jene, die vom Therapeuten nur initiiert werden, sogenannte „Übungen" (Atmen, Grounding, Schreien), und solche, bei denen der Therapeut aktiv ins Körpergeschehen eingreift, „Behandlung" (Massage, Körperkontakt).

Die Übungen dienen dem – breiten Raum einnehmenden – Grounding, der Vertiefung der Atmung, dem Erfahrbarmachen und Lockern von Muskelspannungen sowie dem Ausdruck von Gefühlen (Schlagen, Stoßen, Ausstrecken der Arme, ...). Als Hilfsgeräte dienen bisweilen ein Tennisschläger, die Matte oder ein Polster und der „Atemschemel", eine Art Hocker mit Wolldeckenpolsterung.

Eine bedeutende Technik in der Bioenergetik ist die „zentrale Streßposition", auch „Lowen-Bogen" genannt, bei welchem durch eine bestimmte Stellung des Körpers eine Vibration in der Beinmuskulatur hervorgerufen und damit ein besserer Kontakt mit dem Boden hergestellt wird. Das „Erden", die Verbindung zum Boden im Liegen, Sitzen, Stehen und Gehen stellt die Basis bioenergetischer Arbeit dar.

In der konkreten therapeutischen Arbeit wird die segmentale Anordnung – bei Reich vom Kopf bis zur Genitalzone – nicht berücksichtigt. Reich betonte immer, daß nur ein schrittweises Vorgehen bei der Lösung des Muskelpanzers zielführend ist. Aus orgonomischer Sicht ist der Verzicht auf das systematische Lösen von Panzerungen problematisch. Außer bei Klienten mit sehr niedrigem Energieniveau kann das frühe Mobilisieren der Energie innerhalb der Beckenzone zu Energieüberflutungen oder aber auch zu verstärkter Abwehr in höheren Segmenten führen (vgl. hiezu Baker 1980).

## Anwendung

Jenseits der bioenergetischen Analyse, welche durch die Arbeit mit Widerstand und Übertragung charakterisiert ist, werden die in der Bioenergetik von Lowen entwickelten Übungen in sogenannten „exercise"-Gruppen durchgeführt bzw. sind für den einzelnen auch ohne therapeutische Begleitung auszuführen (vgl. dazu Lowen 1981). Sie dienen dazu, mit seinem Körper in Kontakt zu kommen, die Atmung zu intensivieren und damit die Motilität zu steigern.

Die bioenergetisch-analytische Gruppenarbeit, sofern sie in kontinuierlichen Treffen stattfindet, ist dadurch gekennzeichnet, daß sie den Gruppenprozeß miteinschließt.

Bioenergetische Analyse findet hauptsächlich im Bereich der Behandlung von Neurosen und Psychosen Anwendung, und dies vornehmlich bei Erwachsenen.

### Literatur

Baker, E. (1980): Der Mensch in der Falle. Das Dilemma unserer blockierten Energie: Ursachen und Therapie. München.

Dietrich, R. (1990): Analytische Bioenergetik. Bilder, Strukturen und Geschichten. Salzburg

Frank, R. & Frank, R. (1977): Zur Rolle des Körpers in der Bioenergetischen Analyse. In: Petzold, H. (Hg.): Die neuen Körpertherapien. Paderborn

Kufner, W. (1990): Bioenergetik. In: Petzold, H. (Hg.): Wege zum Menschen. Methoden und Persönlichkeiten moderner Psychotherapie. Ein Handbuch. Bd 2, 245–309

Lowen, A. (1976): Bioenergetik. München

Lowen, A. (1981): Körperausdruck und Persönlichkeit. Grundlagen und Praxis der Bioenergetik. München

Lowen, A. & Lowen, L. (1979): Bioenergetik für jeden. Das vollständige Übungsbuch. Gauting

**Weiterführende Literatur**

Lowen, A. (1978): Depression. München

Lowen, A. (1980): Der Verrat am Körper. Bern

**Zeitschrift**

Energie und Charakter. Zeitschrift für Biosynthese und somatische Psychotherapie. Hg.: Boadella, D.; Verlag Bernhard Maul, Berlin; erscheint 2mal im Jahr

*Gerhard Lang*

# Biodynamische Psychotherapie

Die Entwicklung der Biodynamischen Psychologie und Psychotherapie ist mit der Person Gerda Boyesens so verbunden, daß dieser Ansatz oft im engeren Sinn als „Gerda-Boyesen-Methode" bezeichnet wird. Begonnen hat alles 1947 in Oslo. Damals entschloß sich die gebürtige Norwegerin, ein Psychologiestudium, eine Analyse und später eine Ausbildung bei Ola Raknes, einem Schüler und Mitarbeiter Wilhelm Reichs, zu beginnen. Nach ihrem Studium absolvierte sie eine Ausbildung in Physiotherapie und begann ihre klinische Arbeit am Bülow-Hansen-Institut. Die dort angewendete Massagebehandlung zur Lockerung von verspannter Muskulatur berücksichtigte auch das Atmungsverhalten des Patienten und bewirkte oft erstaunliche vegetative und psychische Reaktionen (dynamische Physiotherapie). Der theoretische Hintergrund für diese Phänomene war jedoch nicht soweit entwickelt, daß sich eine klare Indikation ergab. Daher kam es auch manchmal zu Überreaktionen, die den Zustand des Patienten noch verschlechterten. Die Fragen über die zugrundeliegenden Zusammenhänge führten Gerda Boyesen schließlich zur zentralsten Entdeckung des Biodynamischen Ansatzes: der Psychoperistaltik (Beschreibung weiter unten). Damit war eine psycho-physische Funktion gefunden, die die inneren Vorgänge im Organismus regulierte und widerspiegelte und so ein gezieltes und genau dosiertes therapeutisches Vorgehen ermöglichte. Zugleich eröffnete diese Entdeckung einen neuen Blickwinkel auf die Entstehung und Behandlung von neurotischen Störungen. In den nächsten Jahren erarbeitete Gerda Boyesen davon ausgehend die grundlegenden Konzepte der Biodynamik. 1968 übersiedelte sie nach London, gründete die „Gerda-Boyesen-Klinik" und begann Mitte der 70er Jahre mit Ausbildungsprogrammen (vgl. Boyesen 1987).

## *Entwicklung des Ansatzes – Theorie*

Die Kernfrage, die sich in der dynamischen Physiotherapie stellte, war die nach dem Kriterium hinsichtlich einer Verbesserung oder Verschlechterung des Zustandes beim Patienten. Empirische Beobachtungen zeigten gute Ergebnisse bei Patienten mit starken emotionalen Entladungen wie Wut, Weinen etc. oder wenn sich vegetative Reaktionen wie Zittern, Durchfall etc. einstellten. Mit Hilfe eines auf den Bauch aufgelegten Stethoskops konnte das Auftreten von Darmgeräuschen in Zusammenhang mit diesen psycho-physischen Vorgängen nachgewiesen werden. Durch die Entdeckung der *Psychoperistaltik* und die Einführung eines energetischen Modells konnte Gerda Boyesen die entsprechenden Erklärungen zur Lösung der Problematik aufzeigen:

Die energetische Bewegung im Organismus läuft in der Form eines *„emotionalen vasomotorischen Zyklus"* ab: Die aus den Eingeweiden aufsteigende Erregung führt am Ende der Aufwärtsbewegung zu einer Entladung durch den Ausdruck (Stimme, Blick, Gesten etc.). Ein energetischer Rest sinkt dann ab und findet seine Entladung durch die Verdauungstätigkeit im Darm. Diese zyklische Energiebewegung ist mit entsprechenden Flüssigkeitsverschiebungen im Gewebe verbunden: Am oberen Ende z.B. rot werden bei Wut, geschwollenes Gesicht oder Tränen; am unteren Ende bildet der in den Darmwänden erhöhte Flüßigkeitsdruck einen Stimulus zur Auslösung der Peristaltik. Dieser Zyklus vollzieht sich parallel auf einer psychischen, einer muskulären und einer vegetativen Ebene.

Gesunde Entwicklung ist auch durch Krisensituationen hindurch möglich, wenn der gesamte Zyklus vollständig durchlaufen werden kann. So gesehen verfügt der menschliche Organismus über einen Mechanismus – die *„psychoperistaltische Selbstregulation"* –, der die Rückkehr zu gesundem inneren Gleichgewicht ermöglicht. Nervöser Streß etwa kann mit Hilfe der Psychoperistaltik verdaut werden. Zu Störungen kommt es durch oftmalig nicht abgeschlossene Zyklen. Ein während der energetischen Aufwärtsbewegung aktivierter Konflikt, der den Ausdruck verhindert, zwingt den Organismus zu einem Kompromiß, der sich bei mehrmaliger Wiederholung in chronischen Muskelverspannungen – der *Panzerung der Skelettmuskulatur* – manifestiert. Die mit der blockierten Energie verbundene Behinderung der Flüßigkeitszirkulation bewirkt, daß verschiedene Stoffwechselprodukte und hormonale Substanzen, z.B. Adrenalin, nicht entsprechend abtransportiert werden und den Gewebe-Panzer bilden. Der zweite Teil des Zyklus, die energetische Abwärtsbewegung und Verdauung, kann nur in einer Atmosphäre von Sicherheit und Schutz abgeschlossen werden, weil sich in einer Situation von Anspannung und Bedrohung die Peristaltik nicht öffnet. In solch einem Fall bewirkt die nicht entladene Energie längerfristig chronische Spannungen in den Eingeweiden, die *Panzerung des Viszeralsystems*. Ausgehend von diesem Modell wurde das Zusammenwirken von physischer und psychischer Störung sowie deren Entstehung in der kindlichen Entwicklung untersucht (vgl. Boyesen & Boyesen 1987).

## Ziel der Therapie – therapeutische Haltung

Ziel der Biodynamischen Psychologie ist es, emotionale, vasomotorische Zyklen zum Abschluß zu bringen. Mit verschiedenen Techniken wird eine Lockerung in der Panzerstruktur erreicht, sodaß die Fähigkeit zur Selbstregulation wieder verfügbar wird und der Klient im Kontakt mit seiner Lebensenergie zu einem in sich ruhenden, unabhängigen Wohlbefinden (Selbstgefühl) gelangt.

Die Grundhaltung des Therapeuten ist begleitend, einladend, ermutigend, unterstützend und nur wenn es durch die Persönlichkeit des Klienten unumgänglich erscheint, konfrontativ oder provokativ. Es ist die Haltung einer Hebamme, die darauf vertraut, daß die hinter der Panzerung verschüttete primäre Persönlichkeit von selbst für ihre erneute Geburt nach außen drängt, wenn sie nur genug Sicherheit und Unterstützung vorfindet. Grundlegend für solche therapeutische Begleitung ist Einfühlungsvermögen und Intuition. Für seine Interventionen verwendet der Therapeut als zentrales Instrument die Wahrnehmung eigener Empfindungen und Gefühle. Sie sind Richtlinien, um zu begreifen, was der Klient als nächstes braucht, welche körperliche Blockade oder welcher emotionale Konflikt gerade das aktuelle Hindernis darstellt.

## Therapeutische Techniken

Die Vielfalt der therapeutischen Techniken kann gerade in der Biodynamik niemals mechanisch angewendet werden, sondern wird immer von der therapeutischen Haltung getragen und präzise an den jeweiligen Klienten und die aktuelle Phase des Prozesses angepaßt. Man unterscheidet drei Gruppen von Techniken:
• Biodynamische Massage
• Biodynamische Vegetotherapie
• Organische Psychotherapie.

### Biodynamische Massage

Die Biodynamische Massage bietet ein breites Feld von Anwendungsmöglichkeiten: Am Anfang eines Therapieprozeßes kann es wichtig sein, einen starren Panzer so weit zum Schmelzen zu bringen, daß er durchläßig genug wird für die Anwendung weiterführender Methoden. Hierher gehört auch das „Deep draining" (Psychoposturale Integration).
In einem laufenden Prozeß kann durch starke emotionale Ausbrüche die energetische Aufwärtsbewegung überbetont sein. Durch einige Massagesitzungen zur Unterstützung des nach unten gehenden Flusses wird die energetische Balance wieder hergestellt (Energieverteilung). Weiters können mit Massage blockierte Gebiete im Körper direkt behandelt werden. Mit Hilfe des Stethoskops gelingt es dabei, den Schlüssel für das „Öffnen der Peristaltik" zu finden.

### Biodynamische Vegetotherapie

Diese Technik läßt sich als eine Art „freies Assoziieren" unter Einbeziehung der muskulären und vegetativen Ebene beschreiben. Der Therapeut ermuntert den Klienten, alles Willkürliche und Bewußte sein zu lassen, um sich den unwillkürlichen Impulsen und Regungen hinzugeben. Dies ist eine Einladung, unbewußte Regungen aus dem ES an die Oberfläche kommen zu lassen. So wie sich eine ES-Regung im Verbalen z.B. in einem Versprecher manifestiert, kündigt sie sich hier durch kleinste körperliche Bewegungen an. Zum Beispiel wird aus einem Zittern oder einem Zucken – vorsichtig unterstützt – ein mächtiger Schrei, ein Faustschlag oder ein tiefes Schluchzen. Natürlich geht es dabei nicht nur um kathartisches Abreagieren, sondern auch um (verbales) Aufarbeiten des bewußt gewordenen Materials.

## Organische Psychotherapie

Die mit „Organische Psychotherapie" bezeichneten Techniken sind verbaler Natur und werden dann angewendet, wenn beim Klienten eine entsprechende Öffnung und Durchläßigkeit für die energetische Bewegung bereits vorhanden ist. Dies ist dann kein Sprechen „über etwas", sondern ein organisch verbundenes, ein von Gefühlen und Gedanken bewegtes Sprechen. Der Therapeut unterstützt den Fluß des Sprechens, ohne zu stören, und achtet auf die Verbindung zur Lebensenergie im Klienten, an Hand von Tonfall, Gestik, Mimik, Atmung etc.

Biodynamische Psychotherapie zeichnet sich auch durch einen respektvollen Umgang mit Abwehrmechanismen aus. Panzerung wird nicht durchbrochen, sondern geschmolzen. Nicht ein Zustand von Schutzlosigkeit soll an Stelle des Panzers treten, sondern ein flexibler Umgang mit Offenheit, Selbstbehauptung und Hingabe.

Massagebehandlungen werden üblicherweise am Massagetisch durchgeführt. Für alle anderen Techniken ist eine relativ freie Wahl des Settings möglich: Sitzen im Sessel oder am Boden, Liegen auf der Matratze – der Therapeut sitzt dabei (Vegetositzung), im Stehen (z.B. für verschiedene Übungen) und beliebige Variationen, die sich aus der Kreativität von Klient und Therapeut ergeben (vgl. Eberwein 1990).

## Anwendungen

Als Kurzzeitbehandlung steht vor allem die biodynamische Massage zur Behandlung von psychosomatischen Symptomen, wie z.B. Kopfschmerz, Verdauungsstörungen, Schmerzen im Zusammenhang mit verspannter Muskulatur im Vordergrund.

Als Langzeitprozeß ermutigt die Biodynamische Psychotherapie den Klienten zu tiefer Selbsterforschung. Biorelease, eine Weiterentwicklung des ursprünglichen Ansatzes durch Mona-Lisa Boyesen, bietet die Möglichkeit, Biodynamische Erkenntnisse und Methoden in einer Art Selbsthilfeprogramm zu lernen und zur Auflösung von aktuellem Streß zu nützen.

Zwischen den beiden Polen, Langzeit-Einzeltherapie und Selbsthilfegruppe gibt es noch viele Zwischenformen, wie z.B. Massagegruppen, Selbsterfahrungsgruppen, Intensivgruppen (intensive Einzelarbeit in Kleingruppen mit 3–4 Teilnehmern). Überwiegend wird diese Arbeit in einem ambulanten Rahmen von Therapeuten in freier Praxis angeboten, aber es finden sich auch in Institutionen wie etwa in psychiatrischen Krankenhäusern und Rehabilitationszentren Anwendungsbereiche für Biodynamische Psychotherapie.

### Literatur

Boyesen, G. (1987): Über den Körper die Seele heilen. München

Boyesen, G. & Boyesen, M.-L. (1987): Biodynamik des Lebens. Essen

Eberwein, W. (1990): Impulse von Innen. Oldenburg

### Weiterführende Literatur

Rowan, J. & Dryden, W. (1990): Neue Entwicklungen der Psychotherapie. Oldenburg

### Zeitschriften

Dialog. Zeitschrift für Biodynamische und Transformationale Psychologie. Hg.: Deutsche Gesellschaft für Biodynamische Psychologie; Transform-Verlag, Oldenburg; erscheint etwa alle 2 Jahre, bisher 4 Bände

Energie & Charakter. Zeitschrift für Biosynthese und somatische Psychotherapie; Hg.: Boadella, D.; Verlag Bernhard Maul, Berlin; erscheint 2mal im Jahr

*Thaddäus Rothe*

# Radix

Chuck Kelley hat mit Radix eine Methode entwickelt, die es erlaubt, die individuellen Lebensrhythmen mit den Pulsationsformen der Lebensenergie in Beziehung zu setzen: Alles Lebendige pulsiert, Zellen dehnen sich zyklisch aus und ziehen sich zusammen. Alles Fühlen und Handeln geschieht verbunden mit dem Fließen der Lebensenergie. Wie sehr jemand für diese Energie durchlässig und gleichzeitig dabei „Gefäß" für sie ist, bestimmt Struktur und Dynamik von Fühlen und Handeln. Diese Unterschiede zeigen sich z.B. darin, daß manche darunter leiden, von Gefühlen überwältigt zu werden, während andere klagen, keine Gefühle wahrzunehmen.

Wilhelm Reich war schon früh dazu übergegangen, nicht mehr so sehr zu betrachten, was jemand sagt, sondern wie er es sagt. Mit seinem Lebensenergie-Konzept schuf er die Grundlage, Pulsationsformen der Lebensenergie zu untersuchen. Und dabei einen Schritt weiter zu gehen: nicht nur zu betrachten, was jemand fühlt, sondern auf welche Weise jemand fühlt und handelt.

Die meisten Methoden, die ein Lebensenergiekonzept beinhalten, sind entweder mehr esoterisch-spirituell orientiert (Bhagwan-Osho-Umfeld, Rebirthing, Core-Energetik) oder „weltlich" wie Lowens Bioenergetik, die Lebensenergie auf Stoffwechselenergie reduziert (Kelley 1978). Kelley versuchte, die Bewegungsformen der Lebensenergie technisch exakt zu untersuchen.

## *Chuck (Charles Ray) Kelley*

Der 1922 geborene Radix-Begründer Kelley arbeitete im Zweiten Weltkrieg als Meteorologe der US Air Force und forschte anschließend für die NASA über manuelle Kontrolle und optische Wahrnehmung. 1947 begann er mit dem Bates-Augentraining, um seine sich stetig verschlimmernde Kurzsichtigkeit zu bessern. Er integrierte dieses später in Radix. Seine Dissertation befaßt sich mit psychologischen Faktoren der Kurzsichtigkeit. 1950 begann der Kontakt mit Wilhelm Reich, bald darauf sechs Jahre Therapie bei dessen Schüler W. Thorburn. Kelley beschäftigte sich intensiv mit Reichs Wetterkontrolle („cloudbusting") und kam mit eigenen Experimenten zu objektivierbaren Beweisen von Reichs Lebensenergie Orgon.

*Für die intensive Diskussion des Artikels sei besonders Charlotte Manzano und dem Direktor von Radix Europe, Rudolf Müller-Schwefe, gedankt.*

*Für die Besprechung all meiner Artikel in diesem Buch danke ich Sonja Student und Robert Naller.*

## Kelleys Lebensenergiekonzept namens Radix

Kelley hatte einige Gründe, sein Lebensenergiekonzept Radix (Ursprung) zu nennen, um es von Orgon abzugrenzen:

- Es ist für ihn nicht mit den wohldefinierten physikalischen Energiekategorien zu fassen, wie Reich meinte.
- Die Lebensenergie war für Kelley sowohl der Urstoff, aus dem Energie und Materie entstehen, als auch die gestaltende Kraft dieses Umwandlungsprozesses.
- Er konnte so einen Lizenzstreit mit der orgonomistischen Reich-Nachfolge vermeiden und sich von deren Sektierertum absetzen.

Seine Arbeiten zur „Radix Algebra" (Kelley 1979) beschreiben mit Akribie die Umwandlungswege von Radix aus dem Urstoff in Materie, Energie, Gefühl und Bewußtsein. Die Bedeutung dieses Versuchs liegt weniger in den Modellen selbst als darin, daß Kelley mit seinen Überlegungen die Basis für präzise Energiearbeit schuf. Deren zentrales Moment ist die Pulsation.

## Pulsation

„Ich habe bei meiner Arbeit gemerkt, daß Menschen soweit in der Lage sind, ihre tiefen, zurückgehaltenen Gefühle zu erfahren und zum Ausdruck zu bringen, wie sie eine fließende, rhythmische Bewegung im Körper zulassen können" (Dillon 1986, 1).

Diese fließende, rhythmische Pulsation wirkt in allen Erscheinungen der Natur: Die Milchstraße pulsiert ebenso wie ein Sturm, ein Baum ebenso wie der Mensch. Reich pflegte unter dem Lichtmikroskop zu demonstrieren, daß jede lebende Zelle pulsiert – also sich zyklisch ausdehnt und zusammenzieht. Er sah dies als das Merkmal von jeglichem Leben.

Man kann sich Pulsation gut am Jahreszyklus eines Baumes veranschaulichen: Im Winter ist die Ladung stark im Zentrum konzentriert, im Frühjahr fließt sie mit der Blüte nach außen, erreicht mit dem Reifen der Früchte im Sommer den Höhepunkt ihrer Auswärtsbewegung und fließt im Herbst – die Blätter fallen – zurück ins Zentrum. Ein Atmungszyklus oder der Pulsschlag des Menschen laufen vielleicht zehnmillionenmal so schnell ab. Andere Pulsationen wie das Leben eines Menschen – Zeugung, Blüte des Lebens, Sterben – oder gar das Sternenjahr nehmen wir aufgrund ihrer Dauer nicht unmittelbar als einen Zyklus wahr.

Am besten kann man die Atmungspulsation direkt beobachten, in ihr spiegelt sich die Struktur des lebendigen Funktionierens eines Menschen genauso wider wie in allen anderen Pulsationen – sei es der Stil, an ein Problem heranzugehen, sei es, in der Art, zu essen, zu schlafen, oder was auch immer man betrachtet.

Pulsation ist – einfach gesagt – unser vegetatives Funktionieren. Gelingt es, charakteristische Strukturen der unzähligen Pulsationen, die in einem

Menschen zusammenwirken, zu erkennen, kann man sie über die gegenwärtigen Beschränkungen hinaus entfalten – wachsen lassen. „Mit der Atemmuskulatur werden oft Gefühle blockiert. Allein schon durch eine Änderung ‚chronisch' blockierender Atemmuster werden viel mehr Gefühle erlebbar" (Dillon 1986, 7). Das gesamte Leben verändert sich auf entsprechende Weise.

Gewinnt etwa die Expansionsphase der Pulsation mehr Raum und wird weicher, fließender und freier, schlägt sich diese Veränderung nicht nur in Atmung und Bewegung nieder, sondern auch im Arbeiten, in Beziehungen etc. Insofern versteht sich energetisches Arbeiten als Arbeit auf der tiefsten zugänglichen Ebene, am Rhythmus, der unserem Leben zugrunde liegt (Davis 1989). Was immer wir diesem Rhythmus nur überstülpen, kann unmittelbar an unserer Funktionsweise wenig ändern.

Auch Blockieren ist wie alles auf energetische Bewegung rückführbar. Es ist ebenso eine Aktivität. Sie ist der Pulsation entgegen gerichtet und beschränkt diese: Gegenpulsation. Die Gegenpulsation ist die energetische Entsprechung des Widerstands in der Psychotherapie. In der Panzerung ist die gegenpulsierende Aktivität zum nahezu unsichtbaren „Starrkrampf" angewachsen.

## Charakterologie und Ladungsmuster

Während die klassischen Theorien in der Kindheit des Klienten forschen, ist Kelleys Charakterologie funktionell, d.h. an den Bewegungsformen der Energie in Verbindung mit den jeweils festgehaltenen Gefühlen orientiert. Kelley nennt als grobes Schema drei Strukturen:

| Struktur | Vornehmliche Blockade | Gefühlsblock |
|---|---|---|
| Outstroke structure | Auswärtsbewegung | Wut & Liebe |
| Instroke structure | Einwärtsbewegung | Angst & Vertrauen |
| Limiting structure | Beide Bewegungen | Freude & Schmerz |

Diese Strukturen lassen sich weiter differenzieren durch Beschreibung der Energieverteilung im Körper: die Ladungsmuster. Hier spielt der Unterschied zwischen Peripherie und Zentrum eine große Rolle sowie Reichs Einteilung in sieben Körpersegmente (Augen, Mund, Hals, Brust, Zwerchfell, Bauch, Becken). Augen und Hirn bilden gemeinsam das erste Körpersegment, das durch die Integration neuer Erfahrungen von besonderer Bedeutung ist.

## Praxis

Die eigentliche Sitzung stellt im Idealfall einen kompletten Pulsationszyklus dar. Einer Aufwärmphase, in der unterschiedlichste Techniken etwa aus der Bioenergetik verwendet werden, folgt eine Intensivierungsphase, in der es um das Vertiefen natürlicher Atmung geht. Dies kann zu vegetativen Gefühlsausbrüchen führen, deren Handhabung eine besondere Stärke von Radix ist und in den Anfängen von Radix deswegen wohl zu sehr betont wurde. Oder es kann die eigene Dynamik, wie etwa Gegenpulsieren, anschaulich gemacht werden. Dabei wird ebenso stark Wert auf Kontakt nach innen wie auf den durch diesen erst eigentlich möglich werdenden Kontakt nach außen gelegt. Die Schlußphase einer Sitzung gehört dem Spüren und Wahrnehmen. Sie dient dem Integrieren neuer Erfahrungen.

Wie einleitend erwähnt, ist Kelley stark von William H. Bates (1860–1931) beeinflußt, einem New Yorker Augenarzt. Dieser hat neben anderen bedeutenden Entdeckungen (so die Funktion des Adrenalins) Fehlsichtigkeit als Folge von Verspannungen des Augapfels erkannt.

Zur Lockerung derselben verwendete er vor allem zwei Übungen:

• Die Details im Blickfeld werden mit den Augen umwandert, um so die Eigenbeweglichkeit der Augen zu aktivieren.

• Palmieren: Die geschlossenen Augen mit den Handflächen (Palma) zu bedecken entspannt und energetisiert diese.

Radix hat mittlerweile eine Entwicklungsgeschichte von über 20 Jahren. An seinem Anfang stand die Abgrenzung zu medizinischen Therapiekonzepten (Übertragung, Therapeutenmaske) und zu schematischer Körperarbeit: Daraus folgten verschiedene Extreme: Der Akzent lag auf starkem Gefühlsausdruck, die Einwärtsbewegung der Pulsation blieb ohne Konzept. „Ruhige" Gefühlsarbeit wurde vernachlässigt. Die Unterbewertung von Gespräch und Übertragung ließen die Arbeit manchmal zur reinen „Energietechnik" werden, die nicht mehr mit den körperlichen und psychischen Manifestationen der Energie arbeitet, nämlich Bewußtsein, Bewußtheit, Gefühl ...

Radix hat sich nicht zuletzt durch das Entstehen einer selbständigen europäischen Richtung einer Entwicklung geöffnet, die die ausgegrenzten psychotherapeutischen Ansätze (z.B. Übertragung) neubewertet (Müller-Schwefe 1993, 13) und reintegriert.

**Literatur**

Davis, W. (1989): Collected Words. Vienna

Dillon, L. (1986): Pulsieren und Fühlen. Heidelberg

Kelley, C. (1978): Orgonomy, Bioenergetics and Radix. Ojai, California

Kelley, C. (1979): In: Radix Journal, I–III, Ojai, California, 1978–83

Müller-Schwefe, R. (1993) In: Radix Review III, Augsburg

*Thaddäus Rothe*

# Core-Energetik

Für David Boadella (1990, 17) zeichnet sich die Core- [sprich: Kor] Energetik von John Pierrakos durch zwei Dinge gegenüber anderen Therapien der Reich-Nachfolger aus: Sie analysiert das menschliche Energiefeld – die Aura – in differenzierter Weise und setzt sich zentral mit der spirituellen Essenz des Menschen auseinander.

Pierrakos nennt drei Hauptthemen seiner therapeutischen Methode:

„1. Der Mensch bildet eine in sich *geschlossene* Einheit.

2. Die *Quelle allen Heilens liegt im Selbst,* nicht in den Händen eines äußeren Vermittlers, ganz gleich, ob es sich dabei um einen Arzt, um Gott persönlich oder die Kräfte des Kosmos handelt.

3. Die gesamte Existenz bildet eine Einheit, die sich auf die *kreative* (Entwicklung der) *Evolution* hinbewegt" (Pierrakos 1987, 12).

## Die Quellen

Die drei zitierten Hauptthemen sind Erkenntnisse aus drei aufeinanderfolgenden Entwicklungsperioden von John Pierrakos' Arbeit, in denen drei Personen eine wichtige Rolle spielten:

Wilhelm Reich, Alexander Lowen, Eva Broch-Pierrakos.

### 1. Als Schüler von Wilhelm Reich: Erforschung der Lebensenergie

Die Aufhebung des Leib-Seele-Gegensatzes (Dualismus) sah Reich als wesentliche Erkenntnis seiner Arbeit: Körper und Psyche sind für ihn zwei gleichrangige Erscheinungsebenen des Menschen.

Daher hielt er den psychosomatischen Ansatz, wie er auch heute noch oft in der Medizin zu finden ist – nur die Konflikte der Psyche produzieren Symptome im (untergeordneten) Körper – für einseitig, undialektisch und dementsprechend irrig. Pierrakos betrachtet Reichs Verständnis des Menschen als psychosomatische Einheit als einen der großen Fortschritte der Therapiegeschichte.

Pierrakos übernimmt auch Reichs Konzept der Lebensenergie: Reich beschrieb und erforschte die von ihm Orgon benannte Energie, die das belebende Moment aller Wesen ist. Während seiner Studien bei Reich versuchte Pierrakos, die Orgonenergie zu sehen. Erst war ihm dies nur mit Hilfe technischer Mittel möglich – er baute Filter aus kobaltblauem Glas, die auf Versuche von W. J. Kil-

---

*Für ausführliche und fruchtbare Diskussionen danke ich herzlich Charlotte Manzano, für die Beantwortung meiner endlosen Fragen Dr. Wolfgang Karner und Dr. John Pierrakos.*

ner zurückgingen. Später gelang es ihm, seine Augen Pulsationen, Bewegungen und Farben der Aurafelder passiv und ohne Hilfsmittel „sehen zu lassen". Diese Fähigkeit erlangte für ihn vor allem diagnostische Bedeutung: Das Beobachten des Energiefeldes Aura, von dem der Mensch umgeben ist, gibt ihm Aufschluß über Gefühle und deren Blockaden. Er unternahm auch ausgedehnte Beobachtungen der Flußbewegungen kosmischer Energieströme sowie des Austausches von Energien zwischen Menschen und zwischen Mensch und Kosmos. Dadurch vertiefte sich für ihn immer mehr die Frage nach der Natur dieser Lebenskraft.

## 2. Gemeinsam mit Alexander Lowen: Begründung der Bioenergetik

Reich arbeitete in der orgonomischen Therapie viel mit dem Atem. Pierrakos und Lowen machten sich an die Lösung einer Schwierigkeit, die sie gelegentlich bei Reichs Patienten beobachteten. Die Patienten atmeten lange und intensiv, bis es zu psychotischen Symptomen kam. Um dem zu begegnen, wandten die beiden das „Auf-dem-Boden-Stehen" (grounding) als zentrales Moment ihrer Arbeit an. Sie wollten ihren Patienten durch den Kontakt mit dem Boden das „Im-Hier-und-Jetzt-Bleiben" ermöglichen und so die Gefahr eines Abdriftens in psychotische Realitäten bannen. Damit ergänzten sie die Arbeit im Liegen, wie Reich sie pflegte. Die mittlerweile unter Lowens Namen verbreiteten Groundingübungen wurden in der zwei Jahrzehnte während Zusammenarbeit entwickelt. Die meisten dieser Übungen stammen von Pierrakos (Kelley, 1985).

Stehen ist eine wesentlich aktivere Position als Liegen. Mit dem Grounding, dem „geerdeten Stehen-auf-dem-Boden", wurden auch Übungen, die vom Patienten willentlich durchgeführt werden, eingeführt. So kam das Element „Willen" in die Therapie psychischer Erkrankungen – für Pierrakos die große Neuerung, die die Bioenergetik gebracht hat. Der Patient wird nun nicht mehr „bearbeitet" (Reich pflegte mitunter recht kräftig und schmerzhaft in die Muskeln zu drücken), sondern arbeitet selbst mittels bewußt ausgeführter Körperübungen an seiner Entwicklung und der Auflösung der sich diesem Prozeß entgegenstellenden Widerstände. Eben weil es der Bioenergetik gelingt, „den Willen zusammen mit dem Körper, den Gefühlen und dem analytischen Geist in die Behandlung mit einzubeziehen", kann sie „bewußt mit den Widerständen arbeiten" (Pierrakos 1987, 13; 1982, 11).

Doch ein Punkt ließ Pierrakos dabei wiederum unbefriedigt: Allen Patienten, die ihre Lebensfunktionen zu befreien begannen, fehlte es an tiefem innerem Erfülltsein, und sie hatten gleichzeitig Sehnsucht nach einer stärkeren Verbindung zur äußeren Realität.

## 3. Eva Broch-Pierrakos: Finden des Pfades

Pierrakos' erste Frau, Eva Broch-Pierrakos, hat 258 Vorträge „von einer spirituellen Kraft übermittelt (bekommen), die eine kosmische Sicht von Psychologie, Medizin und Religion enthalten. ... (Diese Vorträge) ermöglichen eine geistige Verschmelzung von Energie und Bewußtsein ... (in der maximal) auf dieser evolutionären Stufe erreichbaren Tiefe" (Pierrakos 1987, 272). Eva Broch-Pierrakos nannte ihre Arbeit „Path", den Pfad. Ziel des Pfades wie der Core-Energetik ist es, „die Motivation des negativen Egos zu überwinden, das die Wahrheit manipulieren und zerstören, eine negative Intentionalität erzeugen und eine Spaltung in der Wahrnehmung und Erfahrung des Lebens erzielen will" (ebd.).

### Core (Seele oder höheres Selbst)

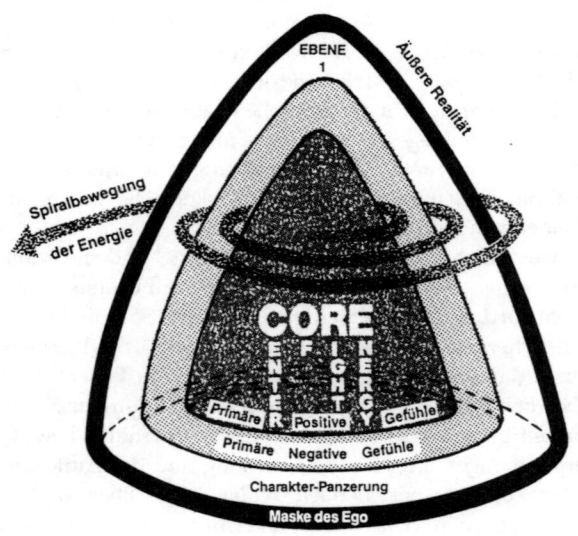

Ebenen der Realität
*(aus: Pierrakos 1987)*

„Innerlich zielt die Arbeit darauf ab, das äußere mit dem inneren Selbst zu verschmelzen und den Betreffenden anzuleiten, sich mit dem höheren Selbst zu identifizieren. Äußerlich zielt sie darauf ab, die Kommunikation zwischen dem Selbst des Patienten und der äußeren Realität zu verstärken" (ebd., 204). Das Core (Kern), von Pierrakos auch als Abkürzung für „Centre Of Right Energy" gelesen, ist der Ort primär positiver Gefühle. Es wird, ähnlich wie im Modell von Wilhelm Reich, von einer Schicht primär negativer Gefühle umschlossen. Diese wieder umschließt der Charakterpanzer, der der Außenwelt die Charaktermaske zeigt.

## Aura

„Die Aura durchdringt den festen Körper und zieht zugleich von außen Energie in den gesamten Organismus hinein. Die grundlegende Lebensenergie, aus welcher sowohl der physische Körper wie auch die Aura und die in den Körper aufgenommene Energie besteht, ist ... die gleiche Substanz. Der einzige Unterschied liegt in der jeweiligen Vibrationsfrequenz ... (die) Pulsfrequenz der Aura (ist) sehr viel schneller als die des Körpers" (Pierrakos 1987, 69). Die Aura umhüllt den Körper mit drei unterschiedlich gefärbten, unterschiedlich dicken, sich sogar unterschiedlich bewegenden Schichten. Diese Schichten werden von Energietrichtern durchdrungen, die den Energiefluß zu den jeweiligen Chakren leiten. Für jede Charakterstruktur sind Blockaden bestimmter Chakren charakteristisch. Gefühle verändern die Farbe der Aura, Blockierungen reduzieren die Pulsationsfrequenz. Kommunikation mit anderen führt zur Vereinigung von Aurafeldern oder zur Intensivierung des Energieaustausches.

In Gruppen arbeitet Pierrakos mit ebendieser Vereinigung des Energieflusses der Teilnehmer. Etwa im „Mandala": Sternförmig liegen die Teilnehmer in einem Kreis, berühren sich an Händen und Füßen. Richtig angeleitet, entsteht so ein „wahrer Energiezyklotron", der in „kreativer Evolution" vielfältige neue „energetische Wesen" hervorbringt.

## Charakterologie

Pierrakos folgt der bioenergetischen Einteilung in fünf Charaktere, von ihm oral, masochistisch, schizoid, aggressiv und rigid genannt. Er sieht diese als unterschiedliche Muster der Verweigerung, die sich wesentlich durch Art und Ausmaß der Sperre des Energieflusses zwischen Core und Außenwelt unterscheiden. Demgemäß beschreibt er sie hinsichtlich des jeweils spezifischen Energieflusses von und zu den Chakren.

## Core-Energetik als Therapie

Der Weg zum Core führt über „die vier Stadien der Arbeit": Die beiden ersten Stadien verlaufen abhängig vom Charakter des Patienten höchst unterschiedlich.

1. *Durchdringen der Maske:* Man erkennt die eigene Maske und wird dabei darauf vorbereitet, Lebensverneinung durch Lebensbejahung zu ersetzen (Pierrakos 1987, 206f).

2. *Befreiung des niederen Selbst,* indem man die unmaskierte primäre Negativität erweckt: Negativität ist für Pierrakos eine Haltung – eine Art zu urteilen, die sich durch Frustrationen in der Kindheit entwickelt und verfestigt. Sie zeigt sich beispielsweise an unausgesprochenen Haß- und Neidgefühlen (ebd.). Die Befreiung des niederen Selbst ist auch jenseits von Therapie für Pierrakos wichtig – etwa bei Institutsbesprechungen: Diese pflegt er mit einer Runde, wo jeder seine negativen Impulse äußert, zu beginnen, um damit Raum für positive Arbeit zu schaffen (Pierrakos 1990).

3. *Zentrierung im höheren Selbst:* Das Selbst bekommt Verbindung zum Core, und dieses kann frei Energie aufnehmen und abgeben (Pierrakos 1987, 206f).

4. *Die Enthüllung des Lebensplans:* Das nun entwickelte Grundgefühl des Vertrauens wird auf die Zukunft ausgedehnt (ebd.).

Es gibt nur wenige „klassische" Core-Energetik-Therapeuten in Europa. Auch existiert keine einheitliche Praxis. Zum einen verbinden viele Therapeuten sie mit anderen Methoden, weil Core-Energetik in Europa nur als Zusatzausbildung angeboten wird. Zum anderen sind auch zwei zentrale Elemente von Pierrakos' Methode nur beschränkt vermittelbar: Seine Begabung, die Aura zu sehen, und seine überragende Fähigkeit – so beschreiben es Teilnehmer immer wieder –, in Gruppen ein Gefühl gegenseitiger Liebe zu ermöglichen. Letztere ist wohl die eigentliche menschliche und spirituelle Botschaft, zu der ihm Charakteranalyse, Vegetotherapie, Bioenergetik und die Aura selbst nur Hilfsmittel sind.

**Literatur**

Boadella, D. (1990): Somatic Psychotherapy: Its Roots and Traditions. Energy & Character, Vol. 21, 1, 2–26. Abbotsbury

Kelley, Ch.R. (1985): Lecture, Workshop. London October 1985

Pierrakos, J.C. (1982): Biographisches Interview mit John Pierrakos in Wien am 16. 10. 1982, unveröffentlichtes Manuskript. AIKE

Pierrakos, J.C. (1987): Core-Energetik, Zentrum Deiner Lebenskraft. Essen

Pierrakos, J.C. (1990): ORF-Interview mit John Pierrakos, geführt vom Autor dieses Beitrags in Garmisch-Partenkirchen.

*Thaddäus Rothe*

# Hakomi

Als Ron Kurtz 1980 sein Lehrinstitut aufzubauen begann, hatte er noch „Körperzentrierte Psychotherapie" als Namen vorgesehen. Seinem Kollegen träumte jedoch das Wort Hakomi – nicht wissend, daß es für die Hopi-Indianer „Wer bist du?" oder „Der, der du bist" heißt.

## Hakomi ruht auf drei Pfeilern

• Körperzentrierte Psychotherapien, wozu Kurtz Gestalt-, Reichianische Therapie, Feldenkrais, Rolfing etc., ja in gewisser Weise auch die Gesprächstherapie von Carl Rogers rechnet.

• Östliche Philosophie: Buddhismus und Taoismus, aus denen der Geist der Arbeit mit den Prinzipien von „Innerer Achtsamkeit" und Gewaltlosigkeit sowie die Struktur von Hakomi stammt.

• „Paradigmenwechsel des 20. Jahrhunderts" und Systemtheorie: Diese mit den Konzepten Fritjof Capras verbundenen Vorstellungen nehmen einen Wechsel vom mechanistischen Weltbild Descartes zum ganzheitlichen Verständnis an, in dem alles in seiner Bezogenheit aufeinander gesehen wird. Die Logik des Entweder-Oder wird vom Sowohl-Als-auch abgelöst (Capra 1991). Diese Kategorien können sowohl Charakter, Therapieprozeß als auch individuelle Entwicklung treffender beschreiben. „Die Hakomi-Therapie nimmt teil am Paradigmenwechsel, weil sie auf den Grundlagen von Einheit, innerer Achtsamkeit und Gewaltlosigkeit beruht" (Kurtz 1985, 15).

Kurtz sammelte seine Erfahrungen im Umfeld der „Neuen Körpertherapien", bei Perls und im kalifornischen Esalen-Institut, der Wiege unzähliger humanistischer respektive Körpertherapieansätze. Er setzt, verglichen mit diesen, die Akzente von Hakomi „meditativer" – entsprechend seiner Orientierung zur östlichen Philosophie hin. Ebenso spielt für ihn Information eine wesentlich größere Rolle als das „alte" Energiemodell. Der Körper ist Ausdruck des Charakters, d.h., er ist durch die lebensgestaltenden Überzeugungssysteme („belief systems") geprägt. Körperliche Reaktionen sind verläßlicher als die sprachlichen – Gesten, Ton, Stimme, Mimik etc. spiegeln klar die Gefühle des Klienten. Sie sind oft von diesem unbemerkt und eignen sich daher als Ausgangspunkt für Feedback. Die Therapie will das Verständnis des eigenen Charakters fördern und so die Spaltung von Körper und Geist überwinden helfen.

Physische Berührung spielt eine wichtige Rolle: „Wir fassen die Klienten

---

*Für ein aufschlußreiches Interview danke ich Franz Miller, Augsburg.*

an, wir halten sie im Arm, kämpfen mit ihnen – wir tun das im Stehen, im Sitzen und im Liegen. ... Durch Berührung zeigen wir unsere Sorge für den Körper ... Berührungen (sind) nährend" (ebd., 28).

Die Aufgabe des Therapeuten besteht neben dem experimentellen Erforschen der Gefühle darin, die „drei" Bewußtseinszustände zu lenken – im „delikaten" Gleichgewicht von Leiten und Geleitetwerden.

## Die drei Bewußtseinszustände

- *Innere Achtsamkeit* („Witnessing", „Mindfulness") heißt, sich sorgfältig zu beobachten, ohne einzugreifen, in „gewollter Passivität" sein Innenleben wahrzunehmen, unbeengt auf die innere Erfahrung zu fokussieren. Der Zustand „Innerer Achtsamkeit" – häufig schließt man dabei die Augen – ist so zentral, weil Veränderungen gerade im Zustand von Ruhe und Konzentration passieren. Natürlich benötigt die Innere Achtsamkeit eine entsprechende Zeit der Vorbereitung.
- *Das Kind:* „Der Klient fühlt sich im klaren Gewahrsein der Vorgänge wie ein Kind, er spricht wie ein Kind und sieht sogar aus wie ein Kind. ... Dieser intime Kontakt mit den Schlüsselereignissen, die den Charakter formten, macht diesen Bewußtseinszustand zum produktivsten für therapeutische Veränderung" (ebd., 33).
- *Die Stromschnellen* nennt Ron Kurtz jenen Zustand, in dem intensive Gefühle auftreten und ausgedrückt werden. Sie gehen einher mit muskulären Spannungen und Wellen von Erinnerungen, die im Zusammenhang mit diesen Gefühlen stehen.

## Techniken zum Erforschen von Gefühlen

- *Sonden* rufen Gefühle hervor. Durch Sätze („Du bist ein guter Mensch") oder eine Berührung werden starke Gefühle ausgelöst.
- *Übernehmen* meint Klienten etwas abnehmen, das sie für gewöhnlich selbst machen. Es stellt ein Unterstützungsangebot dar, einen Teil der Anstrengung für sie zu leisten (ebd., 203; Weiss & Dyrian 1992). So etwa „trägt" der Therapeut den Kopf des Klienten oder hält für ihn die Runzeln seiner Stirne.

Auf Basis von Reich und Lowen entwickelte Kurtz seine Charakterologie der sechs Charaktertypen: Schizoid, Oral, Masochist, Phalliker, Hysteriker, Psychopath I („Machtmensch") und Psychopath II („Verführer") (ebd., 298–304). Er ordnet jedem Typus Körperausdruck, Kernüberzeugungen, Ängste, Abwehr etc. sowie auch therapeutische Strategien zu (ebd., 146–180). Viele körperorientierte Psychotherapien stützen sich auch auf diese Systematik.

**Literatur**

Kurtz, R. (1985): Körperzentrierte Psychotherapie. Die Hakomi Methode. Essen. Neuaufl. 1994 München

Capra, F. (1991): Wendezeit. München

Weiss, H. & Dyrian, B. (1992): Auf den Körper hören. München

Beatrix Wirth

# Primärtherapie

Arthur Janov, der Begründer der Urschreitherapie, arbeitete 17 Jahre als psychiatrischer Sozialarbeiter und Psychologe Freudscher und neofreudianischer Ausrichtung. Als er eines Tages einen Patienten intuitiv dazu aufforderte, seine Eltern („Mami und Papi") zu rufen, hatte dieser ein intensiver Schmerzerlebnis, das Janov später Urerlebnis nannte. Janov erkannte diesen Schrei „als Produkt der zentralen und universellen Schmerzen, die bei allen Neurotikern vorhanden sind" (Janov 1973, 10), und entwickelte auf dieser Grundannahme basierend das Konzept der Primärtherapie.

## Der Neurosebegriff in der Primärtherapie

Janov geht von einem aktualneurotischen Konzept bei der Beschreibung der Neurosenentstehung aus. Die Versagung der Befriedigung primärer Bedürfnisse (nach Wärme, Nahrung, Liebkosung und Anregung) verursacht Schmerz (*primal pain – Urschmerz*). Dieser wird jedoch aufgrund seiner Unerträglichkeit bzw. weil der Ausdruck unterbunden wird, vom Bewußtsein abgesperrt. Die primären Bedürfnisse des *realen Selbst (real self)* werden verdrängt, und es kommt zur Entwicklung des *irrealen Selbst (unreal self)*, das nun alle Anstrengungen in Form von symbolischem Ausagieren unternimmt, die Bedürfnisse des Geliebtwerdens zu befriedigen. Die Unterdrückung der realen Gefühle erzeugt im Organismus einen permanenten Spannungsdruck, der so lange bestehen bleibt, bis die Verbindung mit dem Bewußtsein hergestellt wird.

Spannungslösung erfolgt nur durch das Erleben des Schmerzes. Spannungsmilderung jedoch – mit Hilfe anderer Aktivitäten (symbolisches Ausagieren des irrealen Selbst). So kann die Unruhe, das Getriebensein des Neurotikers als ein Versuch betrachtet werden, durch irreales Handeln eine Befreiung von Spannung zu erlangen. Die Ausdrucksformen sind mannigfaltig und reichen von Zittrigkeit über Unwohlsein und Übelkeit bis zu chronischen muskulären Verspannungen. Angst zeigt – Janov zufolge – an, daß das Abwehrsystem geschwächt ist und der Urschmerz dem Bewußtsein nahekommt.

## Theoretisches Konzept

Das erklärte Ziel der Primärtherapie ist es, den Menschen „real" und ihn somit frei zu machen von den irrealen auf Abwehr gerichteten Seiten, ebenso vom Spannungsdruck, in dem er lebt. Sie soll ihm ermöglichen, die Bedürfnisse, die ihm sein Organismus mitteilt, zu befriedigen. In seiner Beschreibung des „postprimären Patienten" schildert Janov einen Menschen, der wenig angetrieben ist, keine Bestätigung mehr in Beruf oder anderen Aktivitäten sucht – bei Janov alles Ausdrucksformen des irrealen Selbst. Oftmals findet ein Berufswechsel statt, und die natürliche Berufswahl entspringt einer Motivation, welche aus dem realen Selbst kommt und sich in dem Wunsch ausdrückt, befriedigender zu leben. Janov berichtet weiters von einer Vielzahl von Veränderungen nach einer Primärtherapie, welche von der Veränderung physischer Merkmale (Veränderung der Körperstruktur ...) bis zu Veränderungen in der Gestaltung von persönlichen Beziehungen (zu den Eltern, Kindern, Partnern) reicht (Janov 1973).

Was die Betonung der frühen Kindheit innerhalb der Therapie betrifft, zeigen sich starke Berührungspunkte zwischen der analytischen Technik und der Urschreitherapie. Bei näherer Betrachtung jedoch werden schwerwiegende Differenzen zwischen den beiden theoretischen Konzepten deutlich. Die analytische Technik befaßt sich mit der Interpretation von sekundärem Material (Träume, Assoziationen), um den Zugang zum Unbewußten zu ermöglichen. Janov hingegen verzichtet auf die Bearbeitung des sekundären Materials, um „gleich mit dem Unbewußten anzufangen" (Janov 1973). Seiner Auffassung nach stellen Träume und Assoziationen symbolische Ausdrucksformen, also eine Substitution von etwas Irrealem dar, während die Primärtherapie gleich zu den Bedürfnissen und Gefühlen (zum realen Selbst) des Menschen „durchstößt".

Ein zweiter wesentlicher Unterschied zwischen der Primärtherapie und der Freudschen Auffassung betrifft das Abwehrsystem. Im Konzept der Primärtherapie vom gesunden Menschen gibt es keine grundlegende Angst und auch keine destruktiven Gefühle, die es abzuwehren gilt. In diesem Sinn ist ein Abwehrsystem unnötig. „Nach Ansicht der Primärtherapie gibt es kein gesundes Abwehrsystem. Abwehrsysteme sind eben die Krankheit" (Janov 1975, 180).

Auch die Übertragung ebenso wie die Gegenübertragung bleiben in der Primärtherapie unbeachtet. Für Arthur Janov bedeutet die Bearbeitung von Übertragungsgefühlen „ein sich Einlassen auf abgeleitetes, verlagertes symbolisches Material – statt an das Grundbedürfnis heranzukommen. Die Primärtherapie unterbindet jede Übertragung und läßt keinerlei neurotisches Verhalten zu, weil das bedeutet, daß der Patient nicht fühlt" (Janov 1973, 200).

### Therapeutische Praxis

Die therapeutische Situation soll ein Wiedererfahren von Urerlebnissen („primals") ermöglichen. Erst das nochmalige Fühlen aller erlebten Verletzungen, das sich schließlich im Urschrei äußert, macht eine Heilung möglich. Im Erleben wird die Verbindung von Vergangenheit und Gegenwart wiederhergestellt. Das vollständige Urerlebnis ist eine ganzheitliche Erfahrung von Körper, Fühlen und Denken.

Eine Voraussetzung für die Öffnung in der Therapie ist der Verzicht auf alle spannungslösenden Mittel wie Rauchen, Trinken, Essen und Schlafen vor Therapiebeginn mit dem Ziel, das Abwehrsystem des Klienten anzugreifen. So werden ihm eine Vielzahl von Instruktionen aufgetragen (u.a. auch die, nicht bei sich zu Hause, sondern in einem Hotel zu wohnen), die er während der Therapiedauer – drei Wochen – einhalten soll. Während dieser Zeit finden täglich zwei- bis dreistündige Einzelsitzungen statt. Der Therapeut steht ihm jedoch, da er für diesen Zeitraum der einzige Klient ist, immer zur Verfügung. In der Therapiesituation wird der Klient dazu angehalten, sich in frühere Lebenssituationen zurückzuversetzen und die dazugehörigen Gefühle direkt an die Bezugspersonen (Eltern) zu äußern. Intellektualisieren sowie Interpretieren sollen dabei unterbleiben.

Der Primärtherapeut wendet dabei eine Reihe körperbezogener Techniken an (vgl. Freundlich 1977). Der Schwerpunkt wird hierbei auf Stimme, Atmung und Bewegung gelegt, mit deren Hilfe Gefühle intensiviert werden sollen.

Wichtige Körpertechniken in der Primärtherapie sind:

• Akzentuierung des Verhaltens:
  die Anweisung des Therapeuten, in einer spontan initiierten Verhaltensweise fortzufahren oder sie noch stärker, bisweilen auch übertrieben, zu Ende zu führen

• Prinzip der Gegensätze:
  die Anregung, das Gegenteil einer bestimmten Handlung zu tun, soll sowohl Gefühle wie auch Widerstände dagegen erfahrbar machen.

• Massage bestimmter Körperpartien

Alle diese Techniken haben das Ziel, die Gefühle intensiver erlebbar zu machen und damit ein Urerleben zu ermöglichen.

Die technisch ausgelöste energetische Entladung hat, da sie das empfindliche Gleichgewicht zwischen Symptom, Abwehr und Funktionen des Organismus unberücksichtigt läßt, zur Folge, daß zwar Symptome geheilt werden, jedoch keine energetische Aufladung des Organismus erfolgt. Dies wird in der gesenkten Pulsfrequenz und vor allem im EEG-Verlauf deutlich.

## Anwendung

Die Primärtherapie wird im deutschsprachigen Raum als integrative Primärtherapie angewandt. Sie betont die Integration der in der Therapie gemachten Erfahrungen in den Alltag. In der Reintegrationsphase gelangen Methoden systemischer Ansätze bzw. NLP und Hypnotherapie zur Anwendung.

Bei der Anwendung findet eine Selektion bereits durch die Therapievoraussetzungen bzw. durch die Vorgangsweise statt, weshalb vor allem Ich-starke Personen mit einer sehr spezifischen Motivation sich einer Primärtherapie unterziehen. Absoluter Ausschlußgrund sind akute Psychosen und cerebrale Schäden.

Primärtherapie wird auch in andere psychotherapeutische Verfahren einbezogen.

**Literatur**

Freundlich, D. (1977): Der Körper in der Primärtherapie. In: Petzold, H. (Hg.): Die neuen Körpertherapien. Paderborn

Janov, A. (1973): Der Urschrei. Frankfurt

Janov, A. (1975): Das befreite Kind. Frankfurt

**Weiterführende Literatur**

Janov, A. (1974): Anatomie der Neurose. Frankfurt

Janov, A. (1977): Das neue Bewußtsein. Frankfurt

Wood, R.S. (1979): Das ist Primärtherapie. Frankfurt

*Gertraud Schmid-Berka*

# Funktionelle Entspannung

Die Funktionelle Entspannung ist eine tiefenpsychologisch orientierte Körpertherapie, die sich zunehmend zu einer psychosomatischen Therapieform per se entwickelt hat.

## Zur Person der Begründerin und zur Geschichte des Ansatzes

Marianne Fuchs wurde 1908 im Schwäbischen geboren, wuchs in Stuttgart auf, in der neuen geistigen Strömung der Jugendbewegung. Das veränderte, befreite Körperbewußtsein (weg von Spitzen, Korsett und Prüderie) machte neue Denkansätze möglich. Slogans der 20er Jahre waren z.B.: „Der Mensch ist ein Individuum und auf andere angewiesen." – „Körperbildung ist Menschenbildung." – „Der Körper ist der Ansatz, das Ziel der Mensch." Vorkämpfer dieser Bewegung waren u.a.:
- C. Schlaffhorst und H. Andersen mit ihrer Atmungs- und Stimmbildungsschule
- Elsa Gindler, Bess Mensendieck, Dorothee Günther, Thekla Malmberg mit ihren Gymnastikschulen, die sie auf dem neuen Menschenbild aufbauten
- Jacques Dalcroze mit seiner Rhythmik (Verbindung und Wechselwirkung von Musik und Bewegung).

M. Fuchs begann ihren beruflichen Weg mit einer Gymnastikausbildung in München bei Dorothee Günther, Thekla Malmberg und Carl Orff.

Anschließend lebte sie 17 Jahre in Marburg/Lahn, sammelte dort ihre ersten Erfahrungen mit psychosomatisch kranken Menschen an der Psychiatrischen Universitätsklinik bei Prof. E. Kretschmer und Prof. F. Mauz.

Die eigentliche Entwicklung der Funktionellen Entspannung aber ergab sich aus:

1. Erfahrungen und Erkenntnissen, die Marianne Fuchs in der Arbeit mit ihrem eigenen einjährigen Sohn gewann, der an einer therapieresistenten, spastischen Bronchitis litt: „Das mich selbst überraschende Ergebnis im Umgang mit diesem Kind war, daß sich der gestörte Atemrhythmus umbahnen und normalisieren ließ, ohne daß er bewußt gemacht wurde. Im Verlauf eines Jahres ließen sich im Entstehen begriffene asthmatische Anfälle coupieren oder es ließ sich ihnen vorbeugen. Der Junge hatte gelernt, sofort zu reagieren, wenn er seine zunehmende Bedrängnis spürte, indem er mich rief: „Mama, Puh machen!" Meine Zuwendung bestand vor allem darin, daß ich meine mitfühlende Hand auf seinen Brustkorb legte und seine Körperempfindungen – vor allem in Richtung des Nachgebens und des (Luft-)Hergebens – unterstützte. Dieser präverbale, therapeutische „Hand-

lungsdialog" tat ihm sichtlich und spürbar wohl. Deshalb führten wir ihn auch in störungsfreien Zeiten als normalen Kontakt zwischen Mutter und Kind fort. Die ständigen Wiederholungen führten allmählich auch dazu, daß sich das Kind dieses Kontaktes buchstäblich erinnerte, sobald der Rhythmus zu entgleisen drohte, auch wenn die mütterliche Hand nicht sofort zur Verfügung stand" (Fuchs 1979, 29).

2. Interesse an ihren Entdeckungen durch Richard Siebeck und Viktor von Weizsäcker und der darauffolgenden engen Zusammenarbeit an der Medizinischen Universitätsklinik in Heidelberg.

## Theoretische Grundlagen

Der Funktionellen Entspannung liegt das philosophische und theoretische Konzept der Gestaltkreistheorie Viktor von Weizsäckers zugrunde. Für V. v. Weizsäcker war der Psyche und Soma addierende Begriff der Psychosomatik ungenügend. Er beschrieb die Verschränkung von Wahrnehmen und Bewegen (Weizsäcker 1986). Er folgerte aus seinen klinischen Beobachtungen, daß Konflikte auf bestimmten Ebenen entstehen, (z.b. durch gestörte Eltern-Kind-Beziehungen), die dann auf weitere Ebenen übergreifen oder wechseln können. Beim Hinüberwechseln können sich die einzelnen Ebenen bzw. Störungen vertreten. Nach V. v. Weizsäcker ist der Leib oft klüger als der Verstand.

Auch in der Funktionellen Entspannung wird vom „Es" gesprochen. Bei S. Freud ist das Unbewußte „zum Körper hin offen", Georg Groddeck (1979), der Begründer der Psychosomatik, von dem Freud den Begriff des „Es" übernahm, bezeichnete, wie viele ältere Psychoanalytiker, den Körper als das tiefste Unbewußte und das eigentliche „Es".

In der Funktionellen Entspannung ist das „Es" das leiblich unbewußte Autonome.

Durch Loslassen und Lösen, durch das sich dem unbewußt Autonomen des eigenen Leibes Überlassen, kann der ursprüngliche Eigenrhythmus („es atmet mich") wieder zum Vorschein kommen – etwas, das nicht „gemacht" werden kann, sondern als ordnendes Prinzip jedem Menschen innewohnt.

Es entwickelt sich eine Art ganzheitlicher Wahrnehmung, ähnlich wie sie René Spitz mit „coenästhetisch" als früheste Körperwahrnehmung beschrieben hat. So entsteht auch „Das Merken des Unbemerkten im Körper" (vgl. v. Uexküll 1990).

## Zur Praxis der Methode

Im Mittelpunkt steht der Leib, mit dem der Mensch sich und die Welt erlebt und mit dem er sich in der Welt verhält. Am Atemrhythmus, in seinem Bewegtsein und Sich-bewegen-Lassen, stellt sich der Leib am deutlichsten dar. Das zentrale Anliegen der Methode ist es, die Entspannung des Zwerchfells, das willentlich nicht beeinflußbar und nur indirekt erreichbar ist, zu ermöglichen, den Eigenrhythmus wiederzufinden, zu entwickeln und zu stärken. Das konkrete Vorgehen orientiert sich am Prinzip von Spannung und Entspannung, das allem Lebendigen zugrunde liegt. Im dialogischen Umgang, also während Klient und Therapeut über die leiblichen Erfahrungen des Klienten sprechen, wird eine Änderung des Fehlverhaltens angestrebt, das zu den zu behandelnden (psychosomatischen) Störungen geführt hat. Der Zugang zu diesen Störungen wird über die zunehmend verfeinerte Selbstwahrnehmung leiblicher Funktionen und über die Differenzierung der Sinneswahrnehmungen ermöglicht. Die praktische Arbeit erstreckt sich ebenso auf das Skelett und seine Gelenk-Muskelverbindungen (Schaltstellen vom Motorischen zum Vegetativum) – bei Entspannung kommt es zu einer Vertiefung und Verlangsamung des Atemrhythmus – wie auch auf innere und äußere Körperöffnungen, als auch auf das Kontakt- und Grenzorgan Haut. Das übende Prinzip in diesem Verfahren besteht darin, daß einige Male kleine und kleinste Bewegungsreize an bestimmten Gelenk-Muskelverbindungen während der Ausatmung (loslassen) gesetzt werden. Danach folgt eine Pause, in der der Klient nachspürt und er-innert. Anschließendversucht der Klient die Veränderung und deren Richtung zu beschreiben (verbalisieren) = Schulung der differenzierten (Körper-)Wahrnehmung. Das Loslassen während der Ausatmung wird durch den Einsatz der Stimme mit Hilfe von Tönen und Lauten unterstützt.

Die Methode ist nicht ausschließlich an Einzelarbeit gebunden.

*Die Diagnostik umfaßt:*

• Biographische Anamnese
• Tiefenpsychologisch fundierte psychosoziale Anamnese
• Leibdiagnostik (Erfassen und Begreifen der leiblichen Störung)
• Medizinische Abklärung (muß vorhanden sein).

*Eine Therapiestunde gliedert sich in:*

• Das Anfangsgespräch (Reflexion und Ist-Zustand)
• Den übenden Teil (dialogisch)
• Das Abschlußgespräch.

Die Methode erfordert vom Therapeuten ein hohes Maß an medizinischen, physiologischen, anatomischen, tiefenpsychologischen, analytischen Grundlagen, ein Wissen und Begreifen von Zusammenhängen, Empathiefähigkeit und die Möglichkeit und Lust zur Kreativität. Der Therapeut muß sich bewußt sein, daß er ständig am Ebenenwechsel teilnimmt und damit arbeitet. Die Arbeit erstreckt sich vom körperlichen Begreifen (innerliches Ertasten/differenziertes Wahrnehmen) über das Verbalisieren (Benennen, Beschreiben mit Worten) zum geistigen Begreifen und Erfassen (Herausheben aus dem im Körper repräsentierten Unbewußten).

Das einfühlende Be-handeln, im ursprünglichen Sinn des Wortes, durch behutsames, helfendes Einsetzen der begleitenden Hand des Therapeuten, gehört ebenso zur Therapie wie das Wissen und der Umgang mit Übertragung, Gegenübertragung, Regression und Widerstand.

## Anwendungsbereiche

Die Methode eignet sich vor allem für psychosomatische Erkrankungen und Störungen: z.B. Migräne, Asthma, Menstruationsbeschwerden, funktionelle Stimmstörungen, Verspannungen jeder Art.

Bereits organisch gewordene Defekte können mit der FE natürlich nicht behoben, daraus resultierende Leidenszustände jedoch oft gemildert werden. In der Kombination mit analytischer Behandlung wird die FE auch bei frühen Störungen mit gutem Erfolg eingesetzt. Als Prophylaxe sei noch die FE-Geburtsvorbereitung erwähnt.

**Literatur**

Fuchs, M. (1979): Funktionelle Entspannung. Stuttgart

Groddeck, G. (1979): Das Buch vom Es. Frankfurt

Uexküll, Th. v. (1990): Psychosomatische Medizin. München, Wien, Baltimore

Weizsäcker, V. v. (1986): Der Gestaltkreis. Stuttgart, New York

**Weiterführende Literatur**

Bepperling, W. & Klotz, M. (1978): Analytische Psychotherapie und Funktionelle Entspannung. Stuttgart

Elschenbroich, G. (1990): Zum inneren Gleichgewicht finden. Stuttgart

Fuchs, M. (1985): Funktionelle Entspannung in der Kinderpsychotherapie. München, Basel

Klotz-Wiesenhütter, M. (1982): Selbstfindung über den Leib. Stuttgart

Popper, K. & Eccles, S. (1987): Das Ich und sein Gehirn. München

Spitz, R.A. (1988): Die Entstehung der ersten Objektbeziehungen. Stuttgart

# 10. Bewegungsorientierte Ansätze

*Unter den Methoden, die die Bewegung als Ansatzpunkt wählen, muß man grundsätzlich zwischen drei Kategorien unterscheiden: erstens jene, die ein eigenständiges Theoriesystem entwickelt haben (z.B. Tanztherapie nach Cary Rick), zweitens solche, die auf einem anderen theoretischen Paradigma beruhen (z.B. Konzentrative Bewegungstherapie und Integrative Bewegungstherapie), und drittens diejenigen, welche das Medium Bewegung für ihre Arbeit nützen, jedoch ohne sich auf andere theoretische Fundamente zu stützen. Allenfalls werden in solchen Ansätzen andere psychotherapeutische Methoden ergänzend verwendet. Darüber hinaus eignen sich bewegungsorientierte Methoden für pädagogische Zwecke, Persönlichkeitsentwicklung und -erweiterung.*

*Bewegungstherapien greifen den Umstand der wechselseitigen Bedingtheit von kognitiver, emotionaler und motorischer Entwicklung auf, wie sie theoretisch in den Schriften von Margaret Mahler und Jean Piaget beschrieben wird. Sie verstehen sich in diesem Sinne als ganzheitliche Methoden. Diese Sichtweise scheint nicht bloß in dem theoretischen Verständnis von der menschlichen Entwicklung durch, sondern kommt auch im therapeutischen Vorgehen zum Tragen, basierend auf der Grundannahme, daß Erweiterung von Bewegungsfreiheiten, sofern sie von einer theoriegeleiteten Reflexion begleitet ist, immer auch persönliches Wachstum und Entwicklung mit sich bringt.*

*Der therapeutische Zugang findet über die Bewegung statt, wobei gleichermaßen die Ebenen der Wahrnehmung, des Erlebens und Handelns angesprochen werden. Es finden sich somit übungszentriert-funktionale, konfliktzentriert-aufdeckende sowie erlebniszentrierte Elemente. Diese treten je nach Therapieprozeß beziehungsweise je nach spezifischen Bedingungen des Klienten in den Vordergrund.*

*Die Bewegungserfahrung erlaubt zum einen eine Bewußtwerdung von Beschränkungen, welche in einem vorsprachlichen Bereich zu orten sind, sowie das Erleben, ein Handelnder zu sein.*

*Auf dieser gemeinsamen Basis finden sich Unterschiede hinsichtlich der theoretischen Ausrichtung, welche insbesondere für die Art der therapeutischen Aufarbeitung der Bewegungserfahrung bedeutsam sind, sowie in der Schwerpunktsetzung. Bei der Konzentrativen Bewegungstherapie ist es der Umgang mit Gegenständen, bei der Tanztherapie die Ausrichtung auf gestaltende Bewegung und der Einsatz von Musik sowie bei der Integrativen Bewegungstherapie die Kombination von Bewegung mit anderen Methoden.*

**Literatur**

Petzold, H. (1988): Integrative Bewegungs- und Leibtherapie. 2 Bde. Paderborn

Stolze, H. (Hg.) (1984): Die Konzentrative Bewegungstherapie. Grundlagen und Erfahrungen. Berlin

Wilke, E., Hölter, G. & Petzold, H. (Hg.) (1990): Tanztherapie – Ein Handbuch für Theorie und Praxis. Paderborn

Thomas Mayr

# Tanztherapie

Die Entwicklung der Tanztherapie ist mit der Anwesenheit von vier Emigranten in Amerika nach dem Zweiten Weltkrieg verbunden: Marian Chace (1896–1970), Trudi Schoop (* 1903), Mary Stark Whitehouse (1911–1979), Lilian Espenak (1903–1988). Der europäische Hintergrund dieser Tänzerinnen und Tanzpädagoginnen war, ausgehend von der Kulturkritik der Jahrhundertwende, die Reformpädagogik mit ihrem Aufruf zum ursprünglichen Bewegungserleben, die ihren Höhepunkt im deutschen Ausdruckstanz findet. Diese Pionierinnen begannen in Krankenhäusern mit psychisch Erkrankten zu tanzen.

## Hinwendung zur Tiefenpsychologie

Auf deren Erfahrungswerten aufbauend erfolgt in der nächsten Generation von Tanztherapeuten nicht mehr nur die Anwendung einer Sammlung von Techniken, sondern deren Einsatz in der Psychotherapie, wobei sich die verschiedenen Vorgehensweisen an die großen psychotherapeutischen Schulen anlehnen.

So entwickelt die Psychoanalytikerin Elaine V. Siegel, Schülerin von Lilian Espenak, ein psychoanalytisch begründetes tanztherapeutisches Modell (Siegel 1986). Ihr Ansatz beruft sich auf Hartmanns Vorstellungen der konfliktfreien „Ich–Sphäre" und Margaret S. Mahlers Interpretation der frühkindlichen Entwicklung.

Die Forschungen der Psychiaterin und Psychoanalytikerin Judith Kestenberg führen zum „Kestenberg Movement Profile", dessen Anwendung, mit Hilfe von Bewegungsbeobachtung und Notation, Befunde hervorbringt, die die Objekt- und psychosexuelle Entwicklung spezifizieren (Kestenberg 1979). Penny Lewis Bernstein, eine Schülerin von M. Chace, entwickelt in starker Anlehnung an Kestenberg ebenfalls ein detailliertes Behandlungsmodell, welches Freudsche Psychologie und Labansche „Effort-Shape"-Bewegungsanalyse verbindet (Bernstein 1984).

Die Verbindung zwischen Tanztherapie und C.G. Jungs Psychologie vertieften insbesondere Whitehouse-Schülerinnen Janet Adler, Joan Smallwood Chodorow, wie auch Penny Lewis Bernstein.

## Tanztherapie der Gegenwart im deutschsprachigen Raum

Grundsätzlich schöpfen tanztherapeutische Schulen aus der in den letzten fünfzig Jahren in den USA entstandenen Vielfalt tanztherapeutischer Interventionen und Techniken. Wie bereits oben erwähnt, sind diese von mannigfaltigen theoretischen Bezügen geleitet. Sowohl die verschiedenen tiefenpsychologischen Schulen als auch die humanistische Psychologie spielen dabei eine Rolle. Häufig besteht eine Anlehnung an das entwicklungspsychologische Modell von Margaret Mahler. So können Interventionen/Bewegungsaufträge im Hinblick auf die einzelnen Entwicklungsphasen erfolgen. Beispielsweise gibt es bei Petra Klein Tänze zur Symbiose und zur Übungsphase. „Traumatische Erlebnisse einzelner Entwicklungsstufen werden durch diese tänzerischen Erfahrungen verarbeitet und neue, korrigierende Erfahrungen verinnerlicht" (Klein 1993).

Bewegungsnotation, Bewegungsbeobachtung, Bewegungsanleitung beruhen auf der von Rudolf v. Laban (1897–1958) entwickelten holistischen Bewegungslehre (vgl. Laban 1988) und dienen der Erweiterung des Bewegungsrepertoires. Der verbalen Bearbeitung der Bewegungserfahrungen wird grundsätzlich ein wichtiger Stellenwert beigemessen; sie ist jedoch je nach theoretischer Ausrichtung der unterschiedlichen Ansätze verschieden. Einigkeit besteht aber in der Auffassung, daß die individuelle Bewegungsweise wesentliche Persönlichkeitsmerkmale beinhaltet, Tanzen gleichermaßen zwischenmenschliche Aktivität und innere Auseinandersetzung darstellt, wodurch persönliche Konflikte aktualisiert und durchgearbeitet werden können.

Die folgenden Ausführungen beziehen sich ausschließlich auf das tanztherapeutische Modell nach dem amerikanischen Tanztherapeuten Cary Rick, welches die bedeutungsbildende und bedeutungtragende Funktion der Bewegung zur psychotherapeutischen Anwendung bringt. Die Methode beruht auf einem eigenen bewegungsanalytischen System sowie einer spezifischen Krankheitslehre und Diagnostik.

## Theorie der Methode Cary Rick

Die Auffassung bzw. psychische Repräsentation des Körpers und der Körperbewegung, das Körperbild, ist der für Ricks Theorie und Methode zentrale Begriff. Seiner Ansicht nach wird die Bildung von psychischer Struktur und Dynamik nicht nur über die Existenz eines großteils unbewußten Körperbilds ermöglicht, sondern seiner Funktion, auf allen Ebenen des Erlebens und Verhaltens, die entscheidende Rolle beigemessen.

Das Körperbild entwickelt sich innerhalb der typischen, für die verschiedenen Entwicklungsphasen zur Verfügung stehenden, bzw. dominanten motorischen Möglichkeiten und beinhaltet die spezifischen Erfahrungen mit dem Körper und seiner Bewegung wie auch die Auswirkungen der letztendlich auf diese Erfahrungen zurückgehenden psychischen Dynamik. Zum Verständnis dieser Vorgänge läßt sich das Verhältnis zwischen Bewegung und Bedeutung in zwei Perspektiven darstellen.

Eine Art der Bildung von Besetzungen im Körperbild (Verknüpfung von Affekten und Wahrnehmungen mit Körperteilen und ihren Bewegungsmöglichkeiten im Körpergedächtnis) geschieht während der Anwendung motorischer Prinzipien in den Interaktionen. Dabei führen die Erfahrungen mit und während der Bewegung zu einem Bedeutungspotential, das mit jener Motorik assoziiert wird. Diese Form von Organisation im Körperbild, wirksam schon vor dem Spracherwerb und der Symbolbildung, spielt für das spätere Entstehen von psychischen Repräsentanzen eine entscheidende Rolle. Das, was später über sich selbst oder andere gewußt, gefühlt, gedacht, vorgestellt, geplant werden kann, hängt in hohem Maße von der Qualität und der Quantität jener frühen Besetzungen ab. So läßt sich dieser Prozeß „von der Handlung zur Bedeutung" beschreiben.

Andererseits gibt es auch den umgekehrten Vorgang „von der Bedeutung zur Handlung". Die bestehenden Denk- und Fühlweisen, Phantasien mit ihren zahlreichen Abwehrfunktionen haben in ihrer Dynamik Auswirkungen in der Besetzung des Körperbilds und bestimmen dadurch die Auswahl an Handlungen und damit die Auswahl angewandter oder gemiedener Bewegungen mit. So ist die Bewegung zugleich Ursache und Wirkung psychischer Vorgänge. In ihr sind in Wechselwirkung stehende Auffassungen von sich selbst und der Umwelt enthalten, und ebenso können durch sie neue entstehen. Dadurch hat sie bedeutungsbildende und bedeutungstragende Funktion. Rick unterscheidet kinästhetische, formale, funktionale und sexuelle Konzepte des Körpers. Diese sind integrativ, d.h., sie bedingen und beeinflussen einander. Beschaffenheit und Funktionsfähigkeit dieser Konzepte sind das Resultat des Prozesses der Bewegungsadaption. In ihr erfolgt gleichzeitig Anpassung an den Körper und seine Bewegungsmöglichkeiten wie an die Umwelt. In der Theorie der Bewegungsadaption wird der Zusammenhang zwischen Bewegungsbildern, Konzepten des Körperbilds, Entwicklungsphasen und psychologischen Themen sowie deren Konsequenzen für die Therapie einsichtig (Rick 1992).

## Methodik nach Cary Rick

Sowohl das Wissen psychologischer Bezüge gewisser Bewegungsbilder (Kombinationen angewandter Bewegungsweisen) als auch das motorischer Bezüge zwischen den einzelnen Bewegungsweisen ermöglicht gezielte Interventionen. Innerhalb der Bewegungsbeziehung soll sich gleichzeitig mit einer Erweiterung des Bewegungsrepertoires eine Veränderung in der Auffassung der Realität ergeben. Beziehungsfähigkeiten des Patienten, sichtbar über das Bewegungsbild, lassen auf Bedürfnisse schließen, die mit der Selbst- und Weltanschauung verbunden sind. Zum Zwecke einer integrierbaren Erweiterung des Bewegungsrepertoires setzt die motorische Auseinandersetzung bei diesen Bedürfnissen bzw. Kompetenzen an. Verbale wie nonverbale Bewegungsangebote berücksichtigen dabei spezielle Bewegungsbeziehungsformen (Interaktionsweisen), die mit dem vorhandenen Bewegungsvokabular korrelieren. Dadurch wird die Durcharbeitung vorhandener Bewegungsbilder ermöglicht. Diese Bewegungsbilder und Interaktionsweisen geben einem Spektrum an Bedeutungen und Konflikten sowie integrativen Erfahrungen Raum, die dann auch der verbalen Bearbeitung zugänglich gemacht werden können.

Die Auseinandersetzung, die mit der Anwendung bisher nicht vorhandener oder gemiedener Bewegungsweisen und der Bildung bzw. Wiederbelebung der mit ihr assoziierten Bedeutungen erfolgt, entspricht einer Auseinandersetzung zwischen Altem und Neuem, Vergangenem und Gegenwärtigem. Der Therapeut stellt sich in diesem Prozeß, nicht zuletzt im Sinne der Realitätsprüfung, oft als reales Gegenüber zur Verfügung, das als ganze Person begreifbar wird.

## Bewegungsanalyse, Diagnostik

Ausschlaggebend für die tanztherapeutische Diagnostik ist das Bewegungsrepertoire des Patienten. Dieses kann durch Bewegungsbeobachtung und Bewegungsnotation erfaßt und ausgewertet werden. In einer Bewegung kommen sowohl Fähigkeiten als auch Bedürfnisse und Interessen der sich bewegenden Person sehr nah zusammen. Sie treffen sich in einer Handlung.

Der Grad an Integration dieser Faktoren, die Bewegungsgeordnetheit, kann über das Bewegungsbild analysiert werden und gibt Aufschluß über die Lokalisation der Störung.

Durch Ricks Notationssystem „Movement Evaluation Graphics (MEG)" werden vor allem Bewegungsabläufe im Hinblick auf motorische Prinzipien analysiert. Nicht vorhandene, nicht angewendete oder gemiedene Bewegungsweisen deuten auf Störungen hin. Sie stellen Handlungsweisen dar, die nicht zum Tragen kommen, sei es, weil es nie zur Organisation jener Erfahrungen im Körperbild kam, sei es, weil die Anwendung durch konflikthafte Entwicklungen zu solchen Besetzungen führte, die jene Bewegungsweisen als zu gefährlich oder nicht wünschenswert erscheinen läßt, oder weil sie auf verschiedenste andere Art und Weise mit Abwehrvorgängen in Verbindung stehen.

Die Auswertung des bewegungsanalytischen Befundes ermöglicht in diesem Zusammenhang die Zuordnung vorhandener wie fehlender motorischer Prinzipien als Störungen innerhalb verschiedener Ebenen im Körperbild. So werden die klassischen psychischen Krankheitsbilder motorisch differenziert. Über die Diagnose hinaus führt der bewegungsanalytische Befund zu gezielten prognostischen Erwägungen. Er verweist auf jene Bewegungsqualitäten, die noch nicht zur Verfügung stehen und im Verlauf der Therapie integriert werden müssen (Rick 1989).

# Der Einsatz von Bewegung als Mittel zur Veränderung

Mannigfaltige Vorgaben sind der Ausgangspunkt dieses „Abenteuers der Bewegung". Je nach Zielgruppe, Phase des Therapieprozesses, Vorlieben des Patienten, vorhandenem Bewegungsrepertoire handelt es sich dabei entweder um Bewegungsaufträge, in denen es um das Ausprobieren, Improvisieren mit einem bestimmten Bewegungsthema geht, oder um die Umsetzung von Alltagssituationen, Phantasien, Träumen etc. in Bewegung. Innerhalb der gemeinsamen Suche werden Veränderungsmöglichkeiten, im Sinne einer Erweiterung oder Vertiefung von Erfahrungen, entwickelt. Meist ist die Umsetzung dieser Themen in der Einzeltherapie ein Tanz mit dem Therapeuten, in der Gruppentherapie mit den anderen Teilnehmern. Oft wird der Therapeut in der Bewegungsbeziehung über seine Bewegung nonverbale Angebote zur Vertiefung und Erweiterung der Bewegungs- und Beziehungserfahrung anbieten. Der für diese Auseinandersetzungen notwendigen Struktur wird große Aufmerksamkeit geschenkt. Im Laufe der Therapie wird, ausgehend von dem vorhandenen Bewegungsrepertoire, das Repertoire an Bewegungs- und Bewegungsbeziehungsweisen vergrößert. Im verbalen Austausch wird die neue Bewegungserfahrung geteilt und mit den bestehenden Bildern von sich selbst und vom anderen integriert. Dadurch können bis dahin brachgelegene Anteile der Person in ihrem Leben genützt werden. Der Beziehung zwischen Patient und Therapeut kommt in der Tanztherapie durch die unmittelbare Bezogenheit über die Körperbewegung besondere Bedeutung zu.

## Literatur

Bernstein, P. (1984): Theoretical Approaches in Dance-Movement Therapy, Vol. II. Dubuque, Iowa

Kestenberg, J.S. & Sossin, K.M. (1979): The Role of Movement Patterns in Development, II. New York

Klein, P. (1993): Tanztherapie. Ein Weg zum ganzheitlichen Sein. München

Laban R. v. (1988): Die Kunst der Bewegung. Wilhelmshaven

Rick, C. (1989): Tanztherapie. Stuttgart

Rick, C. (1992): Fünf Themen. Zu Theorie und Intervention in der Tanztherapie. Gesellschaft für Tanztherapie in Österreich, Altmünster

Siegel, E. (1986): Tanztherapie. Stuttgart

### Weiterführende Literatur

Espanak, L. (1986): Tanztherapie. Dortmund

Mayr, T. (1991): Tanztherapie und Psychoanalyse. Tanz Affiche 30, 14–17

Petzold. H. & Wilke. E. (1990): Tanztherapie. Paderborn

Schoop, T. (1981): Komm und tanz mit mir. Zürich

Whitehouse, M. (1979): C.G. Jung and Dance Therapy. Two Major Principles. In: Bernstein, P.: Eight Theoretical Approaches in Dance Movement Therapy. Dubuque, Iowa

*Markus Hochgerner*

# Konzentrative Bewegungstherapie

Die Konzentrative Bewegungstherapie (KBT) hat ihre Wurzeln in der bewegungspädagogischen Arbeit Elsa Gindlers (Berlin, 1885–1961). Sie begann in den zwanziger Jahren in ihrem Unterricht, der individuellen Bewegung jedes einzelnen Raum zu geben. Die Wahrnehmung von Spannung und Entspannung in den Bewegungsangeboten, die Atmung und gezielte Aufmerksamkeit auf den eigenen Bewegungsablauf (ohne Wertung in „richtig" und „falsch") standen im Mittelpunkt ihrer Arbeit.

Gertrud Heller, Schülerin E. Gindlers, wandte in den folgenden Jahrzehnten diese Bewegungsarbeit erstmals therapeutisch am Crichton Royal Hospital (Schottland) an.

Im deutschsprachigen Raum wurde die KBT durch Prof. Helmuth Stolze (München) um die Dimension der tiefenpsychologischen Bearbeitung der Bewegungsabläufe erweitert und Ende der fünfziger Jahre bei den Lindauer Psychotherapietagen vorgestellt. In den folgenden Jahrzehnten wurde die Methode besonders durch Christine Gräff (München) weiterentwickelt.

## *Theoretische Grundlagen*

„Konzentrative Bewegungstherapie ist eine körperorientierte psychotherapeutische Methode, bei der Wahrnehmung und Bewegung als Grundlage für Erfahrung und Handeln genützt werden. Auf der Basis entwicklungs- und tiefenpsychologischer Denkmodelle werden unmittelbare Sinneserfahrungen verbunden mit psychoanalytisch orientierter Bearbeitung." (ÖAKBT 1990). Wahrnehmung und Bewegung bilden die Basis unseres Begreifens der eigenen Person und der umgebenden Welt. („Begreifen" im doppelten Wortsinn: durch Denken/Sprechen und Wahrnehmung/Bewegung; vgl. Weizsäcker 1986).

Die Betrachtung des Menschen in der KBT beinhaltet mehrere wissenschaftliche Strömungen, die der körperlichen, geistigen, seelischen und sozialen Dimension unserer Existenz entsprechen:

Die wechselseitige Bedingtheit von motorischer und seelischer Entwicklung zeigt sich in der Arbeit Margaret Mahlers (1980). Die „Ent-wicklung" des Menschen aus der engen und lebensnotwendigen Symbiose zur Mutter erfolgt über Liegen, Sitzen, Krabbeln und Stehen hin zum In-die-Welt-Gehen im eigenständigen Leben des „Er-wachsenen".

Jean Piaget zeigt uns in seinen Arbeiten zu den ersten Lebensjahren die Verknüpfung der motorisch-bewegungsmäßigen Entwicklung mit der geistig-intellektuellen und emotional-sozialen Reifung des Menschen (vgl.

Cserny 1989). In der Arbeit mit KBT hat sich ein Leitsatz Piagets besonders bewahrheitet: Jede emotionelle Behinderung in der Entwicklung bedeutet auch eine motorische Hemmung und eine kognitive Einschränkung.

Die Arbeit Sigmund Freuds und der analytischen Schulen ist Grundlage der KBT in ihrem Verständnis der Entwicklung des Kleinkindes in oraler, analer und genitaler Phase. Dies gilt auch für die Organisation von Ich, Es und Über-Ich-Strukturen. Die tiefenpsychologischen Neurosenlehren, die Phänomene von Übertragung und Gegenübertragung, Widerstand, Verdrängung und Symptombildung sind Teile der Arbeitsgrundlagen des KBT-Therapeuten.

Erik H. Erikson (1984) erweiterte in seinem Werk das auf die ersten Lebensjahre bezogene tiefenpsychologische Entwicklungsmodell und ermöglichte eine Sicht der Lebensphasen bis zum Alter.

## Vorgangsweise in der KBT

Die therapeutische Arbeit in der KBT besteht einerseits aus Handlungsteilen, in denen durch Bewegungsangebote Möglichkeiten zur körperlichen Wahrnehmung geschaffen werden.

Die Bewegungsabläufe bleiben vom Klienten bestimmt und erfolgen im Zustand wacher, entspannter Aufmerksamkeit. Diese „konzentrative" Bewegung auf allen Ebenen der motorischen Entwicklung (vom Liegen bis zum Gehen) ermöglicht auch den Zugang zu frühen, oft vorsprachlichen Erfahrungsebenen. Erinnerungen haben ihren Niederschlag als Haltung, Bewegung und Ver-halten gefunden und können so wiederbelebt werden (Zielke 1989).

Andererseits wird in der verbalen Bearbeitung Erfahrenes besprechbar und auf dem Hintergrund der eigenen Lebensgeschichte besser verstehbar. Erkanntes und Erspürtes kann in einem jetzt möglichen „Probehandeln" neu erlebt und gelebt werden.

Der veränderte Umgang mit dem eigenen Körpererleben ändert so auch das Bewußtsein und kann zur Lösung emotionaler, motorischer und kognitiver Einengungen beitragen.

In Abgrenzung zu anderen bewegungstherapeutischen Methoden ist die KBT besonders auf die Körperselbstwahrnehmung bedacht, und es ist Aufgabe des Therapeuten, sogenannte „Angebote" (im Sinne von vorgeschlagenen Handlungsmöglichkeiten) in der Gruppe und auch in der Einzeltherapie zu gestalten, die es dem Klienten/Patienten gestatten, seine ganz individuelle Bewegungs-, Handlungs- und Beziehungsweise zu sich und seiner Umgebung im Sinne einer freien Bewegungsassoziation (entsprechend der Gedankenassoziation in der klassischen Analyse) zu gestalten (Becker 1981; Kirchmann 1979).

## Die Praxis – Ein Fallbericht

Die Wiederbelebung früher Erfahrungen und aktueller Lebenssituationen in der KBT und mögliche Veränderung mag folgender Fallausschnitt verdeutlichen:

Die Patientin, Frau K., betritt den Therapieraum, den sie schon gut kennt und blickt sich um, „als sähe sie den Raum heute ganz neu", wie sie sagt. Durch das Angebot des Therapeuten, den Raum im wörtlichen Sinn zu „begehen", zu „besetzten-besitzen" oder auch zu „belegen-beliegen", kommt in der Patientin Traurigkeit auf, „niemals so einen schönen Raum für sich gehabt zu haben". Der Therapeut macht Frau K. den Vorschlag, sich „einen Platz zu nehmen, der ihren Bedürfnissen entspricht" und diesen Platz deutlich mit Seilen, die zur Verfügung stehen, abzugrenzen. Zuerst eifrig und mit Freude, dann immer zögernder, nimmt Frau K. dieses Angebot wahr, grenzt letztendlich einen Platz für sich ab, der Sitzen mit angezogenen Knien ermöglicht und stattet diesen Platz mit einer Decke aus.

Therapeut: „Probieren Sie aus, was Ihnen dieser Platz, den Sie gewählt haben, ermöglicht!" Frau K. versucht zu liegen, zu sitzen, erforscht ihren nicht allzu großen Raum mit zunehmender Spannung und Unruhe auch auf allen Vieren und endet „wie erstarrt", so Frau K., im Stehen. Sie berichtet anschließend, daß sie als Kind niemals ein Bett für sich allein besessen, in der geschwisterreichen Familie auch nie einen Platz für sich gehabt habe. Sie hätte begonnen, lieber sich selbst einzuschränken, als dauernd schmerzhaft an die ihr gesetzten Grenzen zu stoßen. Nach Rückfrage des Therapeuten erzählt sie, daß sie auch nicht gewagt habe, ihren Platz hier zu erweitern; es sei so wie in ihrer jetzigen Familie: Ihr Mann und ihre drei Kinder nehmen sich den räumlichen und emotionalen Platz, den sie brauchen, nur sie beansprucht keinen eigenen Raum und keine Zeit für sich. Frau K. und der Therapeut erweitern nun in einem Probehandeln in der therapeutischen Situation den ihr zur Verfügung stehenden Raum so weit, daß Frau K. den für sie notwendigen Handlungs-Spiel-Raum zur Verfügung hat. Die ganze Zeit über hat Frau K. Assoziationen zu ihrem täglichen Leben und ihr werden Einschränkungen bewußt, die sie bislang „wie selbstverständlich" auf sich genommen hat. Das in dieser Stunde Erlebte ermöglicht im Anschluß ein Hinterfragen und beginnendes Umstrukturieren der Realität. Ihr Handlungsspielraum erweitert sich auch in ihren Beziehungen in der Zeit nach dieser Stunde. Die Aufarbeitung der frühen Körperassoziationen zeigen einen gehemmten Expansionswusch in der Bewegung – als oft kränkelndes Kind war die Patientin, wie sie sich jetzt erinnert, über lange Phasen ihrer Vorschulzeit hindurch einer sehr fürsorglichen Großmutter zur Obhut übergeben. Diese beantwortete die Bewegungslust von Frau K. mit übergroßer Kontrolle und Vorsicht, die auch von ihren anderen Bezugspersonen übernommen wurde. In der Erweiterung des jetzt positiv besetzten Bewegungsraumes zeigte sich nach anfänglicher ängstlicher Bezogenheit auf die Gebote und Verbote der Großmutter auch großer Ärger und Wut bezüglich dieser Einschränkungen. Das Bewußtwerden und Durchleben dieser bis dahin verdrängten Gefühle ermöglichte später eine neue und distanzierte Beziehung zu dieser frühen Bezugsperson, in der die schwierigen und auch liebevollen Seiten der so wichtigen Großmutter integriert werden konnten.

## Die Rolle des Therapeuten in der KBT

Wie im obenstehenden Beispiel gezeigt, wechseln Wahrnehmung, Bewegung, Gespräch, assoziative Elemente, Erinnerungen, bearbeitendes Gespräch und Probehandeln situativ ab. „Der Therapeut muß also Situationen schaffen, die von den Patienten beispielhaft oder symbolisch erfahren werden können für die Art der Beziehung zu sich selbst, zu ihrem Lebensraum, zu den Menschen in ihrer nächsten Umgebung, zur Gesellschaft und zur Welt ihrer Arbeit. ... Seine ... Aufgabe besteht einerseits darin, die Probleme seiner Patienten in den geschaffenen Situationen zu erkennen; andererseits muß er die Probleme in einfache, jetzt und hier erlebbare Interaktionen der Patienten innerhalb ihrer eigenen Körperlichkeit und zwischen dieser und der Umwelt – gegeben durch Raum, Gegenstände und Mitübende (bei KBT in der Gruppe, Anmerkung M.H.) – übersetzen" (Stolze 1984).

Diese „Übersetzungsarbeit" bringt im direkten Bezug Therapeut – Klient/Patient oft ein nahes Miteinander, in dem sich Klient/Patient und Therapeut als zwei leibliche und fühlende Wesen einander zugewandt erleben. Besonders in der Einzelarbeit, die auch direkte Arbeit am Körper beinhaltet, entsteht „tonischer Dialog" über taktile Kommunikation.

Der Therapeut begreift sich im Sinne der humanistischen Psychologie als Begleiter des Klienten/Patienten auf dessen ganz persönlichem Weg zur Verwirklichung des eigenen Lebens. Die Begegnung in der Gegenwart und der Umgang mit dem Hier-und-Jetzt steht im Vordergrund, die verbale Bearbeitung des lebensgeschichtlichen Hintergrundes unterstützt diesen Prozeß. Ziel des gemeinsamen Weges von Klient/Patient und Therapeut kann ein neues In-Bewegung-Kommen sein, um durch geänderte Wahrnehmung zu neuen Erfahrungen und einer Erweiterung der individuellen Möglichkeiten zu kommen.

## Anwendungsbereiche, Arbeitssituationen und Arbeitsmittel der KBT

KBT findet in Gruppen- und Einzeltherapien statt. Im klinischen Bereich ist KBT in nahezu allen psychosomatischen Stationen und Spitälern im deutschen Sprachraum vertreten, da die körperzentrierte Vorgangsweise auch guten Zugang zu sehr frühen Erlebnisbereichen der Patienten ermöglicht.

KBT wird auch im Rahmen der Erwachsenenbildung und der psychotherapeutischen Privatpraxis zunehmend angeboten. Wie aus dem oben Dargestellten sichtbar wird, ist KBT geeignet für Menschen mit psychosomatischen, seelischen und körperlichen Leiden.

Die Angebote beziehen sich (in Schwerpunkten) auf Erfahrungen im Umgang mit sich selbst, mit Gegenständen, die auch symbolischen Gehalt bekommen können (Stab, Ball, Seil, Decke), auf Umgang mit Gruppenmitgliedern und dem Therapeuten (Gräff 1983). Immer wieder werden auch Angebote des Therapeuten mit geschlossenen Augen umgesetzt, um den Wahrnehmungsbereich ohne Gesichtssinn zu erweitern.

Überraschend ist für Gruppenteilnehmer, wie unterschiedlich das gleiche Angebot des Therapeuten von Teilnehmern aufgenommen, gelebt und erlebt wird. Die Besprechung und die daraus sich oft ergebende neue Sicht des eigenen Verhaltens führt zur Verdeutlichung und Bestärkung von angenehm und zur möglichen Veränderung von unangenehm erlebten Verhaltensmustern.

**Literatur**

Becker, H. (1981): Konzentrative Bewegungstherapie. Integrationsversuch von Körperlichkeit und Handeln in den psychoanalytischen Prozeß. Stuttgart, New York

Cserny, S. (1989): Das Leib-Seele-Problem – Entwicklungspsychologische Grundlagen für eine Körperorientierte Therapie am Beispiel der Konzentrativen Bewegungstherapie. Salzburg (Unveröffentlichte Dissertation)

Erickson, E.H. (1984): Kindheit und Gesellschaft. Stuttgart

Gräff, Ch. (1983): Konzentrative Bewegungstherapie in der Praxis. Stuttgart

Kirchmann, E. (1979): Moderne Verfahren der Bewegungstherapie: Integrative Bewegungstherapie, Konzentrative Bewegungstherapie, Rhythmische Bewegungstherapie. Paderborn

Mahler, M. (1980): Die psychische Geburt des Menschen. Frankfurt/M.

Österreichischer Arbeitskreis für Konzentrative Bewegungstherapie (ÖAKBT) (1990): Methodenbeschreibung und Ziele in der Konzentrativen Bewegungstherapie. Jahresprogramm des ÖAKBT. Salzburg

Stolze, H. (1984): Über die Erweiterung des therapeutischen Raums durch Konzentrative Bewegungstherapie. In: Stolze, H. (Hg.): Die Konzentrative Bewegungstherapie. Grundlagen und Erfahrungen. Berlin

Weizsäcker, V. von (1986): Der Gestaltkreis. Stuttgart, New York

Zielke, A. (1989): Selbsterfahrungs- und Weiterbildungsgruppe „Konzentrative Bewegungstherapie". Unveröffentlichtes Arbeitspapier an der Psychosomatischen Abteilung des Klinikums der Stadt Nürnberg

**Zeitschrift**

Konzentrative Bewegungstherapie. Theoretische Abhandlungen – Erfahrungsberichte. Deutscher Arbeitskreis für Konzentrative Bewegungstherapie, Reutlingen; erscheint 4mal im Jahr

*Auguste Reichel*

# Integrative Bewegungs- und Leibtherapie

Das Verfahren der Integrativen Bewegungs- und Leibtherapie (IBT) entwickelte sich aus der Begegnung verschiedener Therapieformen und wurde von Hilarion Petzold 1966 als integrativer Ansatz begründet. Ein wichtiger Einfluß kommt aus dem Therapeutischen Theater, begründet 1908 von Vladimir Iljine, Mediziner, Biologe und Philosoph. Dieser hatte bei Constantin Stanislavskij (Ende des 19. Jh.s.) Übungen zur Erfahrung des eigenen Körpers kennengelernt. Iljine lernte bei Sandor Ferenczi die „aktive Analyse" kennen, der in das Verfahren der „Neokatharsis" Körpertechniken, Atem und Bewegung einbezog (vgl. Ferenczi 1964).

Iljine integrierte diese Leib- und Bewegungsarbeit in sein Therapeutisches Theater. Bei ihm lernte Petzold diesen Ansatz 1963 kennen. Dazu kamen Einflüsse durch Laura Sheleen („expression corporelle"), aus der Atemtherapie nach Proskauer und Middendorf, dem Psychodrama (Moreno) und der Gestalttherapie (Perls) (vgl. Petzold & Heinl 1983); (siehe auch die entsprechenden Beiträge im vorliegenden Buch). Beeinflußt durch diese therapeutischen Verfahren, entwickelte Petzold ab 1966 und seit 1972 im Rahmen des Fritz Perls Instituts die Integrative Therapie (siehe auch den Beitrag dazu), welche den Hintergrund bildet und als hermeneutisches, phänomenologisches Verfahren vom wahrnehmenden Leib ausgeht. Die „awareness", die wache Bewußtheit dessen, was in mir und um mich herum geschieht, und die hinter den wahrgenommenen Phänomenen stehenden Strukturen stehen im Zentrum der Arbeit.

## *Menschenbild und Diagnostik*

In der Therapie werden die wahrgenommenen Phänomene erfaßt, verstanden und erklärt, sodaß Ausdruck und kreatives Potential zu Kommunikation und Handlungsfähigkeit führen. Nicht die Diagnose einer „Charakterstruktur" (Lowen) steht am Anfang, sondern die eigenleibliche Wahrnehmung und der therapeutische Prozeß. „Je stärker der Klient oder Patient im Prozeß der Selbstexploration am diagnostischen Geschehen mitbeteiligt ist, desto unmittelbarer ist der Rückkopplungseffekt auf die Therapie" (Kirchmann 1979, 14).

In der Krankheitslehre unterscheidet man zwischen einer anthropologischen Dimension, die unter dem Stichwort Entfremdung zu sehen ist, und einer klinischen Dimension: Diese geht von „pathogenen Stimulierungskonstellationen" aus, welche in den jeweils prävalent pathogenen Milieus der Biographie entstehen.

Solche pathogene Stimulierungskonstellationen werden durch Einflüsse von außen – durch Kontakt mit dem sozialen Umfeld, durch Ereignisse und Atmosphären – geprägt. Es kann sich dabei um Störungen (inkonstante oder uneindeutige Stimulierung), Defizite (mangelnde Stimulierung), Konflikte (gegenläufige Stimulierungen interner oder externer Art) oder Traumata (Überstimulierung) handeln.

„Solche pathologischen Stimulierungen und chronifizierte Abwehrmechanismen können über die gesamte Lebensspanne auftreten und Neurotisierungen grundlegen" (Petzold 1988, 76). Dennoch sind Grundschädigungen in den beiden ersten Lebensphasen besonders belastend, weil sie vom Kind als Totalitätserfahrungen erlebt werden. Diese frühen Erfahrungen sind über eine rein verbale Therapie nicht erreichbar, und hier ist der Zugang über den Leib notwendig. Es erfordert vom Therapeuten eine hohe Sensibilität für die Äußerungen der „Orpha" – das sind Bewältigungsstrategien der „organismischen Intelligenz" (vgl. Ferenczi 1988; Iljine 1942), gleichsam ein Notprogramm des Leibes.

Die Integrative Bewegungstherapie hat eine wesentliche Grundlage in einem Menschenbild, das sich so beschreiben läßt: „Der Mensch ist ein Körper-Seele-Geist-Subjekt in einem sozialen und ökologischen Umfeld und Zeitkontinuum" (Petzold 1988, 185).

Dieser anthropologische Ansatz bietet nun in der Arbeit mit Menschen eine Vielfalt von Möglichkeiten und zugleich die Perspektive, leibliche Störungen im sozialen und geschichtlichen Kontext zu suchen. Die Diagnostik geschieht daher auf mehreren Ebenen, da auch die Problematiken vielschichtig sein können:

• auf der körperlichen Ebene der Verlust von Sensibilität, Bewegungsfähigkeit, Kraft usw.
• auf der psychischen Ebene Realitätsverlust, Abspaltung von Emotionen und Phantasien
• auf der sozialen Ebene Beziehungsstörungen, Kontaktarmut, Bindungsunfähigkeit sowie
• auf der geistigen Ebene Fehlen von Lebenssinn und Idealen.

## Methodik und therapeutischer Prozeß

Die hier aufgeführten Problematiken können nun durch IBT mit verschiedenen Modalitäten angegangen werden:

*Übungszentriert-funktional:* funktional „richtige" Atmung und Haltung, Regulierung von Spannung und Entspannung, Steigerung der Wahrnehmungsfähigkeit ... Verschiedene funktionale Methoden können angewendet werden (Alexander, Jacobson, Ehrenfried, Middendorf).

*Erlebniszentriert-agogisch:* Durch Wahrnehmung und Ausdruck wird der Körper als zu mir gehörig erfahren, als der Leib, der ich bin (Iljine, Marcel), und wird so zur Grundlage für Eigenverantwortlichkeit, Zentriertheit, Anmut und Würde. Die „gute Gestalt" im Sinn von Ausgewogenheit und Prägnanz einer Person ist Ziel dieser Modalität.

*Konfliktzentriert-aufdeckend:* Traumatische Erfahrungen, Störungen, Konflikte finden ihren Ausdruck im Leib, in sichtbaren und spürbaren Verspannungen und Haltungen, Bewegungs- und Verhaltensmustern. Der Kontakt zu den Gefühlen und biografischen Atmosphären und Szenen (Narrativen) geschieht über die Wahrnehmung des Leibes, und die Aufarbeitung der in den Leib verdrängten Ereignisse erfolgt über den leiblichen Ausdruck (Szenen, Haltungen ...) und das kognitive Durcharbeiten über verbale und aktionale Deutungen (Petzold 1988, 111).

Das *Tetradische System* der Integrativen Therapie bietet als Strukturierungshilfe dem Bewegungstherapeuten Möglichkeiten, den vier Phasen umfassenden Prozeß zu begleiten.

Er geschieht in unterschiedlicher *therapeutischer Tiefung.* (Zur näheren Beschreibung der vier Prozeßphasen und vier Ebenen therapeutischer Tiefung siehe den Beitrag über Gestalttherapie in diesem Buch.)

Die methodischen Schwerpunkte der IBT sind:

*Entspannung – Spannung* zur Erreichung wacher und energievoller Gelöstheit; *Bewegungstraining,* um Freude am Körper und Grundlagen für verbesserte Kommunikation zu schaffen; *Orientierungstraining* zur Verbesserung der sozialen, räumlichen und zeitlichen Orientierung; *Sensibilisierungstraining* zur Entwicklung von Wahrnehmungsfähigkeit und Selbstvertrauen; *Expressivitätstraining* zur Förderung des verbalen und nonverbalen Ausdrucks und der Kommunikationsfähigkeit; *Flexibilitätstraining:* Durch die differenzierte Wahrnehmung von Gefühlen und adäquatem Ausdruck entsteht Rollenflexibilität und erhöhte Handlungsfähigkeit. *Phantasietraining* unterstützt das Vorstellungsvermögen und erweitert somit Erfahrungs- und Handlungsfelder. *Atmung und Stimme* als leiblicher Ausdruck bilden in der IBT einen besonderen Schwerpunkt. Durch verschiedene Techniken wird vor allem das Loslassen und Erspüren des Atems erlernt.

Ebenso werden *Musik und Tanz* verwendet, und zwar im Sinn von Improvisation und Stimulierung.

*Thymopraktik,* ein speziell entwickeltes Verfahren, welches die konfliktzentrierte Arbeit am Leib mittels Berührung meint, ist das Kernstück der Leibtherapie. Die „heilende" Berührung wird prozeßorientiert, analytisch und gestalttherapeutisch aufgearbeitet.

Diese vielfältigen Stimulierungen sind in den therapeutischen Prozeß eingebunden und stellen immer einen Weg „von den Phänomenen zu den Strukturen" dar. Ziel dieser Methoden ist neben Problemlösung, Konfliktbewältigung und Heilung die Entwicklung persönlicher Potentiale, aber auch Anmut und Würde in der Bewegung, um aus der eigenen Mitte heraus die Welt in sich hinzunehmen und zu erfahren, daß man mitten in ihr steht (Buytendijk 1956).

Die Ziele in der IBT betreffen den Umgang und die Behandlung *pathologischer Zustände* (Defizite, chronifizierte Störungen, akute Störungen), das *Stützen und Stabilisieren von gesunden Persönlichkeitsanteilen* (Wahrnehmungs- und Ausdrucksfähigkeit, Erlebnisstrukturen und Verhaltensrepertoire), *Entwicklung und Einübung neuer Verhaltensweisen.*

## Anwendungsbereiche

- In der psychotherapeutischen Praxis als multimodales Verfahren. Hier bietet IBT ein breites Spektrum für die Behandlung von Neurosen und Psychosomatosen.
- Mit seinen übenden, mobilisierenden und stimulierenden Elementen ist sie für die Behandlung von langzeithospitalisierten, psychiatrischen und geriatrischen Patienten, bei Suchtkranken als übendes und aufdeckendes Verfahren in Behandlung und Prävention besonders geeignet.
- Weiters in der Psychotherapie bei Kindern und Jugendlichen mit seinen spielerischen Elementen und zur Verhaltensänderung in der konfliktorientierten Form.
- Im heilpädagogischen Bereich zur Entwicklung von Expression, Sensibilität und Flexibilität sowie in der Fortbildung von Pädagogen und Sozialarbeitern (Petzold 1988, 173).

**Literatur**

Buytendijk, F.J.J. (1956): Allgemeine Theorie der menschlichen Haltung und Bewegung. Berlin, Heidelberg

Ferenczi, S. (1964): Bausteine zur Psychoanalyse. 4 Bde. Bern

Ferenczi, S. (1988): Ohne Sympathie keine Heilung. Frankfurt

Iljine, V.N. (1942): Kokreative Leiblichkeit. In: Petzold, H. & Orth, I. (Hg.) (1990): Die neuen Kreativitätstherapien. 2 Bde. Paderborn

Kirchmann, E. (1979): Moderne Methoden der Bewegungstherapie: Integrative Bewegungstherapie, Konzentrative Bewegungstherapie, Rhythmische Bewegungstherapie. In: Integrative Therapie. Beiheft 2. Paderborn

Petzold, H. (1988): Integrative Bewegungs- und Leibtherapie. 2 Bde. Paderborn

Petzold, H. & Heinl, H. (Hg.) (1983): Psychotherapie & Arbeitswelt. Paderborn

# 11. Zielgruppenbezogene Ansätze

*Die psychotherapeutische Arbeit mit bestimmten Problemgruppen wie Kinder, Familien, Paare, Personen mit sexuellen Störungen, hat ihre jeweils spezifischen Eigenheiten. Daraus haben sich teilweise methodenübergreifende bzw. eklektische „Modelle" entwickelt.*

*Obgleich es eine psychoanalytisch, lerntheoretisch, humanistisch oder systemisch begründete psychotherapeutische Arbeit mit einzelnen Problemgruppen gibt, hat sich zugleich eine schulenumspannend-konvergente Praxis entfaltet. So ist z.B. die Arbeit mit Kindern in allen Strömungen Spieltherapie.*

*Dies hat uns dazu bewogen, der zielgruppenbezogenen Praxis ein eigenes Kapitel zu widmen und sie nicht innerhalb des Grundansatzes (Tiefenpsychologie, Verhaltenstherapie, Humanistische Psychologie, Systemisches Paradigma, suggestive Modelle) abzuhandeln.*

*Durch die Konzentration, die sich in den schulenumfassenden Beiträgen in diesem Kapitel ergibt, kann sowohl der integrativ-konvergente Charakter in der Arbeit mit den jeweiligen Zielgruppen ermessen wie auch der konkurrierend-divergente Schulenvergleich besser abgeschätzt werden.*

*Gruppenansätze wurden im Rahmen der Hauptverfahren bzw. in eigenen Beiträgen behandelt. Über die Paartherapie finden sich Hinweise in anderen Beiträgen, insbesondere im Beitrag über die Familientherapie bzw. in jenem über die systemische Therapie.*

*Während für die Kinderpsychotherapie und auch die Sexualtherapie kaum Ausbildungscurricula existieren, weshalb es hier auch an hochqualifizierten Psychotherapeuten mangelt, ist die Familientherapie breit institutionalisiert und kompetent vertreten.*

**Literatur**

Hoffmann, L. (1984): Grundlagen der Familientherapie. Konzepte für die Entwicklung von Systemen. 2. Aufl. Hamburg

Petzold, H. & Ramin, G. (Hg.) (1987): Schulen der Kinderpsychotherapie. Paderborn

Singer-Kaplan, H. (1983): Sexualtherapie. 2. Aufl. Stuttgart

*Gertrude Bogyi*

# Kinderpsychotherapie

Die historische Entwicklung der Kindertherapie läßt sich grob in drei Abschnitte gliedern:

1. *die Zeit bis zum Ende des ersten Weltkrieges*
2. *der Beginn der analytischen Kindertherapie in den zwanziger Jahren*
3. *die Zeit nach dem zweiten Weltkrieg (vgl. Atzesberger 1980).*

## Die Anfänge der Kinderpsychotherapie

Im ersten Abschnitt kann man davon ausgehen, daß die Arbeit mit Kindern eine Modifizierung der Arbeit mit Erwachsenen war. Bezugspunkte dieser ersten Abhandlungen waren vielfach die Kinderträume in Freuds „Traumdeutung", weiters die „drei Abhandlungen zur Sexualtheorie" und die „Phobie eines fünfjährigen Knaben" von Freud. Die Veröffentlichung der Krankengeschichte des „kleinen Hans" ist der erste Bericht einer Kinderpsychotherapie in der Weltliteratur. Bis zum Ende des ersten Weltkrieges ist das Hauptaugenmerk vorwiegend auf Wien zu richten, wo unter dem Einfluß des Begründers der Psychoanalyse verschiedene therapeutische Wege zu gehen versucht wurden und zunehmend die therapeutische Arbeit mit Kindern von der mit Erwachsenen abgegrenzt wurde. Der erste Versuch, Spielzeug als Medium in die Kindertherapie einzuführen, wurde von Hermine Hug-Hellmuth gemacht. Sie war es, die erkannte, daß das Spielen des Kindes ein wichtiges Kommunikationsmittel zwischen dem Therapeuten und dem Kind darstellt und anstelle einer Traumdeutung bzw. der freien Assoziationen Verwendung finden kann. Sie erkannte, daß auf diese Weise ein sehr ergiebiger Weg zum Unbewußten des Kindes gefunden werden kann. Rudolf Ekstein, der sich besonders psychotischen Kindern widmete, bezeichnete später das Spiel als die „Via regia" zum Unbewußten des Kindes. Adam Müller-Braunschweig fand im Zeichnen und Malen sowie Modellieren neue Ausdrucks- und Therapiemittel. All diesen Methoden lag das Modell der Triebdynamik zugrunde. Alfred Adler, der Schöpfer der Individualpsychologie, nahm sich in besonderer Art und Weise der Beratung von Kindern und Jugendlichen an. Er versuchte, sich den Problemen über das soziale Beziehungsgefüge jedes Menschen zu nähern. In der Arbeit mit Kindern und Jugendlichen war ihm wichtig, eine tiefenpsychologisch verstehende Brücke zwischen Pädagogik und Therapie zu bauen.

In der Schweiz war es Oskar Pfister, der eine Kombination von Analyse, Erziehung und Moralunterricht versuchte. Die von ihm gewählte Bezeichnung „Pädanalyse" für die Verbindung von Analyse und Erziehung hat sich aber nicht durchgesetzt. Wichtig in der therapeutischen Arbeit sei die Ausstrahlung von Optimismus und Güte, und das Herstellen einer positiven Übertragung sei das wichtigste Agens. An bekannten Schülern Pfisters seien Ernst Schneider, aber auch der Volksschullehrer Hans Zulliger, der analytisches Gedankengut besonders in die Lehrerschaft zu tragen suchte, genannt (vgl. Zulliger 1967).

## Kinderpsychotherapie in der Zwischenkriegszeit

In der Zeit nach dem ersten Weltkrieg, in den zwanziger und dreißiger Jahren, entwickeln sich zunehmend kindgerechtere Formen der analytischen Kindertherapie, therapeutische Techniken fächern sich immer mehr und mehr auf. Die Wiener Kinderanalytikerin Hermine Hug-Hellmuth brachte weitere Konzepte und Praktiken ein. Abgesehen von der Anregung zu freiem Spiel waren es die Herstellung einer baldigen positiven emotionalen Beziehung, die direkte Erfassung der Lebenswelt des Kindes durch Hausbesuche und die Betonung des erzieherischen Auftrags des Therapeuten, worauf sie Wert legte. Der Wiener Psychoanalytiker August Aichhorn versucht psychoanalytische Pädagogik bei dissozialen Kindern und Jugendlichen zu nutzen. Aichhorn meinte: „Hinter der Feindseligkeit eines Menschen liegt ein unerfülltes Liebesbedürfnis" (1957, 159). Für die Hilfestellung entscheidend ist das Gelingen einer positiven Übertragung, wobei er das Verfahren des „Überfließens narzißtischer Libido" als ein nonver bales Verfahren anwendet. Unter der Wirkung dieser positiven Übertragung müssen soziale Handlungskonzepte und Einstellungen zum Aufbau kommen, wobei er meint: „Die enorme Schwierigkeit für den Erzieher besteht in der Konstanz positiver Zuwendung trotz der massiven Störaktionen der Gegenseite" (Aichhorn 1957, 137). Die positive Übertragung hilft nach Aichhorn, ein neues Ich aufzubauen, das durch Identifikation zur sozial bezogenen Eigensteuerung fähig wird.

## Kinderanalyse: Die Kontroverse zwischen Anna Freud und Melanie Klein

Die Fortentwicklung der Kinderanalyse wurde besonders gefördert durch die unterschiedlichen Auffassungen von Anna Freud und Melanie Klein. Melanie Klein beschäftigte sich besonders mit der Kinderanalyse im Vorschulalter. Sie stellte die Problematik der Angstentstehung und der Angstbewältigung in den Vordergrund. Als Behandlungsmethode vertritt sie die Spielanalyse: „Meine Arbeit mit Kindern wie mit Erwachsenen und meine Beiträge zur psychoanalytischen Theorie bauen sich letzten Endes auf der Spieltechnik auf" (Klein 1972, 30). Für Melanie Klein ist übrigens charakteristisch, daß sie Kinder- und Erwachsenenanalyse gleichsetzt. (Anna Freud hingegen ist der Überzeugung, daß diese sich in ihrer Technik und ihren Zielsetzungen grundlegend unterscheiden.) Es wird zahlreiches Spiel- und Gestaltungsmaterial zur Verfügung gestellt, ebenso Möglichkeiten des Rollenspiels, wobei die Spielproduktionen sofort gedeutet werden. Zwischen 1926 und 1932 hat Melanie Klein ihre Grundvorstellungen herausgearbeitet: Die Existenz einer Übertragung schon zu Beginn der Analyse, die so früh wie möglich gedeutet werden muß, vor allem wenn sie negativ ist. Es ist nötig, tiefgehende Deutungen zu geben, um zu jener Schicht der Psyche vorzudringen, in der die Angst lokalisiert ist. Diese hängt mit der oralen oder analen Phase und mit den ersten Beziehungen zum Körper der Mutter zusammen: Existenz eines Ödipuskomplexes prägenitaler Prägung und eines frühen Über-Ichs, das sich schon vor Ende deserten Lebensjahres konstituiert. Durch die Sofortdeutung werden beim Kind beobachtbare Reduzierungen von Angsthaltungen bewirkt, ebenso werden Symboldarstellungen als angstreduzierend empfunden.

Anna Freud, die jüngste Tochter Sigmund Freuds, war als Lehrerin und Sozialpädagogin in Wien tätig. In Kursen für Sozialarbeiterinnen und Erzieherinnen sowie durch praktische Arbeit in einem Experimentierkindergarten schuf sie die Grundlagen ihrer Psychoanalyse für Pädagogen. Sie setzte sich aber auch mit der Kinderanalyse auseinander und begründete die Andersartigkeit der Kindertherapie mit der Andersartigkeit des Kindes, das noch „unreif und unselbständig" sei. Somit bedarf es eines aktiven Bemühens des Therapeuten zur Herstellung der psychoanalytischen Situation, da – und dies ist z.B. ein Unterschied zur Erwachsenentherapie – das Kind spontan weder Krankheitseinsicht noch freiwilligen Entschluß zur Behandlungsaufnahme noch Willen zur Heilung aufbringen würde. Anna Freud (1966) ist der Überzeugung, daß die Übertragungsneurose des Kindes nicht dieselbe ist wie die des Erwachsenen. Der Hauptgrund dafür ist die reale, altersentsprechende Abhängigkeit des Kindes von seinen wirklichen Eltern. Es ist somit von großer Wichtigkeit, zu Beginn einer Behandlung auf ein sogenanntes Behandlungsbündnis mit dem Kind hinzuarbeiten, das in vielen Fällen durch positive Übertragungsaspekte erleichtert und gefördert wird. Ebenso wichtig ist es aber, ein ähnliches Bündnis mit den Eltern einzugehen, auf deren Unterstützung der Therapeut in Phasen des Widerstandes angewiesen ist, abgesehen von der Tatsache, daß das Kind meist von einem Elternteil zur Therapie gebracht wird. Dies bedeutet, daß die Arbeit mit den Eltern ein unumgänglicher Bestandteil einer Kindertherapie sein muß. Bindungsfundierung ist nach Anna Freud nicht nur Voraussetzung für die Psychotherapie, sondern auch für Unterricht und Erziehung. Spielen wird als Ausdrucksmöglichkeit einbezogen, jedoch werden die Spielhandlungen des Kindes nicht ausdrücklich gedeutet, da der kindliche Spielablauf sowohl symbolische als auch reale Bestandteile enthält. Der Therapeut ist für ein Kind nicht nur ein Objekt der Übertragung, sondern auch ein neues, reales Objekt, das neue Beziehungsformen anlegt. Auch für den Kindertherapeuten ergeben sich im Zusammenhang mit dem veränderten Setting deutliche Unterschiede in seinem Verhalten im Vergleich zum Erwachsenenanalytiker. So nimmt nach Anna Freud der Kindertherapeut meist eine viel aktivere Rolle ein, beteiligt sich etwa am Spiel eines Kindes, übernimmt ihm zugeteilte Rollen oder funktioniert hin und wieder als Hilfs-Ich für das Kind. Der Kindertherapeut kann damit niemals die Neutralität bewahren, die in der Erwachsenenanalyse üblich ist. In diesem Zusammenhang betonte Anna Freud (1966) immer wieder den Erziehungsauftrag des Kindertherapeuten. Da das Kind noch kein stabiles Über-Ich entwickelt hat, fällt dem Analytiker nicht nur die Aufgabe der Entlastung, sondern auch die der Formung und Erziehung zu. „Der Analytiker vereint also zwei schwierige und eigentlich einander widersprechende Aufgaben in einer Person: Er muß analysieren und erziehen, das heißt, er muß in einem Atem erlauben und verbieten, lösen und wieder binden. Gelingt ihm das nicht, so wird die Analyse dem Kind zum Freibrief für alle in der Gesellschaft verpönten Unarten. Gelingt es ihm aber, so macht er damit ein Stück verfehlter Erziehung und abnormer Entwicklung rückgängig und verschafft so dem Kind oder denjenigen, die über das Schicksal des Kindes entscheiden, noch einmal die Möglichkeit, es besser zu machen" (A. Freud 1948, 82). Die Chancen der Kinderanalyse sieht Anna Freud in einem relativ kurzen Rückweg des Kindes aus der Neurose, in der Beeinflußbarkeit des kindlichen Über-Ichs in Richtung Entlastung und in einer Veränderung der Eltern in Richtung größerer Anpassungsfähigkeit an Wünsche und Bedürfnisse ihrer Kinder.

## Die Entwicklung nach dem zweiten Weltkrieg

Die Entwicklung der Kindertherapie, die sich nach dem zweiten Weltkrieg abzeichnet, ist nach Biermann (1988) charakterisiert durch „eine zunehmend theoretische Fundierung, aber auch eine institutionelle Sicherung der kinderanalytischen Behandlung an eigens dafür geschaffenen Einrichtungen, bei gleichzeitiger Möglichkeit einer entsprechenden beruflichen Fachausbildung."

In der Schweizerischen psychoanalytischen Schule setzt Hans Zulliger ganz neue Impulse. Er versucht, eine deutungsfreie Therapieform zu entwickeln, die dem Kind das Ausagieren der Konflikte in einem affektbesetzten Spiel gestattet, ohne daß die zugrundeliegenden psychodynamischen Vorgänge interpretiert werden. Die Kinderpsychotherapie Zulligers ist ähnlich pädagogisch orientiert wie bei Anna Freud. Er führt die sogenannte „nonverbale Spieltherapie" ein. Im Spiel zeigt das Kind besonders sein prälogisches Denken mit magischer Haltung, gemäß seinen Wünschen, mit bildhafter und symbolischer Darstellung von Konflikten und finaler (nicht kausaler) Sicht. Symbolisierte Bedrohungen gehen auf entsprechende Erlebnisse zurück. Zulliger (1967) empfiehlt, einfaches Spielmaterial anzubieten, damit das Kind möglichst vielseitig seine Probleme darstellen kann. Das Spiel wird als eine Art Triebabfuhr gesehen, als die Aufhebung von Unlust, die Vermeidung bzw. Umsetzung von Angst in Lust, als ein Anpassungsversuch drängender Triebforderungenan die Gesetze des noch Erlaubten und an das Realitätsprinzip. An die Stelle des Deutens tritt bei Zulliger das Eingreifen ins Spielgeschehen. Auch Zulliger meint, daß in allen Fällen die Eltern in den Behandlungsplan einbezogen werden müßen.

In den fünfziger Jahren kam infolge der Erkenntnis der Verflechtung der familiären Bedingtheit kindlicher Neurosen eine Neuausweitung der therapeutischen Zielsetzungen und Techniken zum Tragen. Julia Schwarzmann versuchte erstmalig, soziologische Momente in die Kinderanalyse einzuführen.

Besonders durch die Arbeiten von H.E. Richter wurde die Diskussion der kindlichen Rolle im Rahmen der Familie angeregt, was zu neuen, familientherapeutischen Ansätzen führten.

Lebovici versuchte, das Psychodrama von Moreno in die Kinderpsychotherapie einzuführen, was dem Kind die Möglichkeit des spielerischen Ausagierens, der Katharsis und der symbolischen Verwirklichung bieten soll (Atzesberger 1980).

Zunehmend gewann auch die Gruppentherapie mit Kindern mehr an Bedeutung.

Virginia Axline versuchte (seit 1947), das therapeutische Gedankengut von Carl Rogers für die psychotherapeutische Behandlung von Kindern anzuwenden. Der Angelpunkt des therapeutischen Konzepts liegt in der Hypothese, daß jeder Mensch in der Lage sei, seine Probleme in befriedigender Weise selbst zu lösen, da er ausreichend über die nötigen Selbstgestaltungskräfte verfüge. So begründet Virgina Axline die nichtdirektive Kinderspieltherapie, wobei der Therapeut in seiner Handlungsrolle zurücktritt. Die Äußerungen des Kindes werden vom Therapeuten gleichsam gespiegelt (vgl. Axline 1976).

Eine wesentliche Richtung in der Kindertherapie prägte Annemarie Dührssen. Die neopsychoanalytische Kindertherapie hat als Hauptziel das Umstimmen bzw. Umstrukturieren der Gefühlslage. Dührssen (1973) betont, daß auf Kinder weniger Deutungen und Interpretationen wirken, sondern vielmehr das Interessenehmen, das Loben, das Angebot an Anteilnahme und Trost. Hinzu kommen Informationen, Ratschläge und Aufforderungen zur Aktivität. Erheblich seltener treten einschränkende Stellungnahmen wie Abwehr, Mißbilligung und Kritik auf. Die therapeutische Haltung ist zu kennzeichnen als „tolerant, herzlich und zugewandt". Wichtiger als das Deuten ist das Aufdecken von Verschwiegenheiten.

Auf andere Art und Weise versuchte die behavioristische Lernpsychologie, psychotherapeutische Verfahren für Kinder anzuwenden, die nicht als aufdeckend und konfliktlösend bezeichnet werden können, sondern die mit Hilfe lerntheoretischer und verhaltensmodifizierender Mechanismen die durch fehlerhaftes Lernen entstandenen Fehlverhaltensweisen zu ändern versuchen (vgl. den Beitrag über Verhaltenstherapie). Ziel der Verhaltenstherapie ist es, durch entsprechende Übungen gelernte störende Verhaltensweisen zu verlernen bzw. fehlende Verhaltensweisen zu erlernen. Zögernd, jedoch zunehmend mehr entwickelt sich auch die Körpertherapie für Kinder und Jugendliche.

## Resümee

Dieser knappe Überblick, der keinerlei Anspruch auf Vollständigkeit erhebt, zeigt, daß seit der Analyse des „kleinen Hans" die Kindertherapie sich in ihren theoretischen Ansätzen wie in ihrer Methodik vielfältig entwickelt hat. Welche Form der Therapie anzuwenden ist, ob nun ein aufdeckendes Verfahren, eine kathartische Effekte vermittelnde Therapieform oder ein pragmatisches Therapieverfahren zu wählen ist, hängt von der multidimensionalen Diagnose ab, die Psychodynamik, Reifung und Konstitution berücksichtigt (Spiel 1978). Kinderpsychotherapeutisches Tun hat immer den Prozeß der Entwicklung im Auge zu behalten, hat sich stets an alters- und entwicklungsabhängige Strukturen und Dynamismen zu wenden. Ebenso hat die kindertherapeutische Arbeit aber immer auch die Abhängigkeit des Kindes von seiner sozialen Umwelt zu berücksichtigen und erfordert damit insgesamt sicherlich in stärkerem Ausmaß als die Erwachsenentherapie ein Höchstmaß an Flexibilität des Therapeuten.

**Literatur**

Aichhorn, A. (1957): Verwahrloste Jugend.

Atzesberger, M. (1980): Einführung in die Tiefenpsychologie und Kinderpsychotherapie. Berlin

Axline, V. (1976): Kinderspieltherapie im nicht-direktiven Verfahren. München, Basel

Biermann, G. (Hg.) (1988): Handbuch der Kinderpsychotherapie. Frankfurt

Dührssen, A. (1973): Psychotherapie bei Kindern und Jugendlichen. Göttingen

Freud, A. (1948): Einführung in die Technik der Kinderanalyse. Frankfurt

Freud, A. (1966): Wege und Irrwege in der Kinderentwicklung. Stuttgart

Klein, M. (1972): Das Seelenleben des Kleinkindes und andere Beiträge zur Psychoanalyse. Reinbek

Spiel, W. (1978): Die Entwicklung der Kinderpsychotherapie in Europa. Psychiat. Neurol. Med. Psychol. 290–295

Zulliger, H. (1967): Bausteine zur Kinderpsychotherapie. Bonn, Stuttgart


**Weiterführende Literatur**

Biermann, G. (1975): Autogenes Training mit Kindern und Jugendlichen. München

Dolto, F. (1985): Praxis der Kinderanalyse. Stuttgart

Ekstein, R. (1973): Grenzfallkinder. München, Basel

Freud, A. (1987): Schriften der Anna Freud in zehn Bänden. Frankfurt

Geleerd, E. (1972): Kinderanalytiker bei der Arbeit. Stuttgart

Ginott, H.G. (1971): Gruppenpsychotherapie mit Kindern. Weinheim

Klosinski, G. (Hg.) (1988): Psychotherapeutische Zugänge zum Kind und zum Jugendlichen.

Bern, Stuttgart

Lehovier, S. (1977): Arbeiten zur Kinderpsychotherapie. München

Pearson, G. (1972): Handbuch der Kinder-Psychoanalyse. München

Petzold, H. & Ramin, G. (Hg.) (1987): Schulen der Kinderpsychotherapie. Paderborn

Rambert, M. (1977): Das Puppenspiel in der Kinderpsychotherapie. München, Basel

Reinelt, T. & Datler, W. (Hg.) (1984): Psychotherapie als Hilfe für das Kind. München, Basel

Sandler, J., Kennedy, H. & Tyson, R. (Hg.) (1982): Kinderanalyse – Gespräche mit Anna Freud. Frankfurt

Schmidtchen, St. (1989): Kinderpsychotherapie. Stuttgart

Schmidtchen, St. & Baumgärtel, F. (Hg.) (1980): Methoden der Kinderpsychotherapie. Stuttgart

Spiel, W. (1967): Therapie in der Kinder- und Jugendpsychiatrie. Stuttgart

Studien zur Kinderpsychoanalyse: Ab 1981 jährlich ein Jahrbuch, herausgegeben von der österreichischen Studiengesellschaft für Kinderpsychoanalyse, verlegt vom Verband der wissenschaftlichen Gesellschaften Österreichs

**Zeitschrift**

Praxis der Kinderpsychologie und Kinderpsychiatrie. Ergebnisse aus Psychoanalyse, Psychologie und Familientherapie. Hg.: Adam, R. et al.; Vandenhoeck & Ruprecht, Göttingen, Zürich

Karl F. Stifter

# Sexualtherapie

Auch wenn keine systematisch erforschten, epidemiologischen Daten vorliegen, kann mit Sicherheit davon ausgegangen werden, daß Sexualstörungen „zu den zahlenmäßig verbreitetsten Krankheitsbildern gehören" (Sigusch 1980, 36). Es wird allgemein angenommen, daß in jeder zweiten Ehe
mindestens ein Partner dauernd oder passager unter einer sexuellen Funktionsstörung leidet (Schnabl 1972). Darunter werden jene Beeinträchtigungen des sexuellen Verhaltens und Erlebens verstanden, die mit ausbleibenden, verminderten oder atypischen genitalphysiologischen Reaktionen einhergehen. Unberücksichtigt dabei bleiben Fertilitätsstörungen (Störungen
der Fruchtbarkeit), kohabitationsunabhängige Symptome, wie etwa Pria-
pismus (schmerzhafte Dauererektion) oder Pruritus vulvae (Juckreiz am
Scheideneingang), sowie das eigenständige Gebiet der Deviationen (Perversionen).

## Symptome

Zum besseren Überblick und Verständnis hält man sich vor Augen, daß
sich der sexuelle Reaktionsablauf in drei Phasen unterteilen läßt: Dem lust-
vollen Begehren folgt die Erregung, die schließlich mit dem Orgasmus endet. Diese Abschnitte sind zwar physiologisch und vor allem psycholo-
gisch miteinander verbunden, sie können jedoch voneinander abgegrenzt
werden, da sie von eigenen neurophysiologischen Systemen gesteuert werden. Jede dieser drei Phasen ist körperlich wie psychisch blockierbar (Kaplan 1979). Daraus ergibt sich folgende grobe Einteilung von Störungsmu-
stern:
Eine Beeinträchtigung der ersten Phase, also jener des Begehrens (Lust-Ap-
petenz), führt demgemäß zur *sexuellen Appetitlosigkeit*. Sie tritt bei beiden
Geschlechtern auf.
Eine Hemmung des Erregungsstadiums schlägt sich beim Mann als *Impotenz* (Erektionsstörung) nieder und bei der Frau in der Form, daß sie auch
bei adäquater Genitalienstimulierung „nichts spürt". Diese *sexuelle Unan-
sprechbarkeit* bringt meist einen Mangel an Scheidenfeuchtigkeit mit sich.
Probleme der Orgasmusphase kommen als *Anorgasmie*, „frühzeitiger" Samenerguß *(Ejaculatio praecox)*, oder im weitaus selteneren Gegenteil, der
ausbleibenden Ejakulation *(Ejaculatio deficiens)* zum Ausdruck.
Eine Sonderstellung innerhalb dieses Schemas nimmt der *Vaginismus* ein.
Dabei kommt es bei einem versuchten Einführen des Penis zu einer reflek-
torischen Verkrampfung der Scheidenmuskulatur.

# Entstehungsursachen

Die angeführten Sexualstörungen können sowohl somatogene wie psychogene Ursachen haben. Beispiele für ersteres wären schwere Allgemeinerkrankungen, Durchblutungsstörungen und Entzündungen. Eine entsprechende fachärztliche Abklärung vor jeder psychologischen Intervention versteht sich daher von selbst. Oft wirken sich körperliche Faktoren nur dann auf die sexuelle Funktion aus, wenn sie auf besondere psychische Bedingungen treffen.

Insgesamt gesehen liegt der häufigste Grund für die meisten der angeführten Schwierigkeiten in verschiedensten Formen der Angst begründet. Sie kann viele Ursachen und Intensitäten haben, bewußt oder unbewußt, kürzlich erworben oder in frühester Kindheit entstanden sein. Physiologisch betrachtet hat sexualdestruktive Angst die gleichen Auswirkungen, ob sie nun durch Wiederaufleben ödipaler Kastrationsängste hervorgerufen wird oder durch bloße Erwartungsangst. Die ursächlichen Faktoren bilden also ein Kontinuum. Es reicht von relativ oberflächlicher Versagensangst und der damit verbundenen dauernden Selbstbeobachtung, die von erotisierenden Reizen ablenkt, bis zu tiefer psychopathologischer Dynamik.

Dementsprechend können auch die notwendigen therapeutischen Maßnahmen auf einem Kontinuum liegend beschrieben werden, das sich von Sexualerziehung und -beratung über die „eigentliche" Sexualtherapie bis zur ausgedehnten psychotherapeutischen Behandlung erstreckt (Buddeberg 1987). Die Praxis lehrt, daß tiefliegenden und schweren Grundkonflikten hinsichtlich statistischer Verursachungshäufigkeit bei weitem nicht jene Bedeutung zukommt, wie man früher meinte (Kaplan 1979). Sexuelle Dysfunktionen sind oft Ausdruck einer Beziehungsproblematik bzw. einer Kommunikationsstörung eines Paares. Auch wenn vordergründig nur einer der beiden Partner sexuell beeinträchtigt erscheint, so hat das Symptom in diesem Fall die Funktion, gemeinsame Ängste und Konflikte zu neutralisieren. Sexuelle Schwierigkeiten können also auch Zeichen einer Kollusion sein. Damit wird das überwiegend unbewußte Zusammenspiel zweier Partner in einem gemeinsamen Grundkonflikt mit verteilten Rollen umschrieben (Willi 1978, 1981).

Der symptomfreie Partner braucht beispielsweise die Störung des anderen, um seine eigenen Unsicherheiten zu kaschieren. So kann etwa die Frau eines impotenten Mannes eine Erklärung für ihre eigenen Orgasmusschwierigkeiten finden und sich gleichzeitig eine belastende Konfrontation mit der eigenen Sexualität ersparen. Andererseits vermag eine weibliche Lusthemmung bestehende Potenzängste des Mannes zu beschwichtigen.

Das Sexualproblem kann aber nicht nur ein stillschweigendes Arrangement sein, sondern als Ausdruck untergründiger Feindschaft gegen den Partner gerichtet werden. Funktionsstörungen sind nun einmal auch ein „Vorenthalten von Lust, das Verwehren der sexuellen Selbstbestätigung

des anderen und die Verunsicherung seiner oder ihrer Gewißheit, begeh-
renswert zu sein" (Schmidt 1988, 99). Da Menschen in ihrer Sexualität so
leicht kränkbar und verletzbar sind, wird diese Waffe im Kampf der Ge-
schlechter besonders wirkungsvoll eingesetzt.

Dem „Verzicht auf Funktion" liegt oft ein Distanz-Nähe-Konflikt zugrunde. Er herrscht dann, wenn in einer Beziehung nicht geklärt ist, wie viel
Nähe und Abhängigkeit jeder zulassen kann, ohne Angst zu bekommen,
seine Autonomie zu verlieren; und wieviel Selbständigkeit jeder entfalten
kann, ohne daß beide den Eindruck haben, nicht mehr ein Paar zu sein. In
all den angeführten Beziehungskonflikten ist die Sexualität ein wichtiges
Regulativ für den Ausgleich der zwiespältigen Strebungen, also letztlich
für das Gleichgewicht in der Partnerschaft (Arentewicz & Schmidt 1980).

## Methodik der Therapie

Genaugenommen gibt es eine „Sexualtherapie" im eigentlichen Sinn gar
nicht, weil Sexualität „niemals eine Neurose, eine Psychose, eine Morbi-
dität sein kann, in welcher Form sie sich auch immer zeigt" (Morgenthaler
1980, 332). Diesem Schluß nach kann das Psychopathologische „stets nur
Ausdruck einer disharmonischen Entwicklung im gesamten psychischen
Haushalt sein" (ebd.). Sexualtherapie kann daher nur insofern als abgrenz-
bares psychotherapeutisches Feld betrachtet werden, als sie die Anwendung allgemeiner psychotherapeutischer Methoden und Prinzipien auf das
Symptom hin spezialisiert. Daher ist die immer wieder zu hörende Meinung absurd, daß man Sexualtherapie isoliert von anderen psychotherapeutischen Verfahren als Technik erlernen und anwenden kann. Diese irri-
ge Annahme kommt wahrscheinlich daher, daß die in der Fachliteratur
vorgestellten Behandlungsmethoden in trügerischer Weise als unkompli-
ziert, simpel und von jedermann anwendbar erscheinen. In Wirklichkeit erfordert der Behandlungsprozeß sehr oft große psychotherapeutische Erfahrung. Andererseits befähigt eine Ausbildung in einer anerkannten Therapierichtung alleine noch nicht ohne weiteres zur symptomspezifischen Behandlung sexueller Funktionsstörungen. So sind beispielsweise rein psychoanalytische oder andere, bloß verbale Verfahren, schon deshalb ineffi-
zient, weil die besagten Dysfunktionen durch den ihnen innewohnenden
Selbstverstärkungsmechanismus eine funktionelle Autonomie entwickeln,
die durch die Bearbeitung der ursächlichen Konflikte nicht beeinflußt werden kann (Deutsch 1965; Lorand 1939).

Erwartungsangst, daraus resultierende Selbstbeobachtung sowie Spontan-
paradoxien und Vermeidungsverhalten führen zu Fixierung und Chronifizierung sexueller Schwierigkeiten. Die Auflösung dieses Teufelskreises
bzw. dieser Angstspirale und somit der eigentliche Durchbruch in der Behandlung gelang William Masters und Virginia Johnson. Aufgrund ihrer
langjährigen sexualphysiologischen Forschungen (Masters & Johnson

1966) und ihrer klinischen Praxis entwickelten sie ein symptomspezifisches Konzept einer Paartherapie, das sie 1970 veröffentlichten (Masters & Johnson 1970).

Eigentlich ist ihr Ansatz durchaus lerntheoretisch-verhaltenstherapeutisch erklärbar, doch handelt es sich bei ihrer Therapie um eine „pragmatisch-eklektizistische Kompilation mehrerer, bis zu diesem Zeitpunkt nur einzeln oder unsystematisch angewandter Methoden" (Sigusch 1980, 49). Die moderne Sexualtherapie geht zwar nach wie vor von diesem Grundkonzept aus, doch haben inzwischen Erweiterungen und Ergänzungen Eingang gefunden, die über eine bloße Modifikation hinausgehen.

Eine wichtige Weiterentwicklung geht auf Helen Singer-Kaplan zurück, die versucht, stärker aufdeckende, psychodynamische Aspektein die Therapie miteinzubeziehen (Kaplan 1974). Bei diesem integrativen Ansatz werden Sexualübungen mit psychotherapeutischer Exploration der daraus resultierenden emotionalen Erfahrungen eingebaut, wobei die Interpretation der intrapsychischen Konflikte beider Partner sowie die Deutung der subtilen Interaktionsdynamik integriert wird. Je nach gebotenem Sachverhalt bilden das Eingehen, das Aufarbeiten oder das direkte wie paradoxe Konfrontieren mit den daraus entstehenden Schwierigkeiten, Blockierungen und Widerständen einen Hauptpfeiler der therapeutischen Intervention. Diese Übungen werden zwischen den wöchentlichen Konsultationen zu Hause ausgeführt. Sie ermöglichen korrigierende emotionale Erlebnisse und sind so beschaffen, daß sie sexuelle Lust von Behinderungen wie Leistungsängsten, zuviel Zielorientiertheit bzw. Genitalienfixiertheit, einengenden oder frustrierenden Kommunikationsmängeln zu befreien imstande sind.

Der von mir praktizierte therapeutische Ansatz orientiert sich im Kern an jenem von Singer-Kaplan, geht aber insoferne darüber hinaus, als ich stärker kommunikationstheoretische Aspekte berücksichtige (Watzlawick & Weakland 1980; Bandler & Grinder 1981) und auch körpertherapeutische Elemente, z.B. aus der Bioenergetik, bewußter einflechte (Stubbs 1989; Rosenberg 1973). Letzteres geschieht manchmal auch in Form von mehrtägigen Intensivseminaren, vor allem in jenen Fällen, in denen die üblichen sensorischen Fokussionsübungen nicht ausreichen. Weiters messe ich systemischen und hypnotherapeutischen Konzepten große Bedeutung bei (Gilligan 1991).

## Resümee

Was die „Sexualtherapie", zusammengefaßt dargelegt, in flexibler Weise leisten muß, geht aus den obigen Erläuterungen zur Ätiologie hervor: Sie muß versuchen, den Selbstverstärkungsmechanismus aufzulösen, sexuelle Lerndefizite zu beheben und die Bedeutung der sexuellen Störung für die Beziehung transparent zu machen. Sie bemüht sich darüber hinaus, die zugrundeliegenden Partnerprobleme zu lösen und die ursächlichen psycho-dynamischen Konflikte und Ängste aufzuarbeiten. Sie ist daher in ihrer Gesamtheit kein einseitiges Betätigungsfeld für physisch orientierte Sexualmediziner, die ihre fixe Idee von der somatischen Begründbarkeit seelischer Erkrankungen nicht aufgeben können, und genausowenig für Psychologisten, welche in ihrer psychotherapeutischen Schule die Universalwissenschaft sehen und das „Körperliche am Körper nicht mehr zu erkennen vermögen" (Sigusch 1980, 6).

Neben umfassenden verhaltenstherapeutischen, psychoanalytischen und kommunikationstheoretischen Kenntnissen bedarf der Sexualtherapeut vor allem auch der Empathie, also der Fähigkeit zur Wahrnehmung, Einfühlung und zum Verständnis des anderen und seines Empfindens. Die meisten Untersuchungen berichten, daß durch die moderne Sexualtherapie bei 80% der Klienten ein Erfolg oder zumindest eine deutliche Besserung des Symptoms zu erzielen ist (Arentewicz & Schmidt 1980). Der wirkliche Erfolg mißt sich aber nicht bloß an der Symptomfreiheit. Nicht jener ist gesund, der funktioniert statt protestiert. Es kann daher nicht nur um die oberflächliche Beseitigung einer Störung gehen, die ja trotz ihrer Lästigkeit einen wichtigen Informationsgehalt birgt und als solche in ihrer Äußerungsform verstanden werden muß. Die Intervention sollte einem Paar vielmehr dazu verhelfen, daß es eine Beziehung leben kann, „in der es sich seltener dazu zwingt bzw. zwingen läßt, Symptome anstelle von direkten Äußerungen zu bilden" (Wölpert 1983, 92).

**Literatur**

Arentewicz, G. & Schmidt, G. (Hg.) (1980): Sexuell gestörte Beziehungen. Berlin, Heidelberg, New York

Bandler, R. & Grinder, J. (1981): Metasprache und Psychotherapie. Die Struktur der Magie. Paderborn

Buddeberg, C. (1987): Sexualberatung. 2. Aufl. Stuttgart

Deutsch, H. (1965): Frigidity in women. In: o.A.: Neuroses and character types. Clinical analytic studies. New York, 358–362

Gilligan, S. (1991): Therapeutische Trance. Heidelberg

Kaplan, H. S. (1974): The new sex therapy. New York

Kaplan, H. S. (1979): Disorders of sexual desire and other new concepts and techniques in sex therapy. New York

Lorand, S. (1939): Contribution to the problem of orgasm. Int. J. Psycho-anal. 20 (Nachdruck in: Ruitenbeek, H.M. (Hg.) (1966): Psychoanalysis and female sexuality. New Haven, 238–245)

Masters, W. & Johnson, V. (1966): Human sexual response. Boston

Masters, W. & Johnson, V. (1970): Human sexual inadequacy. Boston

Morgenthaler, F. (1980): Homosexualität. In: Sigusch, V. (Hg.): Therapie sexueller Störungen. 2. Aufl. Stuttgart, 327–367

Rosenberg, J.L. (1973): Total orgasm. New York

Schmidt G. (1988): Das große Der Die Das – Über das Sexuelle. Erw. Aufl. Reinbek

Schnabl, S. (1972): Intimverhalten – Sexualstörungen – Persönlichkeit. Berlin

Sigusch, V. (Hg.) (1980): Therapie sexueller Störungen. 2. Aufl. Stuttgart

Stubbs, R. (1989): Erotic massage – the touch of love. Larkspur

Watzlawick, P. & Weakland, J. (Hg.) (1980): Interaktion. Bern, Stuttgart, Wien

Willi, J. (1978): Die Zweierbeziehung. Reinbek

Willi, J. (1981): Therapie von Sexualstörungen. Paar-Therapie oder Sexualtherapie? Familiendynamik 6, 248–259

Wölpert, F. (1983): Sexualität, Sexualtherapie und Beziehungsanalyse. München

**Weiterführende Literatur**

Bandler, R. & Grinder, J. (1982): Kommunikation und Veränderung. Die Struktur der Magie II. Paderborn

Bandler, R. & Grinder, J. (1984): Neue Wege der Kurzzeittherapie – NLP. Paderborn

Frank, E., Anderson, C. & Rubinstein, D. (1978): Frequency of „normal" couples. N. Engl. J. Med. 299, 111–115

Foucault, M. (1977): Sexualität und Wahrheit. Bd 1: Der Wille zum Wissen. Frankfurt/M.

Hertoft, P. (1989): Klinische Sexologie. Köln

Kaplan, H.S. (1975): The illustrated manual of sex therapy. New York

Lowen, A. (1979): Bioenergetik. Reinbek

Möller, M. L. (1988): Die Wahrheit beginnt zu zweit. Reinbek

Schorsch, E. et al. (1977): Zur Versorgung von Patienten mit sexuellen Störungen. Sexualmedizin 6, 585–590

Watzlawick, P. (1977): Die Möglichkeit des Andersseins. Bern, Stuttgart, Wien

Watzlawick, P., Beavin, J.H. & Jackson, D.D. (1969): Menschliche Kommunikation. Bern, Stuttgart, Toronto

Watzlawick, P., Weakland, J.H. & Fisch, R. (1974): Lösungen. Bern, Stuttgart, Wien

**Zeitschrift**

The Journal of Sex and Marital Therapy. New York

*Egbert Steiner, Joachim Hinsch & Andrea Brandl-Nebehay*

# Familientherapie

„Familientherapie" bezeichnet eine Gruppe von Verfahren, deren gemeinsame Basis in der Annahme besteht, daß die Familie als ein universelles und relativ dauerhaftes Beziehungsgefüge das Verhältnis des Menschen zu sich selbst und zu seiner Umwelt vermittelt. Familientherapie als eine Behandlungsform ist daher auch quer über alle Schulen hinweg dadurch gekennzeichnet, daß Schwierigkeiten, Probleme oder Symptome einzelner Personen – z.B. Migräne der Mutter, Anorexie der Tochter, Schulprobleme des Sohnes, Trinken des Vaters – nicht individualisiert, sondern als Teil einer umfassenderen Ordnung, eines größeren sozialen Zusammenhanges – eben der Familie – gesehen werden. Eine dauerhafte Lösung dieser Probleme kann demnach nur zusammen mit den anderen Mitgliedern der Familie erfolgen. In den meisten klassischen Psychotherapien hingegen wird das Individuum und seine Psyche als der Ort bestimmt, wo diese Probleme zu lokalisieren und zu behandeln sind. Die einzelnen Schulen der Familientherapie unterscheiden sich nun darin, wie sie ihre jeweilige Ordnung – innerhalb der therapeutisches Handeln definiert ist – konstruieren und begründen (Schneider 1983). Am Beispiel der Behandlungseinheit läßt sich dies deutlich machen: So wird z.B. von den einen vor allem die Kernfamilie als die Einheit der Behandlung eines Kindes gesehen (z.B. Haley, Minuchin), andere Therapeuten definieren als Einheit die „erweiterte Familie" und beziehen zusätzlich daher auch die Großeltern in die Therapie ein (Boszormenyi-Nagy). Für eine weitere Richtung stellt die Benennung des Verhaltens einer Person als „problematisch" erst den sozialen Zusammenhang her, der auch die Behandlungseinheit konstituiert und wo oft neben der Familie auch andere mit dem Problem befaßte Personen wie z.B. Lehrer und Zuweiser in die Therapie einbezogen werden.

## Geschichte und Entwicklung

Bereits in den 30er Jahren finden sich im Kontext der Reformpolitik der Gemeinde Wien erste Ansätze für einen familientherapeutischen Zugang bei bestimmten Problemen. So publizierte 1930 Alfred Adler einen Fallbericht mit dem Titel „Enuresis als Bindemittel", wo das Bettnässen eines Kindes in seinem familiären Zusammenhang und seiner Funktion als Mittel des Zusammenhalts der Familie verstanden und die Veränderung des Symptoms gemeinsam mit der des familiären Milieus versucht wurde. Diese eigenständige Entwicklung wurde jedoch durch Nationalsozialismus und Krieg abgebrochen. Familientherapie, wie sie derzeit in Österreich, Deutschland und der Schweiz praktiziert wird, ist in Theorie und Praxis weitgehend Import aus den USA. Die am häufigsten verwendeten familientherapeutischen Verfahren entstanden zu Beginn der 50er Jahre nebeneinander an mehreren Orten in den USA, wobei eine erste Vereinheitlichung als Berufsgruppe 1962 mit der Gründung der Zeitschrift „Family Process" erreicht wurde. Wichtige und auch allgemein bekannte „Gründereltern" dieser Bewegung waren Nathan W. Ackermann in New York, Theodore Lidz in Yale, Lyman C. Wynne am National Institute of Mental Health (NIMH) in Bethesda/Maryland, Murray Bowen in Topeka, Carl A. Whitaker in Atlanta, die Palo-Alto-Gruppe um Gregory Bateson, Jay Haley, John Weakland, Don D. Jackson – aus der um 1959 das Mental Research Institute (MRI) hervorging, dem auch Virginia Satir und Paul Watzlawick angehörten (Watzlawick & Weakland 1980) – sowie die Philadelphia-Gruppe um Ivan Boszormenyi-Nagy (Amman 1980; Broderick & Schrader 1981; Hoffman 1982). In den 60er Jahren kam es in Amerika zu einer raschen Ausbreitung und Weiterentwicklung dieser Ansätze, die mit einer „zweiten Welle" von Innovatoren einherging. Bedeutsame Entwicklungen in diesen Jahren waren die „Multiple Impact Theory" von McGregor und Mitarbeitern, wo eine Familie in einer zweitägigen Marathonsitzung von einer Gruppe von Fachleuten (Psychologen, Sozialarbeitern, Psychiatern etc.) „behandelt" wurde. Ein andere Kurztherapieform ist die „Netzwerk-Therapie" von Speck und Attneave, wo alle Personen, die mit der Familie bzw. dem Problem zu tun haben (Großeltern, Freunde, Nachbarn, Lehrer, Bewährungshelfer etc.), zu gemeinsamen Sitzungen zusammenkommen, um unter Leitung der Therapeuten die heilenden Kräfte des sozialen Netzwerkes freizulegen. Ein weiterer Ansatz bestand darin, die Eltern behinderter Kinder in einem Gruppentraining zu Therapeuten ihrer eigenen Kinder zu machen (Bernard Guerney in USA, Paul Innerhofer in München).

Für die Entwicklung der Familientherapie in Österreich waren zwei dieser Richtungen wichtig. Zum einen die strukturelle Familientherapie von Salvador Minuchin (Minuchin 1977; Minuchin & Fishman 1983), zum anderen die entwicklungsorientierte Familientherapie von Virginia Satir (Satir 1973; 1975). Neben diesen beiden Schulen war die „Mailänder Gruppe" um Mara Selvini-Palazzoli (Selvini-Palazzoli et al. 1977) einflußreich. Die zentrale Innovation der „Mailänder" bestand in der systematischen Einführung des „zirkulären Fragens" als Behandlungselement in die Familientherapie, ein Vorgehen, das in der Folge von vielen anderen Schulen übernommen und ausgebaut wurde. Dabei werden alle Familienmitglieder nacheinander über Unterschiede und Beziehungen zwischen den anderen Mitgliedern befragt („Tratschen in der Gegenwart dessen, über den getratscht wird"). Damit gewinnt nicht nur der Therapeut Information über familiäre Beziehungsmuster, sondern diese Frageform ist selbst therapeutisch wirksam, indem Information in die Familie eingeführt wird. Darüber hinaus ist es damit auch möglich, abwesende oder schweigende Familienmitglieder elegant in die Therapie einzubinden.

Familientherapie – als zielgruppenorientierter Ansatz („Patient Familie",
vgl. dazu Richter 1970; Richter, Strotzka & Willi 1976) – war Mitte der 70er
Jahre in Österreich durch drei Zentren, verbunden mit den Namen dreier
Pioniere, bestimmt: Ludwig Reiter in Wien, Harry Merl in Linz und Geor-
gine Steininger in Graz. In Linz entstand später unter Mitwirkung von Maria Bosch ein viertes Zentrum, das an Virginia Satir orientiert war. 15 Jahre
später gibt es österreichweit bereits eine Reihe regionaler Zentren und eine
zweite Generation von Therapeuten. Mitbedingt durch das Familienbera-
tungsförderungsgesetz von 1974 kam es nicht nur zu einer Vervielfachung
von Beratungseinrichtungen, sondern auch neben den genannten Famili-
entherapiemodellen zur Verbreitung und Anwendung allgemeinerer und
bezüglich der Probleme und des Settings flexiblerer systemischer Therapie-
und Beratungsansätze (vgl. dazu den Beitrag über Systemische Therapie in
diesem Buch).

## Richtungen der Familientherapie

| | PSYCHOANALYTISCH | ENTWICKLUNGS-ORIENTIERT | SYSTEMISCH[1] |
|---|---|---|---|
| Zeitperspektive | Vergangenheit, Geschichte der Familie über Generationen | Gegenwart, Hier und Jetzt | Gegenwart, unmittelbare Vergangenheit und nahe Zukunft |
| Theoretische Konzepte und Schwerpunkte | Veränderung durch Einsicht Verdrängtes wiederentdecken Mehrgenerationenperspektive Befreiung von pathologischen Bindungen an frühere Generationen Delegationstheorie Bindung und Ausstoßung | Wachstum und Selbstaktualisierung Begegnung Aktualisierung und Intensivierung von positiven emotionalen Erfahrungen zwischen den Familienmitgliedern Hebung des Selbstwerts Kommunikationsstile | Kommunikationstheorie Problem- bzw. Lösungsorientierung „zirkuläres" Denken Systemtheorie Kybernetik |
| Rolle des Therapeuten | deutend, aufdeckend | interaktiv, begegnend | „Dramaturg", „Regisseur", „Ko-Autor" |
| Therapiedauer | lang | mittel | kurz bis mittel |
| Vertreter | M. Bowen I. Boszormeny-Nagy N. Ackermann H.E. Richter H. Stierlin | V. Satir C. Whitacker W. Kempler | G. Bateson P. Watzlawick J. Haley M. Selvini-Palazzoli S. Minuchin S. de Shazer H. Goolishian T. Anderson K. Ludewig L. Reiter |

[1] Nähere Differenzierung im Beitrag „Systemische Therapie"

# Die strukturelle Familientherapie

In der strukturellen Familientherapie betrachtet der Therapeut die Familie als eine natürliche Gruppe, als einen „mehrkörprigen Organismus", wo im Verlauf der Zeit charakteristische Formen des Umganges und Austausches sowohl zwischen den Mitgliedern als auch mit der Umwelt aufgebaut werden. Ein dauerhaftes Familiensystem besteht aus dem Paar-Subsystem, dem Eltern-Subsystem und dem Geschwister-Subsystem. Die Grenzen zwischen den Subsystemen sollten in einer gut funktionierenden Familie klar und beständig sein und gewähren dann innerhalb der Subsysteme relative Autonomie für die Mitglieder (Minuchin 1977; 1984; Minuchin & Fishman 1983; Aponte & VanDeussen 1981). Im Verlauf der Zeit muß sich die Familie ständig an die Forderungen der sich wandelnden Umwelt und an die sich verändernden Bedürfnisse ihrer Mitglieder anpassen. Die daraus resultierenden Veränderungen üben Druck auf das System aus und bedrohen die gewohnten Positionen der Mitglieder. Die Familie muß alternative Muster aufbieten und ausprobieren. Manchmal reagieren jedoch Familien nicht auf eine Forderung nach Veränderung; anstatt prinzipiell vorhandene alternative Muster zu aktivieren, verstärken sie die Rigidität vorhandener. Die Familienmitglieder erleben sich als gefangen und unfähig, sie bezeichnen sich auch oft selbst als „steckengeblieben". Die Familie selbst sieht gewöhnlich das Verhalten eines ihrer Mitglieder als Ursache des Problems, mit dem dieses die anderen übermäßig beansprucht, und erwartet vom Therapeuten meist eine Veränderung dieser Person. Dieses Mitglied mag wohl die Belastung der Familie am deutlichsten zeigen, aber das Problem beschränkt sich nicht auf den „identifizierten Patienten", sondern das ganze System reagiert auf einen es überfordernden Streß. Es ist die Aufgabe des Therapeuten, diese Blockierung durch die Einleitung einer „therapeutischen Krise" aufzuheben und die Familie damit wieder in einen Zustand zu bringen, ihre „natürliche Entwicklung" aufzunehmen.

Das Hauptziel der strukturellen Familientherapie besteht in der Veränderung der Familienstruktur, definiert als Veränderung der Position der einzelnen Familienmitglieder zueinander (Rollenmuster), und in einer Modifikation der komplementären Ansprüche, die sie aneinander haben (Erwartungsmuster). Das therapeutische Vorgehen ist durch drei Phasen gekennzeichnet:

- „Joining" (Herstellen einer Vertrauensbasis zwischen den Familienmitgliedern und dem Therapeuten)
- „Familiendiagnose" (Bestimmung der zentralen Eigenschaften der Familie und deren Abweichung vom Normalbereich)
- „Neustrukturierung der Familie" (Therapie).

Das Symptom hat nach dieser Auffassung eine Funktion innerhalb der Familie, der Symptomträger stellt durch sein Verhalten eine Homöostase her.

Wenn die Subsysteme nicht funktionieren, wenn Eltern ihr Kind z.B. parentifizieren, ist das System nicht funktional, sondern dysfunktional und muß durch therapeutisches Handeln (Strategien und Taktiken) zum Funktionieren gebracht werden. Vor und hinter dem Einwegspiegel arbeiten Therapeuten daran, die Subsysteme zu stärken, besonders die elterliche Kompetenz zu erhöhen, da nur bei einem funktionierenden elterlichen Subsystem für den Symptomträger Orientierungsmöglichkeiten vorhanden sind. Die Eltern müssen dazu gebracht werden, sich zu einigen, um so eine familiale Hierarchie aufzubauen, durch die das System Familie wieder eufunktional wird.

Ein Beispiel: Der Sohn geht seit einigen Wochen nicht mehr in die Schule. Alle Versuche, sein Verhalten zu ändern, scheiterten. In der Familiensitzung konnte – entsprechend dem theoretischen Verständnis – beobachtet werden, daß jeder Versuch eines Elternteils, sich beim Sohn durchzusetzen, vom anderen abgeschwächt oder sogar vereitelt wurde. Das „elterliche Subsystem" war unfähig zur „Kooperation". Das „geschwisterliche Subsystem" kooperierte auch nicht, vielmehr gab es eine „Koalition" zwischen Sohn und Mutter gegen den Vater. Die Eltern und der Sohn waren in einem Clinch gefangen, in dem es immer mehr positives Feedback (d.h. mehr vom selben abweichenden Verhalten) für die Beteiligten gab. Wie bei einem Regelkreis zwischen Mikrofon und Lautsprecher muß die Feedback-Schleife durch die Therapeuten unterbrochen werden, da sich sonst das abweichende Verhalten immer stärker aufschaukelt. Das ist durch eine für alle Familienmitglieder akzeptable „systemische Problemdefinition" möglich: Der Sohn bemüht sich, durch sein auffallendes Verhalten ein Gegengewicht zum abwesenden Vater zu bilden, und durch die erzwungene Aufmerksamkeit bietet er seiner Mutter einen Lebensinhalt an. Eine solche Problemdefinition des Therapeuten darf niemanden beschuldigen. Es geht um Zusammenhänge, nicht um Schuldige. Außerdem kann auch nur über die „Allparteilichkeit" des Therapeuten die Bereitschaft zu einem therapeutischen Bündnis – einer Voraussetzung für erfolgreiche Therapie – hergestellt werden. Aus der Problemdefinition ergibt sich das therapeutische Ziel: Der Vater muß wieder mehr in die Familie eingebunden werden, der Mutter ein neuer Lebensinhalt eröffnet werden und der Sohn wieder Sohn werden, statt „Boß" zu bleiben.

### Die entwicklungsorientierte Familientherapie

In diesem aus der Tradition des MRI hervorgegangenen Therapieansatz (Satir 1973; 1975) steht der Zusammenhang von Wachstum und Selbstwert jedes einzelnen Familienmitgliedes mit dem Familiensystem im Zentrum. Die Familie wird als ein dynamisches System angesehen, dessen Entwicklung in einer ganzheitlichen Sichtweise auf der Entwicklung aller individuellen Mitglieder beruht. Das Menschenbild und viele der verwendeten

Techniken stehen in der Tradition der humanistischen Psychologie (Fritz Perls, Abraham Maslow, Carl Rogers und Eric Berne; vgl. dazu den entsprechenden Abschnitt in diesem Buch). Problematisches Verhalten einer Person ist ein Indikator für eine Blockierung von deren Weiterentwicklungsmöglichkeit und gleichzeitig ein Zeichen für eine gestörte Art des Austausches von Gefühlen und der Streßbewältigung innerhalb der Familie. Bewegt sich ein Individuum, das von einem existentiell bedeutsamen Ereignis betroffen wird, in einem Feld gestörter Kommnunikation, so bricht sein bisheriges Abwehrsystem zusammen, und das Symptom tritt an seine Stelle. Das Ziel der entwicklungsorientierten Familientherapie besteht in einer Veränderung der Kommunikationsform, d.h. in der Art und Weise, wie Botschaften gesendet und empfangen werden, und nicht in der Lösung je konkreter Probleme, deren Zahl viel zu groß wäre; die Klienten sollen daher neue Methoden für den Umgang mit Problemen lernen. Der Veränderungsprozeß zielt nicht auf eine Veränderung auf der Ebene der präsentierten Probleme und konkreten Handlungsabfolgen, sondern auf eine Veränderung der diesen Problemen zugrundeliegenden psychischen und sozialen Schemata. In der entwicklungsorientierten Familientherapie ist dies die familiäre Kommunikationsweise, in der oben dargestellten strukturellen Familientherapie die Familienstruktur.

Die Rolle des Therapeuten ist eine aktive und nicht eine distanzierend-reflektierende oder interpretierende. Er soll in den Sitzungen eine Atmosphäre schaffen, die ein experimentelles und spielerisches Umgehen mit neuen Kommunikationsformen erlaubt. Sein Verhalten ist gleichzeitig Modell für Kommunikation, wobei vor allem deren Form und nicht so sehr der Inhalt im Vordergrund steht. So kann er z.B. mit der Verbalisierung seiner Gefühle in der Sitzung Vorbild sein, wie Gefühle in nichtdestruktiver Weise ausgedrückt werden können. Im Rahmen dieser Therapierichtung existiert eine große Bandbreite von Techniken, auf die hier nicht eingegangen werden kann. Zentral ist die Beobachtung und Reflexion des eigenen Gefühlszustandes durch den Therapeuten und dessen Verbalisierung in der Sitzung sowie die Fokussierung des nonverbalen und paraverbalen Verhaltens der Klienten, wobei die beobachteten Inkongruenzen der „Kanäle" explizit angesprochen werden.

Eine mit dieser Richtung verbundene wesentliche therapeutische Innovation ist die Interventionsform der „Familienskulptur", die auch bei der Arbeit mit Paaren sehr wirksam ist. Ein Familienmitglied wird ersucht, die anderen nach seiner Sichtweise in entsprechende Positionen zueinander zu bringen, wobei beim „Aufstellen" Entfernung voneinander, Körperhaltung, Gesichtsausdruck, Blickrichtung etc. der einzelnen beachtet werden sollen. Auch der „Skulptor" soll seinen Platz, den er seiner Meinung nach gegenüber den anderen einnimmt, in der Skulptur darstellen. Mit dieser Methode lassen sich auch bestimmte aktuelle oder erwünschte Zustände darstellen. Die Familienskulptur ergibt einerseits eine symbolische Repräsentation des familialen Beziehungsgefüges und ermöglicht es darüber hinaus allen Beteiligten, sehr direkt und unmittelbar verständlich emotionale Zustände und Kommunikationsmodalitäten zu erfahren – indem sie in bestimmten Körperstellungen „eingefroren" werden und damit über die Wahrnehmung ihrer Muskelverspannungen eine neue Erfahrung von der Sichtweise ihrer Beziehungen durch den „Skulptor" machen.

## Zur Geschichte des Spiegels

Der halbdurchlässige Beobachtungsspiegel (one-way-mirror) war zentraler Bestandteil einer wichtigen Richtung der Familientherapie in Österreich von Beginn an; er gehörte – zusammen mit der Tonübertragungsanlage, die später von der Videoanlage abgelöst wurde – zur Standardausstattung therapeutischer Einrichtungen, und jene, die ihn nicht zur Verfügung hatten, fühlten einen Mangel. Der Spiegel als technisches Instrument suggerierte ständige Kontrolle über das Therapiegeschehen. Er leistet aber auch die Trennung und Vereinigung dessen, was Norbert Elias (1983) als Engagement und Distanzierung beschreibt. Die vor dem Spiegel charakteristische Frage ist: „Was bedeutet das für mich oder für uns?", sie verweist auf die Vorherrschaft des engagierten Denkens bei allen Beteiligten, bei Klienten und Therapeuten. Hinter dem Spiegel ist die typische Frage, die von distanzierten Forschern; eine Frage die traditionell in der sozialpsychologischen Kleingruppenforschung, der Kinderpsychologie etc. gestellt und mit Hilfe dieses Instruments beantwortet wurde: „Wie sind die Ereignisse miteinander verknüpft?", im engeren Sinne: „Welcher Zusammenhang besteht zwischen dem Handeln des Therapeuten und dem der Klienten?". In der Besprechung des Therapeuten mit seinem Team in der Pause wurde versucht, beide Standpunkte im Hinblick auf eine optimale therapeutische Schlußintervention hin zu vereinen. Erst in letzter Zeit wurde der Spiegel „demokratisiert"; so hat das „Reflecting Team" in einer seiner Ausformungen die distanzierte Sichtweise hinter dem Spiegel auch den Klienten geöffnet; sie werden in einem Therapieabschnitt zu Beobachtern ihrer Therapeuten. Diese Entwicklung scheint aber bereits Höhepunkt und Abschluß der Geschichte des Spiegels als eines therapeutischen Instruments, denn neue Formen der System- und Familientherapie betonen mehr das Reden und Zuhören, das Erzählen von Geschichten, kurz: Sprache und Sprechen. Der Spiegel als ein Instrument für das Sehen, für Beobachten und Verbergen – und mit ihm verbunden das Zwei-Kammern-Modell von Therapie – verliert an Bedeutsamkeit für die Arbeit des Therapeuten. Als Instrument für die Ausbildung und Lehre behält er aber weiterhin seine Wichtigkeit; so ist die Geschichte des Spiegels auch die Geschichte der Familientherapie.

## Literatur

Adler, A. (1930): Die Technik der Individualpsychologie. 2. Teil. München

Amman, A. (1980): Familientherapie. Ein Überblick. In: Psychologie heute. Sonderband. Neue Formen der Psychotherapie. Weinheim, 193–208

Aponte, H.J. & Van Deussen, J.M. (1981): Structural Family Therapy. In: Gurman, A.S. & Kniskern, D.P. (Hg.): Handbook of Family Therapy. New York, 310–360

Broderick, C.B. & Schrader, S.S. (1981): The History of Professional Marriage and Family Therapy. In: Gurman, A.S. & Kniskern, D.P. (Hg.): Handbook of Family Therapy. New York, 5–31

Elias, N. (1983): Engagement und Distanzierung. Frankfurt

Hoffman, L. (1982): Grundlagen der Familientherapie. Hamburg

Minuchin, S. (1977): Familie und Familientherapie. Theorie und Praxis struktureller Familientherapie. Freiburg

Minuchin, S. (1984): Strukturelle Familientherapie. Die Aktivierung von therapeutischen Alternativen im therapeutischen System. In: Textor, M.R. (Hg.): Das Buch der Familientherapie. Sechs Schulen im Vergleich. Eschborn, 82–108

Minuchin, S. & Fishman, H.C. (1983): Praxis der strukturellen Familientherapie. Strategien und Techniken. Freiburg

Richter, H.E. (1970): Patient Familie. Reinbek

Richter, H.E., Strotzka H. & Willi J. (1976) (Hg.): Familie und seelische Krankheit. Reinbek

Satir, V. (1973): Familienbehandlung, Kommunikation und Beziehung in Theorie, Erleben und Therapie. Freiburg

Satir, V. (1975): Selbstwert und Kommunikation. Familientherapie für Berater und zur Selbsthilfe. München

Schneider, K. (1983) (Hg.): Familientherapie in der Sicht psychotherapeutischer Schulen. Paderborn

Selvini-Palazzoli, M., Boscolo L., Cecchin G. & Prata G. (1977): Paradoxon und Gegenparadoxon. Stuttgart

Watzlawick, P. & Weakland, J.H. (1980) (Hg.): Interaktion. Bern

### Weiterführende Literatur

Brunner, E.J. (1986): Grundfragen der Familientherapie. Heidelberg

Simon, F.B. & Stierlin H. (1984): Die Sprache der Familientherapie. Ein Vokabular. Stuttgart

Stierlin, H. (1975): Von der Psychoanalyse zur Familientherapie. Stuttgart

Willi, J. (1975): Die Zweierbeziehung. Reinbek

### Zeitschriften

Familiendynamik. Interdisziplinäre Zeitschrift für systemorientierte Praxis und Forschung. Hg.: Stierlin, H. & Duss-von Werdt, N.; Klett-Cotta, Stuttgart; erscheint 4mal im Jahr

System Familie. Forschung und Therapie. Springer-Verlag, Berlin, Heidelberg; ; erscheint 4mal im Jahr

# 12. Kreativitätsbezogene Therapieformen

*Bei der Beurteilung, ob ein psychotherapeutisches Verfahren vorliegt, gilt auch hier das Kriterium, ob die Methode eine eigenständige theoretische Systematik aufweist oder andere theoretische Modelle in ihren Ansatz integriert – beides im Sinne der von uns in der Einleitung zu diesem Buch dargelegten Kriterien. Das heißt, der Einsatz von Musik oder von anderen kreativen Medien gewinnt erst durch diese Merkmale psychotherapeutischen Charakter.*

*Die hier näher beschriebenen Verfahren basieren auf der grundlegenden Annahme, daß das Ansprechen des kreativen (schöpferischen) Potentials des Menschen therapeutisch, d.h. heilsam wirkt.*

*Gemeinsam ist ihnen die Annahme, daß über die vorsprachliche Darstellung das Unbewußte eine Ausdrucksform findet und damit zum einen ein Zugang zu Ängsten, Wünschen und Sehnsüchten geschaffen wird, zum anderen die Kraft unbewußter Motive freigesetzt wird. Neben der heilsamen Wirkung des künstlerischen Gestaltens in Form von Malen, Kneten, Musizieren usw. wirkt in dem oben genannten Sinn sicher auch die Tatsache bekräftigend, Persönliches gestaltend zum Ausdruck gebracht zu haben.*

*In welcher Art auf das geschaffene Produkt Bezug genommen wird bzw. wie sich „künstlerisches" Tun einbettet in den therapeutischen Prozeß, ist jeweils unterschiedlich und reicht von aufdeckender Intervention über eine übende Funktion bis hin zu einer Nutzung innerhalb der Interaktion Psychotherapeut – Klient.*

**Literatur**

Petzold, H. & Orth, I. (Hg.) (1990): Die neuen Kreativitätstherapien. Handbuch der Kunsttherapie. Bd 1 u. 2. Paderborn

Strobl, W. & Huppmann, G. (1991): Musiktherapie. Grundlagen, Formen, Möglichkeiten. 2. Aufl. Göttingen

*Peter Gathmann & Alfred Schmölz*

# Musiktherapie

Musiktherapie ist eine klinisch-medizinische Behandlungsform, die ihrem Wesen nach dem Bereich der Psychotherapie zuzuordnen ist. Unter dem Sammelbegriff „Musiktherapie" werden unterschiedliche Methoden erfaßt, deren Gemeinsamkeit der gezielte Einsatz musikalischer Mittel zur Behandlung von Patienten ist. Wegen des starken Ansprechens der Gefühle auf das Medium Musik (leib-seelische Simultanwirkung) lassen sich mit der Musiktherapie emotionale Prozesse auslösen und aktivieren. Dies hat beim einzelnen eine Regulierung psychovegetativ bedingter Fehlsteuerungen (z.B. Spannungszustände, psychosomatische Organstörungen mit oder ohne Gewebsschädigungen) sowie einen Abbau neurosebedingter Erlebniseinschränkungen zur Folge. Aus dieser verbesserten Selbstwahrnehmung und Innenschau (Introspektion) heraus vermag der einzelne dann auch in der Beziehung zu anderen (Interaktion) seine Blockaden – zunächst auf einer non-verbalen Ebene – zu beheben und allmählich seine Defizite und blinden Flecken auszugleichen.

## Historie, Entwicklung

Musik, das die Menschheit von jeher begleitende, alle wesentlichen Lebensbereiche durchdringende Kulturgut, hat trotz ihrer sich verändernden Formen ihre grundsätzliche unbewußte und bewußte Wirkung auf den Menschen nicht verloren. In allen Kulturkreisen ist die bedeutsame Rolle der Musik für den kultisch-religiösen, künstlerischen, pädagogischen und medizinisch-therapeutischen Bereich zu erkennen, wobei der Zusammenhang zwischen Mensch und Musik dem jeweiligen Weltbild, der Gesellschaftsform und den verschiedenen medizinischen Lehrmeinungen entsprechend interpretiert wurde. So läßt sich die beschwerdelindernde oder heilende Wirkung von Musik in der Geschichte der Medizin weit zurückverfolgen, wie dies u.a. Möller (1971), Linke (1977) und Kümmel (1977) nachgewiesen haben. Die neuere Entwicklung der Musiktherapie wurde nach dem Zweiten Weltkrieg in den USA durch vorwiegend klinisch-empirische Forschungsansätze und in Europa u.a. durch Schwabe (1978) eingeleitet.

Als pragmatisch orientierte wissenschaftliche Querschnittsdisziplin steht das Methodensystem Musiktherapie mit einer Reihe anderer Wissenschaftsbereiche in Zusammenhang: Medizin, Psychologie und Pädagogik. Das ist auch der Grund dafür, daß Musiktherapie sich historisch aus sehr verschiedenen theoretischen (z.B. lerntheoretischen, tiefenpsychologischen u.a.) Ausgangspositionen entwickelt hat. Entsprechend dem Charakter der

Psychotherapie als Prozeß der Beziehung zwischen zwei oder mehreren Personen liegt aber ein kommunikationstheoretischer Erklärungsansatz der Musiktherapie nahe. Mit diesem lassen sich auch die charakteristischen Merkmale musiktherapeutischer Prozesse am ehesten erklären. Der methodische und gezielte Einsatz musikalischer Mittel kann bei einem Zuhörer, z.B. bei der sogenannten rezeptiven Musiktherapie, bei zwei Personen, z.B. beim instrumentalen Partnerspiel (Schmölz 1971; 1983) oder mehreren Personen (z.B. bei der aktiven Gruppenmusiktherapie) stattfinden (Schwabe 1983; Schmölz 1991).

## *Musiktherapie als kreatives, emotionales, sozial-kommunikatives Übungs- und Erfahrungsfeld*

In einem mehr oder weniger offenen Handlungsraum wird mit Hilfe eines eingeschränkten und leicht überschaubaren musikalischen Materials und einfach handzuhabender Instrumente (Orff-Instrumentarium, diverse Schlaginstrumente, Leier, Ektara, Streichspalter, pentatonische Flöten etc.) sowie der freien Instrumentalimprovisation zunächst „eine der größten Ängste, die Angst vor dem Falschmachen" (Jacoby 1980) genommen.
Die Fixierung der Aufmerksamkeit auf das musikalische Produkt wird damit gelockert und der Perfektionismus sowie die Leistungsorientierung allmählich geringer. Dadurch kann der medizinisch-therapeutische Auftrag einer Verhaltensbeeinflussung im Patient-Therapeut-Dialog (auch wenn dieser in der Gruppe passiert) erfolgen.
Dabei kann idealtypisch folgende Sequenz von Erlebnis- und Therapieschritten beschrieben werden:
1. In einer die optimale Hör- und Spielbereitschaft vorbereitenden entspannten und gleichzeitig konzentrativen Stimmung wird dem Patienten ein leicht überschaubares und spielbares Tonmaterial geboten.
2. Im gesammelten Verweilen beim vom Patienten selbst produzierten Ton- und Klangphänomen entstehen durch Abwarten oder Anregen Impulse zum Spielen.
3. Dieses mit eingeschalteten Reflexionen frei improvisierende Spielen, das eine Verbindung mit anderen Gestaltungsbereichen (Bewegung, Tanz usw.) erlaubt, berücksichtigt dann spezielle therapeutische Zielsetzungen.
4. Beim „Üben ohne Übung" der individuellen Schwerpunkte (Selbstwerterhöhung, Spontaneität, Flexibilität, Produktivität) und der sozialen Zielsetzungen (Kommunikation, Durchsetzen und Anpassen, gemeinsames Gestalten und verantwortliches Führen) geht der Therapeut immer mehr in die Rolle des „Zuhörers" bzw. „Partners" über.
5. Die neu erlernten Einstellungen, Erlebens- und Verhaltensweisen werden schrittweise von der therapeutischen Modellsituation auf die Bereiche Familie und Beruf erweitert und dort geübt.

## Rezeptive Einzelmusiktherapie

Hier soll im Rahmen der Patient-Therapeut-Zweierbeziehung, durch diverse Einstimmungsmodalitäten unterstützt, die Aufmersamkeitszuwendung für die Rezeption eines möglichst unbekannten, jedoch mit genügender Redundanz versehenen Musikstückes erreicht werden. Die dabei meist ausgelöste emotionale Betroffenheit läßt den Patienten wieder in Kontakt mit sich selbst und seiner Problematik kommen, die verbale Ausdrucksfähigkeit beleben und dadurch mithelfen, einen klärenden Aufarbeitungsprozeß einzuleiten. Letzterer kann dann auch durch aktive musiktherapeutische Übungen unterstützt werden.

## Aktive Einzelmusiktherapie

„Schmölz kommt das uneingeschränkte Verdienst zu, die aktive Einzelmusiktherapie von einer tiefenpsychologisch orientierten komplexen Psychotherapie aus am weitesten entwickelt zu haben" (Schwabe 1975). Dabei wird unter dem Leitgedanken „Üben ohne Übung" die Vermittlung persönlichkeitseigener Aktivitäten und die neu zu erlernende und zu erlebende Einstellung zum zum Aktivitätsvollzug angestrebt. „Die dabei gewonnene Selbsteinsicht durch Überwindung von Hemmungen, Angst und der Tendenz zur Perfektion ist hier ebenso ein positives Kriterium wie die geglückte Sammlung oder die erworbene Gelassenheit" (Schmölz 1973). Als wesentliches Gestaltungsprinzip dient die freie Improvisation und als erweiterte therapeutische Zielsetzung „die Provokation zum spontanen Reagieren, Anpassen, Durchsetzung zur eigenen Entscheidung und Produktivität und vor allem das gelassene Akzeptierenlernen unfertiger bzw. mißlungener Leistungen" (Schmölz 1974).

## Das instrumentale Partnerspiel

Durch die unbewußt-bewußten musikalisch-psychologischen Aktionen und Reaktionen des Therapeuten im instrumentalen Partnerspiel entsteht ein musiktherapeutisches Interaktionsfeld, in dem die unterschiedlichsten Facetten der Beziehungsanbahnung und -gestaltung zum Tragen kommen. Durch die Zunahme des Überraschungselementes mit seinen provokativen Akzenten kann dann die lebensnotwendige Fähigkeit zum Auseinandersetzen in einem spielerisch ernsten Rahmen probehandelnd erübt werden.

## Aktive Gruppenmusiktherapie

In der aktiven Gruppenmusiktherapie bildet der elementare, musikalisch-ästhetische, nicht wertende, experimentierend-improvisatorische Umgang mit dem musikalischen Material die therapeutische Arbeitsgrundlage. In dieser lebensnahen, sozialen Modellsituation entsteht Gelegenheit zum Handeln, Bewirken, Beobachten, Empfinden, Reflektieren, Reagieren etc., also im weitesten Sinne zur vielseitigen Selbsterfahrung. Hierbei kommt der zunehmenden Wahrnehmungsfähigkeit der innerseelischen Interaktion eine besondere Rolle zu. Gleichsam wie in einem klingend-diagnostischen Verfahren werden hier die krankmachenden Einstellungs- und Verhaltensweisen sicht-, hör-, erlebbar und können dadurch besser ins Bewußtsein gehoben werden. Im Zusammenleben innerhalb der „therapeutischen Familie" können dann in selbstmotivierten Übungs- und Lernvorgängen Ansätze einer Verhaltenskorrektur erprobt und gefestigt werden.

## Indikationsbereiche

Die Musiktherapie hat, was sich auch von den vielfältigen Publikationen verschiedenster medizinischer Bereiche ablesen läßt, ein sehr breites Indikationsspektrum: Von der psychovegetativen Labilisierung bis zur Hirnschädigung und Entwicklungsstörung schwerst Behinderter; von den neurotischen und dysfunktionellen psychosomatischen Störungen bis zur psychiatrischen Rehabilitation schizophrener Psychosen; von der Suchttherapie (Alkohol, Drogen, Eß- und Magersucht) bis zu Lernschwächen, um nur die begangensten therapeutischen Pfade zu nennen.

**Literatur**

Jacoby, A. (1980): Jenseits von „Begabt" und „Unbegabt". Hamburg

Kümmel, W.F. (1977): Musik und Medizin. Ihre Wechselbeziehungen in Theorie und Praxis. München

Linke, N. (1977): Heilung durch Musik? Didaktische Handreichungen zur Musiktherapie. Wilhelmshaven

Möller, H. (1971): Musik gegen den Wahnsinn. Stuttgart

Schmölz, A. (1971): Zur Methode der Einzelmusiktherapie. In: Kohler, Ch. (Hg.): Musiktherapie. Jena

Schmölz, A. (1973): Methodisch-psychologische Probleme der Musiktherapie; Vergleiche zur Pädagogik. In: Forschung an Österreichs Musikschulen: AGMOe. Bd. IV, Wien

Schmölz, A. (1974): Kreativität in der Musiktherapie. In: Revers, W., Harrer, G. & Simon, W.C. (Hg.): Neue Wege der Musiktherapie. Düsseldorf

Schmölz, A. (1983): Einzelmusiktherapie – Das instrumentale Partnerspiel. In: Decker-Voigt, H. (Hg.): Handbuch der Musiktherapie. Bremen

Schmölz, A. (1991): Methodische Aspekte der aktiven Musiktherapie. In: Wandel, A. (Hg.): Schriftenreihe der Deutschen Gesellschaft für Wehrmedizin und Wehrpharmazie – Die Musiktherapie in der Heilkunde. Prävention und Rehabilitation durch Sport, Musik und Rhythmik. Bonn

Schwabe, Ch. (1975): Musiktherapie und Neurosentherapie. In: Harrer, G. (Hg.): Grundlagen der Musiktherapie und Musikpsychologie. Stuttgart

Schwabe, Ch. (1978): Methodik der Musiktherapie und deren theoretische Grundlagen. Leipzig

Schwabe, Ch. (1983): Aktive Gruppenmusiktherapie für erwachsene Patienten. Stuttgart

**Weiterführende Literatur**

Bauer, S., Kächele, H., Scheytt, N., Schmidt, S. & Timmermann, T. (1990): Musiktherapeutische Prozeßforschung – Erste Erfahrungen und Vorhaben. In: Ulmensien 4, 239–250. Ulm

Decker-Voigt, H. (Hg.) (1983): Handbuch der Musiktherapie. Bremen

Gathmann, P., Brunekreeft, A., Wiedemann, F. & Schmölz, A. (1988): Kann musiktherapeutische Kommunikation gemessen und nachvollziehbar gemacht werden? Zum Problem der Analyse, Codierung und Metaanalyse musiktherapeutischer Kommunikation bei psychosomatisch Erkrankten. Musiktherapeutische Umschau 9, 199–213. Frankfurt

Gathmann, P., Schmölz, A. & de Backer, J. (1990): Klinische Musiktherapie des Asthma Bronchiale. In: Frohne-Hageman, I. (Hg.): Musik und Gestalt. Klinische Musiktherapie als integrative Psychotherapie. Paderborn

Halmer-Stein, R., Schmölz, A., Oberegelsbacher, D. & Gathmann, P. (1993): Music Therapy in Austria. In: Maranto, C. (Ed.): Music Therapy: International Perspectives. Pennsylvania

Harrer, G. (Hg.) (1975): Grundlagen der Musiktherapie und Musikpsychologie. Stuttgart

Oberegelsbacher, D. (1992): Zur Wiener Schule der Musiktherapie. Zeitschrift des Österreichischen Berufsverbandes der Musiktherapeuten (ÖBM) 3, 8–12

Oberegelsbacher, D. (1993): Auswirkungen von Gruppen-Musiktherapie auf soziale Fähigkeiten von Frauen mit geistiger Behinderung. Phil. Diss., Wien

Scheytt, N. & Janssen, P.L. (1986): Kommunikative Musiktherapie in der stationären analytischen Psychotherapie. In: Lamprecht, F. (Hg.): Spezialisierung und Integration in Psychosomatik und Psychotherapie. Berlin

Scheytt-Hölzer, N. (1991): Zur Supervision in der musiktherapeutischen Arbeit. In: Herrlen-Pelzer, S., Sponholz, G. & Baitsch, H. (Hg.): Musik in Prävention und Therapie. Langenau, Ulm

Schmölz, A. (1985): Musiktherapie bei psychosomatischen Erkrankungen. In: Spintge, R. & Droh, R. (Hg.): Musik in der Medizin. Berlin

Schmölz, A. (1988): Entfremdung – Auseinandersetzung – Dialog. Zur Komplexität des musiktherapeutischen Beziehungsgeschehens. In: Musik und Kommunikation. Hamburger Jahrbuch zur Musiktherapie und intermodalen Medientherapie. Bremen

Schmölz, A. (1991): Selbsterfahrung im Rahmen der Musiktherapie. In: Pieringer, W. & Egger, J. (Hg.): Psychotherapie im Wandel. Wien

Schmölz, A. (1992): The Vienna School of Music Therapy. Music Therapy International Report; American Association For Music Therapy, Vol. 8, 32–34. USA

Schumacher, K. (1993): Musiktherapie mit autistischen Kindern. Musik-, Bewegungs- und Sprachspiele zur Integration gestörter Sinneswahrnehmungen. Praxis der Musiktherapie 12. Stuttgart

Strobl, W. & Huppmann, G. (1978): Musiktherapie. Grundlagen, Formen, Möglichkeiten. Göttingen

Timmermann, T., Scheytt-Hölzer, N., Bauer, S. & Kächele, H. (1991): Musiktherapeutische Einzelfall-Prozeßforschung. Entwicklung und Aufbau eines Forschungsfeldes. Psychotherapie, Psychosomatik, Medizinische Psychologie 9/10, 385–391

Wesecky, A. (1986): Music Therapy for Children with Rett-Syndrom. American Journal of Med. Genetics 24, 253–257

**Zeitschriften**

Forum. Zeitschrift des Österreichischen Berufsverbandes der Musiktherapeuten (ÖBM); Eigenverlag, Wien; erschien 4mal im Jahr

Musiktherapeutische Umschau. Forschung und Praxis der Musiktherapie. Deutsche Gesellschaft für Musiktherapien, Frankfurt; erscheint 4mal im Jahr

*Hubert Lobnig & Hilarion Petzold*

# Kunsttherapie/Gestaltungstherapie

Die Bezeichnung Kunsttherapie findet in diesem Beitrag in einer integrativen Form Verwendung und umfaßt sowohl die Gestaltungstherapie als auch die Kunsttherapie im engeren Sinne. Während erstere das kreative Gestalten als den wesentlichen Prozeß der therapeutischen Arbeit betont, weist die zweite auf das künstlerische Produkt hin. In der Praxis werden beide Aspekte meist integriert.

## *Der historische Hintergrund*

Die Verwendung von Kreativität als heilender Kraft gibt es bereits seit der Antike. Jünger hingegen ist die Geschichte der Kunst als ausdrückliche Therapieform, die methodisch ausgewiesen ist und gezielt eingesetzt wird. Im Jahre 1972 wurde in Strobl am Wolfgangsee im Rahmen des dortigen Erwachsenenbildungszentrums von H. Petzold, K. Martin u.a. ein erstes „Österreichisches Forum für Kreativitätstraining und kreative Therapie" durchgeführt (Dunkel & Rech 1990), auf dem ein „intermedialer Ansatz" vorgestellt wurde: bildnerische Kunsttherapie, Poesietherapie, Musik-, Bewegungs- und Tanztherapie, Psychodrama/therapeutisches Theater kamen in integrativer Abstimmung zum Einsatz, um den Menschen in allen Sinnes- und Ausdrucksvermögen anzusprechen.

Spätestens seitdem das 1981 von Leo Navratil ins Leben gerufene „Haus der Künstler", ein Pavillon im niederösterreichischen Landeskrankenhaus für Psychiatrie und Neurologie Gugging, internationales Ansehen erreichte, fanden kunsttherapeutische Ansätze hierzulande steigende Beachtung. Die historischen Wurzeln lassen sich jedoch um einiges weiter zurückverfolgen. So wurde Malen bereits im 19. Jahrhundert im Rahmen eines „Moral Treatment" in der psychiatrischen Behandlung eingesetzt. In den ersten Jahrzehnten dieses Jahrhunderts regten Emil Kräpelin und Eugen Bleuler an, Kunstprodukte psychiatrischer Patienten als diagnostisches Mittel zu verwenden. Zu Beginn der 20er Jahre sammelte Hans Prinzhorn (Heidelberg) Bilder psychotischer Patienten. Diese Zeugnisse eines „originalen Schaffensdranges" sind seiner Meinung nach Ergebnis einer besonderen Kreativität, die bei „normalen Menschen" in der Regel durch zivilisatorische Einflüsse unterdrückt werden (zit. nach Navratil 1983). Von großer Bedeutung ist ferner die Psychoanalyse und hier insbesondere die Traumanalyse: Die Symbolik des Bildes und ihre deutende und kommunikative Aufarbeitung in der therapeutischen Interaktion (C.G. Jung) wurde zu einem wesentlichen Bestandteil der Kunsttherapie (vgl. Analytische Psychologie), genauso wie die „aktive Technik" von Sandor Ferenczi, die Zeichnen, Gedichte, Gesang, Spiel intermedial verband, ein Ansatz, der von Ilse Orth und H. Petzold aufgenommen und weiterentwickelt wurde.

Standen zu Beginn des Einzugs der Kunst in den klinischen Bereichen vor allem diagnostische Interessen im Vordergrund, so wurden bald die therapeutischen Möglichkeiten, die künstlerisches Gestalten bietet, erkannt. Beschäftigungstherapien, geschützte Werkstätten, rehabilitative sowie kunst- und gestaltungstherapeutische Angebote im engeren Sinne wurden eingerichtet. Kunst wurde in steigendem Maße zu einem therapeutischen Medium.

## Die theoretischen Grundlagen

Den gemeinsamen Nenner der unterschiedlichen theoretischen Konzepte und Ansätze der Kunsttherapie stellt die Annahme dar, daß der künstlerisch-ästhetischen Produktionsweise ein therapeutisches Potential zukommt. Averbale Ausdrucksmöglichkeiten, die weniger streng vergesellschaftet und mit Normen belastet sind als das gesprochene Wort (Hartwig 1984), werden als Medien benutzt. Dies ermöglicht die vorsprachliche Symbolisierung innerer Erlebnisse, ohne daß es zu einer vorschnellen Zensur kommt. So wird es möglich zu zeichnen, zu malen, zu formen, Dinge darzustellen, die man sich nicht getrauen würde auszusprechen. Die kreative Beschäftigung zeichnet sich weiters durch ein Moment „eingespannter Unordnung" (Birtchnell 1986) aus, die – zumindest begrenzt – eine Lockerung von Kontrolle und damit einen therapeutischen Ansatzpunkt ermöglicht. Unterdrückte Ängste und Wünsche können symbolisiert, aufgespürt und bearbeitet werden.

Der integrative Ansatz der Kunsttherapie geht von einer „Anthropologie des schöpferischen Menschen" aus (Petzold & Orth 1990; Petzold 1992) und ordnet jedem Sinnesvermögen ein Ausdrucksvermögen zu – dem Ohr die Musik und Sprachgestaltung, dem Auge Malerei und Plastik, dem kinästhetischen Sinn Tanz und Pantomime. Die im „Prozeß der Zivilisation" (N. Elias) verknappte Sinnlichkeit und disziplinierte Leiblichkeit führte in immer größere Entfremdung und damit unter widrigen Umständen für den einzelnen in seelische und psychosomatische Erkrankungen, die in der Regel durch eine blockierte Wahrnehmung, ein eingeschränktes emotionales und nonverbales Ausdrucksvermögen, eine „Verdrängung in den Leib" gekennzeichnet sind. Es müssen deshalb alle künstlerischen Wege einbezogen werden, um dem Menschen in allen Wahrnehmungs- und Gestaltungsbereichen verlorene Potentiale zurückzugeben, eine Praxis, die sich schon in schamanistischen Heilungsritualen und in den Tempelkrankenhäusern des Asklepios fand (Petzold & Sieper 1990).

Die Kunsttherapie interessiert sich sowohl für den künstlerischen Prozeß als auch für das Produkt. Es finden sich jedoch – je nach theoretischem Hintergrund – unterschiedliche Herangehensweisen.

Die psychoanalytische Orientierung nach Margaret Naumburg (zit. nach Levick 1983) geht von der Annahme aus, daß der ästhetische Ausdruck unbewußtes Material freisetzt. Ähnlich wie in der klassischen Psychoanalyse zu Traumbildern sollte in der Kunsttherapie zu den vergegenständlichten Bildern assoziiert werden. Das Interesse verlagerte sich so zur Bedeutung des Bildes für den Patienten, die im therapeutischen Dialog herausgearbeitet werden soll.

Anders Edith Kramer (zit. nach Levick 1983): Obwohl sie das Unbewußte als Determinante des Verhaltens anerkennt, legt sie größeren Wert auf den Sublimierungsprozeß, dem sie eine kathartische Komponente zuspricht. Ähnlich wie bei anderen humanistischen Verfahren stellt hier eine bestimmte Form des Erlebens selbst, der schöpferische Akt, bereits eine Heilung dar, denn in ihm werden Erfahrungen stellvertretend durchgelebt.

Eine weitere Bereicherung gab es seitens der Analytischen Psychologie C.G. Jungs. Er definierte Kreativität als Fähigkeit, inneren Ausdrücken eine Form zu verleihen, und bezog bildhafte Darstellungen in seine Therapie ein. Die künstlerische Betätigung stellt für Jung eine heilende Kraft dar. Weiters betonte er, daß die sich im Bilde äußernden Inhalte des Unbewußten nicht nur individualbiographisch Verdrängtes sind, sondern archetypischen Charakter haben und damit etwas Historisch- und Menschenübergreifendes darstellen. In der Deutung der Kunstprodukte sollte der archetypische Charakter der Symbolik beachtet werden.

Von großem Einfluß ist auch die Waldorf-Kunsttherapie. Sie hat ihre Wurzeln in der Anthroposophie Rudolf Steiners, die der Kunst eine herausragende Bedeutung für die Entwicklung des Menschen zuschreibt.

Behavioristische Ansätze betonen den verhaltensmodifikatorischen Charakter des künstlerischen Gestaltens sowie den Erwerb von Fertigkeiten und Lerntechniken. Diese Ansätze werden jedoch eher zum Bereich der Kunstpädagogik denn zur Therapie gezählt (Dalley 1986).

Neuere Ansätze gehen über die Beschäftigung mit der sich im Produkt äußernden Symbolik hinaus und legen besonderen Wert auf den Interaktionsprozeß in der Kunsttherapie (Günter 1989).

Die „Integrative Kunstpsychotherapie" von H.G. Petzold und Ilse Orth wird seit Mitte der sechziger Jahre mit Neurose-, Psychosomatik-, Psychiatrie- und Suchtpatienten, mit Kindern, Erwachsenen, aber auch mit alten Menschen praktiziert. Sie ist an einer „Entwicklungspsychologie der Lebensspanne" orientiert und setzt die verschiedenen „kreativen Medien" (z.B. Farben, Ton, Instrumente, Puppen usw.) und künstlerische Methoden (z.B. Poesie, Musik, Tanz, dramatisches Spiel, bildnerisches Gestalten) indikationsspezifisch im Rahmen einer tragfähigen therapeutischen Beziehung ein: etwa Poesietherapie bei Schädigungen in der „sprachsensiblen Phase", Ton oder Fingerfarben bei „frühen Schädigungen". Durch „intermediale Quergänge" können so z.B. „ungreifbare" bedrohliche Atmosphären aus der Kindheit in einem Bild Gestalt gewinnen, für das in der

Poesietherapie „Worte gefunden" werden können. Über das „Intermediär-objekt" bzw. „Übergangsobjekt" (Winnicott) des Mediums wird im Über-tragungs-Gegenübertragungs-Geschehen des interaktionalen Therapiepro-zesses verdrängtes Material bewußt und in die Beziehung getragen. Es wird z.B. im „dialogischen Malen" gestaltbar, in Ton formbar, d.h., es kann verändert werden. Damit wird das Selbst gefestigt, das Ich stabilisiert, Identität aufgebaut.

Neben dem expressiven und prozeßbezogenen Tun kommt dem künstleri-schen Betätigen in der Therapie also auch eine Ich-bildende, Ich-stabilisie-rende und die Persönlichkeit aufbauende Funktion zu, die sich aus der sub-jektiven Erfahrung der eigenen Kreativität ergibt: Kunsttherapie vermittelt Erfolgserlebnisse, stärkt das Selbstbewußtsein und fördert den Kontakt mit anderen Menschen (Navratil 1983). Zusätzlich spricht die kreative Betäti-gung auch körperliche Prozesse an und wirkt damit nicht nur in einer punktuellen, sondern ganzheitlichen Weise (Petersen 1983).

## Methode, Setting und Anwendungsbereich

Die Durchführung einer Kunsttherapie erfordert vom Therapeuten sowohl kreative als auch psychotherapeutische Qualifikationen. Neben dem verba-len Kontakt und der Einbeziehung meta-kommunikativer Elemente in die Therapie steht das gemeinsame Gestalten im Vordergrund. Im Extremfall wird dabei sogar die Aufgabe des Führungsanspruchs des Therapeuten ge-fordert (Petersen 1983). Als therapeutische Grundhaltung empfiehlt sich Wärme, einfühlendes Verstehen und Echtheit (vgl. den Beitrag über Perso-nenzentrierte Psychotherapie in diesem Buch).

Die konkret angewendeten Techniken unterscheiden sich nach dem ver-wendeten Material, der Schule und dem Ziel der Therapie. Ausgangspunkt ist nicht die Schönheit der Bilder oder der Produkte, sondern deren per-sönliche Bedeutung. Eine Auswahl aus dem breiten Repertoire der Metho-den sei hier aufgeführt:

Scribbletechnik: Es wird vom Patienten eine Kritzelzeichnung angefertigt, die im Anschluß von ihm gedeutet wird.

Malen von vorgegebenen Themen: Der Therapeut instruiert ein bestimmtes Thema. Zum Beispiel: Selbstbildnis, die Familie, drei Wünsche, „zeichnen Sie Wut" etc.

Arbeiten mit Kunstbildern: Bei Klienten, die selbst nicht malen wollen, können bereits bestehende Werke verwendet werden.

Kontaktzeichnen: gemeinsames Malen von Klient und Therapeut, in dem typische Kommunikationsstrukturen sichtbar werden.

Fototherapie: Aktivierung von Erinnerungen anhand von Familienalben.

Das kunsttherapeutische Setting variiert je nach Methode und eingesetz-tem Material und ist auf die Patientengruppe und die Situation detailliert abzustimmen. Allgemein wird jedoch die Benützung eines hellen, gemütlichen und störungsfreien Raumes empfohlen, der ungehindertes „Patzen" ermöglicht. Die Dauer einer Therapieeinheit beträgt zwischen einer und eineinhalb Stunden.

Kunsttherapie kann als einzel- oder gruppentherapeutische Methode angewendet werden. Kunsttherapeutische Ansätze empfehlen sich, wenn statt der Sprache ein anderes, regressionsförderderes Medium als Zugang zum Erleben bzw. zum Unbewußten eingesetzt werden soll oder wenn kein verbaler Ausdruck möglich ist. Besonders im Rahmen der Psychiatrie, in der Alkohol- und Drogenarbeit, aber auch bei Lernstörungen sowie geistigen und körperlichen Behinderungen wird häufig kunsttherapeutisch gearbeitet. Darüber hinaus finden einzelne kunsttherapeutische Methoden zunehmend Eingang in andere, insbesondere humanistische Therapieverfahren und in den Bereich der Selbsterfahrung.

Ziel einer künstlerischen Therapie ist die Verallgemeinerung der therapeutischen Erfahrung in einer Änderung der Realitätserfahrung: Aus der Therapie sollen kreative Prozesse ins Alltagsleben mitgenommen und produktiv angewendet werden können.

### Literatur

Birtchnell, J. (1986): Kunsttherapie als eine Form der Psychotherapie. In: Dalley, T. (Hg.): Kunst als Therapie. Eine Einführung. Rheda, Wiedenbrück

Dalley, T. (1986): Einleitung. In: Dalley, T. (Hg.): Kunst als Therapie. Eine Einführung. Rheda, Wiedenbrück

Dunkel, J. & Rech, P. (1990): Zur Entwicklung und inhaltlichen Bestimmung des Begriffes „Kunsttherapie" und verwandter Begrifflichkeiten. In: Petzold, H. & Orth, I. (1990a) I, 73–92

Günter, M. (1989): Gestaltungstherapie. Zur Geschichte des Mal-Ateliers in psychiatrischen Kliniken. Bern

Hartwig, H. (1984): Kultur als Therapie. Therapie als Kultur. In: Hartwig, H. & Menzen, K.-H. (Hg.): Kunst-Therapie. Berlin

Levick, M. (1983): Kunsttherapie. In: Corsini, R.J. (Hg.): Handbuch der Psychotherapie, Bd I. Weinheim

Navratil, L. (1983): Die Künstler aus Gugging. Wien, Berlin

Petersen, P. (1983): Kunst und Therapie – Ansätze und Notwendigkeit. Kunst & Therapie, 4

Petzold, H. (1992): Die Anthropologie des schöpferischen Menschen. In: Petzold, H. & Sieper, I.: Integration und Kreation. FPI-Publikationen. Düsseldorf

Petzold, H. & Orth, I., (Hg.) (1990): Die neuen Kreativitätstherapien. Handbuch der Kunsttherapie, Bd 1 u. 2. Paderborn

Petzold, H. & Sieper, J. (1990): Die neuen – alten – Kreativitätstherapien. Marginalien zur Psychotherapie und kreativen Medien. In: Petzold, H. & Orth I. (1990) II, 519–548

### Weiterführende Literatur

Arnheim, R. (1978): Kunst und Leben. Berlin

Benedetti, G. (1975): Psychiatrische Aspekte des Schöpferischen und schöpferische Aspekte in der Psychiatrie. Göttingen

Franzke, E. (1977): Der Mensch und sein Gestaltungserleben. Bern

Navratil, L. (1965): Schizophrenie und Kunst. München

Schuster, M. (1986): Kunsttherapie. Die heilende Kraft des Gestaltens. Köln

**Zeitschriften**

Musik-, Tanz- und Kunsttherapie. Zeitschrift für künstlerische Therapien. Verlag für Psychologie, Göttingen; erscheint 4mal im Jahr

Gestalt und Integration. Zeitschrift für ganzheitliche und kreative Therapie. Gestalt-Bulletin. Deutsche Gesellschaft für Gestalttherapie und Kreativitätsförderung, Düsseldorf; erscheint 2mal im Jahr

Kunst & Therapie. Zeitschrift zu Fragen der Ästhetischen Erziehung. Köln

# II. ANGRENZENDE UND VERWANDTE VERFAHREN

*Die hier vorgestellten Ansätze unterscheiden sich von den psychotherapeutischen Ansätzen vornehmlich dadurch, daß sie im Bereich der Pädagogik, der Selbsterfahrung und der Persönlichkeitsentwicklung, also vor allem bei „Gesunden" angewandt werden.*

*Die im folgenden berücksichtigten körperorientierten Methoden entsprechen im Gegensatz zu den in Kap. 9 dargestellten Verfahren nicht den Kriterien, die wir in der Einleitung zu diesem Buch als unerläßlich für ein psychotherapeutisches Verfahren skizziert haben. Sie fördern zwar körperlich-seelische Entwicklungsprozesse über einen körperlichen Zugang, die hier eingeleiteten Prozesse wie auch die therapeutische Beziehung werden jedoch nicht systematisch bearbeitet.*

*Die beiden zuerst behandelten Ansätze (TZI, Gruppendynamik) sind Methoden aus dem Bereich der Gruppenpädagogik. Das Wissen über die Dynamik in Gruppen im allgemeinen und die darauf abgestimmte Einflußnahme wurde von therapeutischen Gruppenmodellen aufgegriffen.*

*Folgende Aspekte lassen sich für die körperorientierten Methoden unterscheiden:*

- *Methoden, bei welchen über direkte Berührung Veränderungen auch im psychischen Erleben angestrebt werden. Hiezu zählen Methoden zur Reorganisation der Körperstruktur, welche über eine tiefgreifende Muskel- bzw. Bindegewebsmassage die Körperstruktur funktioneller organisieren. In Anlehnung an Rolfing hat Jack Painter unter Verwendung anderer Methoden die Posturale Integration entwickelt. Rebalancing ist eine weitere Methode, die in Anlehnung an Rolfing entwickelt wurde.*

  *Feldenkrais wird in Einzelsitzungen unter dem Titel „Funktionale Integration" eingesetzt. In Gruppen („Bewußtheit durch Bewegung") werden einzelne Übungen von den Teilnehmern selbständig ausgeführt. Die von Thomas Hanna begründete Somatics-Methode baut auf Feldenkrais auf, fokussiert in der Arbeit jedoch vornehmlich chronische Muskelspannungen mit dem Ziel der Wiedererlangung der bewußten Kontrolle über das neuro-muskuläre System. Die Sensitive Gestaltmassage integriert Verfahren aus der Gestalttherapie mit Massage-Techniken, welche das neuro-muskuläre System aktivieren sollen.*

- *Atemorientierte Methoden: Über den Atem soll die leibliche Beweglichkeit, Gesundheit und Leistungsfähigkeit sowie die emotionale Erlebnisfähigkeit gestützt und erweitert werden. Ein großes Verdienst kommt Ilse Middendorf, einer Pionierin der Atemtherapie, zu. Bei ihr liegt der Akzent auf dem Erfahrbarmachen der realen Atemräume des Leibes. Grundsätzlich ist zu unterscheiden, ob die Atemarbeit der Reorganisation des Atemmusters mit ihren seelisch-körperlichen Heilwirkungen dient oder ob sie, wie dies bei Rebirthing der Fall ist, primär erlebnisaktivierend eingesetzt wird. Dies ist der Bedeutung vergleichbar, welcher der Atmung in den reichianischen und neoreichianischen Ansätzen eingeräumt wird, bei welchen jedoch die Technik in ein psychotherapeutisches Konzept eingebunden ist.*

- Entspannungsmethoden und Methoden des „Gewahrwerdens": Feldenkrais und Eutonie gehen in ihren Ansätzen davon aus, daß ein Gewahrwerden von Körperregionen, der bewußte Vollzug von Bewegungsabläufen und das Erfahren von Alternativen eine Erweiterung des Bewegungsrepertoires bewirken, welche mit tiefgreifenden Veränderungen hinsichtlich emotionaler und kognitiver Muster einhergeht.

Die progressive Muskelentspannung nach Jacobson gelangt auch im Rahmen verhaltenstherapeutischer Praxis zur Anwendung.

Focusing ist eine von Eugene Gendlin im Rahmen der klientenzentrierten Psychotherapie nach Rogers entwickelte Technik, welche über die Wahrnehmung von im Körper ablaufenden Vorgängen („Sprechenlassen aus dem Körper") die eigentliche Bedeutung eines Problems erfahrbar und verstehbar macht.

# 1. Gruppenpädagogische Konzepte

*Joachim Schwendenwein*

## Gruppendynamik

Gruppendynamik (im weiteren: GD) hat eine doppelte Bedeutung: Zunächst verweist das griechische Wort „Dynamis" in diesem Zusammenhang auf die unabdingbar in Gruppen wirksamen Kräfte, ihr „Aufeinanderprallen, Sich-Ausgleichen und Sich-immer-wieder-neu-Kombinieren" (Sbandi 1973, 92), kurz: den Prozeß (eben: die Dynamik) innerhalb von Gruppen, aber auch zwischen diesen im Rahmen größerer Systemzusammenhänge. Insoweit hat der Gegenstandsbereich der GD etwas Universales: Menschen leben immer in Gruppen, können gar nicht anders.

Weiters bezeichnet GD ein Denk- und Handlungssystem, einen praxisorientierten wissenschaftlichen Ansatz, dessen aktuelles Selbstverständnis Krainz (1986, 2) wie folgt umreißt: „Gruppendynamik ist eine auf soziale (d.h. zunehmend: organisatorische) Wirksamkeit hin angelegte, wissenschaftlich fundierte Praxis der Beratung von sozialen Systemen mit der Absicht, deren Planungs-, Steuerungs- und damit Selbstveränderungskompetenzen zu entwickeln." GD interessiert sich in erster Linie für Beziehungen und deren Vernetzung und fokussiert daher nicht primär die lebensgeschichtlichen Aspekte von Individualität, sondern deren aktuelle soziale Bedingtheit und Eingebundenheit. Deshalb ist GD als Methode auch nicht als therapeutisch im engeren Sinn zu bezeichnen, wenngleich sie sehr wohl in therapeutischen Zusammenhängen zur Anwendung gebracht werden kann. Konzepte und Methoden der GD werden in verschiedenen Bereichen eingesetzt, wie etwa in Aus- und Weiterbildungszusammenhängen, bei der Organisationsberatung und -entwicklung; all das in unterschiedlichsten gesellschaftlichen Teilfeldern.

### Entstehungs- und Verbreitungszusammenhänge

Wissenschaftsgeschichtlich geht die GD auf die Gestaltpsychologie zurück, die in der ersten Hälfte des 20. Jahrhunderts als Gegenbewegung zum (sozial-)psychologischen Elementarismus angetreten war. Politisch war die GD als Suche nach demokatischeren Strukturen und kontrollierten Veränderungsprozessen insbesondere durch die Erfahrungen mit dem Faschismus motiviert. Wesentliche Impulse zu ihrer Entwicklung in den USA sind von zwei Emigranten ausgegangen: Kurt Lewin (1890–1947) und Jacob L. Moreno (1889–1974).

Lewin wurde zunächst am Berliner Psychologischen Institut durch die Gestalttheorie beeinflußt, wenngleich er sich mit seiner Feldtheorie von dieser entfernte. 1933 emigrierte er in die USA, wo er 1945 das „Research Institute for Group Dynamics" gründete. 1946 entdeckten Lewin und andere auf einem Seminar den Einfluß von Feedback und der Thematisierung von Gruppenprozessen auf das weitere Geschehen, was in der Folge zur Entwicklung der klassischen Trainings-(T-)Gruppe führte.

Moreno gilt nicht nur als Urheber des Psychodramas, sondern auch als einer der Begründer der Gruppentherapie und gehört neben Lewin zu den Pionieren der Aktionsforschung. Wahrscheinlich gehen in zeitlicher Hinsicht die Begriffe „action research" und „group dynamics" auf ihn zurück, wenngleich er hinsichtlich seiner inhaltlichen Bedeutung für die GD nach Lewin rangiert.

An anderen Ansätzen, die Einfluß auf die GD hatten, sind Psychoanalyse (Bion, Rice, Klein), Interaktionismus (Mead, Garfinkel), Kommunikationstheorien (Bateson, Watzlawick), Gestalttherapie (Perls), Kybernetik und Systemtheorie (Bertalanffy, Luhmann) zu nennen.

In ihrer Entwicklung verzweigte sich die GD aus der Urzelle der Lewinschen T-Gruppe in die Richtung der Sensitivity- und Encountergruppen, die mehr auf Personen- und Erfahrungsorientierung abstellten, einerseits und andererseits in eine Richtung, die stark die Ziel- und Strukturorientierung betonte. Während die Encounterbewegung zur Zeit des Psychobooms weit verbreitet war, distanzieren sich die meisten heutigen Gruppendynamiker davon mit der Kritik eines „defensiven Befriedigungsangebots" und betonen demgegenüber die „aufklärerisch-verändernde Funktion" von GD. Auch hier liegt der Darstellungsschwerpunkt auf dieser Richtung, die den Anspruch erhebt, feld- und erfahrungsbezogen sowie umsetzungsorientiert zu arbeiten, und eher an der Schnittstelle von Gruppe und Organisation als an der von Gruppe und Individuum ansetzt.

Nach Europa gelangte die GD im Rahmen einer OECD-Initiative, die die Verbreitung von US-amerikanischem Management-Know-how zum Gegenstand hatte. In Österreich ist die Etablierung der GD untrennbar verbunden mit Traugott Lindner, der 1954 das erste GD-Laboratorium im deutschsprachigen Raum leitete, sowie 1970 die Zeitschrift „Gruppendynamik" gründete, jenes wissenschaftliche Organ, das auch heute noch über die neuesten Entwicklungen informiert.

## *Theoretischer Hintergrund*

Eine Darstellung der Theorie der GD steht zunächst vor der Schwierigkeit, daß diese in erster Linie in praktischen Zusammenhängen und jeweils mit den „Betroffenen" entwickelt wurde (und wird). Die Aufhebung der Subjekt-Objekt-Trennung wurde schon von Lewin (1953) postuliert, der diese Art, „gemeinsam mit den Forschungsobjekten zu forschen", als „Tat-Forschung" bezeichnete. Dementsprechend liegt die Theorie der GD nur partial – d.h. nicht im Sinne eines geschlossenen Gebäudes – und unterschiedlich weit entwickelt vor: Während der Gegenstand „Kleingruppe" als gut erforscht gilt, ist auf der Ebene größerer sozialer Systeme noch vieles offen. Weiters ist die GD auf der Ebene der Theorien und Modelle durch Interdisziplinarität gekennzeichnet: Philosophische und soziologische Konzepte reichern sozialpsychologische an, Autoritäts- und Widerstands-, Rollen-, Normen- und Erwartungskonzepte sowie Dependenzmodelle werden verwendet, innovative Organisationsmodelle überlegt.

## *Welt- und Menschenbild*

Die GD distanziert sich vom mechanistischen Paradigma, von der Vorstellung, daß Individuen, Gruppen, Organisationen wie triviale Maschinen funktionieren. Sie geht von einer relativen Autonomie des Individuums aus, das mit seiner Umwelt in einer Wechselbeziehung steht, seine Individualität nur vor dem Hintergrund seiner Eingebundenheit in soziale Zusammenhänge entwickeln kann. Dabei gibt es gewisse Widersprüche, die als unaufhebbare den Menschen mitgegeben sind und zu Synthetisierungsleistungen auf sozialer Ebene zwingen – an anthropologisch konstanten sind die zwischen Individuum und Gruppe, Alt und Neu (Vorgesetzte und Dazugekommene), Mann und Frau zu nennen. Als menschheitsgeschichtlich jüngere Errungenschaft, die mittlerweile denselben Stellenwert hat, ist die Organisation hinzugekommen, die heute beinahe alle Lebensbereiche durchzieht, als weiteren Widerspruch den zwischen Gruppe und Organisation konstituiert und zugleich neue Individualitätschancen eröffnet.

## *Praxis der Methode*

Die verschiedenen Anwendungszusammenhänge der GD lassen sich nach zwei Dimensionen typisieren:

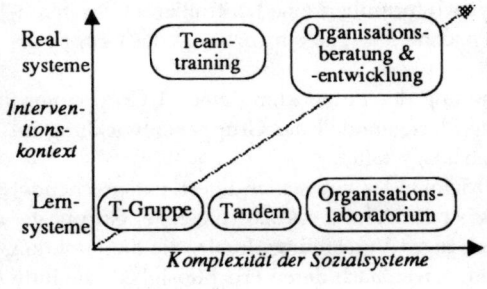

Auf der y-Achse ist die „Realitätsnähe" positioniert: Am unteren Ende sind die „reinen Lernsysteme" verortet, die sich für begrenzte Zeit und eigens für den Zweck des sozialen Lernens konstituieren, am oberen Ende der Beratungs- und Trainingskontext „Realsystem". Auf der x-Achse ist das Kontinuum „Komplexität der Lernsysteme" aufgetragen. Etwas vergröbert kann der Diagonal-Pfeil als Zeitachse aufgefaßt werden: GD nahm ihren Ausgangspunkt in der T-Gruppe und entwickelte sich zunehmend in Richtung auf komplexere und realitätsnähere Kontexte.

(modifiziert nach Königswieser & Pelikan 1990, 80)

## T-Gruppe

Das bekannteste Setting der GD ist die klassische T-Gruppe, die üblicherweise aus 8 bis 12 Teilnehmern – die sich aus ihrem Alltagsleben zumeist nicht kennen – und 1 bis 2 Trainern besteht, in Klausur stattfindet und etwa eine Woche dauert. Die T-Gruppe hat die „Aufgabe der Selbstbeobachtung", erforscht ihre eigenen Prozesse im Bestreben, das „Hier und Jetzt" (Rice 1973) in seiner Logik verstehen, interpretieren und bestimmen zu können, ist also erfahrungsorientiert und reflexiv, fördert das Lernen-Lernen durch Kommunikation über Kommunikation und durch eigenes Erleben.

Der T-Gruppe liegt die Annahme zugrunde, daß die in Gruppen gesetzmäßig wirksamen Kräfte und stattfindenden Prozesse sich in einer Laborsituation ebenfalls – aufgrund der Ausklammerung der inhaltlichen Ebene sogar klarer – zeigen und daher dort besser studierbar sind. Damit ist auch schon der erste Lernbereich benannt: Gesetzmäßigkeit von Gruppenprozessen, Macht, Konflikt, Auseinandersetzung mit Autorität, Entstehung von Normen, verschiedene Rollen und Funktionen in Gruppen. Der zweite Lernbereich kann grob mit „sozialem Lernen" übertitelt werden. Darunter fallen: Verringerung der Diskrepanz zwischen Selbst- und Fremdeinschätzung, gesteigerte Bewußtheit und Sensitivität für Emotionalität (sowie deren situative Aktualisierungsgründe) und Ausdrucksweise bei sich selbst und anderen, verbesserte Wahrnehmung der Folgen eigenen Handelns, Auflockerung von Verhaltensstereotypen und Erlernen effektiveren Verhaltens gegenüber der Umwelt. Wichtig dabei ist die Methode des Feedbacks, die zwar im Rahmen der GD entwickelt wurde, mittlerweile aber in vielen Zusammenhängen Verwendung findet.

Durch eine minimale Situationsdefinition, die nur die Vorgabe von Zeit, Ort, Aufgabenstellung (Studium der eigenen Gruppe) und Trainerfunktion (nicht führend, sondern beratend) beinhaltet, werden Verunsicherung und damit Identitätsstreß erzeugt, was lerntheoretisch gesprochen als „produktives Unbehagen" für die Veränderung von Einsichten und Verhalten unentbehrlich ist, psychoanalytisch formuliert eine kontrollierte Gruppenregression intendiert, die ein nachheriges „Heranwachsen" der Gruppe ermöglicht.

Zur (idealtypischen) Schilderung der Entwicklung einer T-Gruppe wird das oben bereits dargestellte Phasenmodell der Gruppenentwicklung im folgenden phänomenologisch ausgestaltet:

Die (der Abhängigkeit des Kleinkindes von seinen Eltern entsprechende) *Phase der Dependenz* ist zunächst durch hilfloses Schweigen der Gruppe gekennzeichnet. Daran knüpfen meist Vorstellungsrituale, die die Funktion haben, Sicherheit zu schaffen, sowie, nach deren Fruchtlosigkeit, die Bitte um Hilfe (Führung) an den Trainer. Die Enttäuschung dieser Erwartung führt zu Phantasien über den guten und/oder bösen (manipulativen) Trainer, nach denen die sich als „Versuchskaninchen" fühlende Gruppe meist wieder in versunkenes Schweigen fällt.

Die *Phase der Konterdependenz* (in der sich „Freiheit" vielfach darin ausdrückt, das nicht zu wollen, was Eltern oder andere Autoritäten sagen) beginnt zumeist mit verdeckter Dominanz einzelner Teilnehmer (z.B. durch Themen), die nach und nach offener agiert wird – individuelle Dominanz über die Gruppe etwa durch „Therapie" einzelner – und schließlich häufig in normierte Dominanz (Gesprächsleiter, Moderator) mündet. Daran schließt die Konkurrenz untereinander an, was häufig Veraußenseiterung, Verweigerung und auch physische Flucht nach sich zieht, gefolgt von zunächst individuellem, dann kollektivem Kampf gegen den Trainer.

Ein Zustand von Autonomie und wechselseitiger Abhängigkeit ist im Idealfall das Ziel menschlicher Sozialisation. In der Gruppe kommt es in der *Phase der Interdependenz* zur Unterscheidung von Funktion und Person, die zumeist am Sonderfall „Trainer" beginnt, dann auf die Teilnehmer ausgeweitet und schließlich auch zwischen hier und jetzt und dort und damals möglich wird. Freimütigere Selbstäußerungen, die Möglichkeit zu produktiven Beziehungsklärungen sowie zur Trennung zwischen Inhalts- und Prozeßebene und das Bewußtsein von sowie die Fähigkeit zu Mehrfachmitgliedschaften (Zugehörigkeit zu mehreren Subgruppen) kennzeichnen die reife, arbeitsfähige Gruppe.

Das Trainerverhalten ist sowohl von Trainer zu Trainer wie auch in den verschiedenen Phasen einer Gruppe sehr unterschiedlich, es paßt sich jeweils dem an, was für die Gruppe gerade günstig ist. Es gibt aber einige allgemeine Prinzipien: Es wird nicht therapeutisch oder psychoanalytisch interpretiert, sondern immer auf der Ebene der aktuellen Bedingtheit und Folgen von Verhalten, wobei dieses Verhalten einzelner niemals ohne Beziehung zur Situation der Gruppe beurteilt, sondern im Hinblick auf seine Funktion im Gruppenkontext hinterfragt wird.

Interventionen, denen Informationssammlung und Hypothesenerstellung vorangehen, messen sich an ihren Wirkungen: Man kann, so die Annahme, nur das aus einer Gruppe „rausholen", was bereits in ihr „drinnen" ist (die Gruppe bestimmt, was sie aufgreift und was nicht). Dazu gehört es auch, mit den Begriffen und Konzepten, den Differenzen der Gruppe zu arbeiten, was mit „Abholen" oder „Anschlußfähigkeit" bezeichnet wird. Interventionen erfolgen über Fragen zur Situation an die Gruppe und an einzelne, durch Aufmerksammachen auf (non-)verbale Ereignisse, Mitteilen von Vermutungen zur Interpretation der Situation, authentisches Reagieren auf die Gruppe und einzelne. Auch ganzheitliche Formen wie Märchen oder (gemalte) Bilder und soziometrische Verfahren zur Aufdeckung von Gruppenstrukturen werden oft verwendet.

## Tandem und Organisationslaboratorium

Häufig finden zumindest zwei T-Gruppen gleichzeitig statt und arbeiten aufeinander bezogen, d.h.: beobachten und beforschen sich wechselseitig. Dieses *Tandem*-Setting erhöht die Komplexität der Lernsituation und mehrt die Lernchancen, indem es den Teilnehmern eine Konzentration auf das Beobachten sowie das Studium eines weiteren Gruppenprozesses ermöglicht.

Eine weitere Komplexitätssteigerung sind aus mehreren Gruppen bestehende *Organisationslaboratorien,* die sich hinsichtlich ihrer Strukturiertheit stark unterscheiden können. Lernfelder von Organisationslaboratorien liegen weniger auf den Beziehungen innerhalb einer Gruppe als vielmehr auf denen zwischen Gruppen, wobei je nach Design unterschiedliche Schwerpunkte vorliegen (wie schaffen es Personen / Gruppen, sich zu organisieren, Delegationsprozesse und damit verbundene Probleme, Widerspruch Gruppe – Organisation, Umgang mit Außenseitern ...).

## Realsysteme

Die Darstellung der Anwendung der GD im Kontext von Realsystemen (Teamtrainings, Organisationsberatungen) würde den Rahmen dieses Artikels sprengen, müßte eine solche doch nicht nur auf verschiedene Feldspezifika eingehen, sondern könnte auch nur anhand von Fallbeispielen erfolgen. Meist geht die Umsetzung von Grundlagenwissenschaftlichem der GD in konkrete Designs und Methoden Hand in Hand mit der Verwendung anderer Ansätze und Konzepte und fällt je nach Arbeitsgebiet und Berater unterschiedlich aus.

## Neuere Entwicklungen

Stichwortartig können folgende, zum Teil nicht mehr ganz neue Veränderungstendenzen festgehalten werden: Das Abgehen von therapeutischen Trainings, ein Abnehmen klassischer T-Gruppen im Bereich berufsbezogener Weiterbildung und deren tendenzielle Beschränkung auf Ausbildungszusammenhänge, eine Verstärkung der Unterscheidung von Trainer (Schwerpunkt: Lernen von Personen in seminaristischen Settings) und Berater (Schwerpunkt: Lernen von „Realsystemen" und Organisationen) sowie eine vermehrte Einbeziehung anderer Ansätze.

Die aktuellen Diskussionen sind – wie dies wohl für alle Sozialwissenschaften gilt – durch die Herausforderung des systemtheoretischen Paradigmas geprägt und in dessen Einschätzung äußerst unterschiedlich. – Während sich Schmidt (1989) von der GD ab- und dem neuen „Superparadigma" zuwendet, vermutet Krainz (1990) „alten Wein in neuen Schläuchen".

Wenngleich die Diskussion noch im Fluß ist, scheint sich doch die Einschätzung durchzusetzen, daß „die Denkinstrumente der neueren Systemtheorie" (Wimmer 1990, 5) geeignet sind, GD mit einem zusätzlichen Erkenntnisgewinn neu zu beschreiben.

**Literatur**

Königswieser, R. & Pelikan, J. (1990): Anders – gleich – beides zugleich. Unterschiede und Gemeinsamkeiten in Gruppendynamik und Systemansatz. Gruppendynamik 1, 69–94

Krainz, E. (1986): Gruppendynamik heute. Ihr Gegenstandsbereich und ihre Entwicklung als Wissenschaft. Psychologie in Österreich 5

Krainz, E. (1990): Alter Wein in neuen Schläuchen? Zum Verhältnis von Gruppendynamik und Systemtheorie. Gruppendynamik 1, 29–44.

Lewin, K. (1953): Die Lösung sozialer Konflikte. Bad Nauheim

Rice, A. (1973): Führung und Gruppe. Stuttgart

Sbandi, P. (1973): Gruppenpsychologie. Einführung in die Gruppendynamik aus sozialpsychologischer Sicht. München

Schmidt, J. (1989): Unspezifische Gruppendynamik. Zur Evolution eines Paradigmas. Gruppendynamik 3, 297–312

Wimmer, R. (1990): Wozu noch Gruppendynamik? Eine systemtheoretische Reflexion gruppendynamischer Arbeit. Gruppendynamik 1, 5–28


**Weiterführende Literatur**

Bion, W.R. (1971): Erfahrungen in Gruppen. Stuttgart

Bradford, L.P., Gibb, J.R. & Benne, K.D. (1972): Gruppentraining. Stuttgart

Däumling, A., Fengler, J., Nellessen, L. & Svennsson, A. (1974): Angewandte Gruppendynamik. Selbsterfahrung – Forschungsergebnisse – Trainingsmodelle. Stuttgart

Heintel, P. (1974): Das ist Gruppendynamik. München

Heintel, P. & Krainz, E. (1988): Projektmanagement. Wiesbaden

Lappasade, G. (1972): Gruppen, Organisationen, Institutionen. Stuttgart

Lewin, K. (1963): Feldtheorie in den Sozialwissenschaften. Bern

Schwarz, G. (1985): Die „heilige Ordnung" der Männer. Patriarchalische Hierachie und Gruppendynamik. Opladen

Slater, P.E. (1970): Mikrokosmos. Eine Studie über Gruppendynamik. Frankfurt


**Zeitschrift**

Gruppendynamik. Zeitschrift für angewandte Sozialpsychologie. Leske & Budrich, Opladen; erscheint 4mal im Jahr

*Gerhard Stumm*

# Themenzentrierte Interaktion (TZI)

Dieser Ansatz ist primär keine psychotherapeutische Methode, sondern ein pädagogisch-didaktisches Modell und in dieser Hinsicht allenfalls „Gesellschaftstherapie" oder „Breitentherapie" (vgl. Cohn 1985, 22). Die im Ansatz vorgesehene emotionale Offenheit in der Gruppe sowie das „Chairperson"-Prinzip (vgl. Löhmer & Standhardt 1992) fördern jedoch die Eigenaktivität und Selbstverantwortung der Gruppenteilnehmer, können eine Ich-Stärkung darstellen und insoferne therapeutische Effekte bedingen.

## Die Mutter der TZI: Ruth Cohn

TZI ist untrennbar mit der Begründerin Ruth Cohn verbunden. Sie zählt auch zu den vormals psychoanalytisch orientierten Therapeuten, die sich später von diesem Ansatz entfernt haben. Ihr weiterer Weg (vgl. Cohn 1975; Farau & Cohn 1984) führte sie zu einer erlebnisorientierten (experientialistischen) Sichtweise. Wertvolle Impulse bezog sie dabei vom – ihrer Meinung nach – „radikalen Erlebnistherapeuten" Fritz Perls (Cohn 1975, 70). Wie Perls ist auch Ruth Cohn zu den Vertretern der humanistischen Psychologie zu zählen.

Ruth Cohn stammt ursprünglich aus Berlin. 1933 floh sie aus dem nationalsozialistischen Deutschland in die Schweiz, wo sie sich einer Lehranalyse unterzog. 1941 gelangte sie nach New York, wo sie zunächst als Psychoanalytikerin, später als Gestalttherapeutin arbeitete. Anfang der siebziger Jahre kehrte sie nach Europa zurück. Seit 1974 lebt sie in Hasliberg, einem kleinen Ort in der Schweiz (zur Lebensgeschichte Ruth Cohns siehe Farau & Cohn 1984).

## Ethik als axiomatische Grundlage

Wenn von TZI als Methode die Rede ist, so ist damit nicht eine auf Technik reduzierte Methode gemeint, sondern eine, die auch eine philosophische Grundhaltung einschließt. Mehr noch: Sie baut auf dieser grundlegenden Ethik auf, die im Sinne eines „Kompasses" zu sehen ist, der die Richtung der Anwendung der Methode angeben soll. Die Werthaltungen werden in Form von drei Axiomen (d.h. Leit- oder auch „Glaubens"-Sätzen) zum Ausdruck gebracht (Cohn 1975, 120; Matzdorf 1985, 49):

### 1. Holistisch-anthropologische Dimension
„Der Mensch ist eine psychobiologische Einheit und ein Teil des Universums. Er ist darum gleicherweise autonom und interdependent. Die Auto-

nomie des einzelnen ist umso größer, je mehr er sich seiner Interdependenz mit allen und allem bewußt wird."

*2. Ethische, Wert- und Sinndimension*
„Ehrfurcht gebührt allem Lebendigen und seinem Wachstum. Respekt vor dem Wachstum bedingt bewertende Entscheidungen. Das Humane ist wertvoll; Inhumanes ist wertbedrohend."

*3. Pragmatisch-politische Dimension*
„Freie Entscheidung geschieht innerhalb bedingender innerer und äußerer Grenzen. Erweiterung dieser Grenzen ist möglich."

## *Das Arbeitsmodell (TZI-Modell)*

Im sogenannten TZI-Dreieck (siehe Graphik) wird als Prinzip symbolisiert, daß „lebendiges Lernen" nur durch eine Beachtung von *Ich* (Einzelpersonen), *Wir* (Gruppe, Gemeinschaft) und *Es* (Thema, Sache, Aufgabe), eingebettet in den *Globe* (Rahmenbedingungen, äußere Gegebenheiten, soziale, historische und kosmische Umgebung), erfolgen kann. Weder die Gefühle, Bedürfnisse und Gedanken einer einzelnen Person noch die Interaktionen in der Gruppe, noch das eigentliche Thema dürfen zu kurz kommen. Die Ichs und die Beziehungen in der Gruppe stellen dabei das Fundament dafür dar, daß die Arbeit an einem Thema gelingt.

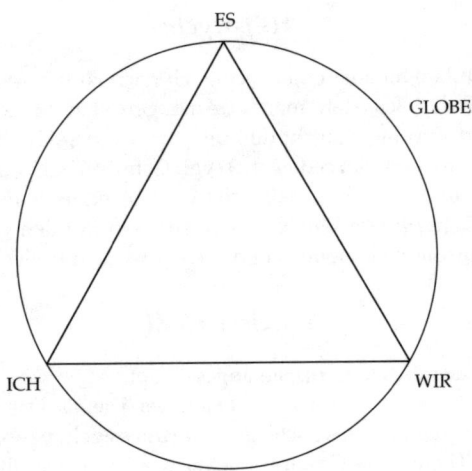

Die Gewichtung der Faktoren, die im Arbeitsmodell abgebildet sind, sollte zwar ausgewogen und gleich sein, doch nicht gleichbleibend, d.h. nicht statisch. Das Gleichgewicht ist aus dem Gruppenprozeß heraus immer wieder neu, d.h. im Sinne einer *dynamischen Balance* herzustellen. Steht z.B. für eine gewisse Zeit der Ich-Aspekt im Vordergrund, müssen dann aber auch der Gruppenbezug, das Thema und die Aspekte der Realität wieder Beachtung finden. Eine zu starke Betonung des Ich-Aspektes bedeutet: Therapie, reine Selbsterfahrung, eine zu starke Betonung des Wir-Aspekts: Gruppendynamik, eine zu starke Betonung des Sach-Aspekts: Theorielastigkeit sowie eine zu starke Betonung des Globe in der Gruppe: Politik im weitesten Sinne.

## Postulate

Aus den Axiomen werden zwei Postulate (Handlungsprinzipien, Ich-Regeln) abgeleitet (Cohn 1975, 121 ff; Matzdorf 1985, 51):
„Sei deine eigene Chairperson." Es bedeutet: „Sei dir deiner inneren Gegebenheiten und deiner Umwelt bewußt." Bestimme in Verantwortung für dich selbst und andere deine Entscheidungen und dein Wollen.
„Störungen und Betroffenheiten haben Vorrang." Damit wird ausgesagt, daß es darum geht, Ablenkungen zu beseitigen, um sich voll auf das Thema und die anderen konzentrieren zu können. Durch das Ansprechen von „unerledigten Geschäften" können oft Hindernisse, die sich der angemessenen Zuwendung und Befassung mit der Aufgabe in den Weg stellen, ausgeräumt werden (Höcker et al. 1992).

## Hilfsregeln

Über die Postulate hinaus finden sich auch noch Hinweise auf Kommunikationsverhalten („Ich statt man"; „Aussagen statt Fragen"; „Seitengespräche haben Vorrang"; „nicht um die Ecke reden", d.h. direkt und nicht über jemand Anwesenden reden etc.) (vgl. Cohn 1975, 123 ff).
Hier von Regeln zu sprechen, halte ich für problematisch. Es geht nicht um die sture Einhaltung von Eingelerntem, sondern um den Geist der Kommunikation. Insoferne können aber diese Hinweise hilfreich sein.

## Praxis der TZI

TZI wird vornehmlich in Gruppen angewendet.
Jede Sitzung, jedes Treffen, hat ein explizites Thema. Das heißt, es wird ausdrücklich benannt, „was Sache ist", worum es geht bzw. gehen soll.
Das jeweilige Thema (des Gesamtprojekts, des Tages, vor allem der einzelnen Einheit, Sitzung) sollte nach Möglichkeit auch formuliert sein.
Die Themenformulierung folgt bestimmten Prinzipien: Benennen des Fokus, der Figur (Gestalt) vor dem Hintergrund (unter Beachtung der Balan-

ce), Herstellen einer persönlichen Beziehung und inneren Beteiligung der Gruppenmitglieder (und des Gruppenleiters) zum Thema (z.B. Ich-Formulierungen und Verben statt Hauptwörtern sowie Ansprechen von Handlungsorientierung, Perspektiven und Lösungsmöglichkeiten).

Das Thema ist (abwechselnd) jeweils entweder von Ich- oder Wir- oder Sach- oder Globus-Aspekten dominiert.

TZI-Gruppen zeichnen sich durch eine „aufgabenbezogene gemeinsame Gruppenarbeit unter einer zu jeder Zeit klar definierten Leitung" aus (Wrage 1985, 82), damit die Gruppe die Vorzüge einer Leitung (z.B. Planung, „Hüten" des Themas, Funktion der Zeitstrukturierung, Beobachtungsfunktion in bezug auf Gruppendynamik, Entlastung der Gruppenmitglieder in Hinblick auf Leitungsfunktionen) nützen kann (Ausnahme: Kleingruppen bis max. 6 Personen).

In diesem Sinne ist TZI eine mehr oder weniger strukturierende Methode, die auch direktive, vorgebende, anleitende Elemente in sich birgt.

Die Bedeutung des Themas impliziert ein stufenweises Vorgehen in puncto Planung vor der Arbeitsphase und in der Gruppe selbst. In der Planungsphase: Themen suchen, finden, benennen und formulieren; in der Arbeitsphase: Themen in der Gruppe einführen, präzise formulierte Themen nennen und eventuell Einstimmung auf Beginn der Themenbearbeitung durch eine schweigende Besinnung zur Sammlung und Vergegenwärtigung der durch das Thema angesprochenen Reaktionen.

Struktur und Setting zur Bearbeitung des Themas werden ausgehend von gefundenem und benanntem Thema analog ausgearbeitet und in der Gruppe erklärt.

Das Blitzlicht, eine eher gefühlsbezogene Momentaufnahme zur Charakterisierung der Gruppensituation aus der Warte der Gruppenteilnehmer, ist ein Mittel, um Standort, Prozesse und gegebenenfalls Störungen in der Gruppe transparent zu machen.

Es wird zwar vorwiegend im Sinne des Grundsatzes der humanistischen Psychologie im Hier-und-Jetzt-Bezug gearbeitet, doch werden auch Dort-und-Damals- und Dort-und-Dann-Relationen einbezogen. Darin kommt die Integration erlebnisbezogener sowie analytischer Elemente zum Ausdruck.

## *Leiterverständnis und -funktionen*

Der TZI-Gruppenleiter versteht sich als Leiter (d.h. auch als Beobachter) und Teilnehmer der Gruppe. Das heißt, er ist nicht neutral und abstinent, was seine emotionalen Bezüge anlangt. Neben seinen von ihm wahrgenommenen Funktionen als Leiter bringt er sich gleichsam modellhaft existentiell als Person ein.

Zugleich ist er nicht bedingunglos offen, sondern wählt im Sinne *„selektiver Authentizität"* (vgl. Cohn 1975, 68 bzw. 125) bzw. „disziplinierter Spontaneität" (Kröger 1985, 24) aus, was er der Gruppe mitteilen will.

Seine Funktionen sind zahlreich (siehe auch oben): Planung und Formulierung des Themas; „Hüter des Themas" in Sitzungen; Konzeption der Zeit- und Bearbeitungsstruktur; Achten auf „dynamische Balance".

## Anwendungsgebiete und Praxisfelder

Obwohl Ruth Cohn aus der Therapeutenszene kommt, bezieht sich TZI in erster Linie auf Gruppen, in denen ein Thema bzw. eine Aufgabe im Vordergrund steht. Mit Hilfe von TZI kann z.b. im Unterricht in Schulen, Universitäten und in der Erwachsenenbildung, im Beratungskontext, im Feld der (Selbst-)Supervision, in der Seelsorge (vgl. Kroeger 1983), in der Arbeit in der Gemeinde, in Basisgruppen und Bürgerinitiativen, in Industrie und Wirtschaft (z.B. Organisationsentwicklung), in Selbsthilfegruppen, in Patientengruppen in Spitälern etc. *„lebendiges Lernen"* ermöglicht werden.

Kurzum: Überall dort, wo sich Arbeits- und Kommunikationsgruppen einer definierten oder zu definierenden Aufgabe stellen, kann auf die Methode der TZI zurückgegriffen werden.

**Literatur**

Cohn, R. (1975): Von der Psychoanalyse zur Themenzentrierten Interaktion. Stuttgart

Cohn, R. (1985): Aus einem Gespräch mit Ruth Cohn. In: o.A.: Erfahrungen lebendigen Lernens: Grundlagen und Arbeitsfelder der TZI. Mainz

Farau, A. & Cohn, C. (1984): Gelebte Geschichte der Psychotherapie. Zwei Perspektiven. Stuttgart

Höcker, J. et al. (1992): Störung als Beitrag zum Gruppengeschehen. Zum Verständnis des Störungspostulats der TZI in Gruppen. Mainz

Kroeger, M. (1983): Themenzentrierte Seelsorge. Stuttgart

Kroeger, M. (1985): Profile der Themenzentrierten Interaktion. In: o.A.: Erfahrungen lebendigen Lernens: Grundlagen und Arbeitsfelder der TZI. Mainz

Löhmer, C. & Standhardt, R. (1992): Themenzentrierte Interaktion (TZI). Die Kunst, sich selbst und eine Gruppe zu leiten. Mannheim

Matzdorf, P. (1985): Die humanistischen Axiome der TZI. Grundlagen und Perspektiven für pädagogisches, therapeutisches und politisches Handeln. In: o.A.: Erfahrungen lebendigen Lernens: Grundlagen und Arbeitsfelder der TZI. Mainz

Wrage, K.H. (1985): Themen finden – Themen einführen. In: o.A.: Erfahrungen lebendigen Lernens: Grundlagen und Arbeitsfelder der TZI. Mainz

**Weiterführende Literatur**

o.A.: Auf dem Weg zur arbeitsfähigen Gruppe: Kooperationskonzept von Helga Belz – Prozeßberichte aus TZI-Gruppen. Mainz 1988

Cohn, R. C. (1984): Es geht ums Anteilnehmen. Perspektiven der Persönlichkeitsentfaltung. Freiburg

o.A.: Gruppenarbeit: themenzentriert: Entwicklungsgeschichte, Kritik und Methodenreflexion. Mainz 1987

Langmaack, B. & Braune-Krickau, M. (1985): Wie die Gruppe laufen lernt. Anregungen zum Planen und Leiten von Gruppen. Weinheim

Langmaack, B. (1991): Themenzentrierte Interaktion. Einführende Texte rund ums Dreieck. Weinheim

Löhmer, C. & Standhardt, R. (Hg.) (1992): TZI: Pädagogisch-therapeutische Gruppenarbeit nach Ruth C. Cohn. Stuttgart
Matzdorf, P. (1986): Das Gruppenkonzept in der Themenzentrierten Interaktion. In: Petzold, H. & Frühmann, R. (Hg.): Modelle der Gruppe in Psychotherapie und psycho-sozialer Arbeit. Bd II. Paderborn

**Zeitschrift**
Themenzentrierte Interaktion. Hg.: WILL-International; Matthias-Grünewald-Verlag, Mainz; erscheint 2mal im Jahr

# 2. Körperorientierte Methoden

*Thaddäus Rothe*

# Rolfing

Therapien verstehen sich häufig als Wachstumsarbeit. Doch bei Rolfing wird das Wachsen sogar augenfällig. Denn es ist real möglich, um einige Zentimeter größer zu werden. Dem laienhaften Blick entgeht leicht, wieviel „Größe" im Körper eingeschlossen sein kann. All das, was „krummer" ist als die naturgegebene Krümmung von Hals und Rücken, läßt sich in Körperlänge umwandeln.

Doch Größerwerden ist im Rolfing eigentlich Nebenprodukt. Die meisten Menschen erleben ihren Körper als eine undurchdringliche, feste und auch in ihrer Form festgelegte Masse. Ein Zyklus von zehn ein- bis eineinhalb-stündigen Rolfingsitzungen (Schwind 1988) dient dem Durch- und Umarbeiten des ganzen Körpers und bewirkt, daß man sein Innen bis hinein in die tiefliegenden Muskeln erfährt und spürt. Zuweilen – für kurze Zeit – unter heftigen Schmerzen.

Diese Schmerzen rühren aus der Auflösung von Verklebungen und Verkürzungen der Muskeln – genauer: der Muskelhäute. Jeder Muskel ist in eine Hülle aus Bindegewebe eingescheidet – nach dem lateinischen Wort für Bündel Faszie genannt. Diese Faszien – von der Schulmedizin nur stiefmütterlich behandelt – bilden ein durch den gesamten Körper laufendes, zusammenhängendes System, das uns aufrecht hält und somit weitgehend die Ausprägung unserer Körperform bestimmt (Rolf 1989, 37).

Muskeln haben unterschiedliche Aufgaben und müssen zu deren optimaler Ausführung aneinander vorbeigleiten.

• Werden Bewegungsarten nicht mehr ausgeführt, verkleben Faszien aneinanderliegender Muskeln.

• Bei ständig angespannten – also chronisch verkürzten Muskeln, paßt sich die Faszie dauerhaft der (stärker gebauchten) „Kurzform" an. Selbst bei Entspannung kann der Muskel nicht mehr seine ursprüngliche Länge einnehmen.

Rolfing ist die *Therapie der Faszien:* Verklebte Faszien werden getrennt und verkürzte „gelängt", indem der Behandler mit Druck die Faszien langstreicht und seine Hände in die Muskelspalten einsinken. In der Folge gelingt es dem/der RolferIn, die „Haltung" wie Wachs zu modellieren – auch in diesem Sinne Wachstumsarbeit. Er/Sie kann vor dem Spiegel dem Kli-

*Gerhard Hesse danke ich herzlich für ungezählte kreative Kommentare.*

enten anschaulich dessen Haltung gestalten und ihm dadurch auch neue Formen des Bewegens anbieten.

Alle Haltungen haben einen Ausdruck – es gibt unzählige: aufgeblasen, soldatisch, verklemmt, gebeugt, starr, hochnäsig etc. Haltungsstrukturen sind Mitverursacher vieler Alltagsleiden – von Rückenschmerzen und Kopfweh bis zu Kurzatmigkeit und Wirbelsäulendeformationen. Jede dieser Haltungen weist mehr oder weniger große Abweichungen von einer optimalen Ausrichtung im Schwerefeld der Erde auf. Wobei hier Haltung jene „Stellung" meint, in der wir spontan sind – ohne eine Haltung einzunehmen.

Gehen wir in die Knie, müssen unsere Beinmuskeln das Gewicht des Körpers tragen. Ist unsere Faszienstruktur jedoch so gestaltet, daß sich die Schwerpunkte von Schultern, Becken und Knie in einer Senkrechten übereinander befinden, tragen Knochen das Gewicht: Wir haben dann den idealen Stand, eine Nichthaltung, die auch vollkommen ökonomisch ist, weil wir ohne Halten aufrecht stehen.

Aufgrund emotionaler Blockaden, durch Unfälle und besonders durch Nachahmung von Erwachsenen bilden wir Abweichungen vom Idealen. So ahmten viele um die Jahrhundertwende den „Auswärtsgang" nach, statt mit parallel ausgerichteten Füßen zu gehen – funktionell etwa so widersinnig wie ein Auto mit auswärts gestellten Rädern.

Mit der *Strukturellen Integration,* nach ihrer Begründerin, der amerikanischen Biochemikerin *Ida P. Rolf* (1895–1979) Rolfing genannt, ist eine völlig neue Form der Körperarbeit entstanden, die auch hochentwickelte manuelle Techniken der Gewebsbehandlung hervorbrachte. Chiropraktik und Physiotherapie beschäftigen sich mit der passiven Bewegbarkeit des Gelenks. Die Physiotherapie sorgt zudem noch für aktive Beweglichkeit. Rolfing geht darüber hinaus: Es schafft eine harmonische Struktur für die Ordnung der Gelenke zueinander und setzt damit einen Impuls zur Neuorganisation des Körpers, von der die unmittelbare Veränderung nur ein kleiner Anfang ist.

Kritik an Rolfing bezieht sich hauptsächlich auf emotionale Aspekte. Das Lösen von Muskelspannungen setzt Gefühle frei, die bei Rolfing „nur" zugelassen, jedoch nicht weiter bearbeitet werden. Daher haben einige Therapien immer wieder versucht, eine Synthese mit anderen Methoden zu finden. Typisch dafür ist Jack Painters „Posturale Integration" (PI), bei der die originären Qualitäten des Rolfing – das hohe technische Niveau der Strukturarbeit, die differenzierte Kenntnis der Wirbelsäulenmechanik – verlorengingen. Die Arbeit an Gefühlen überläßt klassisches Rolfing den Psycho- bzw. Körpertherapien.

**Literatur**

Rolf, I. (1989): Rolfing, Strukturelle Integration. München

Schwind, P. (1988): Alles im Lot. Rolfing: Körperliches und seelisches Gleichgewicht durch Rolfing. München

*Maria Theurer*

# Posturale Integration

Posturale Integration ist eine körperorientierte Bewußtseinsarbeit. Begründer Jack Painter (geb. 1933) betont in seinem Ansatz den Anspruch auf *Gleichzeitigkeit und Gleichgewichtigkeit von Körper, Gefühl und Intellekt*. Um diesen verschiedenen Ebenen gerecht zu werden, verbindet er die Prinzipien tiefer Gewebebehandlung, ähnlich dem *Rolfing* (siehe den Beitrag dazu in diesem Buch), mit Anleihen aus der Bioenergetik, Reichianischer Therapie und Gestaltarbeit. Es kommen auch Elemente der Atemtherapie und der Akupressur zum Einsatz. Der Begriff „Posturale Integration" setzt sich aus den englischen Bezeichnungen für „Haltung", nämlich *„Posture"*, und „Vervollständigung" – *„Integration"* zusammen. Painters Geschichte definiert zugleich seinen Ansatz: Als bekannter und erfolgreicher Wissenschaftler (Professor für Philosophie), der nur seine geistigen Interessen kannte, bemerkte er eine emotionale und körperliche Unausgeglichenheit bei sich selbst. In seinen Erfahrungen mit humanistischen und körperorientierten Ansätzen vermißte er eine ganzheitliche Arbeit, die *gleichzeitig* die emotionale, die intellektuelle und die Körperebene berücksichtigt. Das Anliegen, sich dem Menschen ganzheitlich zu nähern, findet seinen Ausdruck in der Miteinbeziehung der Arbeit direkt mit den Muskeln und Faszien, der Körperhaltung und Bewegungen und zugleich der gefühlsmäßigen und geistigen Muster, die sich auch in der physischen Erscheinung niedergeschlagen haben.

In der Praxis sind zwei Stadien wesentlich:

Im ersten Stadium – zur Lockerung des Panzers– arbeitet der Therapeut ausgehend von der Schale, d.h. den äußeren Spannungen und Schutzhaltungen, zum Kern, den tieferen und stärker geschützten Strukturen und Emotionen. Gleichzeitig stellt er eine Verbindung her vom inneren Kern zur Schale. Dies geschieht über eine Anfangslockerung von der oberen und unteren Körperhälfte und einer seitlichen Dehnung des Rumpfes und des Beckens zu einer intensiveren Behandlung des Beckens, Bauchraumes, Gesäßes und der inneren Oberschenkel. Das erste Stadium wird mit der Lockerung von Kopf und Nackenpanzer abgeschlossen.

Im zweiten Stadium geht es um die Integrationsarbeit, welche im Moment des Anerkennens und Akzeptierens eigener abgelehnter Persönlichkeitsanteile besteht. Hier wird auch auf Gestaltarbeit zurückgegriffen.

**Literatur**

Painter, J. (1984): Körperarbeit und persönliche Entwicklung. Wie wir durch Tiefenentspannung zur Harmonie von Leib, Seele und Geist gelangen. München

*Thaddäus Rothe*

# Feldenkrais-Methode

Moshe Feldenkrais widmete sich sein Leben lang vornehmlich einem Thema: der Lernfähigkeit des Menschen und ihrer Wiederherstellung, prägnanter gesagt: dem „Wiedererlernen des Lernens".

Empört beobachtete er, wie die Lernfähigkeit seiner Artgenossen verkümmert: „Die Mehrzahl der Menschen einer jeden Generation hört auf, sich weiterzuentwickeln, wenn sie geschlechtsreif ist. Sie gilt dann als erwachsen und empfindet sich auch so. Was man danach noch lernt, hat vorwiegend nur gesellschaftliche Relevanz; die Weiterentwicklung der Person für sich bleibt im großen und ganzen zufällig und ein Glücksfall" (Feldenkrais 1987, 18f.).

Persönliche Entfaltung ist zum seltenen Sonderfall geworden. „Nur künstlerisch tätige Menschen – Musiker, Maler, Bildhauer, Dichter, Tänzer und manche Wissenschaftler und Schuster – bleiben nicht stehen und stecken, entwickeln sich nicht nur in gesellschaftlicher und beruflicher Hinsicht weiter, sondern auch als Person. Andere erweitern nur ihre beruflichen und gesellschaftlichen Fähigkeiten, während ihr Gefühls- und Sinnenleben pubertär oder infantil bleibt und sie dementsprechend auch in ihren motorischen Funktionen zurückbleiben. Ihre Haltung wird immer schlechter, Bewegungen werden eine nach der anderen aus dem Repertoire ausgeschieden, zuerst das Springen und Über-den-Kopf-Rollen, dann, in welcher Reihenfolge auch immer, die Drehbewegungen ..." (ebd., 19).

Feldenkrais Leben (1904–84) war turbulent. Mit 14, noch in den Wirren des Ersten Weltkriegs, ging er von Rußland nach Palästina, begann dort zu arbeiten und maturierte gleichzeitig. Danach studierte er Physik in Paris, schloß mit einer ausgezeichneten Dissertation ab und wechselte ins Laboratorium von Joliot-Curie. Er liebte den Austausch mit bedeutenden Menschen, und es gibt sie daher in seinem Leben zuhauf: Margaret Mead, Heinrich Jacoby, David Ben Gurion, Yehudi Menuhin, Gerda Alexander, Ida Rolf, Heinz von Foerster ... Feldenkrais war auch, geschult an einer jüdisch-rabbinischen Tradition, ein begnadeter Erzähler.

Feldenkrais verfolgte nie die Absicht, jemanden zu korrigieren, denn das Streben nach „korrektem" Normverhalten ist genau die Falle, die uns starr macht. Der Ausweg aus individualitätszerstörender Anpassung lag für ihn auf der Hand.

„So offen liegt er da, daß kaum einer ihn bedenkt: uns weniger darum zu kümmern, was wir tun, als um die Art und Weise, wie wir es tun, was es auch sein mag. Denn das Wie ist das Kennzeichen unserer Individualität,

---

*Für viele lehrreiche und vergnügliche Diskussionen danke ich Livia Calice.*

aus ihm erkennen wir unser Vorgehen, den Prozeß unseres Tuns, und nicht aus dessen Inhalt oder Ergebnis. Indem wir merken, wie wir dieses oder jenes tun, werden wir vielleicht eine andere Verfahrensweise finden, und das bedeutet: endlich etwas freie Wahl gewinnen. Denn solange wir keine Alternative haben, haben wir überhaupt keine Wahl. Mit wieviel Gründen auch immer wir uns dann einreden, daß wir den einzig möglichen Weg gefunden haben: in Ermangelung alternativer Wege ist und bleibt er bloßer Zwang" (ebd.).

Einmal verwundete Feldenkrais sein Knie, so daß es unbeweglich wurde. Als bald danach auch sein anderes verletzt wurde, war es ihm aber mit einem Schlag möglich, das zuerst verwundete Knie wieder zu bewegen. Das Verstehen dieses „Paradoxons" menschlichen Funktionierens wurde zum Grundstein seiner Methode. Überlegungen über nervliche Bahnung, über den Funktionswechsel zwischen Groß- und Kleinhirn, über Physiologie und Entwicklungspsychologie folgten. Letztlich entscheidend aber blieb für ihn die Frage: „Wie tue ich etwas?" Und alle Weiterentwicklung kommt aus der Beachtung des „Wie?".

Kleinkinder leben noch voll in der Konzentration auf das Wie, weil sie alle lebensnotwendigen Fähigkeiten weder per Instinkt noch durch Erfahrung besitzen. Vielmehr müssen sie diese erst für sich erwerben. So sucht das Kleinkind nach einer Form der Fortbewegung; auf seiner Suche probiert es ungezählte Möglichkeiten – und plötzlich hat es krabbeln gelernt. Es ist begeistert und überrascht von dieser vorher nicht geahnten Möglichkeit. Aber anstreben konnte es sie gar nicht, da sie ihm ja unbekannt war.

Diese nichtzielorientierte Art des Lernens bietet unbegrenzte Möglichkeiten – sowohl in den Fehlern als auch in der Vervollkommnung. Das organische und körperliche Lernen wird nach und nach verdrängt durch die Notwendigkeit der Anpassung, durch Erziehung zur Leistung, durch Konzentration auf das Ergebnis. „Die meisten Dinge, die wirklich für uns wichtig sind, haben wir auf diese Weise gelernt. So nämlich haben wir gehen gelernt, sprechen, zählen. Diese Art des Lernens hat keine Methode, kein System, es gab da keine Prüfungen, keinen Termin, bis zu dem wir mit dem Lernen hätten fertig sein müssen. Und es war dabei auch kein vorbestimmtes, klar abgestecktes Ziel zu erreichen. Das also sind die Bedingungen für die wichtigste aller Lernweisen" (Feldenkrais 1981, 9).

Diese organische Lernweise initiiert Feldenkrais auf zwei Arten neu.

1. In Gruppen werden Aufgaben gestellt:

„Bei Lektionen in ,Bewußtheit durch Bewegung' beginne ich mit den Bestandteilen der Bewegung, und es kann an die zwanzig Variationen der Teilkonfigurationen geben, aus denen die Bewegung oder Fertigkeit schließlich besteht. Diese Bewegungsteile lassen die Handlung, die sich am Ende aus ihnen ergeben wird, meist nicht erahnen" (Feldenkrais 1987, 136).
Neue Alternativen entstehen zu den alten, „unveränderbaren" Bewegungsweisen durch langsames Ausführen der Bewegungen mit dem Ak-

zent auf der Wahrnehmung des „Wie geht das überhaupt?" und „Was für Möglichkeiten gibt es?".

2. Nonverbale, behandelnde Einzelarbeit dient speziellen Problemen:
„*Funktionale Integration*' wendet sich an die ältesten Teile unseres sensoriellen Systems: Solche, die auf Berührung reagieren, auf die Empfindungen von Zug und Druck, auf die Wärme der Hand und ihre Streichelbewegung. Die im wörtlichen Sinn behandelte Person spürt zunehmend den sich verringernden Muskeltonus, das Tieferwerden ihres Atmens und seine Regelmäßigkeit, Wohlbehagen im Unterleib, den besseren Kreislauf in der sich weitenden Haut. Und sie wird von diesem Empfinden eingenommen. Sie empfindet ihre primitivsten, d.h. entwicklungsgeschichtlich ursprünglichen, vom Bewußtsein vergessenen Verhaltensschemata und erinnert sich des Wohlgefühls des heranwachsenden kleinen Kindes" (ebd., 179).

Die Feldenkrais-Methode hat nichts Vorgegebenes, sie versucht die Wiederherstellung des kreativen Umgangs mit „Was auch immer". Viele ihrer Vertreter verstehen sie daher auch mehr als Kunst denn als Training oder gar krankengymnastische Methode.

Feldenkrais erreichte auch beeindruckende Erfolge mit augenfällig schweren Störungen wie Spasmen oder Sprachlähmungen nach einem Schlaganfall – insbesondere dank seiner Strategie, nie den defekten Bereich, sondern ausschließlich den übrigen Organismus zu behandeln. Feldenkrais selbst unterschied nicht zwischen krank und gesund, für ihn standen immer Lernprozesse im Vordergrund – und die sind auf jeder Stufe des Lebens möglich.

Wir haben jedoch zunehmend aufgehört, unseren Alltag als Lernprozeß zu verstehen, sondern betrachten ihn oft als einen Prozeß des Verkümmerns. Das zu ändern, hinterließ Feldenkrais als Herausforderung.

**Literatur**
Feldenkrais, M. (1981): Der Fall Doris. Frankfurt
Feldenkrais, M. (1987): Die Entdeckung des Selbstverständlichen. Frankfurt

**Weiterführende Literatur**
Feldenkrais, M. (1947): Body and Mature Behaviour. London
Feldenkrais, M. (1978): Bewußtheit durch Bewegung. Frankfurt

*Heidi Kaslatter*

# Somatics (Hanna Somatic Education)

Diese Methode – ein neuer Zugang zu Muskeln und Gefühlen – wurde von Thomas Hanna, einem in Kalifornien wirkenden Körpertherapeuten, der 1990 an den Folgen eines Verkehrsunfalls starb, aufbauend auf der Arbeit von Moshe Feldenkrais entwickelt und gelehrt. Ziel ist, eine möglichst große Bewußtheit durch Bewegung zu erlangen.

Dies wird auf 3 Arten erreicht:

Lernen von Bewegungsabläufen in der Gruppe mit besonderer Berücksichtigung von Wahrnehmen und Empfinden. Individuelle Einzelsitzungen (klinische Arbeit) und eine täglich selbst durchgeführte Bewegungsroutine von somatischen Übungen. Einen bestimmten Bewegungsablauf nannte Hanna „cat-stretch". Wesentlich ist, daß die Bewegungen, die den senso-motorischen Kortex anregen, sehr langsam und bewußt durchgeführt werden, da „Empfinden" und „Lernen" Zeit benötigen.

Grundprinzipien des somatischen Lernens – Lernen über den Körper durch Bewußtmachung – sind das Spüren, das An- und Entspannen von Muskeln sowie Kontrolle von neuro-muskulären Reaktionen auf emotionale Zustände (z.B. Streßsituationen) zur Verhinderung der Ausbildung von starken Reflexmustern und von senso-motorischer Amnesie.

Die klinische Arbeit in Einzelsitzungen beinhaltet u.a. Beobachtung und Diagnose von Haltung und Gang, „Palpation" (Abtasten der Muskulatur), „Pandiculation" (systematische, koordinierte Streckungen), „kinetisches Spiegeln" und somatische Übungen.

Hanna geht davon aus, daß der Mensch ein „SOMA" mit innerer Körpererfahrung ist, also ein selbstbewußtes lebendiges System mit einzigartigen Möglichkeiten von Selbst-Kontrolle, Selbst-Regulierung und Selbst-Heilung.

Das senso-motorische System reagiert auf tägliche körperliche und seelische Belastungen und auf Traumata mit spezifischen Muskelreflexen, die Hanna den Start-, Stop- und Traumareflex genannt hat. Wenn diese Reflexe wiederholt ausgelöst werden, bilden sich gewohnheitsmäßige Muskelverspannungen, die dann willkürlich, also bewußt nicht mehr entspannt werden können. Diese Muskelkontraktionen werden im Laufe unseres Lebens so vollkommen unwillkürlich ausgeführt, daß vergessen wird, wie man sich frei bewegen kann. Das mangelnde Erinnerungsvermögen wird als senso-motorische Amnesie (SMA) bezeichnet. Sie ist der Verlust an Erinnerung, wie sich bestimmte Muskelgruppen anfühlen, wenn sie ganz entspannt sind, und wie sie kontrolliert bzw. bewußt bewegt werden können.

Dieser Vorgang spielt sich im Zentral-Nervensystem ab und beeinflußt das Innerste des Menschen und die Vorstellung von sich selbst. Wenn SMA und ihre Folgeerscheinungen (Steifheit, Schmerz, eingeschränkter Bewegungsspielraum) auftreten, werden sie fälschlicherweise oft für natürliche Erscheinungen des „Älterwerdens" gehalten. SMA hängt mit dem Alter nicht zusammen; sie kann auch in der Kindheit eintreten. Die Aufhebung der SMA wird erreicht, indem „Gelerntes verlernt und Vergessenes erinnert" wird.

Somatics oder Thomas Hanna Education ist eine Methode für Menschen mit chronischen unbewußten Muskelstörungen zur Wiedererlangung bewußter Kontrolle über ihr neuro-muskuläres System.

Die Methode beweist durch rasche Erfolge, daß chronische Störungen (Steifheit, Schmerzen etc.) wirksam erleichtert werden können, auch wenn diese mit traditionellen medizinisch-therapeutischen Mitteln unbehandelbar geworden sind. Es ist eine für Körper und Geist sanfte Methode für allgemeines Wohlbefinden und gegen das „Altern" sowie zum Abbau von chronischer Steifheit und chronischer Schmerzen (Rücken, Nacken, Knie etc.), von Ermüdung, manchmal sogar zum Ausgleichen von unterschiedlichen Beinlängen aufgrund einer Verschiebung des Beckens und von Bluthochdruck. Besonders geeignet ist sie als Gesundheits-Vorsorgemodell und kann zusätzlich zu medizinischen und psychologischen Behandlungsmethoden wirksam eingesetzt werden.

**Literatur**

Hanna, T. (1970): Bodies in Revolt. A Primer in Somatic Thinking. Novato

Hanna, T. (1980): The Body of Life. Novato

Hanna, T. (1988): Reawakening the Mind's Control of Movement, Flexibility and Health. Novato (dt.: Beweglich sein – ein Leben lang. München 1990)

*Heidi Kaslatter*

# Sensitive Gestalt Massage (SGM)
# (Margaret-Elke-Methode)

Die Sensitive Gestalt Massage verfolgt drei Ziele: Entspannung von Körper und Geist, dem Körper auf angenehme Weise Energie zuzuführen und die Vertiefung von Körpergefühl und Körperbewußtsein.

Die Berührung ist eine klare und offene Kommunikation ohne die Notwendigkeit eines Codes, weil sie die ursprünglichste Form von Kommunikation in der onto- und phylogenetischen Entwicklung ist. In unserer Kultur sind die meisten Menschen berührungsverarmt (touch deprived) und haben Berührungsängste. Durch kulturelle Einengungen hat eine Verlagerung des Hauptkanals der Kommunikation von der Körpersprache zur verbalen Sprache stattgefunden. Die Freude am Körper, an Körperkontakt und Bewegung wurde zugunsten geistiger und sozialer Aktivitäten immer mehr verdrängt. Leichtes sensibles Berühren und langsames Bewegen öffnet den Thalamus, wodurch Körperempfindungen erlebt und versteckte Gefühle, z.B. verdrängte Trauer, freigelegt werden. Diese non-verbale Kommunikation über die Haut fördert die Regression in die vorsprachliche Lebensperiode und ermöglicht das Wieder-Erleben und Abbauen von frühen Defiziten.

S – bezieht sich auf das Herstellen einer liebevollen Atmosphäre voll von Vertrauen mit präzis ausgeführter, einfühlsamer Berührung. Die ausführende Person muß geerdet und zentriert sein und ihre Aufmerksamkeit voll und ganz auf den Klienten richten. Berührung ist immer auch Kontakt.

G – bezieht sich auf die Anwendung einer Technik, die es dem Klienten / der Klientin ermöglicht, sich mit seinem / ihrem innersten Körperbewußtsein im „Hier und Jetzt" zu erleben. Eine Fülle von spezifischen Verfahren wird angewandt: Atemarbeit, Körperbilder, In-Fluß-Bringen der Energie, Feedbacks, die das Körperbewußtsein erweitern und den Klienten / die Klientin für eine holistische existentielle Erfahrung öffnen – *eine Gestalt*.

M – bezieht sich auf eine Vielfalt von präzisen Techniken: Striche, Strekkungen, Schaukeln, Vibrieren, energetisierende Bewegungen und Massagegriffe mit unterschiedlichem Rhythmus und Druck. Das alles ist notwendig, um das neuro-sensorische System zu stimulieren. Dadurch wird neuro-sensorisches Umlernen sowie die Integration und Erweiterung von Sensibilität für ein ganzheitliches Körperempfinden erreicht.

Der / die SGM-Therapeut / in achtet auf Atmung und „Grounding", auch bei sich selbst, besonders dann, wenn der Klient / die Klientin eine starke emotionale Reaktion zeigt. Er / Sie ist einfühlsam umsorgend und nährend bei Regression in die vorsprachliche Lebensperiode. Der Klient / die Klientin wird – wenn er / sie gedanklich abschweift – auf den Körper bzw. auf die Körperwahrnehmung zurückgeführt.

Weiters muß der / die SGM-Therapeut / in abstinent sein und auf die jeweils angemessene Distanz achten.

Margaret Elke, Urheberin von SGM, berichtet zu ihrer Arbeit:

„Ich war zutiefst berührt von einigen Workshop-Erfahrungen. Ich nahm die Gelegenheit wahr, die Beziehung zu mir selbst und zu anderen Menschen zu erforschen und im ‚human potential movement' zu arbeiten. Dabei entdeckte ich, daß sehr vielen Menschen das Körperbewußtsein weitgehend fehlte. Sie waren mit ihren Körpern nicht verbunden und besaßen mehr geistiges als körperliches Bewußtsein. ‚Ich spüre meinen Körper nur, wenn er schmerzt oder beim Sex', hörte ich oft. Ich selbst war stark im Einklang mit meinem Körper, vorwiegend aufgrund vieler lustvoller Kindheitserfahrungen. 1966 entschloß ich mich zur Arbeit mit dem Körperbewußtsein.

Meine wichtigsten LehrerInnen waren Magda Proskauer, Atemtherapeutin, Murray Todris, ein klassischer Massagelehrer (Schwedische Massage), Berhard Gunther, ein Wahrnehmungsspezialist, und Molly Day Schackman, die eine Art von sensitiver Massage in Esalen lehrte. Ich machte Gestaltarbeit mit Fritz Perls, Ischa Bloomberg, Richard Miller und Jim Simkins. Dies war in den 60er Jahren, als es in Kalifornien noch wenig Körperarbeit gegeben hat" (Auszüge aus Interviews).

Margarets Vision von SGM ist, daß Menschen über nationale Grenzen hinaus auch auf der Körperebene miteinander kommunizieren. Sie brachte 1974 ihre Arbeit nach Europa, beginnend in Holland, Deutschland, Frankreich, Spanien, Schweiz, Belgien, Österreich (1982) und Italien. *Inter Touch Institut* wurde die Organisation für ihr internationales Lehren. 1988 wurde in Frankreich eine *internationale Organisation* mit dem Namen *SGM International Association* gegründet. SGM ist besonders geeignet für Menschen mit chronischen Spannungen, mit Blockaden und psycho-somatischen Symptomen oder mit Schwierigkeiten, ihre Körper im „Hier und Jetzt" bewußt wahrzunehmen. SGM kann sehr heilsam sein für Personen mit sexuellen Störungen, bei kinästhetischer Deprivation, bei Depression und bei Drogenmißbrauch. Außerdem kann die Kommunikation mit anderen über die Berührung verbessert werden. Menschen, die mit anderen Menschen arbeiten und diese auch berühren, wie KrankenpflegerInnen, Ärzte und Ärztinnen, PsychotherapeutInnen etc., können die Qualität ihrer Berührungen verbessern, indem sie selbst für Berührung sensibler werden.

**Literatur**

Elke, M. & Risman. M. (1979): Sensitive Massage. In: The Holistic Health Handbook. Berkeley

## Wilfried Ehrmann

# Rebirthing

Die Technik des verbundenen Ein- und Ausatmens – Ein- und Ausatmung gehen ohne Unterbrechung ineinander über – wurde von dem Amerikaner Leonard Orr Anfang der siebziger Jahre (wieder-)entdeckt. Vorläufer dieser Technik gibt es sowohl in Indien als auch in der Sufi-Tradition. Orr konnte mit Hilfe ausgedehnter Atemsitzungen in der Badewanne traumatische Erfahrungen bis zurück zur Geburt durchleben und auflösen (daher der Name „Rebirthing"). Als er erkannte, daß diese Wirkungen auch im Trockenen, auf einer Matte liegend, erzielt werden können, war die Grundlage für eine rasche Ausbreitung der Technik in Einzelarbeit und in körperorientierten Selbsterfahrungsgruppen gelegt.

Eine Reihe von Schülern (Sondra Ray, Jim Leonard, Phil Laut, Dhyana Yogi u.a.) übernahmen die Technik und entwickelten die Arbeitsformen weiter, indem sie sie mit kognitiven Methoden (Affirmationen, Schreibübungen, Positives Denken u.a.), Imaginationsübungen (Hypnotherapie, kreatives Visualisieren u.a.) und Gruppenübungen verbanden. „Pushende", d.h. auf forciertes und beschleunigtes Atmen drängende Formen werden zunehmend zugunsten einer „sanfteren" Methode, die die Impulse des Klienten behutsam unterstützt und auf die vollständige Entspannung am Ende der jeweiligen Sitzung achtet, abgelehnt.

## Theoretische Konzepte

Während die Atmung in praktisch allen Formen der Körperarbeit und -therapie eine wichtige Rolle spielt, wird sie nirgendwo so zentral eingesetzt wie im Rebirthing. Insofern der erste Atemzug den ersten selbstgesteuerten (wie auch immer reflexiven) Überlebensvollzug des Menschen darstellt, gilt die Atmung als Grunderfahrung von Selbst und Welt. Demnach manifestiert sich Unbewältigtes und Traumatisches um die Geburt und aus den frühen Lebensjahren in verspannten Atemmustern, die wieder mit reaktiven Gefühlszyklen und stereotypen Denkprogrammen zusammenhängen. Letztlich nimmt der blockierte Energiefluß in Krankheitssymptomen Gestalt an (Orr & Ray 1983, 73 ff).

Im Gegenzug kann nun eine Befreiung der Atmung zum vollen Fließen die verdrängten und unterdrückten Gefühlsmusterauflösen und ins Erleben bringen. Die mit der Abwehr des Wiedererlebens traumatisierender Erfahrungen verbundenen lebensbehindernden Gedanken werden bewußt und können durch Gedanken, die die eigenen Lebensziele unterstützen, ersetzt werden (Bartlett 1989).

Das Konzept des Energieflusses und seiner lebensbehindernden Blockierungen wird einerseits aus dem Osten (Prana, Chi), andererseits von Wilhelm Reich übernommen. Im Vergleich zur Theoriebildung bei Reich und den nachfolgenden Schulen gibt es im Rebirthing nur wenig Ansätze zu einer eigenständigen Charakterologie, Entwicklungspsychologie oder Neurosenlehre. Kritiker leiten daraus eine therapeutische Ineffizienz der Methode ab (Goldner 1990, 32 f).

Andererseits geht es beim Rebirthing auch um subtile, „feinstoffliche" Energieformen (Leonard & Laut 1988, 64; Orr & Ray 1983, 71 ff.), für die eine geeignete theoretische Begrifflichkeit weitgehend fehlt.

## *Arbeitsform*

Im allgemeinen werden mindestens zehn Sitzungen für erforderlich gehalten, um die Atemtechnik so zu erlernen, daß der Klient die stärksten Blockierungen aufgelöst hat und die Technik selbst anwenden kann. Das Prinzip, erlernbare Techniken, die zur Selbsthilfe und Selbstheilung eingesetzt werden können, zu vermitteln, ist ein zentrales Anliegen des Rebirthingprozesses.

Die Atemsitzung beginnt mit der Anleitung zum vollen, runden und verbundenen Atmen. Beim Einatmen soll die Luft hoch in den sich weitenden Brustkorb gezogen werden, beim Ausatmen soll vor allem der Bauchraum entspannt werden. Durch verspannte Atemmuster kann es in den ersten Sitzungen zu Hyperventilationssymptomen (Schwindelgefühl, Verspannungen etc.) kommen, die sich im Verlauf der Sitzung auflösen. Diese Symptome treten erfahrungsgemäß nach zwei bis drei Sitzungen nicht mehr auf.

Eine Sitzung dauert ein bis (eher selten) zwei Stunden. Es wird meistens ein Zyklus von steigender Spannung bis zu einem Höhepunkt, der vor allem in den Anfangssitzungen mit dramatischen Gefühlserlebnissen und körperlichen Verkrampfungen einhergehen kann, und darauffolgender, oft sehr tiefer Entspannung, in der sich häufig „kosmische" Erfahrungen wie Schweben und tiefe Glücksgefühle einstellen. Immer wieder wird auch von weit zurückliegenden Erinnerungsbildern berichtet. Das Wiedererleben der Geburt gilt allerdings nicht als Ziel der Atemarbeit, sondern als „Nebenprodukt" der Auflösung von emotionalen Spannungsmustern.

Der „Rebirther" sorgt für eine Atmosphäre der Sicherheit und Geborgenheit, die es dem Klienten ermöglicht, sich für die verstärkte Energie des Atems zu öffnen. Als aufmerksamer Begleiter des Atemprozesses soll der Rebirther den „energetischen" Kontakt zum Klienten halten und bei auftretenden Spannungen unterstützend intervenieren. Vor und nach der Sitzung besteht Raum für die verbale Aufarbeitung des Erlebten und für die Arbeit mit zentrierten Beratungen.

# Anwendungsbereiche

Die „Potenz" der Atemtechnik, auch psychische Schichten anzusprechen, wird selbst von ihren Kritikern nicht bestritten, wobei diese allerdings darauf verweisen, daß das Rebirthing selbst zuwenig Methoden an die Hand gibt, um das aufgewühlte Material zu verarbeiten (Petzold, zit. nach Goldner 1990, 33). Die meisten Rebirthing-Ausbildner begnügen sich allerdings nicht damit, auf die „Spontanintegration" der durchlebten Gefühle in der Entspannungsphase während des Ausklingens des Atemzykluses zu vertrauen, sondern empfehlen die Anwendung verschiedener – bereits oben erwähnter – kognitiver und imaginativer Methoden.

Es herrscht keine einhellige Meinung darüber, ob Rebirthing als Therapie anzusehen ist (Albery o.J.; Strasser 1986) oder nicht (Griebl 1988; Leonard & Laut 1988).

Die „Großspurigkeit" mancher Autoren, Rebirthing als Heilungs- und Heilmittel für fast alles zwischen Appetitlosigkeit und Tod anzubieten (Orr & Ray 1983; Strasser 1986) ist kritisch zu sehen. Albery (o.J., 159) gibt an, daß Rebirthing bei psychotischen Klienten und bei chronischer Hyperventilation gefährlich sein kann.

Rebirthing hat sich gut als Ergänzung anderer therapeutischer Prozesse bewährt, weil sich der Klient durch diese Atemtechnik relativ rasch für die körperliche und energetische Ebene seiner Problematik öffnen kann. Weiters erleben Menschen mit viel Erfahrung in Meditation durch Rebirthing oft Durchbrüche auf ihrem spirituellen Weg (Griebl 1988).

### Literatur

Albery, N. (o. J.): Wie neugeboren. Das Rebirthing Buch. Mit Kommentaren von Laing, R.D., Janov, A., Grof, S. & Orr, L. Löhrbach

Bartlett, S. (Dhyana, Yogi) (1989): Die Heilung von Zwangsverhalten. Wien (Unveröff. Manuskript)

Goldner, C. (1990): Rebirthing: Gefährlicher Weg zurück zur Geburt. Psychologie heute 7, 30–34

Griebl, S.G. (1988): Die Schwingen der Freiheit. Rebirthing – die Wiedergeburt der Lebensfreude. München

Leonard, J. & Laut, P. (1988): Neu geboren werden. Rebirthing: Der Weg zur Selbstentfaltung und Lebensfreude. München

Orr, L. & Ray, S. (1983): Rebirthing in the New Age. 2. Aufl. Berkeley

Strasser, W. (1986): Heilen mit Lebensenergie. Rebirthing – Psychoenergetische Therapie. 2. Aufl. München

### Weiterführende Literatur

Minett, G. (1994): Breath & Spirit. Rebirthing as a Healing Technique. London

Stellberg, R. (1992): Rebirthing. Was es kann, wie es wirkt und wem es hilft. Mannheim

### Zeitschriften

Österreichische Rebirther Zeitung. Hg: Österr. Verein für Rebirthing; Eigenverlag, Wien; erscheint 4mal im Jahr

Breathe International. Hg.: Moore, R.; South Brent (GB); erscheint 4mal im Jahr

*Thaddäus Rothe*

# Eutonie

Das Wort Eutonie entstammt dem Griechischen und meint „Wohlspannung". Auf harmonische Spannung zielt die von Gerda Alexander entwickelte Eutonie. Ihre Methode ist nicht ident mit der Alexander-Technik des Frederick M. Alexander, die jedoch durchaus vergleichbare Ziele verfolgt. Beiden geht es nicht allein um die heute häufig fetischisierte Entspannung, sondern um eine der jeweiligen Situation adäquate Spannung. Gerda Alexander entwickelte die Eutonie ausgehend von der im Musikalischen wurzelnden Rhythmischen Gymnastik Jacques Dalcrozes. Alexander fühlt sich in die psychische und die somatische Situation des Klienten ein, um ihm seine persönliche Dynamik verdeutlichen zu können und so einen individuellen Bewegungsausdruck zu ermöglichen. Diese Individualität ist üblicherweise von Gewohnheiten und fremden Erwartungen verdeckt.

Der Körper muß bewußt erfahren werden: Sei es, daß Hautpartien, ja selbst Knochenteile separat erfühlt werden. Oder daß die Bewegung weicher Tennisbälle auf dem Rücken „gespürt" und damit Balance geübt wird. Auch passives Bewegen sowie ein Durchströmen mittels Vibration dienen demselben Ziel. Die Entwicklung eines Körper-Raum-Bewußtseins durch Zeichnen oder Modellieren des eigenen Körpers in Ton hilft, den Tonus der Muskulatur zu harmonisieren und das Gleichgewicht von Sympathikus und Parasympathikus herzustellen.

Der Klient soll keinesfalls beeindruckende Vorbilder nachahmen. Nicht die innere Versenkung – wie die Lehren des Ostens sie propagieren – sondern aktive Bereicherung des Bewußtseins ist für Gerda Alexander der Weg der Entfaltung. Sie steht dabei in manchem C.G. Jung nahe, so in der Vorstellung eines kollektiven Unbewußten.

Gerda Alexander verzichtet bewußt auf die Verwendung großer Gesten und ausladender Bewegungen – zumeist wird am Boden liegend gearbeitet. Eutonie ist auch in der Behandlung von Unfallfolgen erstaunlich erfolgreich. Bei Querschnittgelähmten wenden herkömmliche Methoden die Mobilisierung vorhandener Spasmen an. Eutonie verhindert bewußt diese Spasmen, um eutonische Bewegungsformen zu ermöglichen. Dadurch gelingt es Querschnittgelähmten sogar trotz fehlender Kräfte – scheinbar paradox – sich vom Boden aus in einen Stuhl zu heben (Alexander 1986, 134).

**Literatur**

Alexander, G. (1986): Eutonie: Ein Weg der körperlichen Selbsterfahrung. München

*Ulrike Sammer*

# Progressive Muskelentspannung

Die Progressive Muskelentspannung nach Jacobson ist ein Entspannungsverfahren, das von der fühlbaren Spannung und Entspannung der Muskeln ausgeht. Beim Erlernen der Technik der Progressiven Muskelentspannung (P.M.) wird besonderer Wert darauf gelegt, daß der Übende lernt, die mit Angst assoziierten Muskelzustände genauer wahrzunehmen. Er soll auf die Veränderungen seiner Muskulatur so sensibilisiert werden, daß die von ihm wahrgenommenen Empfindungen für ihn allmählich zum Hinweisreiz, zum Signal werden. Er lernt sozusagen sein eigenes Frühwarnsystem kennen, denn in der Muskulatur, im Körperlichen zeigen sich Spannungen, die z.B. im Zuge von Angst oder Unbehagen auftreten.

Die Entwicklung der P.M. ging in zwei Phasen vor sich.

Edmund Jacobson begann seine Forschungen 1908 an der Harvard Universität. Seine Untersuchungen führten ihn zu der Schlußfolgerung, daß bei Spannungsgefühl eine Muskelkontraktion beteiligt ist, daß diese Spannung auftritt, wenn jemand von Angst berichtet und daß diese Angst durch Behebung der Spannung beseitigt werden kann. Die muskuläre Entspannung als direkter physiologischer Gegensatz zur Anspannung wurde zum Ansatzpunkt für die Behandlung von gespannten und ängstlichen Menschen.

Jacobson entdeckte, daß

• Anspannung und Entspannung
• die Konzentration darauf und
• der Lernvorgang (bzw. Übungseffekt) langsam die Spannung von Entspannung unterscheiden und widrige Kontraktionen beseitigen läßt. 1938 entstand sein Konzept der „Progressiven Muskelentspannung" (mit 56 Sitzungen).

Die zweite Phase der Entwicklung begann mit Joseph Wolpes Arbeiten über die Gegenkonditionierung von Furchtreaktionen (1958). Wolpe suchte und fand in der Entspannung nach Jacobson den idealen physiologischen Gegensatz zu Angst und Spannung. Er reduzierte das Entspannungstraining auf ein praktikables Maß (6 Sitzungen und zweimal Übung pro Tag) und baute es in ein komplexes Programm ein.

Die Entwicklung nach den sechziger Jahren befaßte sich vor allem mit der Forschung und erbrachte sehr gute physiologische Resultate (Sinken der Pulsfrequenz, des Blutdruckes, der Atemfrequenz, Herzfrequenz, Muskelspannung, Leitfähigkeit der Haut und Abnahme der subjektiv empfundenen Spannung).

# Praxis

Die progressive Entspannung nach Jacobson setzt an der Willkürmuskulatur an. Die Muskeln werden systematisch in einer bestimmten Reihenfolge zuerst angespannt und dann entspannt und die dabei entstehenden Wahrnehmungen registriert.

Die Grundübungen beziehen sich auf Muskelpartien der Arme, des Gesichts, Nacken, Brust, Bauch, Kreuz und Beine. Der Übende soll sich dabei als ein passiver, aber doch aufmerksamer Beobachter der körperlichen Vorgänge verhalten.

Besonders wichtig dabei ist das Üben des „Umschaltens". Der Wechsel von Spannung und Entspannung, Halten und Loslassen löst oft erstaunliche Erkenntnisse aus.

Vor allem überprüft man in den verschiedenen Körperregionen die Frage, ob hier das Halten oder das Loslassen der Spannung der gewohntere Zustand ist. Wesentliche Fragen nach der eigenen Körpersprache des Übenden kommen auf und können therapeutisch angegangen werden.

So ist die P.M. nach Jacobson ein Verfahren, das sowohl als wirkungsvolle Entspannungstechnik allein (die bei einer Reihe von körperlichen und psychischen Spannungszuständen eingesetzt wird), als auch als Einstieg in weitere psychotherapeutische Arbeit verwendet wird.

**Literatur**

Jacobson, E. (1938): Progressive Relaxation. Chicago

Wolpe, J. (1958): Psychotherapy by Reciprocal Inhibition. Palo Alto

**Weiterführende Literatur**

Bernstein, D.A. & Borkovec, T.D. (1975): Entspannungstraining. Handbuch der progressiven Muskelentspannung. München

*Lore Korbei & Johannes Wiltschko*

# Focusing

Focusing entstand aus der klientenzentrierten Schule heraus und hat zusätzlich zu der vor allem im Deutschland der 70er Jahre praktizierten „Gesprächspsychotherapie" (mit Hauptakzenten auf dem emotionalen und kognitiven Erleben und dessen Verbalisierung) das körperliche und imaginative Erleben des Menschen in den Mittelpunkt gestellt.

Es wurde von Gene Gendlin seit den frühen 60er Jahren in den USA entwickelt. Prof. Eugene T. Gendlin war jahrelang zuerst Schüler, dann ein enger Mitarbeiter von Carl R. Rogers, dem Begründer der klientenzentrierten Psychotherapie. Er stammt aus Wien und lehrt heute Philosophie und Psychologie an der Universität von Chicago.

Gendlin beschäftigte sich als junger Philosoph vor allem mit Dilthey, Husserl, Sartre und Merleau-Ponty. Es ging – und geht – ihm um die Frage, wie es zu Sätzen, Aussagen, zur Symbolisierung von Erfahrung kommt. In der Psychotherapie – besonders in der klientenzentrierten – fand er ein Erfahrungsfeld, in dem er seinen theoretischen Ansatz in der Praxis überprüfen konnte.

Gendlin entwickelte eine umfassende phänomenologisch-prozeßorientierte Theorie des Erlebens und seiner Veränderung (Experiencing-Theorie). Im Bereich der Psychotherapie führte diese Theorie u.a. zur Fragestellung, ob Erfolg bzw. Mißerfolg einer psychotherapeutischen Behandlung vorhergesagt werden könne. Die empirische Auswertung zahlreicher Tonbandaufnahmen von Therapiesitzungen verschiedener Richtungen ergab, daß ein signifikantes Vorhersagemerkmal für den Therapieerfolg die Art und Weise ist, in der der Klient zu seinem Erleben in Beziehung steht. Die zu positiver Veränderung führende Form dieses Selbsterlebens nannte Gendlin Focusing. Er beschrieb genau die einzelnen Phasen, die im Prozeß des Focusing ablaufen, und entwickelte Methoden, diesen Prozeß zu initiieren, zu begleiten und zu lehren. So entstand im Laufe der Jahre sowohl eine effektive Selbsthilfe-Methode (Focusing mit sich selbst, Partnerschaftliches Focusing, Changes-Groups) als auch eine eigenständige psychotherapeutische Richtung (Focusing-Therapie).

Johannes Wiltschko und Agnes Wild-Missong haben ab 1980 begonnen, Focusing im deutschen Sprachraum bekannt zu machen.

Agnes Wild-Missong erklärt Focusing im Vorwort zur 1981 erschienenen deutschen Ausgabe des gleichnamigen Buches von Gene Gendlin folgendermaßen: „Es ist ein spürbar ablaufender Prozeß, bei dem sich aus Körperempfindungen Sinngehalte ergeben ... Dieses spezielle Sprechen-Lassen aus dem Körper, um die eigentlichen Bedeutungen eines Problems in evidenter Weise zu erfahren und zu erkennen, ist Focusing" (Gendlin 1981).

In der Focusing-Therapie steht das achtsame und absichtslose Wahrnehmen des (impliziten, stimmungshaften) körperlichen Erlebensflusses im Vordergrund und die Interaktion dieses Erlebens mit inneren Symbolen (Worte, Bilder, Emotionen, Körperempfindungen) und äußeren Ereignissen (z.B. Person und Handlungen des Therapeuten). Dies ermöglicht dem Klienten, auch erstarrte Haltungen und Einstellungen („strukturgebundene Phänomene") mit den gegenwärtigen Bedürfnissen und Fähigkeiten in Einklang zu bringen.

Als begleitender und fördernder Therapeut geht es um das genaue, verständnisvolle und wertschätzende Wahrnehmen der Klientenäußerungen, gleichzeitig mit dem Wahrnehmen des eigenen inneren Erlebens und der daraus entstehenden Handlungsimpulse.

Gendlin betont immer wieder, Focusing nicht als Technik zu mißbrauchen. Das wichtigste Ziel für den Therapeuten ist die Kontaktaufnahme mit der inneren Person des Klienten. Die „Kunst" des Therapeuten liegt im Dabei-Bleiben, ohne gewaltsam in den Erlebensfluß des Klienten einzudringen, z.B. „wie bei einem Kind, das sich ängstigt".

Die Beziehung zwischen Klient und Therapeut hat eine Analogie zum inneren Prozeß: die Art und Weise, wie der Klient zu sich steht, hat eine Parallele zu der Art und Weise, wie er zu seinem Begleiter in Beziehung steht. Focusing thematisiert eher die Beziehung der Person zu ihren Erlebensinhalten, nicht die Inhalte selbst.

Der Weg vom unklaren Empfinden (felt sense, das sog. Implizite) zum klaren Wahrnehmen des eigenen Erlebens können wir versuchsweise anhand einer schematisierten Darstellung verständlich machen:

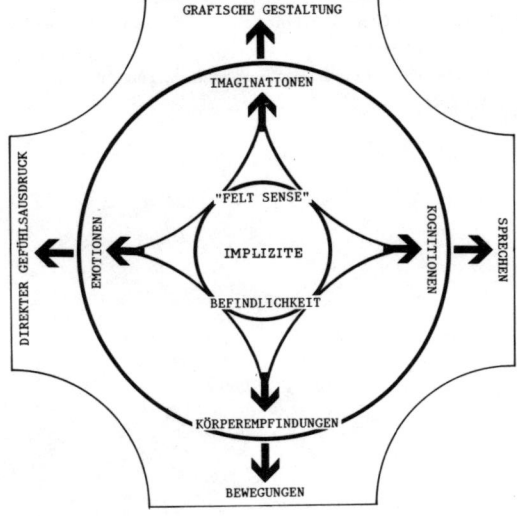

Das vage körperliche Empfinden entfaltet sich in verschiedenen Erlebens-modalitäten, z.B. Imaginationen (innere Bilder, Farbvorstellungen). Die bevorzugte Handlungsmodalität wird in diesem Fall Malen, Zeichnen, Schreiben sein („Graphisches Gestalten"). Weitere Erlebensmodalitäten sind Emotionen, Kognitionen und Körperempfindungen, die auch spezifisch ausgedrückt werden können (in Handlungsmodalitäten wie direktem Gefühlsausdruck, Sprechen, Körperhaltung und -bewegung).

Ein kleines Beispiel dazu: Ich kann die starre Vorstellung haben, daß ich Kirchenmusik ablehne, beim Anhören dieser Musik und Hineinspüren in meine Empfindungen kann sich dann aber etwas ganz anderes in mir verdeutlichen, z.B. Sehnsucht. Das wäre ein „felt shift": Eine körperlich spürbare Entlastung tritt ein („Ja, das ist es!"), die wieder Veränderung (Fließen) in mir bewirkt.

Focusing beschreibt also den Prozeß des Erlebens, der geschieht, wenn sich eine Person verändert.

**Literatur**

Gendlin, E.T. (1981): Focusing. Salzburg

**Weiterführende Literatur**

Gendlin, E.T. (1987): Dein Körper – dein Traumdeuter. Salzburg

Gendlin, E.T. (1993): Focusing ist eine kleine Tür. Gespräche über Focusing, Träume und Psychotherapie. Focusing-Bibliothek, Bd IV (zu beziehen über DAF – Deutsches Ausbildungsinstitut für Focusing Therapie, Frankfurter Straße 10. Würzburg)

Köhne, F. & Wiltschko, J. (1986): Focusing. Video mit Begleitheft (zu beziehen über DAF)

Wild-Missong, A. (1983): Neuer Weg zum Unterbewußten. Salzburg

Wild-Missong, A. (1993): Mit Focusing im Leben. Focusing-Bibliothek, Bd III (zu beziehen über DAF)

Wiltschko, J. (1991): Anfänger-Geist. Hinführungen zur Focusing-Therapie I. Focusing-Bibliothek, Bd I (zu beziehen über DAF)

Wiltschko, J. (1992): Sprache und Körper. Hinführungen zur Focusing-Therapie II. Focusing-Bibliothek, Bd II (zu beziehen über DAF)

# AutorInnen

Bartosch Erwin, Dr.: geb. 1945; Psychoanalytiker in eigener Praxis seit 1972, ehemals „Wiener Arbeitskreis für Tiefenpsychologie"; Gründer des seit 1987 bestehenden „Wiener Kreises für Psychoanalyse und Selbstpsychologie".

Bogyi Gertrude, Dr.: Psychologin an der Wiener Universitätsklinik für Neuropsychiatrie des Kindes- und Jugendalters; Lehranalytikerin im Österreichischen Verein für Individualpsychologie.

Bölcs Erik, Dr.: Facharzt für Psychiatrie und Neurologie; Psychotherapeut in eigener Praxis; Ausbildner, Lehrtherapeut und Supervisor für Autogenes Training, Katathym Imaginative Psychotherapie und Hypnose; Hypnotherapeut (Milton-Erickson-Gesellschaft); Balintgruppenleiter; 1. Vorsitzender der Österreichischen Gesellschaft für Autogenes Training und Allgemeine Psychotherapie; past-president ESH (European Society of Hypnosis).

Bolen Peter, Dr.: geb. 1940; körperorientierter Psychotherapeut; Facharzt für Psychiatrie und Neurologie; Leiter des Arbeitskreises für Emotionale Reintegration, Herausgeber der Zeitschrift „Pulsationen".

Brandl-Nebehay Andrea, Mag.: geb. 1953; Soziologin und Dipl. Sozialarbeiterin; systemische Familientherapeutin, Supervisorin im ÖAGG; Mitarbeiterin des Instituts für Ehe- und Familientherapie (Wien) und freie Praxis.

Datler Wilfried, Dr.: geb. 1957; Assistenzprofessor am Institut für Erziehungswissenschaften der Universität Wien; Analytiker im Österreichischen Verein für Individualpsychologie; Lehrender am Wiener Alfred-Adler-Institut; Mitglied der Wissenschaftskommission der International Association of Individualpsychology; Forschungsschwerpunkte u.a.: psychotherapeutische Prozeßtheorie, psychoanalytische Pädagogik.

Ehrmann Wilfried, Mag. Dr.: geb. 1953; seit 1979 Lehrer an Berufsbildenden Höheren Schulen in Wien, Ausbildung in personenzentrierter Gruppenleitung bei der Arbeitsgemeinschaft Personenzentrierte Psychotherapie und Gesprächsführung (APG). Ausbildung in Rebirthing bei L. Orr in Kalifornien und bei Dhyana Yogi in Österreich; Psychotherapeut in freier Praxis; personenzentrierte Beratung, Rebirthing, kreative Manifestation; Obmann des Österreichischen Vereins für Rebirthing; Ausbildner für Rebirthing.

Förster Hans-Dieter, Dr.: Lehr- und Kontrollanalytiker des Daseinsanalytischen Instituts Zürich; Ausbildungsleiter der Österreichischen Gesellschaft für Daseinsanalyse; psychotherapeutische Praxis und Oberarzt.

Gathmann Peter, Dr.: Universitätsdozent, leitender Oberarzt der Psychosomatischen Abteilung der Psychiatrischen Universitätsklinik Wien; Facharzt für Psychiatrie und Neurologie; Lehr-, Kontroll- und Gruppenanalytiker des Österreichischen Vereins für Individualpsychologie; seit 1977 Lehrauftrag für Musiktherapie an der Hochschule für Musik und darstellende Kunst.

Hexel Martina, Dr.: Klinische Psychologin / Gesundheitspsychologin; Psychotherapeutin für Autogenes Training und Katathym Imaginative Psychotherapie (Katathymes Bilderleben); Lehrbeauftragte und Assistentin am Institut für Medizinische Psychologie an der Medizinischen Fakultät der Universität Wien; Dozentin und Lehrtherapeutin für Autogenes Training und Katathym Imaginative Psychotherapie (Katathymes Bilderleben); Ausbildungsleiterin der Gesellschaft für Autogenes Training und allgemeine Psychotherapie (ÖGATAP).

Hinsch Joachim, Dr.: Studium der Psychologie; Familientherapeut; Lehrtherapeut und Ausbildungsleiter in der ÖAS (Österreichische Arbeitsgemeinschaft für Systemische Therapie und Systemische Studien).

Hochgerner Markus: geb. 1957; Psychotherapeut; Gesundheitspsychologe; Lehrbeauftragter für Konzentrative Bewegungstherapie (KBT) im ÖAKBT/DAKBT; Gestalttherapeut und Supervisor im ÖAGG; tätig an einer Psychosomatischen Abteilung; Einzel- und Gruppentherapie stationär und in freier Praxis; Supervisor in sozialpsychiatrischen Einrichtungen.

Hutterer Robert, Dr.: geb. 1951; Assistenzprofessor am Institut für Erziehungswissenschaften der Universität Wien; Personenzentrierter Psychotherapeut und Ausbildner der Arbeitsgemeinschaft für Personenzentrierte Psychotherapie und Gesprächsführung (APG).

Jelem Helmut, Dr. med.: Facharzt für Psychiatrie und Neurologie; Psychotherapeut; Leiter der Klinischen Station des Rehabilitationszentrums im Psychiatrischen Krankenhaus der Stadt Wien; Lehrtherapeut der Österreichischen Ärztekammer; NLP-Trainer und -Lehrtherapeut (Österreichisches Trainingszentrum für NLP); Ausbildung in Systemischer Familientherapie, Körpertherapie nach W. Reich

Kaslatter Heidi, Dr.: geb. 1942 in Innsbruck; Psychologin/Pädagogin; Psychotherapeutin in eigener Praxis; Ausbildungen in Psychoanalyse, Kinder- und Jugendpsychotherapie (Spieltherapie) im Innsbrucker Arbeitskreis für Psychoanalyse; Katathym Immaginative Psychotherapie (KIP) (Lehrtherapeutin ÖGATAP) und Autogenes Training; Psychodrama und Gruppendynamik (Groupworker, Gruppentrainerin und Supervisorin, ÖAGG); Sensitive Gestalt Massage (Therapist und Teacher); Thomas Hanna „SOMATICS"; Core-Energetik (bei John Pierrakos).

Korbei Lore, DSA: geb. 1945; Dipl. Sozialarbeiterin; Ausbildung in Klientenzentrierter Psychotherapie (ÖGWG) und in Focusing (DAF); Psychotherapeutin in freier Praxis in Wien.

Lang Gerhard, Dipl.-Ing., Psychotherapeut: geb. 1953; Ausbildung in Biodynamischer Psychologie und Psychotherapie und in Core-Energetik; seit 1983 Einzel- und Gruppenarbeit in freier Praxis; Lehrtherapeut und Supervisor im Ausbildungsinstitut für Körperpsychotherapie (A.I.K.).

Längle Alfried, Dr. med., Dr. phil.: geb. 1951 in Vorarlberg; Studium der Medizin und Psychologie in Innsbruck, Rom, Toulouse, Wien; psychotherapeutische Praxis in Wien; Vorsitzender der Gesellschaft für Logotherapie und Existenzanalyse.

Lobnig Hubert, Mag.: Klinischer und Gesundheitspsychologe; Weiterbildung in Gestalttheoretischer Psychotherapie und Organisationsberatung. Arbeitsschwerpunkte: Gemeindepsychologie, Gesundheitsförderung, Evaluation, Beratung im Non-Profit-Bereich; Lektor am Psychologischen Institut der Universität Wien und an der Universität Hannover.

Maderthaner Maria, Dr.: geb. 1950; Klinische Psychologin und Psychotherapeutin, Lehrtherapeutin bei der Österreichischen Gesellschaft für Verhaltenstherapie (ÖGVT); Lehrauftrag über Verhaltenstherapie an der Universität Wien; langjährige psychotherapeutische Tätigkeit an einer Ambulanz der Wiener Gebietskrankenkasse und in freier Praxis.

Mayr Thomas: geb. 1958; Psychotherapeut; Tanztherapeut (Methode Cary Rick); Tanzpädagoge System Chladek (Studium Konservatorium Wien); Ausbilder der Gesellschaft für Tanztherapie in Österreich (GTTÖ); tanztherapeutische Tätigkeit im Rehabilitationszentrum der Caritas für psychisch Erkrankte, Universitätsklinik Wien, sowie in freier Praxis.

Petzold Hilarion, Dr. phil., Dr. theol.: Professor an der Freien Universität Amsterdam; arbeitete bei V. Iljine, F. Perls und J.L. Moreno; „Director of Psychodrama" des Moreno-Instituts, New York; Trainerausbildung bei National Training Laboratories (NTL), Bethel; Mitbegründer des Fritz-Perls-Institutes (FPI); Herausgeber der Zeitschrift „Integrative Therapie".

Picker Harald: geb. 1939 in Wien; Psychoanalytiker in freier Praxis.

Pritz Alfred, Dr.: Lehranalytiker im „Wiener Arbeitskreis für Psychoanalyse"; Gruppenanalytiker im „Österreichischen Arbeitskreis für Gruppentherapie und Gruppendynamik" (ÖAGG); Präsident des Österreichischen Bundesverbandes für Psychotherapie (ÖBVP).

Reichel Auguste: geb. 1948; Psychotherapeutin in freier Praxis, St. Pölten; Integrative Gestalttherapie mit Schwerpunkt Bewegungs- und Leibtherapie (IBT), ausgebildet am FPI – EAG (Fritz-Perls-Institut, Europäische Akademie für psychosoziale Gesundheit – BRD); Lehrbeauftragte am FPI, Supervisorin und Referentin für Bewegungsarbeit.

Rothe Thaddäus Michael: freier Wissenschaftsjournalist in Frankfurt; Beratertätigkeit beim Aufbau von naturheilkundlichen Kliniken und Therapiezentren; schreibt derzeit ein Buch über AIDS-Therapien und ein Buch über AIDS-Kritik (Frühjahr 95 bei Beltz); Selbsterfahrung in Psychoanalyse und körperorientierten Methoden – in einigen auch Ausbildung.

Ruhs August, Dr.: geb. 1946; Psychiater und Psychoanalytiker; Lehranalytiker des „Wiener Arbeitskreises für Psychoanalyse"; Ausbildungsleiter für Psychodrama sowie für Gruppenpsychoanalyse im Österreichischen Arbeitskreis für Gruppentherapie und Gruppendynamik (ÖAGG); Lehrtherapeut des Moreno-Instituts Überlingen; an der Wiener Univ.-Klinik für Tiefenpsychologie und Psychotherapie und in freier Praxis tätig.

Sammer Ulrike, Dr.: Klinische Psychologin in freier Praxis; frühere Tätigkeiten an der Verhaltenstherapeutischen Station der Psychiatrischen Universitätsklinik Wien und in der Ernährungs- und Raucherberatungsstelle des Gesundheitsamtes der Stadt Wien; Ausbildungen und Therapieerfahrungen in Gesprächstherapie, Verhaltenstherapie, Katathymem Bilderleben, diversen Entspannungstechniken u.a.m.

Schindler Raoul, Univ. Doz., Dr. med.: Lehranalytiker und langjähriger Leiter im Wiener Arbeitskreis für Psychoanalyse (gegr. von I.A. Caruso); Gründer des Österreichischen Arbeitskreises für Gruppentherapie und Gruppendynamik (ÖAGG); wissenschaftliche Einführung der Methode der „Bifokalen Familientherapie", der „Rangdynamik" als Organisationsprinzip von Gruppen und der „Persönlichkeitsabwandlung" in der Psychodynamik der Schizophrenie.

Schmid-Berka Gertraud, Dr.: Medizin- und Gesangsstudium (Oper/Lied) in Wien; praktische Ärztin; Fachärztin für Psychiatrie und Neurologie; verschiedene Psychotherapieausbildungen; Lehrtherapeutin für Funktionelle Entspannung in der Arbeitsgemeinschaft für Funktionelle Entspannung; Lehrtätigkeit an der Hochschule für Musik und darstellende Kunst in Wien (Gesang, Funktionelle Entspannung, Körpererfahrung und Psychosomatik); diverse Engagements für Opern und Konzerte.

Schmölz Alfred, Prof.: Studium an der Wiener Musikhochschule, Klavier-Staatsprüfung, Musikheilkunde-Diplom. Seit 1965 div. Lehrverpflichtungen an der Musikhochschule innerhalb der Abteilung Musikpädagogik bzw. des Lehrgangs für Musiktherapie und ab 1970 Leitung und Ausbau desselben. Internationale Vortrags- und Seminartätigkeit; Gründungs- und Vorstandsmitglied der Internationalen Gesellschaft für Kunst, Gestaltung und Therapie; Mitarbeit bei der gesetzlichen Verankerung des seit Oktober 1992 neu errichteten ordentlichen Hochschulstudiums Musiktherapie; Förderungspreis des Theodor-Körner-Stiftungsfonds; Goldenes Ehrenzeichen für die Verdienste um die Republik Österreich.

Schwarzinger Alois Walter: geb. 1959; Psychotherapeut in freier Praxis; Ausbildung im ÖAGG in Integrativer Gestalttherapie; Studium der Erziehungswissenschaften; Gruppentrainer in der Erwachsenenbildung sowie im Bereich betriebliche Weiterbildung.

Schwendenwein Joachim, Mag.: Soziologe; Mitglied der ÖGGO (Österr. Gesellschaft für Gruppendynamik und Organisationsberatung); geschäftsführender Gesellschafter der TRAIN-Ges.m.b.H.

Shaked Josef; Dr. med.: Facharzt für Psychiatrie und Neurologie; Psychoanalytiker; Gruppenpsychoanalytiker; Honorarprofessor für angewandte Psychoanalyse an der Universität Klagenfurt; Lehranalytiker beim Wiener Arbeitskreis für Psychoanalyse (WAP); Lehrgruppenanalytiker der Sektion Gruppenpsychoanalyse beim ÖAGG; Leiter des Wiener Arbeitskreises für Psychoanalyse (WAP); Leiter der Sektion Gruppenpsychoanalyse beim ÖAGG; ordentliches Mitglied der Group Analytic Society (London).

Skolek Reinhard; Mag. Dr.: Psychotherapeut; Lehranalytiker und Vorsitzender der Österreichischen Gesellschaft für Analytische Psychologie; Leitung des Psychotherapeutischen Propädeutikums an der Wissenschaftlichen Landesakademie für Niederösterreich; Mitglied des Psychotherapiebeirats.

Springer Gerhard, Dipl. theol.: Studium der Theologie, Soziologie, Psychologie; Gruppentherapeut im ÖAGG; Lehrtherapeut und Ausbildner des Österr. Arbeitskreises für tiefenpsychologische Transaktionsanalyse; Mitbegründer des Österr. Arbeitskreises für tiefenpsychologische Transaktionsanalyse (ÖATA), der Österr. Gesellschaft für Transaktionsanalyse (ÖGTA) sowie des ÖGWG.

Steiner Egbert: Studium der Psychologie; wissenschaftlicher Mitarbeiter des Instituts für Ehe- und Familientherapie, Wien.

Stifter Karl F., Dr.: geb. 1951; Psychologe, Ausbildung in Verhaltenstherapie und Hypnotherapie nach Milton Erickson in Wien; Qualifizierung zum Sexualtherapeuten in den USA, seit 1979 in freier Praxis tätig; Forschungsarbeiten vor allem über die „Weibliche

Ejakulation" und über die sexologische Relevanz des „Musculus pubococcygeus"; Buchautor; Präsident der Sexualwissenschaftlichen Gesellschaft Österreichs; Mitglied des „Advisory Committee" der „World Association for Sexology".

Theurer Maria: Ausbildung in Heilmassage, Posturaler Integration, Atemarbeit, Shiatsu, Meridianmassage, Hypnotherapie; mehrmalige Asienaufenthalte; Beschäftigung mit Schamanismus und ortsansässigen Riten; Referententätigkeit über traditionelle chinesische Heilkunst.

Vater Gudrun, Dr.: Psychologin; Lehrtrainerin der ÖGGO (Österr. Gesellschaft für Gruppendynamik & Organisationsberatung); Psychodrama-Ausbildungsleiterin im ÖAGG; Lehrbeauftragte für medizinische Psychologie an der Universität Wien und für Gruppendynamik an der Universität Klagenfurt; Geschäftsführende Gesellschafterin der Organisationsberatungsfirma OSB Wien.

Vetter Helmuth, Univ.-Prof. Dr.: geb. 1942 in Bratislava; Professor am Institut für Philosophie der Universität Wien; Forschungsschwerpunkte u.a. Philosophie und Psychoanalyse; Phänomenologie und Daseinsanalyse.

Walach Harald, Dipl. Psych., Dr.: geb. 1957; Studium der Psychologie und Philosophie in Wien, Freiburg, Basel, London; Ausbildung in Psychosynthese in Basel; derzeit wissenschaftlicher Mitarbeiter an der Universität Freiburg (Homöopathieforschung); Arbeitsschwerpunkte: transpersonale Psychologie, Erwachsenenbildung, Psychosomatik; Artikel und Bücher zur Homöopathie und zur Verbindung von Psychosynthese und den Meditationswegen der christlichen Tradition.

Walch Sylvester, Dr. phil.: geb. 1950; Psychotherapeut; Supervisor und Klin. Psychologe in freier Praxis (Oberstdorf); Lehrtherapeut für Integrative Gestalttherapie (ÖAGG u. FPI); Lehrtherapeut für Klientenzentrierte Gesprächspsychotherapie (ÖGWG); Gruppendynamiker (ÖAGG) und Lehrtherapeut für Transpersonale Psychotherapie und Selbst-Erfahrung (certified Trainer for „holotropic breathwork", Stanislav Grof); arbeitete in einem psychiatrischen Krankenhaus; mehrjährige Tätigkeit als Leiter eines Suchtkrankenhauses; Leiter des Arbeitskreises für Transpersonale Selbst-Erfahrung.

Wiltschko Johannes, Dr.: geb. 1950 in Wien; Studium der Psychologie und Philosophie in Wien, Zürich und Salzburg; Klinischer Psychologe BDP, Psychotherapeut ÖBVP; Ausbildner in Klientenzentrierter Psychotherapie; Coordinator des Focusing Institute Chicago; Leiter des Deutschen Ausbildungsinstitutes für Focusing und Focusing-Therapie (DAF) Würzburg.

## *Herausgeber*

Stumm Gerhard, Dr.: Psychotherapeut in freier Praxis; Klinischer Psychologe / Gesundheitspsychologe; Ausbildner der Arbeitsgemeinschaft Personenzentrierte Psychotherapie und Gesprächsführung (APG); Lehrbeauftragter der Universität Wien.

Wirth Beatrix, Dr.: Psychotherapeutin in freier Praxis; Klinische Psychologin, Gesundheitspsychologin; Ausbildnerin in der Arbeitsgemeinschaft Personenzentrierte Psychotherapie und Gesprächsführung; Ausbildung in Reichscher Körpertherapie (Wilhelm-Reich-Institut, SKAN) und Tanztherapie (GTTÖ).